妇产科学临床进展

主编 朱明威 张 敏 张 丽 张晓燕
孙 平 马丽娜 张琰茹

黑龙江科学技术出版社

图书在版编目（CIP）数据

妇产科学临床进展 / 朱明威等主编. -- 哈尔滨：
黑龙江科学技术出版社，2022.7
ISBN 978-7-5719-1530-8

Ⅰ．①妇… Ⅱ．①朱… Ⅲ．①妇产科学 Ⅳ．①R71

中国版本图书馆CIP数据核字（2022）第140814号

妇产科学临床进展
FUCHANKEXUE LINCHUANG JINZHAN

主　　编　朱明威　张　敏　张　丽　张晓燕　孙　平　马丽娜　张琰茹
责任编辑　陈兆红
封面设计　宗　宁
出　　版　黑龙江科学技术出版社
　　　　　地址：哈尔滨市南岗区公安街70-2号　　邮编：150007
　　　　　电话：（0451）53642106　传真：（0451）53642143
　　　　　网址：www.lkcbs.cn
发　　行　全国新华书店
印　　刷　山东麦德森文化传媒有限公司
开　　本　787mm×1092mm　1/16
印　　张　27
字　　数　685千字
版　　次　2022年7月第1版
印　　次　2023年1月第1次印刷
书　　号　ISBN 978-7-5719-1530-8
定　　价　198.00元

编 委 会

主 编

朱明威　张　敏　张　丽　张晓燕

孙　平　马丽娜　张琰茹

副主编

张　娟　张爱莲　郭红艳　陈　芬

贾凤祯　刘桂英　田晓艳

编　委（按姓氏笔画排序）

马丽娜（贵州省六盘水市人民医院）

田晓艳（滕州市中医医院）

朱明威（曹县人民医院）

刘桂英（德州市陵城区人民医院）

闫艳荣（滕州市中心人民医院）

孙　平（寿光市人民医院）

张　丽（山东省临清市人民医院）

张　娟（株洲市中心医院）

张　敏（利津县中心医院）

张晓燕（肥城市妇幼保健院）

张爱莲（莘县中心医院）

张琰茹（潍坊滨海经济技术开发区人民医院）

陈　芬（湖北医药学院附属襄阳市第一人民医院）

贾凤祯（河北省南皮县人民医院）

郭红艳（湖北医药学院附属襄阳市第一人民医院）

Foreword 前言

女性的一生会经历新生儿期、儿童期、青春期、性成熟期、绝经过渡期和绝经后期6个阶段。在这个过程中,尤其是发育成熟后,因婚配、生育等特殊的人生事件,女性各方面生理功能均有可能发生异常,同时也会因各种因素的影响而发生女性感染性疾病、生殖器官肿瘤、生殖系统内分泌疾病等。妇产科学在社会发展及医疗实践过程中应运而生,并逐步成熟。

近年来,妇女健康与妇产科疾病的防治问题引起社会广泛关注,保护妇女健康、防治妇产科疾病已成为医学上重大的攻坚任务。肩负如此重任,妇产科医师必须紧跟时代的步伐,准确掌握妇产科学的发展脉络,不断提升自我,为此,我们特组织编写了这本《妇产科学临床进展》,旨在完善妇产科疾病的诊治理念和模式,使妇产科领域能够真正实现疾病预防和健康维护。

本书以临床基础作为切入点,先简要地介绍了临床常用检查、治疗技术、常规护理、妇女保健4个方面的内容,然后围绕疾病的病因、发病机制、临床表现、辅助检查、诊断标准、鉴别诊断及治疗等进行叙述,从多个角度介绍了妇产科疾病诊疗的关键点,突出了近年来妇产科学领域取得的成就。本书内容紧密结合临床实际,具有新颖性、实用性和科学性的特点,对妇产科临床医师的工作与学习大有裨益,适合各级医院的妇产科医师及医学院校学生阅读使用。

由于现代妇产科学发展迅速,编者编撰经验不足、风格不一,加之时间紧促,若书中存在疏漏之处,敬请广大读者批评指正。

《妇产科学临床进展》编委会
2022 年 3 月

Contents 目录

第一章　妇产科常用检查方法

第一节　妇产科病史采集

一、产科病史

(一)一般项目

一般项目包括姓名、性别、年龄、婚姻、职业、民族、籍贯、工作单位、住址、入院日期、记录日期、病史陈述者。

(二)主诉

简单明确地描述患者就诊时最主要的症状及最明显的体征和病程,一般要求通过主诉大致明确疾病方向,语言精练,小于20个字,如"妊娠38周,下肢水肿10天,伴头昏、眼花1天""妊娠35周,无痛性阴道出血3小时"。

(三)现病史

现病史为病史的主体,应详加描述。一般先交代平素月经规则与否、停经多少天出现早孕反应、停经多少天感到胎动、妊娠期间有无正规产检及相关情况,然后包括患者最初发病至就诊期间病情的发生、发展、变化及诊疗的全部过程。一般以症状为主体,按时间先后顺序依次描述,产科特殊病史与症状、体征,主要有以下几种。

(1)阴道流血:需询问发生的孕周,出血为持续性、间断性或有无规律,出血量的多少、色泽、性状、有无血块,伴腹痛与否,血压如何,并询问其诱因。

(2)阴道流水:需询问阴道流水量的多少、性状,流水为持续性、间断性、多长时间,伴腹痛与否,且有无规律,或其他全身性变化,如发热等,并询问其他诱因。

(3)血压升高:需询问孕前及家族中是否有高血压病史,是否有水肿、蛋白尿,伴头昏、眼花、胸闷与否及出现症状的先后、持续时间或其他全身症状。

(4)说明发病以来精神、食欲、体重、发热、大小便情况。

(四)月经史

既往月经情况可按公式记录。

初潮年龄 (行经天数/月经周期)末次月经时间和前次月经时间。经量多少、颜色、性状。有无痛经及其性质、严重程度及持续时间。

（五）婚育史

结婚年龄，生育情况，如足月产 0 次，早产 1 次，人工流产 2 次，现有子女 0 人，可简写为孕 3 产 1（G_3P_1）。孕期有无异常，是否手术分娩，分娩、产后有无并发症，末次分娩和流产时间，是否避孕绝育，采取何种措施或手术。

（六）既往史

既往史指患者过去的健康状况和患病情况，特别是产科疾病、慢性高血压、肾炎、肝炎、糖尿病、贫血、心脏病等病史，外伤及手术史，过敏及预防接种史，输血及血液制品史。

（七）个人史

个人史包括出生地、居留地、出差地、生活及饮食习惯，有无特殊嗜好（如烟酒），工作环境。

（八）家族史

重点询问家中主要成员有无与现病有关的遗传病史、传染病（病毒性肝炎、结核）或家族性疾病（高血压、糖尿病、心脏病等）。

二、妇科病史

妇科病历的书写是妇科医师临床工作的基础，病历书写的质量对疾病的诊治有重要的意义。妇科病历是记录妇科疾病的发生、发展、治疗经过及其转归的医疗文件，可分为门诊病历、住院病历和入院记录，分别有不同的书写要求，但书写原则是统一的，即病历书写要内容真实、格式规范、描述精练、用词恰当、书写全面、字迹清晰、签署书写者姓名及日期，其中住院病历要求在患者入院后 24 小时内完成，使用钢笔认真书写。病历的书写应按照以下要求进行。

（一）病史采集

病史采集是医师通过对患者或有关人员的系统询问而获得病史资料的过程，病史采集的完整性和准确性是病历书写的基础，获得完整真实的病史需要一些沟通方法和技巧。

首先，医师应建立融洽的医患关系，尊重患者，真诚、耐心地听取患者的陈述，必要时以启发或询问的方式调整或集中患者诉说的内容，切记不要任意打断患者的叙述。其次，可先从理解性的交谈开始询问，避免暗示性提问和重复性提问，避免使用医学术语与患者交谈。最后，询问患者的性生活时应注意措辞和语言技巧，充分考虑到患者的隐私权，但当性生活与病情密切相关时应向患者讲明利害关系，取得理解。对于危重患者不能提供病史时可向家属询问，初步了解病情同时应立即积极抢救，以免延误治疗时机。

对非急症患者进行病史采集时应做的准备工作包括：环境安静舒适，医师应穿着工作衣，佩戴工作卡，态度和蔼。先进行自我介绍，再向患者及其家属讲明病史采集的重要性，言语礼貌得体，举止友善，核实患者叙述中有疑问的情况。

对于特殊患者的病历采集应掌握一定的技巧，对有焦虑与抑郁倾向的患者以鼓励为主。在回答患者提出的问题时，注意回答力求准确，切忌含糊敷衍，必要时应与精神科医师取得联系。对于语言很多、不易讲清病史的患者可以通过提问的方式将问诊局限于主要症状，不要粗暴打断。对于可疑妇科恶性疾病的患者，医师提问及回答问题时应注意分寸，不可使患者产生恐惧和回避心理，并可通过家属补充了解病情。对于老年患者，医师应注意减缓提问语速，语言力求简单化，可向陪伴老人的家属询问。对于听力障碍的患者可以通过手势及书面的方式提问。

（二）病史内容

1. 一般项目

一般项目包括患者姓名、性别、年龄、民族（国籍）、婚姻、出生地、地址、职业、入院日期及记录时间，病史陈诉者，可靠程度。若陈诉者不是患者本人，应注明其与患者的关系。

2. 主诉

主诉是患者最主要的痛苦或最明显的症状或体征，是本次就诊的最主要原因，是对主要症状或体征出现及其发展经过的时限性描述。要求不超过 20 个汉字，简明扼要，对于两项以上的主诉按照出现的先后顺序进行描述。主诉书写时应注意使用患者的语言，不要使用医学术语。

3. 现病史

现病史是围绕主诉对患者患病全过程的详细描述，是病史的关键部分。应使患者在较少启发下讲述完整病史，按照下列顺序进行了解。

（1）发病情况与发病时间：每种疾病的起病均有各自的特点，有一定的规律可循，对疾病病因的诊断和鉴别诊断具有重要的意义。应询问疾病的发生是急性发作还是缓慢起病，是否与疲劳和情绪波动等因素有关，如为停经后急性下腹部撕裂样疼痛伴阴道流血则可能为输卵管妊娠，月经间期慢性下腹部疼痛可能为排卵痛。发病时间是指发病至就诊或入院的时间，多个症状应分别记录，并追溯到出现首发症状的时间，时间应尽可能精确。

（2）主要症状特点：主要症状出现的部位、性质、持续时间和程度，发展与演变、缓解或加剧的可能原因及与本次发病有关的病因。如在诊断为葡萄胎后 1 年以上再次出现的不规则阴道出血伴有 HCG 升高者，在除外妊娠后可诊断为绒毛膜癌，而在诊断为葡萄胎后半年之内再次出现的不规则阴道出血伴有 HCG 升高者，在除外妊娠后可诊断为侵蚀性葡萄胎。如阴道分泌物为稀薄泡沫状伴有异味可考虑为滴虫性阴道炎，如阴道分泌物为豆渣样伴阴道奇痒则考虑为外阴阴道假丝酵母病。

（3）伴随症状：在主要症状基础上同时出现的其他症状常常是鉴别依据，应突出伴随症状与主要症状之间的关系及其演变。如急性下腹部疼痛伴发热，常见于炎症，可能为急性盆腔炎、子宫内膜炎、输卵管卵巢炎或脓肿；如为右下腹痛也应考虑有阑尾炎的可能性；如为停经后急性下腹部撕裂样疼痛伴肛门坠胀感，则首先考虑为输卵管妊娠破裂型伴腹腔内出血。

（4）诊治经过：发病后何时何医院接受的诊断治疗措施及结果，使用药物名称、剂量、时间和疗效。

（5）一般情况：患者患病后的精神、体力状态，食欲及食量有无改变、体重变化、睡眠与大小便情况。考虑与妊娠有关疾病时应详细询问饮食食欲情况，考虑为恶性疾病时重点询问有无消耗性体重减轻。

（6）与疾病有鉴别意义的阴性症状：应记录按照一般规律在某一疾病应该出现但却没有出现的伴随症状，可能对于疾病的鉴别诊断提供依据。如在考虑为右侧异位妊娠时，若无不洁饮食史及转移性右下腹疼痛史，可排除阑尾炎可能性，做出异位妊娠（右侧）的初步诊断。

（7）与本次发病有关的过去发病情况及其治疗经过：如为滋养细胞疾病时应询问之前的生育史，尤其是异常流产史，是否经过化疗及复查情况。

4. 既往史

既往史包括患者既往的健康状况和过去曾经患过的疾病（包括传染病）、外伤手术、预防接种、过敏、重要药物应用系统回顾。应询问任何一次疾病的详细情况，特别是糖尿病、哮喘、高血压和心脑血管疾病。

5.月经史

月经史包括初潮年龄、月经周期、经期天数、经血的量和色、经期伴随症状、有无痛经及白带、末次月经日期、绝经年龄。如 $12\frac{5\sim7}{30}48$ 表示 12 岁初潮,月经周期为 30 天,经期 5～7 天,48 岁绝经。经量可以用使用卫生巾的数量表示,经期有无伴随症状如焦虑、烦躁、易怒、头痛、乳房胀痛、下腹部疼痛、肢体水肿、体重增加及行为改变,如思想不集中、工作效率低和有意外事故倾向。当月经不规律时应询问再前次月经,绝经后患者应询问绝经年龄,绝经后有无使用激素替代药物,是否有阴道出血及阴道分泌物情况等。

6.婚育史

婚姻状况、结婚年龄、配偶健康状况、夫妻关系。生育情况包括足月产、早产、流产及现有子女数,如 1-0-1-1 表示足月产 1 次、无早产、流产 1 次、现有子女 1 人。记录有无异常生育情况,如死产、手术产、产褥感染,并记录计划生育状况及性生活情况。

7.个人史

个人史包括社会经历(出生地、居住地和居留时间尤其是疫源地和地方病流行区、受教育情况、经济生活和业余爱好)、职业及工作条件(包括工种、劳动环境、对工业毒物的接触情况及时间)、习惯和嗜好(起居与卫生习惯、饮食的规律与质量、烟酒嗜好与摄入量、其他的异嗜物、麻醉药品、毒品等)。

8.家族史

家族成员(双亲、兄弟姐妹及子女)的健康与疾病情况,询问是否曾患同样疾病,有无与遗传有关的疾病及传染病。如有家族遗传性疾病应询问双方直系亲属 3 代,并绘出家系图。

（贾凤祯）

第二节　妇产科体格检查

一、产科检查

(一)全身检查

应注意全身发育、营养状况,身长和体质量,步态,精神状况,有无全身水肿,各器官有无病灶,特别注意血压测量、心肺检查(心脏有无扩大、杂音、心力衰竭现象,肺部有无呼吸音变化或啰音)、乳房检查(乳房发育、乳头大小及是否凹陷,能否矫正),腹壁有无妊娠纹、静脉怒张,有无腹水,肝、脾是否肿大,四肢有无畸形、活动度有无限制,下肢有无静脉曲张或水肿,外阴部有无瘢痕、畸形、水肿或静脉曲张。全身检查对于发现有关疾病,判断妊娠能否允许继续,或孕期中需要特别注意的事项,及时矫治并发症,甚至对分娩处理方法的决定都有重要关系,不容忽视。值得特别提出的是体质测量与血压的测定。

(二)胎儿检查

探测胎儿在宫内的情况及其大小、产式、先露部与胎位。其有以下几种检查方法。

1.视诊

观察腹部(实为子宫)大小及形状,借以估计胎儿大小。

2.触诊

除查知胎儿的产式与胎位外,并可测知先露部是否入盆,鉴别异常情况,进一步了解胎儿大小。一般在妊娠3个月以后做腹部检查,6个月以可做四步诊查。

(1)第一步:检查子宫底住腹壁的高度及子宫底部为胎儿的哪一部分。

(2)第二步:主要鉴别胎背与胎肢的部位。检查者用两手掌分别向下移动至子宫两侧,左右手交替按触子宫胎背平整,胎肢为不规则的隆凸且有移动性。

(3)第三步:检查者将右手拇指及其他四指展开,深探耻骨联合上方,触摸先露部,注意其大小及性状,以鉴别是胎头还是胎臀;并从其深陷程度判断衔接情况。

(4)第四步:检查者两手放在先露部两侧,沿骨盆入口方向向下缓缓探入,可查知先露部下降程度。

3.听诊

自腹壁相当于胎儿背部听取胎心音最清晰,其心率为120～160次/分,一般须至妊娠5个月才能听到胎心音,借以了解胎儿在子宫内的生活状况,并能作为判断胎位的参考。

4.腹围与子宫底的测量

测量腹围与子宫底以估计胎儿的大小。腹围可用带尺环绕脐周围测量,子宫底高度为子宫底部距耻骨联合上缘的距离,可用骨盆测量计测量,也可用横指粗测子宫底距耻骨联合上缘(耻骨上)或脐(脐上或脐下)。或剑突(剑突下)的距离(横指数)。

(三)肛诊

孕期一般不做肛诊,仅在妊娠后期经腹部检查胎位不能明确时行之。

(四)阴道检查

阴道检查常在妊娠早期进行。除了解子宫变化外,还要注意阴道、附件、盆腔及骨盆有无异常。妊娠28周后,腹部检查与肛诊不能明确胎位时,可与外阴消毒下进行阴道检查。

(五)骨盆测量

骨盆测量可以大致估计骨产道是否能容许足月胎儿娩出。骨盆测量一般有内测量、外测量及X线测量3种。

1.外测量

(1)髂棘间径:为两髂前上棘外缘间的距离,平均为23 cm。

(2)髂嵴间径:为两髂嵴外缘间最宽距离,平均为26 cm。

(3)大转子间径(粗隆间径):为左右股骨大转子间的距离,平均为30 cm。

(4)骶耻外径:自第5腰椎棘突全耻骨联合上缘中点的距离,平均为19 cm。

(5)出口横径:为两坐骨结节前端内缘的距离,平均为9 cm,为唯一可直接测量到的真骨盆主要经线。

2.内测量

内测量仅在外测量发现骨盆径线小于正常及先露部受阻时应用。内测量时,孕妇取仰卧位,量腿弯曲,孕妇的外阴部须先消毒。检查者戴无菌手套,涂滑润剂,伸示指与中指入阴道检查。

(1)骨盆入口前后径:为骶岬中心至耻骨联合上缘稍下处,平均值为11 cm。

(2)骶尾关节:触诊骶尾关节是否可动。如固定,即为病态。

(3)骨盆中段前后径:检查行以示、中二指于耻骨联合下缘触抵第 4～5 骶椎关节前,平均距离为 10.0～11.5 cm。

(4)坐骨棘间径:阴道诊时用手指向左右探测坐骨棘是否突出。估计其间之距离。此径线平均为 10.0～10.5 cm。

(5)骨盆壁:通过阴道诊(也可肛诊),体会骨盆壁是否对称,有无向内倾突的情况(所谓内聚感)。

3.X 线测量

当骨盆外测量及内测量疑有异常,或需进一步了解胎儿与骨盆的关系时,可转有条件医院行 X 线骨盆测量。

(六)实验室检查

1.尿液检查

其主要检查尿蛋白、糖及其沉淀物的显微镜像,以便及时发现肾炎、妊娠中毒症或糖尿病。应在擦洗外阴后,接中段尿检查。必要时可行导尿术收集尿液。

2.血常规检查

对于合并贫血者应做血常规检查,以便根据情况及早治疗。

3.其他检查

如阴道分泌物异常,应结合临床检查,或取阴道分泌物做微生物检查(如滴虫、真菌),或做阴道细胞学检查,或在必要时做病理组织学检查等。

二、妇科检查

妇科检查是妇产科的一种基本检查方法,是正确诊断妇科疾病的重要手段,包括腹部检查、外阴阴道检查、双合诊、三合诊及肛腹诊。通过视诊和触诊了解女性内生殖器、外生殖器的情况。

(一)检查前注意事项

(1)详细了解病情,对初次受检或精神过度紧张者应耐心解释,解除其思想顾虑和紧张情绪,取得患者的合作。

(2)检查前必须排空膀胱,必要时排空大便,以免误诊。

(3)月经期一般不做阴道检查,以免带进细菌而导致感染或引起子宫内膜异位。如有不正常阴道出血需做阴道检查时,应先消毒外阴,用消毒的润滑剂、窥器和手套检查。

(4)对未婚者禁做窥器检查及双合诊,限做肛腹诊。若确有必要,应先征得患者本人及家属同意后,方可进行。

(二)检查内容和步骤

1.腹部检查

观察腹部外形,有无蛙腹或隆起。触诊如有肿块,注意其部位、外形、大小、软硬度、活动度、压痛等。然后叩诊注意有无移动性浊音。

2.外阴阴道检查

(1)外阴部检查:观察外阴发育、阴毛多少和分布情况。有无畸形、水肿、皮炎、溃疡、赘生物或肿块。注意皮肤颜色、软硬度,有无增厚、变薄或萎缩。注意阴蒂长短,有无肥大、水肿、赘生物。未婚者处女膜多完整未破,经产妇的处女膜仅留处女膜痕。检查时注意尿道旁腺和前庭大腺有无肿胀,若有脓性分泌物应涂片检菌和做培养。

　　(2)窥器检查:观察阴道及宫颈情况。常用的为两叶窥阴器。若有条件应采用一次性窥阴器,避免交叉感染。

　　放置窥器时应将窥器两叶合拢,蘸润滑剂,避开敏感的尿道口周围,沿阴道侧后壁缓慢斜插入阴道内,待窥器进入一半后,逐渐将两叶转平并张开,暴露宫颈及阴道壁和穹隆部。若取阴道分泌物或做宫颈刮片,宜用生理盐水作为润滑剂,以免影响检查结果。

　　检查阴道时应观察阴道壁黏膜的色泽、弹性及是否光滑,有无阴道隔或双阴道等先天畸形,有无溃疡、肿物、膨出、异物、瘘管,注意穹隆部有无裂伤,注意阴道分泌物的多少、性质、颜色、有无臭味等。

　　检查子宫颈时应观察子宫颈大小、颜色,外口形状,有无糜烂、撕裂、外翻、腺囊肿、息肉、肿块,有无子宫颈延长、脱垂。

　　3.阴道检查

　　主要检查阴道及子宫颈。检查者戴消毒手套,示指、中指蘸润滑剂后轻轻进入阴道,在通过阴道口时,用示指和拇指扪触阴道口两侧有无肿块或触痛(如前庭大腺炎或囊肿存在)。然后进一步检查阴道的松紧度、长度,有无狭窄、瘢痕、结节、肿块、畸形(阴道横隔、阴道纵隔),以及穹隆部有无触痛、饱满、硬结。扪触子宫颈时注意其大小、硬度,有无接触性出血。若拨动子宫颈时患者感疼痛,称宫颈举痛。如怀疑宫颈管有肿瘤,则应伸一指入松弛的宫颈管内触摸。

　　4.双合诊

　　阴道内手指触诊的同时用另一手在腹部配合检查称为双合诊。主要检查子宫及附件。

　　(1)子宫:将阴道内手指放在前穹隆,另一手压下腹部,如两手间摸到子宫体,则为前位子宫。如在前穹隆未触及子宫体则将阴道内手指放在后穹隆,两手配合,如能摸到子宫体,则为后位子宫。检查时注意子宫的位置、大小、形状、软硬度、活动度及有无压痛,表面是否光滑等。

　　(2)附件:将阴道内手指置于一侧穹隆,另一手移向同侧下腹部,向下深压使两手能对合,以了解附件区情况。正常时输卵管不能扪及,而卵巢偶可扪及,应注意其位置、大小、软硬度、活动度及有无触痛。若扪及肿块,应注意其位置、大小、形状、表面情况、活动度、囊性或实性、与子宫的关系。

　　5.三合诊

　　腹部、阴道、肛门联合检查称为三合诊。一手示指放入阴道、中指放入直肠,另一手放置下腹部联合检查。三合诊的目的在于弥补双合诊的不足,主要借以更清楚地了解位于盆腔较后部及直肠子宫陷凹窝、子宫后壁、宫骶骨韧带、直肠阴道隔、主韧带、子宫颈旁、盆腔内侧壁及直肠本身的情况。

　　6.肛腹诊

　　一手示指伸入直肠,另一手在腹部配合检查,称为肛腹诊。一般适用于未婚、阴道狭窄或闭锁者。

(张　丽)

第三节 生殖器官活组织检查

生殖器官活组织检查是自生殖器官病变处或可疑部位取小部分组织做病理学检查,简称"活检"。在绝大多数情况下,活检是诊断最可靠的依据。常用的取材方法有局部活组织检查、诊断性宫颈锥形切除、诊断性刮宫、组织穿刺检查。

一、局部活组织检查

(一)外阴活组织检查

1.适应证

(1)确定外阴色素减退疾病的类型及排除恶变。

(2)外阴部赘生物或久治不愈的溃疡需明确诊断及排除恶变者。

(3)外阴特异性感染,如结核、尖锐湿疣、阿米巴等。

2.禁忌证

(1)外阴急性化脓性感染。

(2)月经期。

(3)疑为恶性黑色素瘤者。

3.方法

患者取膀胱截石位,常规外阴消毒,铺盖无菌孔巾,取材部位以0.5%利多卡因做局部浸润麻醉。小赘生物可自蒂部剪下或用活检钳钳取,局部压迫止血,病灶面积大者行部分切除。标本置于10%甲醛溶液固定后送病检。

(二)阴道活组织检查

1.适应证

阴道赘生物、阴道溃疡灶。

2.禁忌证

急性外阴炎、阴道炎、宫颈炎、盆腔炎及月经期。

3.方法

患者取膀胱截石位。阴道窥器暴露活检部位并消毒。活检钳咬取可疑部位组织,对表面有坏死的肿物,要取至深层新鲜组织,无菌纱布压迫止血,必要时阴道内置无菌带尾棉球压迫止血,嘱患者24~48小时自行取出。活检组织固定后常规送病理检查。

(三)子宫颈活组织检查

1.适应证

(1)宫颈细胞学涂片检查巴氏Ⅲ级或Ⅲ级以上者;宫颈细胞学涂片检查巴氏Ⅱ级经抗炎治疗后仍为Ⅱ级者;宫颈细胞学涂片TBS分类法诊断鳞状细胞异常者。

(2)肿瘤固有荧光诊断仪或阴道镜检查时,反复可疑阳性或阳性者。

(3)疑有宫颈癌或慢性特异性炎症,需进一步明确诊断者。

2.方法

(1)患者取膀胱截石位,阴道窥器暴露宫颈,用干棉球揩净宫颈黏液及分泌物,局部消毒。

(2)用活检钳在宫颈外口鳞-柱交界处或肉眼糜烂较深或特殊病变处取材。可疑宫颈癌者可选宫颈 3、6、9、12 点位置四点取材。若临床已明确为宫颈癌,只为明确病理类型或浸润程度时可做单点取材。为提高取材准确性,还可在阴道镜指导下或应用肿瘤固有荧光诊断仪行定位活检,或在宫颈阴道部涂以复方碘溶液,选择不着色区取材。

(3)宫颈局部填带尾棉球压迫止血,嘱患者 12 小时后自行取出。

3.注意事项

(1)患有阴道炎症(阴道滴虫及真菌感染等)应治愈后再取活检。

(2)妊娠期原则上不做活检,以避免流产、早产,但临床高度怀疑宫颈恶性病变者仍应检查。月经前期不宜做活检,以免与切口出血相混淆,且月经来潮时切口仍未愈合,可增加内膜组织在切口种植机会。

二、诊断性子宫颈锥切术

(一)适应证

(1)宫颈刮片细胞学检查多次找到恶性细胞,而宫颈多处活检及分段诊断性刮宫病理检查均未发现癌灶者。

(2)宫颈活检为原位癌或镜下早期浸润癌,而临床可疑为浸润癌,为明确病变累及程度及决定手术范围者。

(3)宫颈活检证实有重度不典型增生者。

(二)禁忌证

(1)阴道、宫颈、子宫及盆腔急性或亚急性炎症。

(2)月经期。

(3)有血液病等出血倾向者。

(三)方法

(1)蛛网膜下腔或硬膜外阻滞麻醉下,患者取膀胱截石位,外阴、阴道消毒,铺无菌巾。

(2)导尿后,用阴道窥器暴露宫颈并消毒阴道、宫颈。

(3)以宫颈钳钳夹宫颈前唇向外牵引,扩张宫颈管并做宫颈管搔刮术。宫颈涂碘液在病灶外或碘不着色区外 0.5 cm 处,以尖刀在宫颈表面做环形切口,深约 0.2 cm,包括宫颈上皮及少许皮下组织,按 $30°$～$50°$ 角向内做宫颈锥形切除。根据不同的手术指征,可深入宫颈管 1.0～2.5 cm。

(4)于切除标本的 12 点位置处做一标志,以 10% 甲醛溶液固定,送病理检查。

(5)创面止血用无菌纱布压迫多可奏效。若有动脉出血,可用肠线缝扎止血,也可加用止血粉、吸收性明胶海绵、凝血酶等止血。

(6)将要行子宫切除者,子宫切除的手术最好在锥切术后48 小时内进行,可行宫颈前后唇相对缝合封闭创面止血。若不能在短期内行子宫切除或无需做进一步手术者,则应行宫颈成形缝合术或荷包缝合术,术毕探查宫颈管。

(四)注意事项

(1)用于治疗者,应在月经净后 3～7 天内施行,术后用抗生素预防感染,术后 6 周探查宫颈管有无狭窄,2 月内禁性生活及盆浴。

（2）用于诊断者,不宜用电刀、激光刀,以免破坏边缘组织,影响诊断。

三、诊断性刮宫

诊断性刮宫简称"诊刮",是诊断宫腔疾病采用的重要方法之一。其目的是获取宫腔内容物(子宫内膜和其他组织)做病理检查协助诊断。若同时疑有宫颈管病变时,需对宫颈管及宫腔分步进行诊断性刮宫,简称"分段诊刮"。

（一）一般诊断性刮宫

1.适应证

（1）异常子宫出血或阴道排液,需证实或排除子宫内膜癌、宫颈管癌,或其他病变如流产、子宫内膜炎等。

（2）月经失调,如异常子宫出血或闭经,需了解子宫内膜变化及其对性激素的反应。

（3）不孕症,需了解有无排卵或疑有子宫内膜结核者。

（4）因宫腔内有组织残留或异常子宫出血长期多量出血时,刮宫不仅有助于诊断,还有止血效果。

2.禁忌证

（1）急性阴道炎,宫颈炎。

（2）急性或亚急性盆腔炎。

（3）急性严重全身性疾病。

（4）手术前体温＞37.5 ℃。

3.方法

一般不需麻醉。对宫颈内口较紧者,酌情给予镇痛剂、局麻或静脉麻醉。

（1）排尿后取膀胱截石位,外阴、阴道常规消毒,铺无菌孔巾。

（2）做双合诊,了解子宫大小、位置及旁组织情况,用阴道窥器暴露宫颈,再次消毒宫颈与宫颈管,钳夹宫颈前唇或后唇,子宫探针缓缓进入,探子宫方向及宫腔深度。若宫颈内口过紧,可用宫颈扩张器扩张至小刮匙能进入为止。

（3）阴道后穹隆处置盐水纱布一块,以收集刮出的内膜碎块,用特制的诊断性刮匙由内向外沿宫腔四壁及两侧宫角有次序地将内膜刮除,并注意宫腔有无变形及高低不平,取下纱布上的全部组织固定于10％甲醛溶液或95％乙醇中,送病理检查。

（二）分段诊断性刮宫

为鉴别子宫内膜癌及宫颈癌,应做分段刮宫。先不探查宫腔深度,以免将宫颈管组织带入宫腔混淆诊断。用小刮匙自宫颈管内口至外口顺序刮宫颈管一周,将所刮取宫颈管组织置纱布上;然后刮匙进入宫腔刮取子宫内膜。刮出宫颈管黏膜及子宫腔内膜组织分别装瓶、固定,送病理检查。

若刮出物肉眼观察高度怀疑为癌组织时,不应继续刮宫,以防出血及癌扩散。若肉眼观察未见明显癌组织时,应全面刮宫,以防漏诊。

1.适应证

分段诊断性刮宫多在出血时进行,适用于绝经后子宫出血;或老年患者疑有子宫内膜癌,需要了解宫颈管是否被累及时。

2.方法

常规消毒后首先刮宫颈内口以下的颈管组织,然后按一般性诊断性刮宫处置,将颈管及宫腔组织分开固定送检。

(三)诊刮时注意事项

(1)不孕症患者,应选在月经前或月经来潮 12 小时内刮宫,以判断有无排卵。

(2)异常子宫出血,如疑为子宫内膜增生症者,应于月经前 1~2 天或月经来潮 24 小时内刮宫;疑为子宫内膜剥脱不全时,则应于月经第 5~7 天刮宫;不规则出血者随时可以刮宫。

(3)疑为子宫内膜结核者,应于经前 1 周或月经来潮 12 小时内诊刮,刮宫时要特别注意子宫两角部,因该部位阳性率较高。诊刮前 3 天及术后 3 天每天肌内注射链霉素 0.75 g 及异烟肼 0.3 g 口服,以防诊刮引起结核病灶扩散。

(4)疑有子宫内膜癌者,随时可诊刮,除宫体外,还应注意自宫底取材。

(5)若为了解卵巢功能而做诊刮时,术前至少 1 个月停止应用性激素,否则易得出错误结果。

(6)出血、子宫穿孔、感染是刮宫的主要并发症。有些疾病可能导致刮宫时大出血,应术前输液、配血并做好开腹准备;哺乳期、绝经后及子宫患有恶性肿瘤者,均应查清子宫位置并仔细操作,以防子宫穿孔;长期有阴道出血者,宫腔内常有感染,刮宫能促使感染扩散,术前术后应给予抗生素。术中严格无菌操作。刮宫患者术后 2 周内禁性生活及盆浴,以防感染。

(7)术者在操作时唯恐不彻底,反复刮宫,易伤及子宫内膜基底层,造成子宫内膜炎或宫腔粘连,导致闭经,应注意避免。

（张　娟）

第四节　生殖道细胞学检查

女性生殖道细胞包括来自阴道、宫颈、子宫和输卵管的上皮细胞。生殖道脱落细胞包括阴道上段、宫颈阴道部、子宫、输卵管及腹腔的上皮细胞,其中以阴道上段、宫颈阴道部的上皮细胞为主。临床上常通过生殖道脱落细胞检查来反映其生理及病理变化。生殖道上皮细胞受性激素的影响出现周期性变化。因此,检查生殖道脱落细胞可反映体内性激素水平。此外,此项检查还可协助诊断生殖器不同部位的恶性肿瘤及观察其治疗效果,既简便又经济实用。但是,生殖道脱落细胞检查找到恶性细胞只能作为初步筛选,不能定位,还需要进一步检查才能确诊。

一、生殖道细胞学检查取材、制片及相关技术

(一)涂片种类及标本采集

采取标本前 24 小时内禁止性生活、阴道检查、灌洗及阴道用药,取材用具必须清洁干燥。

1.阴道涂片

主要目的是了解卵巢或胎盘功能。对已婚妇女,一般在阴道侧壁上 1/3 处用小刮板轻轻刮取浅层细胞(避免将深层细胞混入影响诊断),薄而均匀地涂于玻片上;对未婚阴道分泌物极少的女性,可将卷紧的已消毒棉签先经生理盐水浸湿,然后伸入阴道,在其侧壁上 1/3 处轻轻卷取细胞,取出棉签,在玻片上向一个方向涂片。涂片置固定液内固定后显微镜下观察。值得注意的

是,因棉签接触阴道口可能影响涂片的正确性。

2.宫颈刮片

宫颈刮片是筛查早期宫颈癌的重要方法。取材应在宫颈外口鳞-柱状上皮交接处,以宫颈外口为圆心,用木质铲形小刮板轻轻刮取一周,取出刮板,在玻片上向一个方向涂片,涂片经固定液固定后显微镜下观察。注意应避免损伤组织引起出血而影响检查结果。若白带过多,应先用无菌干棉球轻轻擦净黏液,再刮取标本。该取材方法获取细胞数目较少,制片也较粗劣,故目前应用已逐渐减少。

3.宫颈管涂片

疑为宫颈管癌,或绝经后的妇女由于宫颈鳞-柱交接处退缩到宫颈管内,为了解宫颈管情况,可行此项检查。先将宫颈表面分泌物拭净,用小型刮板进入宫颈管内,轻刮一周做涂片。此外,使用特制"细胞刷"获取宫颈管上皮细胞的效果更好,将"细胞刷"置于宫颈管内,达宫颈外口上方 10 mm 左右,在宫颈管内旋转 360°取出,旋转"细胞刷"将附着于其上的细胞均匀地涂于玻片上,立即固定。小刷子取材效果优于棉拭子,而且其刮取的细胞被宫颈管内的黏液所保护,不会因空气干燥造成细胞变性。

4.宫腔吸片

怀疑宫腔内有恶性病变时,可采用宫腔吸片检查,较阴道涂片及诊刮阳性率高。选择直径 1~5 mm 不同型号塑料管,一端连于干燥消毒的注射器,另一端用大镊子送入宫腔内达宫底部,上下左右转动方向,轻轻抽吸注射器,将吸出物涂片、固定、染色。应注意的是,取出吸管时停止抽吸,以免将宫颈管内容物吸入。宫腔吸片标本中可能含有输卵管、卵巢或盆腹膜上皮细胞成分。另外,还可通过宫腔灌洗获取细胞,用注射器将 10 mL 无菌生理盐水注入宫腔,轻轻抽吸洗涤内膜面,然后收集洗涤液,离心后取沉渣涂片。此项检查既简单、取材效果好,且与诊刮相比,患者痛苦小,易于接受,特别适合于绝经后出血妇女。

5.局部印片

用清洁玻片直接贴按病灶处作印片,经固定、染色、镜检。常用于外阴及阴道的可疑病灶。

(二)染色方法

细胞学染色方法有多种,如巴氏染色法,邵氏染色法及其他改良染色法。常用的为巴氏染色法,该法既可用于检查雌激素水平,也可用于查找癌细胞。

(三)辅助诊断技术

辅助诊断技术包括免疫细胞化学、原位杂交技术、影像分析、流式细胞测量及自动筛选或人工智能系统等。

二、正常生殖道脱落细胞的形态特征

(一)鳞状上皮细胞

阴道及宫颈阴道部被覆的鳞状上皮相仿,均为非角化性的分层鳞状上皮。上皮细胞分为表层、中层及底层,其生长与成熟受雌激素影响。因而女性一生中不同时期及月经周期中不同时间,各层细胞比例均不相同,细胞由底层向表层逐渐成熟。鳞状细胞的成熟过程是:细胞由小逐渐变大;细胞形态由圆形变为舟形、多边形;胞质染色由蓝染变为粉染;胞核由大变小,由疏松变为致密(图 1-1)。

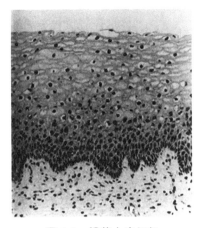

图 1-1　鳞状上皮组织

1.底层细胞

相当于组织学的深棘层,又分为内底层细胞和外底层细胞。

(1)内底层细胞:又称生发层,只含一层基底细胞,是鳞状上皮再生的基础。其细胞学表现为:细胞小,为中性多核白细胞的 4~5 倍,呈圆形或椭圆形,巴氏染色胞质蓝染,核大而圆。育龄妇女的阴道细胞学涂片中无内底层细胞。

(2)外底层细胞:细胞 3~7 层,圆形,比内底层细胞大,为中性多核白细胞的 8~10 倍,巴氏染色胞质淡蓝,核为圆形或椭圆形,核浆比例 1:2~1:4。卵巢功能正常时,涂片中很少出现。

2.中层细胞

相当于组织学的浅棘层,是鳞状上皮中最厚的一层。根据其脱落的层次不同,形态各异。接近底层者细胞呈舟状,接近表层者细胞大小与形状接近表层细胞;胞质巴氏染色淡蓝,根据储存的糖原多寡,可有多量的嗜碱性染色或半透明胞质,核小,呈圆形或卵圆形,淡染,核浆比例低,约 1:10。

3.表层细胞

相当于组织学的表层。细胞大,为多边形,胞质薄,胞质粉染或淡蓝,核小固缩。核固缩是鳞状细胞成熟的最后阶段。表层细胞是育龄妇女宫颈涂片中最常见的细胞(图 1-2)。

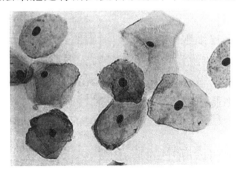

图 1-2　正常生殖道脱落细胞

(二)柱状上皮细胞

柱状上皮细胞又分为宫颈黏膜细胞及子宫内膜细胞。

1.宫颈黏膜细胞

有黏液细胞和带纤毛细胞两种。在宫颈刮片及宫颈管吸取物涂片中均可找到。黏液细胞呈高柱状或立方状,核在底部,呈圆形或卵圆形,染色质分布均匀,胞质内有空泡,易分解而留下裸核。带纤毛细胞呈立方形或矮柱状,带有纤毛,核为圆形或卵圆形,位于细胞底部,胞质易退化融合成多核,多见于绝经后。

2.子宫内膜细胞

较宫颈黏膜细胞小,细胞为低柱状,为中性多核白细胞的1～3倍;核呈圆形,核大小、形状一致,多成堆出现;胞质少,呈淡灰色或淡红色,边界不清。

(三)非上皮成分

如吞噬细胞、白细胞、淋巴细胞、红细胞等。

三、生殖道脱落细胞在内分泌检查方面的应用

阴道鳞状上皮细胞的成熟程度与体内雌激素水平成正比,雌激素水平越高,阴道上皮细胞分化越成熟。因此,阴道鳞状上皮细胞各层细胞的比例可反映体内雌激素水平。临床上常用4种指数代表体内雌激素水平,即成熟指数、致密核细胞指数、嗜伊红细胞指数和角化指数。

(一)成熟指数(MI)

成熟指数是阴道细胞学卵巢功能检查最常用的一种。计算方法是在低倍显微镜下观察计算300个鳞状上皮细胞,求得各层细胞的百分率,并按底层/中层/表层顺序写出。如底层5、中层60、表层35,MI应写成5/60/35。若底层细胞百分率高称左移,提示不成熟细胞增多,即雌激素水平下降;若表层细胞百分率高称右移,表示雌激素水平升高。一般有雌激素影响的涂片,基本上无底层细胞;轻度影响者表层细胞<20%;高度影响者表层细胞>60%。在卵巢功能低落时则出现底层细胞:轻度低落底层细胞<20%;中度低落底层细胞占20%～40%;高度低落底层细胞>40%。

(二)致密核细胞指数(KI)

致密核细胞指数即鳞状上皮细胞中表层致密核细胞的百分率。计算方法为从视野中数100个表层细胞及其中致密核细胞数目,从而计算百分率。例如,其中有40个致密核细胞,则KI为40%。KI越高,表示上皮越成熟。

(三)嗜伊红细胞指数(EI)

嗜伊红细胞指数即鳞状上皮细胞中表层红染细胞的百分率。通常红染表层细胞在雌激素影响下出现,所以此指数可以反映雌激素水平,指数越高,提示上皮细胞越成熟。

(四)角化指数(CI)

角化指数是指鳞状上皮细胞中的表层(最成熟的细胞层)嗜伊红性致密核细胞的百分率,用以表示雌激素的水平。

四、阴道涂片在妇科疾病诊断中的应用

(一)闭经

阴道涂片可协助了解卵巢功能状况和雌激素水平。若涂片检查有正常周期性变化,提示闭经原因在子宫及其以下部位,如子宫内膜结核、宫颈或宫腔粘连等;若涂片中中层和底层细胞多,表层细胞极少或无,无周期性变化,提示病变在卵巢,如卵巢早衰;若涂片表现不同程度雌激素低

落,或持续雌激素轻度影响,提示垂体或以上或其他全身性疾病引起的闭经。

(二)异常子宫出血

1.无排卵性异常子宫出血

涂片表现中至高度雌激素影响,但也有较长期处于低至中度雌激素影响。雌激素水平高时右移显著,雌激素水平下降时,出现阴道流血。

2.排卵性异常子宫出血

涂片表现周期性变化,MI 明显右移,中期出现高度雌激素影响,EI 可达 90％左右。但排卵后,细胞堆积和皱褶较差或持续时间短,EI 虽有下降但仍偏高。

(三)流产

1.先兆流产

由于黄体功能不足引起的先兆流产表现为 EI 于早孕期增高,经治疗后 EI 下降提示好转,若再度 EI 增高,细胞开始分散,流产可能性大。若先兆流产而涂片正常,表明流产非黄体功能不足引起,用孕激素治疗无效。

2.过期流产

EI 升高,出现圆形致密核细胞,细胞分散,舟形细胞少,较大的多边形细胞增多。

(四)生殖道感染性疾病

1.细菌性阴道病

常见的病原体有阴道嗜酸杆菌、球菌、加德纳尔菌和放线菌等。涂片中炎性阴道细胞表现为:细胞核呈豆状核,核破碎和核溶解,上皮细胞核周有空晕,胞质内有空泡。

2.衣原体性宫颈炎

涂片上可见化生的细胞胞质内有球菌样物及嗜碱性包涵体,感染细胞肥大多核。

3.病毒性感染

常见的有单纯疱疹病毒Ⅱ型(HSV-Ⅱ)和人乳头状瘤病毒(HPV)。

(1)HSV 感染:早期表现为感染细胞的核增大,染色质结构呈"水肿样"退变,染色质变得很细,散布在整个胞核中,呈淡的嗜碱性染色,均匀,有如毛玻璃状,细胞多呈集结状,有许多胞核。晚期可见嗜伊红染色的核内包涵体,周围可见一清亮晕环。

(2)HPV 感染:鳞状上皮细胞被 HPV 感染后具有典型的细胞学改变:在涂片标本中见挖空细胞、不典型角化不全细胞及反应性外底层细胞。典型的挖空细胞表现为上皮细胞内有 1～2 个增大的核,核周有透亮空晕环或壁致密的透亮区,提示有 HPV 感染。

五、生殖道脱落细胞在妇科肿瘤诊断上的应用

(一)癌细胞特征

癌细胞特征主要表现在细胞核、细胞及细胞间关系的改变(图 1-3、图 1-4)。

1.细胞核的改变

表现为核增大,核浆比例失常;核大小不等,形态不规则;核深染且深浅不一;核膜明显增厚、不规则,染色质分布不均,颗粒变粗或凝聚成团;因核分裂异常,可见双核及多核;核畸形,如分叶、出芽、核边内凹等不规则形态;核仁增大变多,以及出现畸形裸核。

2.细胞改变

细胞大小不等,形态各异。胞质减少,染色较浓,若变性则内有空泡或出现畸形。

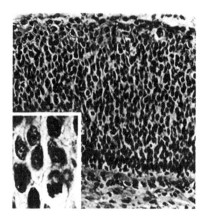

图 1-3 宫颈鳞状上皮癌组织学

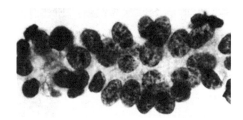

图 1-4 鳞状上皮细胞癌细胞学

3.细胞间关系改变

癌细胞可单独或成群出现,排列紊乱。早期癌涂片背景干净清晰,晚期癌涂片背景较脏,见成片坏死细胞、红细胞及白细胞等。

(二)宫颈/阴道细胞学诊断的报告形式

主要为分级诊断和描述性诊断两种。目前我国多数医院已采用 TBS 分类法诊断,但仍有一些医院沿用巴氏 5 级分类法。

1.巴氏分类法

其阴道细胞学诊断标准如下所述。

(1)巴氏Ⅰ级:正常。为正常阴道细胞涂片。

(2)巴氏Ⅱ级:炎症。细胞核普遍增大,淡染或有双核,也可见核周晕或胞质内空泡。一般属良性改变或炎症。临床分为ⅡA 及ⅡB。ⅡB 是指个别细胞核异质明显,但又不支持恶性;其余为ⅡA。

(3)巴氏Ⅲ级:可疑癌。主要是核异质,表现为核大深染,核形不规则或双核。对不典型细胞,性质尚难肯定。

(4)巴氏Ⅳ级:高度可疑癌。细胞有恶性特征,但在涂片中恶性细胞较少。

(5)巴氏Ⅴ级:癌。具有典型的多量癌细胞。

巴氏分级法的缺点:①各分级之间的区别并无严格的客观标准,且没有对异常细胞形态学的描述,主观因素较多,从而导致了较高比例的假阴性和假阳性。②对癌前病变也无明确规定。可疑癌是指可疑浸润癌还是 CIN 不明确,不典型细胞全部作为良性细胞学改变也欠妥,因为偶然也见到 CINI 伴微小浸润癌的病例。③细胞学诊断和组织病理学诊断不能相互对应,也未包括非癌的诊断等。因此,巴氏分级法已逐步被新的 TBS 分类法所取代。

2.TBS分类法及其描述性诊断内容

为克服巴氏分级法的缺陷,使妇科生殖道细胞学的诊断报告与组织病理学术语一致,使细胞学报告与临床处理密切结合,1988年美国国际癌症协会(NCI)在马里兰州的Bethesda举行会议,提出了TBS分类法。该法在以下3方面进行了改良:①将标本质量作为细胞学检查结果报告的一部分。②引进了鳞状上皮内病变的概念。③提出治疗建议。1991年和2001年NCI又召开了第2次和第3次会议,讨论并修订了TBS在使用中出现的问题,并对诊断标准做了相应的修改。

现行的TBS报告系统即2001年修订后的TBS报告系统,包括以下3个部分:①评价涂片质量,包括细胞量与鳞柱两种上皮细胞的分布。②描述有关发现,做出诊断。③描述对诊断能提供依据的细胞成分和形态特征,具体概括为与念珠菌、滴虫、疱疹病毒和人乳头瘤病毒感染相关的形态学特征;与损伤、修复、激素变化相关的反应性细胞变化特征;与鳞状上皮异常相关的描述性诊断,包括不典型鳞状上皮细胞(ASC)、低级别鳞状上皮内病变(LSIL)、高级别鳞状上皮内病变(HSIL)、鳞状细胞癌(SCC);不典型腺上皮细胞(AGC)、不典型腺上皮细胞倾向瘤变、原位腺癌(AIS)、腺癌(ACA)。

TBS报告方式中提出了一个重要概念——不明确意义的不典型鳞状上皮细胞(ASCUS),既不能诊断为感染、炎症、反应性改变,也不能诊断为癌前病变和恶变的鳞状上皮细胞。ASCUS包括不典型化生细胞、不典型修复细胞、与萎缩有关的不典型鳞状上皮细胞、角化不良细胞,以及诊断HPV证据不足但暂无法排除者。就其规范而言,ASCUS的实验室诊断比例不应超过低级别鳞状上皮内病变的2~3倍。NCI 2001年第3次会议再次修订TBS标准,要求更加重视来自细胞学诊断中的ASCUS,它可作为阴道镜检查的最低指征,也可以在液基细胞学的基础上检测高危型HPV-DNA。诊断ASCUS时,应指出可能为炎症等反应或可能为癌前病变,并同时提出建议。若与炎症、刺激、IUD等反应性有关者,应于3~6个月后复查;若可能有癌前病变或癌存在,但细胞的异常程度不够诊断标准者,应行阴道镜活检。

(三)PAPNET电脑抹片系统

20世纪90年代以来,PAPNET电脑阅片系统,即计算机辅助细胞检测系统(CCT),在宫颈癌早期诊断系统中得到广泛应用。PAPNET电脑筛选系统装置包括3部分,即自动阅片系统、存储识别系统和打印系统。它是利用电脑及神经网络软件对涂片进行自动扫描、读片、筛查,最后由细胞学专职人员做出最后诊断的一种新技术。其原理是基于神经网络系统在自动细胞学检测这一领域的运用。

PAPNET可通过程序来鉴别正常与异常的宫颈涂片。具体步骤:在检测中心,经过上机处理的细胞涂片每百张装入片盒送入计算机房;计算机先将涂片分为3 000~5 000个区域不等,再对涂片上30万~50万个细胞按区域进行扫描,最后筛选出128个最可疑细胞通过数字照相机进行自动对焦录制到光盘上,整个过程需8~10分钟;然后将光盘送往中间细胞室,经过一套与检测中心配套的专业高分辨率解像设备,由细胞学家复验。如有异议或不明确图像,可在显示器帮助下,显微镜自动找到所需观察位置,细胞学家再用肉眼观察。最后,采用2001年TBS分类法做出诊断报告及治疗意见,并附有阳性图片供临床医师参考。PAPNET方法具有高度敏感性和准确性,并能克服直接显微镜下读片因视觉疲劳造成的漏诊,省时省力,适用于大量人工涂片检测的筛选工作。

(张琰茹)

第五节　输卵管通畅检查

　　输卵管通畅检查的主要目的是检查输卵管是否畅通,了解子宫和输卵管腔的形态及输卵管的阻塞部位。常用的方法有输卵管通气术、输卵管通液术、子宫输卵管造影术。其中输卵管通气术因有发生气栓的潜在危险,且准确率仅为 45%～50%,故临床上已逐渐被其他方法所取代。近年来随着内窥镜的临床应用,已普遍采用腹腔镜直视下输卵管通液检查、宫腔镜下经输卵管口插管通液试验和腹腔镜联合检查等方法。

一、输卵管通液术

　　输卵管通液术是检查输卵管是否通畅的一种方法,并具有一定的治疗功效。即通过导管向宫腔内注入液体,根据注液阻力大小、有无回流及注入液体量和患者感觉等判断输卵管是否通畅。由于操作简便,无需特殊设备,广泛用于临床。

(一)适应证

(1)不孕症,男方精液正常,疑有输卵管阻塞者。

(2)检验和评价输卵管绝育术、输卵管再通术或输卵管成形术的效果。

(3)对输卵管黏膜轻度粘连有疏通作用。

(二)禁忌证

(1)内外生殖器急性炎症或慢性炎症急性或亚急性发作者。

(2)月经期或有不规则阴道流血者。

(3)可疑妊娠期者。

(4)严重的全身性疾病,如心、肺功能异常等,不能耐受手术者。

(5)体温高于 37.5 ℃者。

(三)术前准备

(1)月经干净 3～7 天,禁性生活。

(2)术前半小时肌内注射阿托品 0.5 mg 解痉。

(3)患者排空膀胱。

(四)方法

1.器械

阴道窥器、宫颈钳、长弯钳、宫颈导管、20 mL 注射器、压力表、Y 形管等。

2.常用液体

生理盐水或抗生素溶液(庆大霉素 8 万 U、地塞米松 5 mg,透明质酸酶 1 500 U,注射用水 20～50 mL),可加用 0.5% 的利多卡因 2 mL 以减少输卵管痉挛。

3.操作步骤

(1)患者取膀胱截石位,外阴、阴道、宫颈常规消毒,铺无菌巾,双合诊了解子宫的位置及大小。

(2)放置阴道窥器充分暴露子宫颈,再次消毒阴道穹隆部及宫颈,以宫颈钳钳夹宫颈前唇。

沿宫腔方向置入宫颈导管,并使其与宫颈外口紧密相贴。

(3)用 Y 形管将宫颈导管与压力表、注射器相连,压力表应高于 Y 形管水平,以免液体进入压力表。

(4)将注射器与宫颈导管相连,并使宫颈导管内充满生理盐水,缓慢推注,压力不可超过 21.3 kPa(160 mmHg)。观察推注时阻力大小、经宫颈注入的液体是否回流,患者下腹部是否疼痛。

(5)术毕取出宫颈导管,再次消毒宫颈、阴道,取出阴道窥器。

(五)结果评定

1.输卵管通畅

顺利推注 20 mL 生理盐水无阻力,压力维持在 8.0～10.7 kPa(60～80 mmHg);或开始稍有阻力,随后阻力消失,无液体回流,患者也无不适感,提示输卵管通畅。

2.输卵管阻塞

勉强注入 5 mL 即感有阻力,压力表见压力持续上升而不见下降,患者感下腹胀痛,停止推注后液体又回流至注射器内,表明输卵管阻塞。

3.输卵管通而不畅

注射液体有阻力,再经加压注入又能推进,说明有轻度粘连已被分离,患者感轻微腹痛。

(六)注意事项

(1)所用无菌生理盐水温度以接近体温为宜,以免液体过冷造成输卵管痉挛。

(2)注入液体时必须使宫颈导管紧贴宫颈外口,防止液体外漏。

(3)术后 2 周禁盆浴及性生活,酌情给予抗生素预防感染。

二、子宫输卵管造影

子宫输卵管造影(HSG)是通过导管向子宫腔及输卵管注入造影剂,X 线下透视及摄片,根据造影剂在输卵管及盆腔内的显影情况了解输卵管是否通畅、阻塞的部位及子宫腔的形态。该检查损伤小,能对输卵管阻塞作出较正确诊断,准确率可达 80%,且具有一定的治疗作用。

(一)适应证

(1)了解输卵管是否通畅及其形态、阻塞部位。

(2)了解宫腔形态,确定有无子宫畸形及类型,有无宫腔粘连、子宫黏膜下肌瘤、子宫内膜息肉及异物等。

(3)内生殖器结核非活动期。

(4)不明原因的习惯性流产,于排卵后做造影了解宫颈内口是否松弛,宫颈及子宫是否畸形。

(二)禁忌证

(1)内、外生殖器急性或亚急性炎症。

(2)严重的全身性疾病,不能耐受手术者。

(3)妊娠期、月经期。

(5)产后、流产、刮宫术后 6 周内。

(5)碘过敏者。

(三)术前准备

(1)造影时间以月经干净 3～7 天为宜,术前 3 天禁性生活。

(2)做碘过敏试验,阴性者方可造影。

(3)术前半小时肌内注射阿托品 0.5 mg 解痉。

(4)术前排空膀胱,便秘者术前行清洁灌肠,以使子宫保持正常位置,避免出现外压假象。

(四)方法

1.设备及器械

X线放射诊断仪、子宫导管、阴道窥器、宫颈钳、长弯钳、20 mL 注射器。

2.造影剂

目前国内外均使用碘造影剂,分油溶性与水溶性两种。油剂(40%碘化油)密度大,显影效果好,刺激小,过敏少,但检查时间长,吸收慢,易引起异物反应,形成肉芽肿或形成油栓;水剂(76%泛影葡胺液)吸收快,检查时间短,但子宫输卵管边缘部分显影欠佳,细微病变不易观察,有的患者在注药时有刺激性疼痛。

3.操作步骤

(1)患者取膀胱截石位,常规消毒外阴、阴道,铺无菌巾,检查子宫位置及大小。

(2)以窥器扩张阴道,充分暴露宫颈,再次消毒宫颈及阴道穹隆部,用宫颈钳钳夹宫颈前唇,探查宫腔。

(3)将 40%碘化油充满宫颈导管,排出空气,沿宫腔方向将其置入宫颈管内,徐徐注入碘化油,在 X线透视下观察碘化油流经输卵管及宫腔情况并摄片,24 小时后再摄盆腔平片,以观察腹腔内有无游离碘化油。若用泛影葡胺液造影,应在注射完后立即摄片,10~20 分钟后第二次摄片,观察泛影葡胺液流入盆腔情况。

(4)注入碘油后子宫角圆钝而输卵管不显影,则考虑输卵管痉挛,可保持原位,肌内注射阿托品 0.5 mg 或针刺合谷、内关穴,20 分钟后再透视、摄片;或停止操作,下次摄片前先使用解痉药物。

(五)结果评定

1.正常子宫、输卵管

宫腔呈倒三角形,双侧输卵管显影形态柔软,24 小时后摄片盆腔内见散在造影剂。

2.宫腔异常

患宫腔结核时子宫失去原有的倒三角形态,内膜呈锯齿状不平;患子宫黏膜下肌瘤时可见宫腔充盈缺损;子宫畸形时有相应显示。

3.输卵管异常

患输卵管结核时显示输卵管形态不规则、僵直或呈串珠状,有时可见钙化点;有输卵管积水时输卵管远端呈气囊状扩张;24 小时后盆腔 X线摄片未见盆腔内散在造影剂,说明输卵管不通;输卵管发育异常,可见过长或过短的输卵管、异常扩张的输卵管、输卵管憩室等。

(六)注意事项

(1)碘化油充盈宫颈导管时,必须排尽空气,以免空气进入宫腔造成充盈缺损,引起误诊。

(2)宫颈导管与子宫内口必须紧贴,以防碘油流入阴道内。

(3)导管不要插入太深,以免损伤子宫或引起子宫穿孔。

(4)注入碘化油时用力不可过大,推注不可过快,防止损伤输卵管。

(5)透视下发现造影剂进入异常通道,同时患者出现咳嗽,应警惕发生油栓,立即停止操作,取头低脚高位,严密观察。

（6）造影后 2 周禁盆浴及性生活，可酌情给予抗生素预防感染。

（7）有时可因输卵管痉挛而造成输卵管不通的假象，必要时重复进行造影。

三、妇产科内镜输卵管通畅检查

近年来，随着妇产科内镜的大量采用，为输卵管通畅检查提供了新的方法，包括腹腔镜直视下输卵管通液检查、宫腔镜下经输卵管口插管通液试验和腹腔镜联合检查等方法，其中腹腔镜直视下输卵管通液检查准确率可达 90%～95%。但由于内镜手术对器械要求较高，且腹腔镜仍是创伤性手术，故并不推荐作为常规检查方法。通常在对不孕、不育患者行内镜检查时例行输卵管通液（加用亚甲蓝染液）检查。内镜检查注意事项同上。

（张　敏）

第六节　肿瘤标志物检查

肿瘤标志物是肿瘤细胞异常表达所产生的蛋白抗原或生物活性物质，可在肿瘤患者的组织、血液或体液及排泄物中检测出，可协助肿瘤诊断、鉴别诊断及监测。

一、相关抗原及胚胎抗原

（一）糖类抗原 125（CA125）

1.检测方法及正常值

CA125 检测方法多选用放射免疫测定方法（RIA）和酶联免疫法（ELISA）。常用血清检测阈值为 35 IU/mL。

2.临床意义

CA125 在胚胎时期的体腔上皮及羊膜有阳性表达，一般表达水平低并且有一定的时限。它是目前世界上应用最广泛的卵巢上皮样肿瘤标志物，在多数卵巢浆液性囊腺癌中表达阳性，阳性率可达 80% 以上。CA125 在临床上广泛应用于鉴别诊断盆腔肿块、监测卵巢癌治疗后病情进展及判断预后等，特别在监测疗效时相当敏感。卵巢癌经有效的手术切除及成功地化疗后，血浆 CA125 水平应明显下降，若持续性血浆 CA125 高水平常预示术后肿瘤残留、肿瘤复发或恶化。CA125 水平高低还可反映肿瘤大小，但血浆 CA125 降至正常水平却不能排除直径<1 cm 的肿瘤存在。血浆 CA125 的水平在治疗后明显下降者，如在治疗开始后 CA125 下降 30%，或在 3 个月内 CA125 下降至正常值，则可视为治疗有效；若经治疗后 CA125 水平持续升高或一度降至正常水平随后再次升高，复发转移概率明显上升。一般认为，持续 CA125>35 IU/mL，在 2～4 个月内肿瘤复发危险性最大，复发率可达 92.3%，即使在二次探查时未能发现肿瘤，而很可能在腹膜后淋巴结群和腹股沟淋巴结已有转移。

CA125 对子宫颈腺癌及子宫内膜癌的诊断也有一定敏感性。对原发性腺癌，其敏感度为 40%～60%，而对腺癌的复发诊断，敏感性可达 60%～80%；对子宫内膜癌来说，CA125 的测定值还与疾病的分期有关。当 CA125 水平>40 KU/L 时，有 90% 的可能肿瘤已侵及子宫浆肌层。

子宫内膜异位症患者血浆 CA125 浓度亦可增高，但一般很少超过 200 KU/L。

（二）NB70/K

1.检测方法及正常值

NB70/K 测定多选用单克隆抗体 RIA 法,正常血清检测阈值为 50 AU/mL。

2.临床意义

NB70/K 是用人卵巢癌相关抗原制备出的单克隆抗体,对卵巢上皮性肿瘤敏感性可达70%。早期卵巢癌患者 50%血中可检出 NB70/K 阳性。实验证明,NB70/K 与 CA125 的抗原决定簇不同,在黏液性囊腺瘤也可表达阳性,因此在临床应用中可互补检测,提高肿瘤检出率,特别利用对卵巢癌患者进行早期诊断。

（三）糖类抗原 19-9(CA19-9)

1.检测方法及正常值

CA19-9 测定方法有单抗或双抗 RIA 法,血清正常值为37 Uarb/mL。

2.临床意义

CA19-9 是直肠癌细胞系相关抗原,除表达于消化道肿瘤如胰腺癌、结直肠癌、胃癌及肝癌外,在卵巢上皮性肿瘤也有约 50%的阳性表达。卵巢黏液性囊腺癌 CA19-9 阳性表达率可达76%,而浆液性肿瘤则为 27%。子宫内膜癌及宫颈管腺癌也有一定阳性表达。

（四）甲胎蛋白(AFP)

1.检测方法及正常值

AFP 通常应用 RIA 或 ELISA 方法检测,检测阈值为 10~20 ng/mL。

2.临床意义

AFP 是由胚胎肝细胞及卵黄囊产生的一种糖蛋白,属于胚胎期的蛋白产物,但出生后部分器官恶性病变时可以恢复合成 AFP 的能力,如肝癌细胞和卵巢的生殖细胞肿瘤都有分泌 AFP的能力。在卵巢生殖细胞肿瘤中,相当的一部分类型肿瘤 AFP 水平明显升高。例如,卵黄囊瘤(内胚窦瘤)是原始生殖细胞向卵黄囊分化形成的一种肿瘤,其血浆 AFP 水平常>1 000 ng/mL,卵巢胚胎性癌和未成熟畸胎瘤血浆 AFP 水平也可升高,部分也可>1 000 ng/mL。上述肿瘤患者经手术及化疗后,血浆 AFP 可转阴。AFP 持续一年保持阴性的患者在长期临床观察中多无复发;若 AFP 升高,即使临床上无症状,也可能有隐性复发或转移,应严密随访,及时治疗。因此,AFP 对卵巢恶性生殖细胞肿瘤尤其是内胚窦瘤的诊断及监视有较高价值。

（五）癌胚抗原(CEA)

1.检测方法及正常值

CEA 检测方法多采用 RIA 和 ELISA 测定法。血浆正常阈值因测定方法不同而有出入,一般在 2.5~20.0 ng/mL,当 CEA>5 ng/mL 可视为异常。

2.临床意义

CEA 属于一种肿瘤胚胎抗原,是一种糖蛋白。胎儿胃肠道及某些组织细胞有合成 CEA 的能力,出生后血浆中 CEA 含量甚微。在多种恶性肿瘤如结直肠癌、胃癌、乳腺癌、宫颈癌、子宫内膜癌、卵巢上皮性癌、阴道及外阴癌等,CEA 均表达阳性,因此 CEA 对肿瘤无特异性标记功能。在妇科恶性肿瘤中,卵巢黏液性囊腺癌 CEA 阳性率最高;其次为 Brenner 瘤;子宫内膜样癌及透明细胞癌也有较高的 CEA 表达水平;浆液性肿瘤阳性率相对较低。肿瘤的恶性程度不同,其 CEA 阳性率也不同。实验室检测结果,卵巢黏液性良性肿瘤 CEA 阳性率为 15%,交界性肿瘤为 80%,而恶性肿瘤为 100%。50%的卵巢癌患者血浆 CEA 水平持续升高,尤其低分化黏液性癌最为明显。血浆 CEA 水平持续升高的患者常发展为复发性卵巢肿瘤,且生存时间短。借助 CEA 测定手段,可动态监测各种妇科肿瘤的病情变化并观察临床治疗效果。

(六)鳞状细胞癌抗原(SCCA)

1.检测方法和正常值

SCCA 通用的测定方法为 RIA 和 ELISA,也可采用化学发光方法,其敏感度可大大提高。血浆中 SCCA 正常阈值为 2 ng/L。

2.临床意义

SCCA 是从子宫颈鳞状上皮细胞癌分离制备得到的一种肿瘤糖蛋白相关抗原,其分子量为48 000 kD。SCCA 对绝大多数鳞状上皮细胞癌有较高特异性。70%以上的宫颈鳞癌患者血浆SCCA 升高,而宫颈腺癌仅有 15%左右升高,外阴及阴道鳞状上皮细胞癌 SCCA 阳性率为40%~50%。SCCA 的水平还与宫颈鳞癌患者的病情进展及临床分期有关。若肿瘤明显侵及淋巴结,SCCA 明显升高,当患者接受彻底治疗痊愈后 SCCA 水平持续下降。SCCA 还可作为宫颈癌患者疗效评定的指标之一。当化疗后 SCCA 持续上升,提示对此化疗方案不敏感,应更换化疗方案或改用其他治疗方法。SCCA 对复发癌的预示敏感性可达 65%~85%。而且在影像学方法确定前 3 个月,SCCA 水平就开始持续升高。因此,SCCA 对宫颈癌患者有判断预后,监测病情发展的作用。

二、雌激素受体、孕激素受体

(一)检测方法及正常值

雌激素受体(ER)和孕激素受体(PR)多采用单克隆抗体组织化学染色定性测定,如果从细胞或组织匀浆进行测定,则定量参考阈值 ER 为 20 pmol/mL,PR 为 50 pmol/mL。

(二)临床意义

ER 和 PR 主要分布于子宫、宫颈、阴道及乳腺等靶器官的雌孕激素靶细胞表面,能与相应激素特异性结合,进而产生生理或病理效应。激素与受体的结合特点有:专一性强、亲和力高、结合容量低等。研究表明,雌激素有刺激 ER、PR 合成的作用,而孕激素则有抑制雌激素受体合成并间接抑制孕激素受体合成的作用。ER、PR 在大量激素的作用下,可影响妇科肿瘤的发生和发展。ER 阳性率在卵巢恶性肿瘤中明显高于正常卵巢组织及良性肿瘤,而 PR 则相反,说明卵巢癌的发生与雌激素的过度刺激有关,导致相应的 ER 过度表达。不同分化程度的恶性肿瘤,其ER、PR 的阳性率也不同。卵巢恶性肿瘤中随着分化程度的降低,PR 阳性率也随之降低;同样,子宫内膜癌和宫颈癌 ER、PR 阳性率在高分化肿瘤中阳性率明显较高。此外有证据表明,受体阳性患者生存时间明显较受体阴性者长。ER 受体在子宫内膜癌的研究较多,有资料表明约48%的子宫内膜癌患者组织标本中可同时检出 ER 和 PR,31%患者 ER 和 PR 均为阴性,7%的患者只可检出 ER,14%的患者只检出 PR。这些差异提示不同患者 ER 和 PR 受体水平有很大差异,这种差异对子宫内膜癌的发展及转归有较大影响,特别是在指导应用激素治疗有确定价值。

三、妇科肿瘤相关的癌基因和肿瘤抑制基因

(一)Myc 基因

Myc 基因属于原癌基因,其核苷酸编码含有 DNA 结合蛋白的基因组分,参与细胞增殖、分

化及凋亡的调控,特别是细胞周期 G_0 期过渡到 G_1 期的调控过程,所以认为 Myc 基因是细胞周期的正性调节基因。Myc 基因的改变往往是扩增或重排所致。在卵巢恶性肿瘤、宫颈癌和子宫内膜癌等妇科恶性肿瘤可发现有 Myc 基因的异常表达。约 20% 的卵巢肿瘤患者有 Myc 基因的过度表达,且多发生在浆液性肿瘤;而 30% 的宫颈癌患者有 Myc 基因过度表达,表达量可高于正常 2~40 倍。Myc 基因的异常表达意味着患者预后极差。

(二)Ras 基因

作为原癌基因类的 Ras 基因家族(N-ras,K-ras 和 H-ras)对人类和某些动物恶性肿瘤的发生、发展起重要作用。宫颈癌患者中可发现有 3 种 Ras 基因的异常突变,子宫内膜癌中仅发现 K-ras 基因突变,而卵巢癌患者可有 K-ras 和 N-ras 的突变,但至今未发现有 H-ras 基因突变。研究表明 20.0%~35.5% 的卵巢恶性肿瘤有 K-ras 基因的突变,其中多见于浆液性肿瘤,K-ras 的过度表达往往提示病情已进入晚期或有淋巴淋巴结转移,因此认为 K-ras 可以作为判断卵巢恶性肿瘤患者预后的指标之一。宫颈癌 Ras 基因异常发生率为 40%~100% 不等。在 ras 基因异常的宫颈癌患者中,70% 患者同时伴有 Myc 基因的扩增或过度表达,提示这两种基因共同影响宫颈癌的预后。

(三)C-$erb B_2$ 基因

C-$erb B_2$ 基因也称 neu 或 HER_2 基因,编码含有 185 kDa 膜转运糖蛋白,与卵巢癌和子宫内膜癌的发生密切相关。一些研究表明,C-$erb B_2$ 的过度表达与不良预后相关。据报道,20%~30% 的卵巢肿瘤患者有 C-$erb B_2$ 基因的异常表达,10%~20% 的子宫内膜癌患者过度表达 C-$erb B_2$。通过组织化学方法可较容易地检测到细胞及其间质中 C-$erb B_2$ 阳性蛋白抗原。

(四)$P53$ 基因

$P53$ 基因是当今研究最为广泛的人类肿瘤抑制基因。$P53$ 基因全长 20 kb,位于 17 号染色体短臂。$P53$ 蛋白与 DNA 多聚酶结合,可使复制起始复合物失活。此外,$P53$ 蛋白含有一段转录活性氨基酸残基,可激活其他肿瘤抑制基因而产生肿瘤抑制效应。$P53$ 基因的异常包括点突变、等位片段丢失、重排及缺乏等,使其丧失与 DNA 多聚酶结合的能力。$P53$ 与细胞 DNA 损伤修复有关,当 DNA 受损后,由于 $P53$ 缺陷,使细胞不能从过度复制状态解脱出来,更不能得以修复改变,进而导致细胞过度增殖,形成恶性肿瘤。50% 卵巢恶性肿瘤有 $P53$ 基因的缺陷,在各期卵巢恶性肿瘤中均发现有 $P53$ 异常突变,这种突变在晚期患者中远远高于早期患者,提示预后不良。在子宫内膜癌患者中,20% 有 $P53$ 的过度表达。这种异常过度表达往往与子宫内膜癌临床分期、组织分级、肌层侵蚀度密切相关。此外,$P53$ 还与细胞导向凋亡有关。当 HPVs 基因产物如 HPV16 和 HPV18 与 $P53$ 蛋白结合后能使后者迅速失活,这在病毒类癌基因表达的宫颈癌尤为明显。

(五)其他肿瘤抑制基因

肿瘤抑制基因 $nm23$,也称肿瘤转移抑制基因,其基因产物为核苷酸二磷酸激酶(NDPK),主要针对肿瘤转移。NDPK 通过信号转导,影响微管的组合和去组合,并且通过影响 G 蛋白的信号传递,最终控制细胞增殖和蛋白结合 GDP 的磷酸化过程。$nm23$ 的表达水平与卵巢恶性肿瘤的转移侵蚀性呈负相关。C-$erb B_2$ 基因过度表达可使 $nm23$ 基因失活,$nm23$ 表达受抑制的结果常伴随卵巢癌淋巴结转移和远处转移。

四、人乳头瘤病毒

人乳头瘤病毒(HPV)属嗜上皮性病毒,现已确定的 HPV 型别有 110 余种。目前,国内外已公认 HPV 感染是导致宫颈癌的主要病因。依据 HPV 型别与癌发生的危险性高低将 HPV 分为高危型和低危型两类。低危型 HPV 如 HPV6、11、42、43、44 等，常引起外生殖器疣等良性病变；高危型 HPV 如 HPV16、18、31、33、35、39、45、51、52、56、58、59、68 型等则与宫颈癌及宫颈上皮内瘤变(CIN)有关，其中以 HPV16、18 型与宫颈癌的关系最为密切。宫颈鳞癌中以 HPV16 型感染最为常见，而宫颈腺癌中 HPV18 型阳性率较高，并多见于年轻妇女。此外，HPV 感染与宫颈上皮内瘤变(CIN)和宫颈浸润癌(CIS)有很强的相关性，随 CIN 程度加重，HPV 阳性率显著增加，至 CIS 可达 90% 以上；且 HPV 亚型感染与宫颈癌的转移和预后密切相关，CIS 中 HPV18 型阳性者较 HPV16 型阳性者组织学分化差、淋巴转移率高、术后复发率亦显著增高。因此，国内外已经将检测 HPV 感染作为宫颈癌的一种筛查手段。HPV 检测在临床的应用意义有以下几个方面。

(1)HPV 检测作为初筛手段可浓缩高危人群，比通常采用的细胞学检测更有效。目前认为，HPV 筛查的对象为 3 年以上性行为或 21 岁以上有性行为的妇女，起始年龄在经济发达地区为 25～30 岁、经济欠发达地区为 35～40 岁，高危人群起始年龄应相应提前。高危妇女人群定义为有多个性伴侣、性生活过早、HIV/HPV 感染、免疫功能低下、卫生条件差/性保健知识缺乏的妇女。65 岁以上妇女患宫颈癌的危险性极低，故一般不主张进行常规筛查。细胞学和 HPV 检测都为阴性者，表明其发病风险很低，可将筛查间隔延长到 8～10 年；细胞学阴性而高危型 HPV 阳性者，发病风险较高，应定期随访。

(2)HPV 还可用于宫颈上皮内高度病变和宫颈癌治疗后的监测，有效的指导术后追踪。HPV 可预测病变恶化或术后复发的危险，若手术后 6 个月、12 个月检测 HPV 阴性，提示病灶切除干净；若术后 HPV 检测阳性，提示有残留病灶及有复发可能。

目前 HPV 的检测方法有细胞学法、斑点印迹法、荧光原位杂交法、原位杂交法、Southern 杂交法、多聚合酶链反应(PCR)法和杂交捕获法(HC)。其中杂交捕获法是美国 FDA 唯一批准的可在临床使用的 HPVDNA 检测技术，目前应用的第二代技术(HC-Ⅱ)可同时检测 13 种高危型 HPV(16、18、31、33、35、39、45、51、52、56、58、59 和 68)，已得到世界范围的认可。

HPV 检测的注意事项：①月经正常的妇女，在月经来潮后 10～18 天为最佳检查时间。②检查前 48 小时内不要做阴道冲洗及阴道上药。③检查前 48 小时内不要行性生活。

（张　敏）

第二章 妇产科常用治疗技术

第一节 激 光 疗 法

激光是 20 世纪 60 年代发展起来的一门新技术,被称为是 20 世纪最重大的四项科技成果(原子能、半导体、计算机、激光)之一。应用激光治疗疾病的方法称为激光疗法。

一、激光的生物学效应

(一)热效应
光子作用于生物分子时被吸收和激活,并激活生物分子,被激活的生物分子通过与其他分子的多次碰撞,产生热效应。应用高能量密度的激光照射生物组织时,这种热效应可以使组织凝固、炭化和激化,是激光外科的基础。

(二)机械效应
激光作用于机体后,可以产生如光压效应、电致伸缩效应、反向压力效应,膨胀与声学效应尤为明显。这些机械效应使激光在作用于不同组织时,产生不同的治疗作用。

(三)电磁场效应
激光能产生很强的电磁场,作用于机体时,可改变组织的导电性,影响组织内自由基的形成,从而诱发细胞内各种生物学改变。

(四)光化效应
光能可以激活在组织内或细胞内发生的某些化学反应,由于激光的能量密度高,所以激光引起的这种光化反应同一般光辐射引起的有所区别。

(五)生物刺激效应
是生物体对低功率激光照射时所表现的复杂反应,可以使其恢复正常的生理状态,促进组织的再生,通过经络穴位调整机体阴阳平衡、气血运行和改善脏腑功能,并调节新陈代谢的过程。

二、妇产科应用

(一)妇科疾病
1.宫颈上皮内肿瘤
以往治疗主张子宫切除和冷冻治疗,但术中和术后并发症较多。利用 CO_2 激光治疗宫颈上皮内肿瘤,一次治疗成功率达 76.4％,二次治疗成功率达 98％,该项治疗具有安全、有效、迅速、简单和价廉等优点。

2.阴道癌

常发生在阴道上 1/3 处,应用激光光动力学法效果满意。给患者按体重比例静脉注射血卟啉衍生物,48 小时后利用氩离子激光通过阴道镜由光纤照射病灶区,有报道其成功率达到 92％。

3.慢性宫颈炎

妇科常见病,可采用 CO_2 激光,或掺钕钇铝石榴石激光对病变部位照射,治愈率为 53％～94％。

4.宫颈肌瘤

也可利用 CO_2 激光进行切除治疗,术中出血少,术后无感染、粘连等并发症,且较少复发。

5.盆腔炎

激光治疗方法较多,可利用氦-氖激光穴位照射法,常用穴位有关元、中极、大横、维胞,配穴有足三里、三阴交、归来、肾俞等。也可用氦-氖激光照射区,常用反射区有第 10 胸椎的卵巢反射区;第 10 胸椎至第 1 腰椎、第 2～4 骶椎的子宫反射区;第 11 胸椎至第 1 腰椎、第 1～3 腰椎的输卵管反射区。或者用氦-氖激光散焦直接照射下腹部。临床资料显示治疗效果满意。

6.外阴白色病变

可利用 CO_2 激光或氦-氖激光照射,照射后局部皮肤变光泽、柔软,皲裂、溃疡消失,颜色粉红或接近正常。外阴溃疡利用激光照射也有一定的效果。

7.外阴瘙痒症

利用 CO_2 激光汽化疗法,近期有效率在 90％以上,但疗效不巩固。

8.痛经

主要采用氦-氖激光穴位照射,选关元、中极穴配三阴交、足三里、血海、阴陵泉穴,可选子宫、交感、皮质下、神门等穴。

(二)产科疾病

1.矫正胎位

用氦-氖激光照射双侧至阴穴,每次照射前应检查胎位,若已转成头位,应停止治疗。有报道臀位转胎成功率达 70％。

2.妊娠期高血压疾病

也可使用氦-氖激光照射穴位,常用穴位有人迎、大椎、曲池、足三里、太冲穴等,也可选用耳穴如降压点、高血压点、降压沟,交感、神门等穴。

3.催乳

可利用氦-氖激光直接照射乳头乳晕部位,一般照射 4 次即可见效,大部分病例乳量于照射后第 5 天开始增加,第 10 天达高峰,并一直维持恒定,母婴均未见任何不良反应。

(朱明威)

第二节　冷　冻　疗　法

利用制冷物质产生低温治疗疾病的方法称为冷冻疗法。低温冷冻治疗疾病有着悠久的历史,我国古代就利用冰块或冰盐水巾敷于乳房及颈部进行消肿或止痛。但由于温度不易控制,限制了冷冻治疗在临床上的应用和发展,随着技术水平的不断提高,现在低温冷冻技术已广泛应用于临床各科,特别是用于治疗某些浅表肿瘤和皮肤疾病。

一、冷冻的治疗作用

(一)镇痛解痉

冷可抑制细胞的活动,使神经敏感性降低而减轻疼痛,临床上可用于治疗偏头痛、牙痛和痛经等。

(二)消炎作用

低温可使细菌和病毒的代谢活力降低,并可消除坏死组织和较多的蛋白混合物,类似外科的清创作用,从而改善淋巴和血液循环,促进水肿和炎症的吸收,同抗生素合用有更好的疗效。

(三)降低体温

皮肤接触低温可加快体内热的传导散发,降低体温。用于高热患者和中暑患者、脑外伤和脑缺氧患者。

(四)免疫作用

肿瘤组织经超低温破坏后,虽失去活力,但抗原性依然保持,可促使机体出现自身免疫或相应的免疫反应。

二、冷冻的治疗方法

(一)冷冻治疗的种类

1.接触冷冻

即将已制冷的冷冻探头直接置于病灶表面,起到快速冷冻作用,由于冻结迅速,一经接触即难以更改探头位置。因此,放置探头时必须对准治疗部位,精确冻结病灶,使周围正常组织不受损伤,如病灶过大,可分区、分次、循序进行,直至全部病变。

2.喷射冷冻

即用特制喷头把液氮雾点状直接喷射在病变组织表面,使治疗位迅速降温,破坏力强,且不受病灶形状的限制,适用于表面积大、高低不平的弥散性浅表病灶。对菜花状恶性肿瘤尤为适用。治疗时必须用多层凡士林纱布覆盖周围正常组织,对其加以保护。

3.穿刺冷冻

用较长的针形冷冻探头刺入病变组织进行冻结,形成以冷针为中心的深部冷冻灶,适用于体积大、部位深的恶性肿瘤。

近年应用氩氦超导手术系统这一高新科技手术仪器,在 B 超定位下,通过 3mm 粗针头经皮穿刺进入癌变组织中,然后插入直径 2 mm 的氩氦刀,经计算机控制,监控刀尖部位温度及冷冻范围,由氩氦刀尖端输出高压常温氩气,氩气在刀尖迅速膨胀,在 60 秒内即冷冻,可将直径 6 cm 病变组织的温度降至 -136 ℃,这时病变组织已成一冰球,15 分钟后再输出高压常温氦气(热媒),快速将冰球解冻,升温至 20 ℃。这个降温后再升温的过程再重复 1 次,癌细胞在剧烈的冷热变化中被彻底摧毁。术中患者基本不出血,无痛苦,手术时间仅需 30 分钟,3 天后患者即可出院,该设备具有多探头及定位系统可更精确定位和准确摧毁癌细胞而又不损伤病灶周围的正常组织,对患者损伤小,费用较低,患者容易接受,治疗范围包括各种实体性肿瘤。预计在妇科肿瘤的治疗方面有广阔的应用前景。

（二）冷冻后组织变化特点及适应证

1.冷冻黏着

适用于白内障的晶体摘除。

2.冷冻凝固

用于切除容易出血的肿瘤，或恶性转移性肿块的活检。

3.冷冻后退行性变

用于杀死或破坏各种肿瘤组织。

4.冷冻炎变

可用于视网膜剥离时网膜冷冻粘连术或输卵管冷冻绝育术。

三、冷冻术后处理

（一）预防感染

冷冻本身有防止感染的作用，一般无须用抗生素，但偶有感染，甚至并发破伤风的报道。因此，慎重起见，仍须坚持无菌操作，冷冻灶按手术切口处理，保持清洁干燥，亦可涂以 1％～2％甲紫液，及时更换浸湿或污染的敷料；一旦感染，即应按化脓伤口处理，必要时加用抗生素。

（二）水疱或血疱

小型者可迅速自行吸收，无须处理；积液较多者，在无菌操作下穿刺抽吸，稍做加压包扎即可。

（三）组织坏死

病灶组织冷冻后必然有一坏死、脱落过程，如为浅表病灶，创面能迅速生长上皮，且很少形成瘢痕，无须特殊处理。如冻结较深，创面坏死游离，可适当剪除，敷以依沙吖啶纱条。皮肤缺损过大，一旦难以愈合或愈合后可能引起瘢痕挛缩、影响功能者，可待创面清洁后及时植皮，以加速愈合减少瘢痕形成。

（四）冷冻灶出血

冷冻有止血作用，一般不致出血。但在组织坏死脱落期，偶有出血较多者，一般均可经再次冷冻、局部用止血剂或压迫止血而愈。仅在搏动性（动脉）出血量多时，才需要手术结扎或缝扎止血。

（五）疼痛

仅个别冷冻后有较剧烈或持续时间较长的疼痛，一般给予止痛药后可缓解。

冷冻治疗的主要缺点：①用于恶性肿瘤治疗时，仅有局部作用，而无区域性作用；因而对有区域性淋巴转移的病例，缺乏疗效。②有充血、肿胀、坏死、脱落和渗出、排液过程，常需 2～3 周才能愈合，患者仍有一些痛苦和不便。③要达到彻底破坏病变组织的冷冻程度时，难免会伤及一些周围正常组织。此外，冷冻剂液氨来源尚有一定困难，虽非冷冻治疗本质问题，但使普及推广受到一定限制。

四、妇科应用

冷冻治疗妇科疾病的范围从外阴、子宫颈到子宫内冷冻，均取得了满意的临床治疗效果，鉴于冷冻治疗妇科疾病的临床效果良好，技术操作简单，并发症少，国内外越来越多的妇科医师主张推广使用。

(一)宫颈疾病

原则上只要排除癌肿,均可用冷冻治疗,该治疗操作简单,医疗费用低、疗效高,未发现有任何并发症,是治疗该病比较满意的治疗方法。

1.宫颈糜烂

已婚妇女患宫颈糜烂者约 30%,而有宫颈糜烂妇女的宫颈癌发生率较无宫颈糜烂者高 7～10 倍,因此积极治疗宫颈糜烂是预防宫颈癌的重要措施。

为提高治愈率,必须:①保证冷头的平整接触。使用浸滑胶,可在冷头与宫颈病灶之间增加低温的传导,并填充于病灶表面凹陷处,使冷头平整接触。②快速冷冻、慢速复温。快速冷冻时,细胞内外同时形成冰晶,促使细胞死亡,冷冻要快速,输液管内径必须达到 1.8～2.0 mm,冷头必须中空、有气化舱。慢速复温时,细胞暴露于高浓度溶质作用下的时间长,破坏性长。③根据糜烂程度,调控冷冻时间。一般轻度或单纯型,冷冻 2～3 分钟;中度或颗粒型,则持续 3～4 分钟;重度或乳头型,则需 4～5 分钟。对中、重度者,施以两个冻融期,可提高一次治愈率。少数病例治疗后 8～10 周,如未完全愈合,应当进行第 2 次治疗,很少需要 3 次冷冻治疗。据统计,远期(7 年)治愈率高达 99.67%。

冷冻治疗的反应:①组织受寒冷刺激,出现反射性血管凝缩反应,大多表现为颜面潮红,少数头晕、恶心、心慌等,约经过 10 分钟,自行消失。②冷冻后 2 小时,阴道出现透明、淡黄色、水样排液,持续 1～2 周;少数病例排液较多,患者全身乏力、腰酸肢软。可能因排液中含电解质、钾离子丧失过多所致;给予口服氯化钾,即可缓解。冷冻后约 1 周,坏死组织及假膜脱落多,呈碎片样,随排液流出;少数假膜完整脱落,亦属正常。假膜脱落后暴露其下之毛细血管,局部刺激或用力过猛可致破裂,引起渗血,出血多者可填塞纱布、压迫止血。

与宫颈糜烂并存的其他类型慢性宫颈炎,如宫颈腺囊肿(先刺破并放液)、宫颈息肉(从根部先剪断其蒂)、宫颈接触出血等,同时冷冻、治愈率 100%,宫颈肥大及宫颈外翻的治愈率约 80%。

2.宫颈白斑

可能为宫颈癌的癌前病变,应当积极治疗。为了冷冻全部病灶,可用冷针刺入病灶、深 0.5 cm,冻 1 分钟,再直接喷射病灶面 2 分钟,后用锥形冷头伸入颈管内 1.5 cm,接触冷冻,施行两个冻-融期,温度达−130 ℃。

3.宫颈间变(不典型增生)

即宫颈癌前病变。过去用宫颈电烙、宫颈锥形切除术等治疗,但并发症多,如出血、感染、颈管狭窄等,并发症高达 17.2%。据报道,以液氮接触法治疗宫颈间变 230 例,并发症仅 1 例。经 1～6 年随访,细胞学复查呈阴性者 93.75%。

治疗前需进行宫颈刮片和宫颈活组织检查,经细胞学及组织检查,确定诊断。为避免遗漏宫颈管内或较深的病灶,尤应刮取颈管内膜进行病理检查。以笠帽或锥形冷头,用加压接触法冷冻 5 分钟。两个冻-融期;必要时进行第 2 次冷冻治疗。治疗后必须长期严密随访。因为个别深在的病灶,冷冻达不到,可能继续发展;或原有癌灶小而深,漏诊,冷冻又未达到,则可通过随访及早发现,及早治疗。

4.宫颈癌

冷冻治疗宫颈癌,以原位癌较多,常用于年轻、需要保留生育功能者,冷冻方法同宫颈糜烂。有主张常规用 2～3 个冻-融期。术后随访 5～7 年,治愈率可达 50%,甚至更高。为提高治愈率,有主张:①冷头伸入颈管内 1.5～2.0 cm。②充分暴露宫颈,使冷头放置适当,癌灶位于冷冻区域内。③多次冷冻,术后必须长期严密随访。

冷冻治疗宫颈浸润癌者也不少,一般采用接触法,常需 2～3 个冻-融期;癌灶面积大或呈菜花状,亦可用喷射法冷冻、多需数次治疗。治疗结束后经 4～6 周,癌灶坏死脱落、组织修复,使宫颈外观基本恢复正常,宫旁组织也相应地恢复或好转。宫颈涂片检查,癌细胞的转阴可能达100%。但深部、转移的浸润癌灶,接受不到冷冻的效应,因此冷冻不可能成为宫颈癌的根治性疗法。对晚期病例或因全身疾病不宜手术或放疗者,可作为姑息疗法,达到止血、减少排液、改善局部情况的作用,缓解症状,减轻患者痛苦。

(二)子宫内膜疾病

1967 年,Cahan 报告宫腔冷冻术。国内学者通过离体、连体子宫的宫腔冷冻实验研究,并用以治疗更年期功能性子宫出血等较多病例,收到良好效果,目前主要用于更年期功能性子宫出血、月经过多、盆腔瘀血等,经冷冻治疗后月经血量减少,仅为治疗前的 1/10～1/4,甚至个别闭经,血红蛋白含量也上升。国外还用于治疗子宫内膜腺癌(癌灶仅局限于子宫),取得了相当于术前放疗的效果。有希望通过宫腔冷冻破坏子宫内膜,以影响受精卵着床,或通过输卵管开口处冻结、闭塞,以达到绝育目的,但动物实验效果不理想。

Cahan 所用的冷头为变曲圆柱形,类似宫颈扩张器,直径相当于 6 号扩张器,适用于冷冻宫腔两侧壁及宫角部的子宫内膜。有人设计一种扁平锥形冷头,适用于冷冻宫腔前、后壁的子宫内膜,还装有温差电偶以便测温,冷头、治疗器与输液软管连接,液氮为冷源。治疗器还装有电热丝,以备加热,防止颈管、阴道壁冻伤。

冷冻治疗前应给予骶麻或硬膜外麻醉,扩张宫颈至 8～10 号,再行刮宫,除去所有的内膜功能层,以直接冷冻基底层。冷冻分 3 区进行:右侧壁及右宫角、前后壁(根据宫腔宽度,有的前后壁应增加一区)和左侧壁及左宫角,每区冻 3～5 分钟,复温,再冷冻另一区。冷头温度宜控制在−50～−60 ℃,冷冻 4 分钟,可达到减少月经血量的目的,−70 ℃冷冻 4 分钟可达到人工绝经的目的。

(三)外阴疾病

1.外阴白色病变

外阴白色病变是一组病变的总称,包括各种因素导致的皮肤及黏膜不等程度的变白或粗糙、萎缩状态。由于冷冻治疗安全、无痛、不需要麻醉、局部很少留瘢痕,因而应用冷冻治疗渐多。治疗前就经病理检验证实。消毒外阴后,行局部麻醉。选用不同式样的扁平冷头,紧贴病灶,冷冻30～60 秒。如病变面积较大,则可分片冷冻,每片重复冷冻 2 次。术后冷冻区可出现水肿,渗液,痛感;局部用 0.5%新霉素液湿敷。防止尿液浸渍,给予止痛药物。一般经 6～12 周痊愈,白斑上皮及萎缩、粘连等病变均可恢复到病前状态,外阴瘙痒消失。有用喷射冷冻治疗的报道,但疗次多,疗程长,治愈率亦不如接触法高。

2.外阴其他良性疾病

外阴乳头状瘤、血管瘤、外阴尖锐湿疣、外阴干枯症等,均可施行冷冻治疗,治愈不留瘢痕。

3.外阴不典型增生、原位癌及浸润癌

不必要或不适于手术切除的病例,可行冷冻治疗,根据病灶情况,选用穿刺、接触、喷射或倾注法进行冷冻。一般需多次冷冻,才能治愈外阴不典型增生及原位癌。对浸润癌冷冻疗法只是辅助疗法之一,尤其是晚期外阴癌、复发外阴癌,冷冻可使瘤体缩小、止血止痛,是一种较好的姑息疗法。

（四）阴道疾病

阴道湿疣、乳头状瘤、血管瘤等，经多次冷冻治疗，使之坏死脱落，修复及愈合，效果良好。阴道上皮肉瘤如为单发病灶者，亦可用冷冻进行治疗。但应注意，约 15% 的病例，同时有宫颈原位癌，应一并予以冷冻治疗，阴道癌灶与膀胱、直肠邻近，特别是阴道多发性癌瘤和原发性癌瘤有转移者，必须严格掌握冷冻时间，冷冻的深广度，避免冻伤膀胱、直肠。

（五）其他

子宫内膜异位症、滋养细胞疾病、卵巢恶性肿瘤等，因故不能手术或切除不净或不能耐受放疗、化疗，均可考虑冷冻治疗，不仅可以直接毁坏病变组织，且能产生免疫反应，以加强疗效，或为手术、放疗、化疗创造条件，是较好的辅助疗法之一。

（朱明威）

第三节 高 热 疗 法

利用体外加热治疗肿瘤可以追溯到公元前，但由于人工产热技术不成熟，热疗治疗癌症长时间处于停滞不前的状态。进入 20 世纪 60 年代以后，随着热疗治癌基础医学和临床医学的不断深入研究，加之加热设备和测温仪器的不断完善，高温治癌的临床应用越来越广泛，成为继手术、化疗、免疫疗法之后的又一种有效的治癌方法。

单独的高温疗法具有加热温度高、治疗时间长、患者较难配合的特点，故临床较少单独应用。大量体外实验和临床资料显示，高热疗法虽不能取代手术、化疗和放疗作为一种独立的肿瘤治疗方案，但它对化疗、放疗及手术等肿瘤治疗手段具有明显的增效和补充作用。正因为如此，高热疗法近来发展迅速，成为继手术、放疗、化疗及生物治疗之后又一重要的肿瘤治疗手段。

一、热疗治癌的生物学基础

（一）肿瘤选择性加热的基础

肿瘤内血管结构异常，生长紊乱扭曲，血流缓慢，管腔易堵塞，甚至使血流停滞。肿瘤的血管对热刺激不能产生正常反应，加热后血管不扩张，热不易散发，故加热后肿瘤的温度高于正常组织，可达到选择性破坏作用。

（二）肿瘤细胞对热的敏感性

癌细胞较正常细胞具有更高的热敏感性，研究证实发现正常的细胞组织可长时间耐受 42～43 ℃而癌细胞组织经 41.5～42.0 ℃，短时间内就将灭活，有人认为这是细胞恶变过程中获得的特性。

同时，加温引起癌细胞需氧量升高，使得本已因代谢旺盛、血液循环不畅处于无氧状态的癌细胞只能增加无氧糖酵解，结果导致 pH 明显降低，研究提示这将增加细胞的热敏感性，并加速溶酶体对癌细胞的破坏作用。

（三）热对肿瘤细胞的杀灭作用

（1）热作用于肿瘤后，由于肿瘤血流缓慢，血供不足，肿瘤细胞内氧代谢减弱，无氧糖酵解改变了细胞的 pH,从而抑制肿瘤细胞的增殖,使肿瘤细胞的存活减少,细胞周围的进展延缓。

(2)热作用后肿瘤的损伤主要表现:细胞膜的通透性增高,细胞内多胺与低分子蛋白外移,多种酶的活性下降,细胞的生长和修复受影响而被杀灭。热能破坏溶酶体膜,大量释放溶酶体酶而致细胞自溶破坏。热还能引起染色体畸变,线粒体膜破坏,RNA、DNA 和蛋白质的合成受抑制,DNA 链断裂,影响细胞的生长、分裂和增殖。

(3)肿瘤受热作用后肿瘤细胞表面的抗原因子免疫原性增强,加上肿瘤细胞破坏后坏死产物释放出抗原,刺激机体的免疫系统,使机体对肿瘤的免疫力加强。

(四)热疗与放疗的联合应用

热疗与放疗联合应用不但有相加作用,还有互补作用:放疗同热疗并用可增强放疗的细胞致死效应,同时使射线损伤细胞的恢复发生障碍。S 期细胞对放疗敏感性低,G 和 M 期则高,而热疗治癌效应正好与此相反,尤其是 DNA 合成的 S 期热敏感性尤高,放疗同热疗合用可起到相互弥补的效应。

多数学者认为放疗前、中、后加热可以使细胞对放疗增敏,但放射与加温同时进行的增敏作用比放射前、后进行的都强。但有相当的难度。

(五)热疗同化疗的并用

某些抗癌药物在温度升高时细胞毒性作用增强,有的是相加作用(多柔比星、博来霉素、卡莫司汀、顺铂、环磷酰胺等),有的是协同作用(长春新碱、氟尿嘧啶、甲氨蝶呤等)。值得注意的是某些药物存在温度阈值。加热和药物同时给予增效最大。热疗与化疗的序贯常影响效果,但每种药物不同,喜树碱在热疗后给药效果不佳。当然,有些药物加热后不稳定,就不能应用,这也是在热疗和化疗合用时应该考虑到的。

二、热疗的技术和方法

热疗治癌临床应用的重要问题是根据加温范围要求的加温技术和温度测量技术。热疗根据加热范围的不同分为局部热疗和全身热疗两种方法。

(一)局部加温装置及方法

对机体的加热是区域性或局部的,其优点在于可以使肿瘤组织局部温度达到 42.5 ℃以上,能在相对较短的时间内杀灭癌细胞。其局限性在于对远处播散的转移瘤无法实施治疗。局部热疗更适于浅表和体积较小的肿瘤。局部热疗目前主要应用的是电磁波和超声波。

1.电磁波

在范围广阔的电磁波谱中,物理学者和医学家根据多年的实践已优选出加温效果最好的波段,包括微波和射频。当然二者也可用于全身热疗。

(1)微波:微波系 300～300 000 MHz 的电磁波,常用的是厘米波和分米波,前者如 2 450 MHz(波长 12.25 cm),后者如 915 MHz(32.78 cm)和 435 MHz(波长 69 cm),其中后者对肌肉等含水丰富组织有较大的穿透深度,有效作用深度可达到 7～9 cm,且加温均匀。微波的加温效应,它所引起的温度分布受多种因素的影响,其中有属于机器本身的如频率(波长)、辐射方式和辐射器类型、辐射强度等;也有属于辐射体的,如人体组织结构及生理特征等。

(2)射频:系 10～30 MHz 的电磁波,常规用的是 13.56 MHz(波长 22.1 m)和 27.12 MHz(波长11.05 m),利用电容或感应圈输出能量,由于人体脂肪本身的电学特性和生理学特性,治疗中往往出现脂肪过热的现象。

（3）电磁波热疗的方法如下所述。

电容式加温：这种方法在物理治疗中应用多年，也称为透热法，这种形式包括 2 个互相平行的极板，电场与极板方向垂直，临床可根据需要制成各种形式和大小的极板，也可在极板上加表面冷却装置。

电感式加温：是利用感应圈形成的交感磁场在组织内形成涡流使之加热，也称为磁感应加热。感应圈通过的方向可有 3 种，即饼状电极、同轴线圈组和同心线圈。

微波辐射器加温：微波辐射器有多种大小及形状，治疗时与人体间有一定距离，也有直接接触式的，或在辐射器口面通过循环冷水使皮肤冷却。使用辐射器辐射微波时应注意对工作人员及其他人员的安全防护。

多辐射技术：为了提高深在部位的温度，人们自然会想到利用多个辐射器交叉辐射，多辐射技术也就应运而生了。

组织间热疗：由于人体某些特殊部位如颅内不便于加温，人们想到将组织间放疗的方法移植到肿瘤中，可选用微波天线植入，排成矩阵，或在瘤体内植入铁磁体，在体外用感应圈加热，使之附近产生涡流及多个电极植入肿瘤，分别与射频电流连接，进行肿瘤射频消融。

近年采用肿瘤射频消融这一原理，设计了一种多弹头自动导航频系统用于治疗肿瘤效果满意，由于这种仪器设备的先进性，已经成为肿瘤局部治疗的重要手段之一。这种技术借助 B 超或 MRI、CT 的引导，通过特制的穿刺针，插入肿瘤体内，推开内套针，其顶端有多根极细的电极针，如伞状包绕肿块，通过计算机测算出射频治疗所需要的高频率的射频波，激发组织进行等离子震荡，离子相互撞击产生热能，均匀分布在肿瘤内，快速地使组织产生高温、干燥，有效地使癌组织固化死亡，同时使肿瘤周围的血管组织凝固形成一个反应带，停止向肿瘤供血，防止肿瘤转移，以达到延长生存期、提高生活质量的目的。由于穿刺和治疗全过程都在电视屏幕监视下进行，其多极针的温度也能够实时显示，保证了手术的安全性。由于这种治疗方法无创、痛苦小、无须麻醉，可以在门诊局麻下进行，手术时间短，便于高龄、心肺功能差、无手术条件的癌症患者接受。

作为一种成熟的组织间热疗新技术，射频消融已经在国内外许多肿瘤治疗中心广泛应用，而且发展迅速，应用领域不断扩大，疗效也正被人们重视。由于其治疗的优点，在严格掌握适应证，强调术前、术后综合治疗的条件下，该项技术逐渐成为一项有前景的有效肿瘤局部治疗技术。

腔内热疗：人体自然存在的腔道为热疗提供了很大的方便，可将天线或电极放在体腔内对该部位的肿瘤直接加热，目前已有食管、直肠、阴道等部位的辐射器用于治疗相应部位的肿瘤。

2.超声波

频率＞20 kHz 的机械振动称为超声波，其振动可使组织的分子产生摩擦，把动能转成热能。除了超声的热效应外，其非热效应在热疗治癌中也有一定的地位。所以超声波是热疗所利用的能源之一。而且这种能量具有穿透人体时保持方向性、脂肪不过热、能量分布均匀的优势。通过治疗仪器设备使之进入人体后，在癌组织聚焦为一点，在 0.5～1 秒内可使组织达到 65 ℃以上的高温效应和空化效应，从而在顷刻间使肿瘤组织产生凝固性坏死，失去增殖、浸润和转移能力，这些病灶最终被机体溶解吸收。

20 世纪 50 年代，美国 Fry 兄弟研制出高强度聚焦超声治疗技术，借助 X 线辅助定位，以脱汽水为介质，切除部分颅骨使超声波可以直接进入猴脑深部组织内，证实对深部组织具有定位治疗作用。但由于当时技术局限，并未取得突破性进展。

目前已经有高强度聚焦超声技术应用于临床。应用此种超声聚焦刀的优越性:定位准确,焦点能量高,除在癌组织处形成一维立体凝固性坏死灶外,周围正常组织安全无恙;且既无放射线损伤,无创伤,也不流血,同时也可避免手术时认为牵拉、挤压所造成的癌细胞移植与淋巴转移的缺点。患者的应激反应也明显低于其他外科治疗。在治疗中还能随时进行疗效量化判断,监测治疗效果。热疗后患者一般状况逐渐好转,免疫状态可有回升,无骨髓抑制现象,患者的一般状态、食欲、体重大部分有改善。但目前对骨骼阻挡或有含气的组织阻挡时,还不能采用这一治疗方法。病程到晚期的患者,如并发严重恶病质、严重腹水、多发转移癌灶的患者也不适合此种治疗。

由于这种治疗局限在原发病灶,游离在实体癌外面或已经转移至其他处的癌细胞可造成复发与转移,需要在热疗的同时配合少量化疗或放疗。由于热疗改变了癌细胞对化疗、放疗的敏感性,应用剂量可较常规剂量小很多,这样由此产生的不良反应也就很小。理论和实践证明,热疗并不排斥其他抗癌治疗,如放疗、化疗、手术等。

(二)全身加热装置及方法

全身热疗主要用于转移性肿瘤,而不是局限性肿瘤。由于肝和脑的耐受性差,全身加温一般只能加到 42 ℃。

对于全身热疗而言,如何对人体进行安全有效的加温,并能精确地调节和控制温度,是治疗方案是否可行的关键,也是对全身热疗设备的更主要要求。

1.红外线体表照射

红外线具有一定的穿透能力,可以穿透表皮到达皮下组织及皮下毛细血管网,主要加热皮下毛细血管网的血液,再通过血液的循环将热能传递给人体,逐渐升高患者整体体温。治疗时常将患者全身置于特制的加热舱内,通过加热舱壁及底部的加热板释放的红外线辐射,对机体进行加热。其优点是属于非侵入性治疗,对全身主要脏器功能影响较小,治疗费用相对较低;缺点是升温过程相对较长,整个治疗过程为 4～5 小时,容易引起部分患者局部皮肤烫伤。

2.血液加热全身灌注热疗法

通过特制的全身灌注热疗设备,将患者的血液引到体外加热,然后再回输患者体内,引起患者体温上升,由于高热,细胞结构(蛋白质)改变,代谢紊乱,内环境失衡,从而达到杀灭癌细胞的目的。

方法:在患者股动脉及大隐静脉处各切 1 cm 左右小切口,分别插入一根灌注管及引流管。通过引流管将血液输入热交换器,经这一设备,原来 37 ℃的血液逐步升温后,从灌注管又回输入患者体内,经 75～90 分钟,患者温度达到 42.5 ℃,不再继续升温,患者在这种高热状态下持续3 小时左右,治疗结束。

其主要优点是升温过程相对较短;缺点是属于侵入性治疗,需要全身抗凝,治疗成本相对较高,治疗中对内脏器官功能水平要求较高。

应用全身热疗治癌时,须加强护理。由于体温升高,心率加速,心排血量增加,可高达 18 L/min,患者心、肺负担加大,且由于发汗丧失大量液体,如未适当补液可发生电解质紊乱,故治疗过程中要进行呼吸监控、心脏监护,并实时测温记录,血气分析应每 30 分钟 1 次。

三、临床应用

全身性加热疗法是一种全身性的肿瘤治疗方案,可以同时针对原发肿瘤和转移瘤进行治疗,加之目前已经证实它具有增强化疗疗效、增强免疫功能、抑制肿瘤血管形成和转移倾向、缓解疼痛等作用,因此,适用于大多数能耐受治疗的肿瘤患者。

从已发表的资料看,放疗与热疗联合使用,效果要比单独放疗或热疗效果好,联合治疗完全缓解率为47%～94%,而单独放疗为<39%,单独热疗为11%～21%。

(一)表浅肿瘤

应用热疗来治疗的表浅肿瘤有乳腺癌、乳腺癌术后的胸壁侵犯、恶性黑色素瘤、浅表淋巴结转移癌,以及一部分软组织肉瘤等。

联合应用放疗、化疗的近期和远期效果均较好,优于单纯的放疗或化疗,即使对手术或放疗效果不理想的晚期较大的肿瘤或对放疗不敏感的肿瘤也有较好的疗效。

(二)深部肿瘤

胸腔、腹腔、盆腔、骨骼等部位的深部肿瘤可采用热疗,实体性肿瘤的治疗可选择多弹头自动导航射频系统和高强度聚焦超声波技术。国内学者对食管癌、胃癌、直肠癌、宫颈癌、膀胱癌、前列腺癌等体腔肿瘤采用体腔内热疗,与放疗化疗及药物综合应用,取得了较好的疗效,已有大量成功报道。

近来开展的经内镜微波组织凝固治疗,具有直观、疗程短、效果满意的优点,未见穿孔、出血等并发症。

手术、放疗、化疗、热疗及生物治疗的互相配合将是今后的方向。热疗将在肿瘤的治疗中作出更大的贡献。目前随着应用多弹头自动导航射频系统的仪器进行肿瘤射频消融或采用高强度聚焦超声波技术治疗恶性肿瘤的广泛开展,热疗将会促进我国的肿瘤治疗水平的进一步提高。

(朱明威)

第四节　高频电疗法

应用频率100 kHz～300 GHz的振荡电流来治疗疾病的方法,称高频电疗法。

一、作用特点

高频电流通过人体时,既有电场的作用,又有磁场的作用。

(一)特点

对神经肌肉无兴奋作用、产热明显、多种能量输出方式、无电解作用。

(二)作用

1.热作用

高频电流通过机体时,由于传导电流和位移电流分别引起机体内的导电损耗和介质损耗,因而在各种组织中产生程度不同的内源性温热作用。产热量多少主要取决于离子的迁移速度和机体不同组织的介电常数,此外在一定频率范围内,频率愈高热作用愈大,超过一定范围,组织产热作用可逐渐下降。

高频电流所产生的热一般具有下列治疗作用:止痛、消炎、改善局部血液循环、降低肌肉张力、加速组织生长修复、提高机体免疫功能,大剂量的高频电流可用于治癌。

2.热外作用

热外作用确实存在,如中枢神经系统功能变化,神经纤维再生加速等,但机制尚有待深入研究。

二、临床应用

根据其波长和频率的不同,临床上较常用的高频电疗法包括短波疗法、超短波疗法和微波疗法。

(一)短波疗法

应用波长 10～100 m、频率 3～30 MHz 的高频电流作用于人体的治疗方法,称短波疗法,也称感应透热疗法,常用短波电疗机波长为 22 m,频率为 13.56 MHz。短波疗法的主要治疗作用有以下几种。

1.对神经系统的影响

作用于感觉神经,可使其兴奋性降低,可用于坐骨神经痛等症的慢性期或恢复期。

2.对血液循环的影响

使血管扩张,循环改善,适用于很多慢性、亚急性炎症的治疗。如妇科炎症的治疗等。

3.对肌肉组织的影响

骨骼肌、平滑肌紧张度均反射性地降低,尤其是肌痉挛时比较明显(无论是肌肉本身受刺激或反射性引起的),可治疗食管、胃肠道、血管等痉挛。

4.对其他器官的影响

如作用于垂体,可使甲状腺亢进功能恢复正常,作用于胰腺,可使血糖降低,作用于卵巢时能使其功能恢复等。

(二)超短波疗法

应用波长 1～10 m,频率 30～300 MHz 的高频电流于临床治疗的方法,称超短波疗法,又称超短波电场疗法。常用波长 6 m,有大功率、小功率超短波治疗之分。超短波的主要治疗作用如下。

1.消炎作用

其良好的消炎作用,尤其适用于各类炎性疾病的急性期。

2.对神经系统的作用

可抑制感觉神经起到镇痛作用,小剂量可促进神经生长。

3.对心血管系统的作用

小剂量可使微血管扩张,改善微循环。

4.对血液系统的作用

中小剂量可促进造血器官功能。

5.对新陈代谢的影响

小剂量使分解代谢增加,组织淀粉酶耗量增加,血糖增加,糖耐量降低,大剂量使同化过程增加,血糖降低。

此外对性腺器官较敏感,大剂量时抑制其功能。

总之,临床上主要用于急性炎症、急性扭挫伤,治疗效果最好。如皮肤、皮下及软组织的急性炎症、支气管炎、肾炎和五官科的急性、亚急性炎症等。

(三)微波疗法

应用波长为 1 mm～1 m,频率 300～3 000 MHz 的特高频电流作用于人体以治疗疾病的方法,称微波疗法,是一种定向性电磁波辐射疗法。临床常用的是 12.25 cm(频率 2 450 MHz)的微波。按微波应用剂量的大小,临床应用较广泛的有以下几种。

1.小剂量微波疗法

组织温度为 42～45 ℃,作用同短波和超短波相似,主要用于镇痛、解痉,促进炎症消散和加速创面生长修复等。

2.中剂量微波疗法

主要是热效应,组织温度为 42～50 ℃,用以治疗各种肿瘤,即高温治癌。并可辅助其他治癌方法,如高温辅助放疗、高温辅助化疗、高温辅助光动力治疗及高温辅助栓塞治疗等。

3.大剂量微波疗法

组织加温达 60 ℃以上,产生组织凝结效应。如利用其凝结和摧毁组织效应可治疗肝、肺、膀胱、子宫颈等恶性肿瘤;利用其止血显著并可切割组织的特性,可治疗消化道出血、子宫出血、面部巨大海绵状血管瘤、前列腺增生。此外,利用微波终止妊娠,辅助病理诊断,微波消毒等方面都有成功的报道。

(朱明威)

第五节　宫颈环扎术

宫颈环扎术可分为预防性(选择性)环扎和治疗性环扎。预防性环扎是针对已明确诊断为宫颈功能不全者进行的选择性或预防性环扎,在妊娠早中期(13～16 周)宫颈变化尚未开始之前进行。而治疗性环扎是指当宫颈发生变化或已经发生早产临产时所采取的以干预为目的、进行病程阻断的环扎。还有对早产临产者当宫颈进行性开大或胎囊突入阴道内并伴有规律宫缩时采取的环扎为紧急环扎和急症环扎,一般在入院的 24 小时内完成宫颈环扎术。

一、术前评估

手术适应证仅有如下 2 种:①宫颈功能不全,既往有宫颈功能不全妊娠丢失病史,此次妊娠 12～14 周行宫颈环扎术对预防早产有效;②对有前次早产或晚期流产史、此次为单胎妊娠,妊娠 24 周前 CL ＜25 mm,无早产临产症状、也无绒毛膜羊膜炎、持续阴道流血、胎膜早破、胎儿窘迫、胎儿严重畸形或死胎等宫颈环扎术禁忌证,推荐使用宫颈环扎术。术前需要评估胎儿发育及明确现时无胎儿发育畸形。对于 3 次以下中孕期流产及早产史者,进行超声监测,出现宫颈变化时行治疗性环扎;对于妊娠期宫颈缩短或有宫颈漏斗形成者,应当谨慎决定紧急环扎术;单纯的宫颈缩短在 2.5 cm 并不是紧急环扎的指征,还需要进行宫缩监测,中期妊娠宫颈在 1.0～1.5 cm,需要更为密切的观察和相应筛查,有宫颈进展趋势者则需要适时宫颈环扎。在妊娠期间发现宫颈功能不全证据,宫颈进行性变短、宫颈口开大或胎囊突出宫颈外口者行紧急宫颈环扎术;术前应当排除炎症存在。宫颈环扎术最晚实施孕周不同医院可以不同,主要参考新生儿在体外成活的机会大小,最晚可以选择到 28～32 周。

二、宫颈环扎术禁忌证

(1)怀疑胎儿畸形,必须先排除畸形才能实施此术。

(2)胎盘早剥。

(3)宫内感染如羊膜炎等。

(4)阴道炎。

(5)当存在所有不适宜继续妊娠的母体并发症和合并症时。

三、术前准备

(一)感染检测

宫颈环扎术前进行阴道和宫颈的微生物学检测,预防性环扎术可以在术前进行检测,紧急环扎术可以在进行环扎术时取样,同时严格消毒并在术后先给予广谱抗生素抗感染,再根据细菌培养和药敏结果选择抗生素;注意血象变化和 C 反应蛋白变化及宫内感染指标的监测。若有炎症存在需治愈后再行手术。

(二)宫缩抑制剂的选择

在术后给予宫缩抑制剂。对于术前即有宫缩时需要在术前即予宫缩抑制剂,尤其是宫口开大胎囊已经突入阴道很深的病例更需要强力抑制宫缩,使膨大的胎囊张力减低也有利于宫颈环扎术的操作。

(三)与患者和家属进行沟通交流获得知情同意

对于宫口开大胎囊已经突入阴道者更需要强化沟通,获得知情同意后还要进行心理辅导,增强信心,减缓紧张情绪,并掌握术后的注意事项和自我监测观察。

(四)人员技术准备

对于胎囊突入阴道较深及宫口开大的患者最好由高年医师和有经验的医师实施操作。

四、麻醉选择

(1)麻醉可以选择全身麻醉或者脊髓麻醉。可以是连续硬膜外麻醉,也可以是单次腰麻。

(2)对于宫口开大胎囊已经突入阴道者尤其要注意避免麻醉后的恶心和呕吐,以免腹压增加使已经突入阴道的胎囊压力更大,增加手术难度或致胎膜破裂丢失手术机会。

(3)对于阴道深、软组织厚的病例,对于宫口开大胎囊已经突入阴道者尤其要注意麻醉肌松效果,以免影响操作。

(4)估计手术难度大和操作艰难的手术不宜选择单次腰麻。

(5)对于阴道松弛的预防性环扎术也可采取局部麻醉方法:1%利多卡因 8～10 mL 宫颈旁注射,深度 1 cm,回抽无血后每侧注入 4～5 mL。也可以采取局部双侧阴部神经阻滞麻醉。避免药物注入血管内。

五、手术操作步骤

(1)体位,膀胱截石位。

(2)消毒外阴,铺无菌巾单。

(3)消毒阴道和宫颈:对于宫口开大并胎囊突入阴道的病例用窥器直视下消毒阴道和宫颈及

穹隆;必要的阴道和宫颈管的细菌培养。采用局麻可在术前自行排空小便;术中通过导尿了解膀胱底位置。

六、手术方式

(一)MacDonald 手术

用单叶阴道拉钩暴露宫颈,用卵圆钳或宫颈钳夹持宫颈前唇轻轻向下牵拉,靠近阴道穹隆部宫颈内口水平自宫颈口 11 点处进针,出针处在 9～10 点处,继而环宫颈缝绕数针,最后在 1 点处出针,逐渐将环绕宫颈的缝线收紧,将宫颈管缩小到 5～10 mm 径线,在阴道前穹隆部打结扎紧。

(二)改良 Shirodkar 手术

用单叶阴道拉钩暴露宫颈后,横行切开宫颈前唇的阴道黏膜,上推膀胱,切开宫颈后的黏膜,用卵圆钳或 Allis 钳将宫颈前后唇拉近,从切开的黏膜下由前向后进针,再由后向前进针,从切开的黏膜下出针打结,连续缝合黏膜并包埋线结。

(三)胎囊突入阴道的急症宫颈环扎术

此时,胎囊堵塞于阴道,不能见到宫颈,可以用小块生理盐水纱布附于胎囊之上略加遮盖,轻轻上推胎囊,尽量暴露宫颈边缘,若仍不能暴露可以用单叶阴道拉钩单向拉开左上部分阴道,暴露部分宫颈边缘,再用无齿卵圆钳夹住此处宫颈略加牵拉,先行按前述方法进针和出针,再逐渐暴露其他部分宫颈边缘再行缝合。最后在 1 点处出针。胎囊脱出较大较深者、宫颈较薄者,针间距离酌情调整在 1.5 cm 左右,行针漂浮,避免穿透宫颈,也要避免进针时刺穿胎膜。胎囊脱出较大较深者,注意抑制宫缩减轻胎囊张力,同时取头低脚高位,轻轻牵拉缝线,必要时可轻轻施力推送胎囊,逐渐收紧缝线和打结。

七、术后处理

(1)留置导尿管;观察宫颈色泽有无变化。

(2)听胎心,胎儿宫内监测;观察宫缩,必要的宫缩抑制剂。

(3)抗感染及相应的感染指标监测。

(4)继续处理可能存在的母体诱发因素。

八、注意事项

(1)预防性宫颈环扎术和宫颈功能不全的紧急宫颈环扎术,一般在术前并没有宫缩,出现的术后宫缩与手术和缝线刺激有关,此时宫缩抑制剂应用时间不需要太长。一般在手术后 24～48 小时应用。对于在术前已经存在规律宫缩尤其是宫口开大者,术前术后都需要强有力的宫缩抑制剂压抑宫缩。

(2)宫颈监测问题:术后注意宫颈的超声监测,及早发现有无宫颈继续缩短情况发生。尤其是对于接受紧急宫颈环扎术者。

(3)环扎线拆除时机:没宫缩时预防性环扎术可在妊娠达 37～38 周时;对于宫颈口开大和胎囊脱入阴道较深的紧急宫颈环扎术在妊娠达 35 周后,有宫缩且分娩不能避免时随时拆除环扎线避免宫颈损伤;必要时酌情及时剖宫手术结束分娩。

(朱明威)

第三章 妇产科常规护理

第一节 妇科常规护理

一、妇科入院护理

（1）入院患者需持医师签署的住院证,按规定办理入院手续。入院时根据患者不同情况选择轮椅、平车或步行将其送入病房。病房护士主动迎接并将患者送至病室。

（2）病区接到入院通知后,应备好床单位及物品,对急诊、危重患者根据情况做好相应的抢救准备。

（3）根据患者病情确定责任护士,责任护士热情接待入院患者,主动向患者做自我介绍,认真检查新入院患者的住院信息,做好入院介绍,包括病房环境、设施、主管医师、住院规则和探视陪伴、安全管理、膳食管理等规章制度。

（4）责任护士及时收集有关资料,评估患者。①一般资料:入院时间、方式、诊断;月经史、婚育史;本次入院原因、现病史、既往史、过敏史等。②身体评估:生命体征、身高、体重;饮食、睡眠情况、排便状况;检查患者营养状况;评估自理能力等。③妇科专科情况评估:阴道流血、阴道分泌物、腹痛、下腹部肿块等。④检验、妇科检查和辅助检查的阳性结果。⑤社会心理评估:民族、职业、文化程度、心理状态等。⑥现存和潜在的护理问题评估。

（5）保持病室清洁、整齐、舒适、安静、安全的治疗环境,做好消毒隔离工作,预防院内感染。

（6）根据患者的护理问题制定护理计划,提供医学照顾,给予心理支持,并对其实施整体护理措施及个性化的健康指导。

（7）根据医嘱及时完成标本采集、各项检查,并实施及时、有效的治疗措施。

（8）针对活动能力受限、精神病、智力低下患者做好相应高危评估,并落实跌倒/坠床、导管滑脱、压疮、意外伤害等预防措施。

（9）健康指导:根据病情对患者进行饮食、运动的相应指导。

二、妇科一般护理

（1）为患者提供洁净、安静且有助于保护隐私的诊疗环境。

（2）给予患者心理支持,解除其焦虑、恐惧情绪。

（3）患者住院期间按护理级别定时监测体温、脉搏、呼吸，一般每天1～2次；如发生病情变化应随时监测；高热患者体温监测每4小时1次，连测3天，体温正常并平稳后，按照护理级别监测。合并高血压或血压异常患者应加强监测，至少每天1次。

（4）根据疾病种类、疾病发展阶段指导患者多休息，避免劳累；合理饮食、增加营养；保持舒适体位。对突发腹痛且病因不清者或拟行急症手术者先暂禁食。

（5）按分级护理要求加强巡视，严密观察病情变化，发现异常及时通知医师处理并及时、客观地记录。

（6）评估患者对诊疗方案的了解程度及执行能力，帮助患者接受诊疗措施，并观察治疗效果。

（7）对妇科急性腹痛及其他未明确诊断的患者，密切观察病情变化，如生命体征、腹痛、阴道流血等情况，随时做好手术及抢救的准备。阴道流血患者，禁止阴道灌洗及坐浴，指导患者保持会阴部清洁；异位妊娠、肿物扭转等急症手术患者术前准备不宜给予灌肠，按医嘱执行导泻剂等肠道准备。

（8）对未婚或否认有性生活史的患者，要避免常规经阴道的检查和治疗措施，以免对处女膜造成损伤。

（9）协助患者完成化验及检查，了解各项异常报告结果。

（10）对合并贫血、内科疾病的患者加强合并症的观察和护理。

（11）做好患者住院各阶段的健康宣教及评估。

三、妇科经腹手术护理

（一）经腹手术适应证

（1）子宫本身及其附件有病变。

（2）性质不明的下腹部肿块。

（3）诊断不清的急腹症。

（二）术前护理

1.心理支持

确定手术治疗后，患者往往会对手术安全、手术疼痛心存恐惧，部分患者还会因手术影响生育及其他女性功能而产生失落感，甚至引发生理异常，护士要帮助患者调整情绪，以积极心态面对手术治疗，顺利度过围术期。

（1）应用医学专业知识，采用通俗易懂的语言耐心解释患者的疑问，为其提供相关的信息、资料等。

（2）使患者相信医务人员拟定的诊疗方案会综合患者病情、年龄、生育和性生活需求等。

（3）鼓励家属关爱患者，一起帮助患者减轻心理压力。

2.护理评估

（1）评估患者病情、配合程度、自理能力。

（2）评估患者生命体征、饮食、睡眠、既往病史、是否在月经期等情况。

（3）对合并贫血、内科疾病的患者评估其合并症诊疗情况。

3.术前准备

（1）皮肤准备：皮肤准备区域为上自剑突下，下至两大腿上1/3处及外阴部，两侧至腋中线，包括脐部。采取清洁和脱毛方法进行备皮。

清洁备皮方法:术前1天开始在护士指导及协助下,用毛巾蘸沐浴液或皂体进行全身洗浴,活动不便者重点为手术区域,脐部用液体石蜡去除污垢。术日晨使用2%葡萄糖酸氯己定溶液涂擦手术区皮肤两遍,并观察手术区域皮肤有无异常,然后协助患者更换清洁的衣物。

脱毛备皮方法:对于手术区域毛发粗大、浓密,影响手术操作或切口愈合的患者需要脱毛,妇科患者外阴需要进行脱毛操作。方法为术前1天在清洁备皮的基础上,采用医疗专用皮肤脱毛剂脱毛(具体方法参考脱毛剂产品使用说明书),然后再行皮肤清洁。因变态反应等不能使用脱毛剂的患者术日采取剪短毛发后再使用电动剃毛器推除毛发的方法。脱毛后的清洗和消毒同清洁备皮方法。

(2)阴道准备:术前3天禁止性生活。若手术涉及阴道、子宫的患者,术前要进行手术阴道清洁。常用方法:术前1~3天开始行碘附等消毒液擦洗阴道或阴道灌洗(消毒液浓度根据产品说明书),1次/天;阴道流血患者,术前阴道准备禁止阴道灌洗及坐浴。行全子宫切除患者手术前常规会阴冲洗后,进行宫颈口消毒,擦干后用1%甲紫或亚甲蓝溶液涂宫颈及阴道穹隆,作为切除子宫的标志,并用棉球拭干。

(3)消化道准备:消化道准备的目的是减少手术中因牵拉内脏引起恶心、呕吐反应,避免术中发生胃内容物反流、呕吐、误吸,也使术后肠道得以休息,促使肠功能恢复。①普通经腹手术前1天下午口服缓泻剂,如甘露醇、番泻叶、复方聚乙二醇电解质散等清洁肠道,或术前1天晚间使用0.1%~0.2%肥皂水等灌肠剂灌肠1~2次,使患者能排便3次以上。对老年、体弱患者要加强排便观察和指导,防止发生水泻导致脱水或电解质紊乱,必要时遵医嘱静脉补充液体。②手术可能涉及肠道时,术前3天开始无渣、半流质饮食,并根据医嘱给予肠道抑菌药物。③成年患者术前一天晚餐进食流质或半流质,术前6小时禁食固体食物及牛奶,术前2小时禁食水、清茶或无渣果汁等轻饮料。术前需口服用药者,允许在术前1~2小时将药片研碎后服下并饮入0.25~0.50 mL/kg清水,但缓控释制剂严禁研碎服用。

(4)休息与睡眠:护士要保证患者在术前得到充分的休息。术前1天晚上可遵医嘱给予患者适量镇静剂,如地西泮等,同时为患者提供安静、舒适、有助于保证患者获得充分休息和睡眠的环境。

(5)其他准备:①术前遵医嘱进行交叉配血实验,保证术中血源供给。②进行药物敏感试验。③全面查看各项辅助检查和实验室检查报告,及时发现异常。

4.健康指导

(1)向患者介绍手术、麻醉名称、方式及简单过程,解释术前准备的内容、目的及配合方法。

(2)指导术后静脉输液、保留导管、生命体征监测、疼痛管理的意义。

(3)术前适应性训练:①术中所需特殊体位、术后床上翻身的方法和自行调整卧位的方法。②床上使用便盆排尿或排便。③深呼吸运动、有效咳嗽和排痰的方法。

(三)术后护理

1.手术交接

(1)向麻醉医师详尽了解术中情况,包括麻醉、手术类型、手术范围、用药情况、有无特殊护理注意事项等。

(2)观察患者意识及肢体感觉恢复情况,测量入室生命体征,评估患者的呼吸频率、深度,以及尿量、尿液性质等。

(3)检查皮肤、各种导管和管路、手术切口、阴道流血情况。

2.一般护理

(1)体位:①手术当天根据麻醉和手术方式,确定体位。②病情稳定患者,可于术后1天协助采取半卧位,以利于腹部肌肉松弛,降低腹部切口张力,减轻疼痛,促进深呼吸,减少肺不张的情况;同时利于腹腔引流,减少渗出液对膈肌和脏器的刺激;对盆腔感染患者,可局限感染范围。

(2)生命体征测量:依据手术大小、病情,严密监测并记录生命体征。通常每15～30分钟监测1次血压、脉搏、呼吸并记录直到平稳,然后按护理级别每30～60分钟观察1次持续至术后24小时,待病情稳定者可改为4次/天测量并记录,直至正常后3天。患者术后1～2天体温稍有升高,但一般不超过38℃,若术后高热或生命体征明显异常,要增加测量和记录次数。

(3)手术切口护理:观察手术切口有无渗血、渗液,发现异常及时通知医师,保持局部敷料清洁干燥。腹部采用腹带包扎,注意松紧适宜,必要时用1 kg沙袋压迫腹部切口6～8小时,可以减轻切口疼痛,防止出血。

(4)引流管护理:①手术后常规保留尿管24～48小时,注意保持引流通畅。因输尿管、膀胱与生殖系统解剖位置接近,手术中易损伤,术后要密切观察尿量和性质,发现异常及时通知医师。②对留置腹腔、盆腔、阴道引流管的患者,术后注意妥善固定,做好各项导管标记,严密观察引流液的颜色、性质和量,一般性状多为淡血性或浆液性,其后引流量逐渐减少,常规术后保留2～3天。若引流量多(引流量多是指每小时引流液超过100 mL或24小时引流液超过200 mL),性状接近血液,可能存在内出血的情况,应及时通知医师。

(5)阴道流血观察:对全子宫切除手术患者密切观察阴道流血及分泌物情况,以了解子宫断端愈合情况。

(6)静脉补液和药物治疗:根据手术范围大小、患者器官功能状态、疾病严重程度和病情变化,遵医嘱调节输液成分、量和输液速度,以补充水、电解质及营养物质,必要时遵医嘱输入全血或血浆等。

3.外阴护理

(1)做好外阴清洁护理,注意保持外阴清洁干燥,勤换会阴垫。

(2)用含有效碘0.02%～0.05%的碘附溶液擦洗外阴1～2次/天,指导患者排便后清洗外阴,预防上行性感染。

4.饮食护理

患者术后饮食根据麻醉类型和手术方式确定,一般术后禁食水6小时;然后可进清流质饮食(奶类、豆浆因可加剧腹部胀气暂不推荐食用);待肠道功能恢复、肛门排气后,开始由流质逐步过渡到半流质;患者排便后可进食营养丰富、易消化的普食。

5.疼痛护理

注意观察患者疼痛的时间、部位、性质和规律,并给予相应的处理和护理。将患者安置于舒适体位,指导患者在咳嗽、翻身时用手按扶切口部位,减少对切口的张力性刺激。鼓励患者表达疼痛的感受,遵医嘱给予患者口服镇静、止痛类药物,必要时肌内注射哌替啶、吗啡等可有效控制切口疼痛。

6.术后常见并发症及护理

(1)腹胀:一般情况下,肠蠕动于术后12～24小时开始恢复,此时可闻及肠鸣音。通常术后48小时恢复正常肠蠕动,一经排气,腹胀即可缓解。①发生原因:多因术中肠管受到激惹使肠蠕动减弱所致。②预防:术后24～48小时下床活动可改善胃肠功能,预防或减轻腹胀。③处理:如果术后48小时肠蠕动仍未恢复正常,在排除麻痹性肠梗阻、机械性肠梗阻的可能后,可采用足三里穴位按摩或新斯的明穴位注射、生理盐水低位灌肠、热敷下腹等措施刺激肠蠕动,缓解腹胀。

(2)尿潴留:妇科患者一般留置尿管24～48小时,拔除尿管后要协助患者排尿,以观察膀胱功能恢复情况。一般在拔管后4～6小时内可自解小便,注意评估第一次排尿的时间和尿量。①发生原因:不习惯床上排尿、术后留置尿管的机械性刺激;麻醉药物抑制排尿反射为主要原因。②预防:术前鼓励患者锻炼床上排尿,拔除尿管后协助患者坐起排尿;为患者创造一安静、隐蔽的环境,安慰患者,避免其精神紧张;拔除尿管前适当增加液体入量;采取定时夹闭尿管的方法进行膀胱功能训练。③处理:采取听流水声、下腹部按摩、外阴热敷等措施刺激排尿反射。

若上述措施无效应予导尿,一次导尿量不超过1 000 mL,以免患者因腹压骤降发生虚脱。若潴留量超过500 mL宜暂保留尿管,每3～4小时开放1次,逐渐恢复膀胱功能。

(3)下肢深静脉血栓形成。①发生原因:下肢深静脉血栓形成的主要原因是静脉壁损伤、血流缓慢和血液高凝状态。而妇科手术患者多采用截石位后下肢静脉回流受阻,同时麻醉导致下肢肌肉松弛,周围静脉扩张,血流速度缓慢,加之组织破坏释放凝血活酶,激活外源性凝血途径后容易导致下肢深静脉血栓形成。②临床表现:患肢突然肿胀、局部沉重感或疼痛,软组织张力增高,活动加重,抬高后减轻是常见症状。若血栓位于小腿肌肉静脉丛时,霍曼氏征(直腿伸踝试验:患肢伸直,足突然背屈时,小腿深部肌肉疼痛)和尼霍夫征(压迫腓肠试验:压迫小腿后方,引起局部疼痛)阳性。严重者可能会出现股白肿或股青肿。静脉血栓一旦脱落,可随血流进入并堵塞肺动脉,引起肺动脉栓塞,危及生命。③预防:在患者手术过程中应正确安放体位;在患者自主活动恢复后采取双足主动伸屈运动,24次/分,5分钟/次;鼓励患者在床上进行下肢的主动活动,手术后24～48小时患者拔除尿管后即可根据体能状况下床,以促使小腿肌肉活动,增加下肢静脉回流。另外,术后使用加压弹力袜和间歇气压治疗(又称循环驱动治疗)可促进静脉回流,减轻淤血和水肿,是预防下肢深静脉血栓的重要措施。④处理:确诊为下肢深静脉血栓后,患肢要制动,不得按摩、热敷,急性期(发病后14天以内)抬高20°～30°,膝关节微屈15°,注意保暖;严密观察双下肢肤色、温度、肿胀程度和足背动脉搏动情况,定时测量双下肢同一平面的周长;遵医嘱进行抗凝、溶栓或手术取栓等治疗。严密观察患者有无咳嗽、胸痛、胸闷、呼吸困难、咯血等肺动脉栓塞的症状。

(4)手术切口感染:一般妇科手术切口为清洁封闭创口,能迅速愈合。切口感染的临床表现多为局部疼痛,有渗液,严重的会出现切口裂开。①发生原因:引起手术切口感染的原因较多,如患者原因(肥胖、营养不良、合并糖尿病或其他部位感染)、手术原因(手术环境、手术物品、无菌技术、手术操作、手术时间、出血量)、切口局部原因(术前备皮、术后换药、血肿处理)、抗生素合理应用等。②预防:围术期加强患者医院感染控制管理。③处理:可疑切口感染患者,及时进行切口分泌物细菌培养,根据药物过敏试验结果给予抗生素控制感染;局部外用药改善局部血液循环、散瘀消肿、加速感染局限化,促使肉芽生长;物理疗法改善局部血液循环,增加局部抵抗力,促进炎症吸收或局限化;手术治疗包括脓肿的切开引流等。

(四)健康指导

(1)指导患者避免术后2个月内提举重物或频繁蹲起,防止正在愈合的腹部肌肉用力,并应逐渐加强腹部肌肉的力量。

(2)指导患者避免从事会增加盆腔充血的活动,如久站、跳舞,因盆腔组织的愈合需要良好的血液循环。

（3）对行子宫切除手术的患者,指导其术后2个月内避免阴道冲洗和性生活,以免影响宫颈、阴道断端愈合,并引起感染。

四、宫腔镜手术护理

宫腔镜手术是应用膨宫介质扩张宫腔,通过插入宫腔的光导纤维窥镜进行子宫腔、宫颈管的观察、诊断及治疗的微创手术,具有创伤小、恢复快、诊断准确全面等优点。

(一)宫腔镜手术适应证和禁忌证

1.宫腔镜手术适应证

（1）宫腔镜检查术:异常子宫出血、可疑宫腔粘连及畸形、超声检查有异常回声及占位病变、节育器定位、原因不明的不孕或复发性流产、子宫造影异常。

（2）宫腔镜治疗术:子宫内膜息肉、子宫黏膜下肌瘤及部分突向宫腔的肌壁间肌瘤、宫腔粘连分离、子宫内膜或中隔切除、宫腔内异物(如嵌顿的节育器及流产残留物等)取出。

2.宫腔镜手术禁忌证

（1）绝对禁忌证:急性和亚急性生殖道感染,心、肝、肾衰竭急性期及其他不能耐受手术者,近3月内有子宫穿孔史或子宫手术史者。

（2）相对禁忌证:宫颈瘢痕,不能充分扩张者;宫颈裂伤或松弛,灌注液大量外渗者。

(二)术前护理

1.一般护理

执行妇科经腹手术前护理。

2.术前评估

对患者进行健康评估,同时评估患者有无手术禁忌证。

3.心理护理

患者术前产生紧张心理多与不了解宫腔镜手术知识有关。责任护士应在术前同患者进行沟通,介绍手术程序,如宫腔镜手术方法,麻醉方法等,以减轻或消除患者顾虑,取得患者理解和配合。

4.术前检查

除术前各项常规检查外,指导患者做好阴道分泌物、宫颈人乳头状瘤病毒、宫颈管细胞学检查,排除患者宫颈病变;宫腔镜最佳手术时间为月经干净后3～7天,要合理安排术前检查,以免错过手术时间。

5.阴道准备

（1）术前3天禁止性生活,手术前1天,根据患者情况进行阴道消毒。阴道炎患者治愈后方可手术。

（2）必要时需使用宫颈扩张棒或米索前列醇软化宫颈,以促进宫口松弛,便于手术。

6.皮肤准备

（1）宫腔镜检查患者术前行外阴清洁即可,不必脱去外阴部毛发。

（2）宫腔镜治疗患者手术备皮范围为上至脐水平,下至大腿上1/3,两侧至腋中线,外阴需要脱毛处理。

7.饮食准备

指导患者术前禁食、禁饮,具体要求同妇科经腹部手术要求,以防止麻醉后发生呕吐、误吸等并发症。

(三)术后护理

1.一般护理

执行麻醉护理和妇科经腹手术后护理。

2.生命体征观察

观察患者有无心率减慢、血压升高后下降,呼吸困难、恶心、呕吐、烦躁不安等症状,若出现此类症状应高度怀疑过度水化综合征,及时通知医师。

3.注意阴道流血情况

宫腔镜患者术后有少量阴道血水样分泌物,一般少于月经量,密切观察阴道流血的颜色、性质、量、时间,及时报告医师。指导患者保持外阴清洁干燥,及时更换会阴垫。

4.引流管护理

宫腔镜检查术无需麻醉时不必留置尿管,术后应注意患者尿量及排尿时间等情况。

5.饮食指导

无需麻醉的宫腔镜手术术后可正常饮食,避免辛辣刺激性食物。需要麻醉的宫腔镜手术术后 6 小时内禁食水,6 小时后根据患者情况酌情恢复正常饮食。

6.术后活动

宫腔镜检查术可在门诊进行,术后卧床休息至少 30 分钟,观察无异常后方可离院。对宫腔镜治疗术患者鼓励其早期下床活动,促进血液循环。患者麻醉清醒后第一次下床活动时,嘱患者先在床上坐起后,再缓慢站起,无头晕眼花等不适后再进行缓慢床边活动。

7.药物治疗

遵医嘱给予缩宫素、止血剂等。

(四)手术并发症的观察和护理

1.子宫穿孔

(1)发生原因:严重的宫腔粘连、瘢痕子宫、子宫过度前倾或后屈、宫颈手术后、萎缩子宫、哺乳期子宫在进行宫腔镜操作时均易发生子宫穿孔。

(2)临床表现:术中或术后出现恶心、呕吐、剧烈腹痛、发热、腹膜刺激症状及阴道流血增多和血压下降等情况。

(3)处理:术中发现穿孔,应立即停止手术,做好经腹手术准备。若子宫穿孔小、患者生命体征平稳,可予保守治疗处理。

2.过度水化综合征

(1)发生原因:使用葡萄糖溶液作为膨宫液,短时间内大量低渗液体吸收入血液循环,导致低钠血症。

(2)临床表现:患者首先表现为心率缓慢和血压升高,继而出现血压降低、恶心、呕吐、头痛、视物模糊、焦虑不安、精神紊乱和昏睡。

(3)预防:根据患者病情选择膨宫液,如使用双极电切或电凝选用生理盐水,合并糖尿病的患者使用 5% 甘露醇;术中配合医师控制宫腔总灌流量和压力,缩短手术时间。

(4)处理:吸氧、利尿、治疗低钠血症、纠正电解质紊乱和水中毒,防治肺水肿和脑水肿。当给予高渗氯化钠时注意预防静脉炎的发生。

3.术中及术后出血

（1）发生原因：可因手术切割过深、宫缩不良或术中止血不彻底导致出血多。

（2）临床表现：经阴道流血可发生于术中，也可发生于手术后数天。

（3）处理：当患者出现出血过多时，应遵医嘱给予止血药、缩宫素等，注意观察患者的生命体征和意识情况，以及出血的颜色、量、时间等。

4.空气栓塞

（1）发生原因：宫腔创面开放的静脉暴露、外界空气的压力高于静脉的压力即可发生空气栓塞。

（2）临床表现：早期为心率减慢、胸骨后疼痛，继而出现呼吸困难和严重发绀，有濒死感。听诊心前区可闻及响亮的、持续的"水泡声"。

（3）预防：术中应加强巡视，及时更换液体，容器保持足够的灌流液，避免患者头低臀高位。

（4）处理：一旦发生空气栓塞应立即停止手术，左侧卧位并抬高右肩，加压给氧，遵医嘱静脉推注地塞米松 5～10 mg，给予解痉扩血管药、强心利尿剂，并注入大量生理盐水促进血液循环，长针穿刺右心室抽出气体，急救后转入高压氧仓复苏治疗。

（五）健康指导

（1）告知宫腔镜治疗术患者术后会出现少量阴道血性分泌物，术后 2～4 周会持续出现黄色阴道分泌物。如有阴道流血、异常分泌物时应及时报告医师。

（2）指导宫腔镜治疗术患者术后 1～2 月禁止性生活及盆浴。

五、腹腔镜手术护理

腹腔镜手术是将有冷光源照明的腹腔镜经腹壁插入腹腔，连接摄像系统，对密闭的盆、腹腔进行检查或治疗的内镜手术操作。

（一）腹腔镜适应证和禁忌证

1.腹腔镜手术适应证

（1）腹腔镜检查术：子宫内膜异位症，明确腹、盆腔肿块性质，确定不明原因急、慢性腹痛和盆腔痛的原因，明确或排除不孕的盆腔疾病，计划生育并发症的诊断（如寻找或取出异位的宫内节育器等）。

（2）腹腔镜治疗术：可经腹手术的妇科良、恶性肿瘤，异位妊娠，盆底功能障碍疾病，生殖器官发育异常，计划生育手术。

2.腹腔镜手术禁忌证

（1）绝对禁忌证：严重心肺功能不全、严重凝血功能障碍、绞窄性肠梗阻、大的腹壁疝或膈疝、弥漫性腹膜炎。

（2）相对禁忌证：广泛盆腹腔内粘连；盆腔肿块过大；肌壁间子宫肌瘤体积较大（直径≥10 cm）或数目较多（≥4 个），且要求保留子宫者；晚期或广泛转移的妇科恶性肿瘤。

（二）术前护理

（1）同妇科经腹手术前护理。

（2）皮肤准备：严格脐孔的清洁。

（三）术后护理

（1）同妇科经腹手术后护理。

（2）密切观察生命体征变化,如有血压逐渐下降、脉搏细数、尿量减少、患者烦躁不安或诉说腰背疼痛、肛门坠胀,应考虑腹腔内出血,需及时通知医师进行检查。

（四）并发症的观察和处理

1.血管和脏器损伤

（1）发生原因:妇科腹腔镜手术穿刺部位邻近腹膜后大血管,术中易发生血管损伤。

（2）处理:一旦发现应立即血管修补,必要时开腹止血。而且膀胱、输尿管及肠管与内生殖器官邻近,腹腔粘连严重的患者易发生脏器损伤,若出现此情况,及时开腹修补。

2.与气腹相关的并发症

与气腹相关的并发症包括皮下气肿、上腹部不适和肩痛等,严重的可有气胸和空气栓塞。

（1）发生原因:皮下气肿主要因腹膜外充气、手术中套管反复进出腹壁、气腹压力过高,二氧化碳渗透至皮下而造成。上腹部不适和肩痛是因腹腔内残留气体刺激膈肌所致。

（2）临床表现:皮下气肿多发生于胸壁上及颈部,局部有捻发感,常见于肥胖的患者。

（3）处理:术中发生皮下气肿,要检查各穿刺孔是否存在腹腔气腹皮下泄漏并及时降低气腹压力,气肿处不需特殊处理;上腹部不适和肩痛也不需特殊处理多于术后数天内可自然消失。若发现气胸,立即停止手术,进行胸腔穿刺。

3.高碳酸血症

（1）发生原因:术中气腹患者大量吸收二氧化碳易出现高碳酸血症,而且妇科腔镜手术采用头低足高的特殊体位。

（2）临床表现:心率加快、血压升高,严重的出现低氧血症、心律失常、颅内压升高。

（3）预防:术中有效维持气腹压力和流量,密切监测患者生命体征变化。

（4）处理:保持呼吸道通畅,保暖,给予氧气吸入等对症治疗。

4.其他并发症

腹腔镜手术后也会出现腹胀、尿潴留、下肢静脉血栓形成、手术部位感染等并发症,其护理参照经腹手术后并发症的护理。

（五）健康指导

（1）术后病情平稳,体力耐受患者,可尽早下地活动以排除腹腔气体,行检查术患者术后2～6小时即可活动。

（2）告知患者出现肩痛及上腹部不适等症状是因腹腔内残留气体刺激膈肌所致,会逐渐缓解或消失。

六、会阴部及经阴道手术护理

（一）常见的手术种类

外阴癌根治术、外阴切除术、局部病灶切除术、前庭大腺切开引流术、处女膜切开术、阴道成型术、宫颈手术、子宫黏膜下肌瘤摘除术、阴式子宫切除术等。

（二）术前护理

1.一般护理

执行妇科经腹手术前护理。

2.皮肤准备

（1）采用清洁和脱毛方法进行皮肤准备。

(2)皮肤准备区域:一般为上自脐水平线(或耻骨联合上 10 cm),下至两大腿上 1/3 处及外阴部,两侧至腋中线,包括脐部。

3.肠道准备

因为阴道与肛门位置接近,术后排便易污染手术视野,所以会阴部手术前应做好肠道准备。

(1)术前 3 天开始无渣半流饮食,若涉及肠道给予口服肠道抑菌剂。

(2)根据手术种类确定肠道清洁程度,一般术前 1 天晚及术晨进行清洁灌肠,直至排出物中无大便残渣。

4.阴道准备

为防止术后感染,一般在术前 3 天开始行阴道灌洗或坐浴。常用液体为碘附、高锰酸钾、苯扎溴胺。

5.健康指导

(1)向患者讲解会阴部手术常用的体位及术后维持相应体位的重要性,教会患者床上肢体锻炼的方法。

(2)部分大型的会阴部手术患者术后卧床时间较长,需提前练习床上使用便器。

(三)术后护理

1.一般护理

执行麻醉护理和妇科经腹手术后护理。

2.体位

根据手术采取不同体位,向患者讲解会阴部手术常用的体位及术后维持相应体位的重要性。

(1)外阴癌外阴根治术后取平卧位,双腿外展屈膝,膝下垫软枕,以减少腹股沟及外阴部的张力。

(2)阴道前后壁修补或盆底修补术后应以平卧位为宜,禁止半卧位以降低外阴、阴道张力。

(3)阴道成型术及处女膜闭锁切开术后宜半卧位以利于经血的流出。

3.切口的护理

(1)观察切口情况,注意有无渗血、红肿热痛等炎性反应。

(2)观察阴道分泌物的量、性质、颜色及有无异味。

(3)注意保持外阴清洁、干燥,及时更换内裤和会阴垫,排便后加强外阴清洁。

(4)对外阴部加压包扎的患者要观察局部皮肤的颜色、温湿度,注意有无皮肤或皮下组织坏死。

(5)阴道内填塞纱条压迫止血的患者要注意观察止血效果,取出时注意核对数目。

4.尿管护理

部分大型会阴部手术术后留置尿管时间较长,如外阴癌根治术可达 7~10 天之久,要保持引流通畅,注意观察尿量和性质,预防留置尿管相关尿路感染的发生。同时在拔除尿管前 1~2 天,先行定时夹闭尿管,以训练膀胱功能,以防尿潴留的发生。

5.肠道护理

会阴部手术后为防止排便对手术切口的污染,以及排便对切口的牵拉,应控制首次排便的时间。一般给予抑制肠蠕动的药物,如洛哌丁胺或鸦片酊等,待术后康复确定可以排便后,再给予缓泻剂口服以促进大便软化,防止排便困难。

（四）健康指导

（1）部分会阴部手术留置尿管时间长，指导患者活动时，注意保护导管，避免滑脱，同时集尿袋不可高于膀胱水平；注意保持引流通畅，避免导管受压、打折，不轻易打开导尿管与集尿袋接口。

（2）根据手术类型和范围大小，遵从医师指导休息1～3月不等，术后逐渐增加活动量，避免重体力劳动及增高腹压的动作。

（3）嘱患者保持外阴部清洁，根据手术类型和大小，术后禁止性生活和盆浴1～3月。

（4）注意观察阴道流血及分泌物情况，如有异常及时复诊。

（5）教会阴道成型术后患者更换阴道模型，复诊确定皮瓣成活后，方可进行性生活。

七、妇科出院护理

（1）责任护士根据出院医嘱预先通知患者及家属做好出院准备，告知出院流程及注意事项。

（2）护理人员停止住院医嘱，整理病历。

（3）责任护士在出院前对患者进行全面评估，根据病情及具体情况实施个体化的出院指导。

（4）责任护士对患者及家属进行出院后用药指导。

（5）为患者提供必要的帮助和支持，确保其安全离院。

（6）清理、消毒床单位，如死亡患者或传染性疾病患者出院，根据病情进行终末消毒处理。

（7）为出院患者提供延伸性护理服务，如通过电话、短信开展随访。

（8）做好护理文件的处理，将病历按出院顺序整理好，由病案室保存。

（张爱莲）

第二节　产科常规护理

一、产科入院护理

（1）入院孕产妇需持医师签署的住院证，按规定办理入院手续。入院时根据孕产妇不同情况选择轮椅、平车或步行将其送入病房。病房护士主动迎接并将孕产妇送至病室。

（2）病区接到入院通知后，应备好床单位及物品，对急诊、危重孕产妇根据情况做好相应的抢救和接产准备，保证母婴安全。

（3）根据孕产妇病情确定责任护士，责任护士热情接待入院孕产妇，主动向孕产妇做自我介绍，认真核查新入院者的住院信息，做好入院介绍，包括病房环境、设施、主管医师、住院规则和探视陪伴、安全管理、膳食管理等规章制度。

（4）责任护士及时收集有关资料，做好健康评估。

一般资料：入院时间、方式、诊断；末次月经时间、妊娠周数、是否多胎妊娠、孕产史；本次入院主诉、现病史、既往史、过敏史等。

身体评估：生命体征、身高、体重；饮食、睡眠情况、有无恶心呕吐、排便状况；检查孕产妇皮肤、营养状况；评估自理能力等。

产科专科情况评估:①妊娠早期患者评估内容包括妊娠确诊时间和方法,有无腹痛、阴道流血、早孕反应等。②妊娠中期患者评估内容包括腹部形态是否与妊娠周数、多胎妊娠相符;听诊胎心音;了解胎动是否正常、孕产妇计数方法是否准确;了解胎膜是否已破裂,对不明确的阴道排液,进行 pH 或羊水结晶检查;评估有无宫缩,是否规律,对有宫缩者,腹部触诊以了解宫缩强度、持续时间、间歇时间等;检查阴道出血量、颜色、性状等。③妊娠晚期孕妇评估内容:腹部形态是否与妊娠周数或多胎妊娠相符;听诊胎心音,根据妊娠周数和医嘱进行胎心率监测;了解胎位,胎产式、胎先露、胎方位;了解胎动是否正常、孕产妇自我监测方法是否准确;了解胎膜是否已破裂,对不明确的阴道排液,进行 pH 或羊水结晶检查;评估有无宫缩,是否规律。对有宫缩者,腹部触诊连续观察 3 次宫缩,了解强度、持续时间、间歇时间等;对宫缩规律者,检查子宫颈口扩张及胎先露下降情况;评估阴道出血量、颜色、性状等。④产褥期患者评估内容包括分娩时间、分娩方式、有无分娩期并发症、新生儿出生情况,检查宫底高度、硬度,了解恶露量、颜色、性状;对阴道分娩产妇,了解会阴切口愈合情况;了解母乳喂养情况,检查有无乳胀、乳头皲裂;患者有无产后抑郁倾向等。

其他评估:①心理评估,包括民族、职业、文化程度、心理状态等。②现存和潜在的护理问题评估。

(5)责任护士根据评估情况为孕产妇提供医学照顾,给予心理支持等,护理措施落实到位。针对孕产妇的特殊情况与医师及时沟通,并予以相应处理。

(6)遵照医嘱及时完成标本采集、各项检查,并协助医师为入院孕产妇实施及时、有效的治疗性措施。

(7)针对合并精神疾病、智力低下、活动能力受限等孕产妇入院,应做好防止跌倒等预防措施。入院后,向家属讲解注意事项,如告知病房床栏及呼叫铃装置的使用,防止意外的发生。

(8)临产产妇入院时,由接诊人员做好产程观察和母婴评估。紧急情况下,如胎头已拨露要做好就地接产准备,呼叫有助产资质的人员迅速到场;如评估尚可转送产房,必须由产科医护人员陪同,做好途中意外分娩的应急准备。

二、产前护理

(1)保持病室清洁、整齐、舒适、安静、安全的休养环境,做好消毒隔离工作,预防医院感染发生。

(2)入院后根据护理级别定时监测体温、脉搏、呼吸、血压。一般孕妇每天 1～2 次;如发生病情变化应随时监测;发热孕妇体温监测每 4 小时 1 次,连测 3 天,体温正常并平稳后,按照护理级别监测。

(3)及时了解孕妇检验、检查结果,评估母婴健康状况。

(4)监测胎儿宫内情况,定时听诊胎心音或进行胎心率监测。

(5)指导孕妇饮食、体位、活动及自我监测胎动的方法。

饮食原则:饮食符合均衡、自然的原则;选择易消化、无刺激的食物,尽量摄取高蛋白、高维生素、高矿物质、适量脂肪及碳水化合物、低盐饮食;避免烟酒、浓茶等。

体位原则:指导孕妇取舒适体位,妊娠晚期一般选择为左侧卧位;坐时可抬高下肢,以减轻水肿。

活动原则:如无妊娠期合并症及并发症,且体力耐受,鼓励孕妇适当、适量活动,以促进血液循环,增进食欲和睡眠,强化肌肉力量,为分娩做准备。

胎动自我监测的方法。①监测频次:28 周后每周进行胎动计数 1 次;妊娠 28～36 周,每周 2 次;妊娠 36 周后,每天进行胎动计数。②计数方法:数胎动时一般在正餐后,可以坐在椅子上,也可以侧卧在床上,把双手轻放在腹壁上,静下心来专心体会胎儿的活动。用纽扣或其他物品来计数,胎动一次放一粒纽扣在盒中,从胎儿开始活动到停止算一次,如其中连续动几下也只算一次,间隔 5～6 分钟再出现胎动则计作另一次胎动。③结果评估:正常胎动一般为每小时 3～5 次。

(6)根据孕妇子宫收缩及临床表现,正确识别先兆临产和临产。先兆临产的主要表现:不规律子宫收缩、胎儿下降感、见红。临产的标志:规律且逐渐增强的子宫收缩,持续 30 秒及以上,间歇 5～6 分钟,同时伴随进行性的宫颈管消失、宫口扩张和胎先露的下降。用强镇静药不能抑制宫缩。

(7)按分级护理要求加强巡视,严密观察病情变化,发现异常及时通知医师处理并及时、客观地记录。

(8)介绍分娩及母乳喂养相关知识,如自然分娩和母乳喂养的益处、减轻分娩疼痛的措施及产程中的配合方法等。

(9)告知孕妇出现阴道排液、大量出血及阴道不明脱出物时及时通知医务人员。

(10)对已临产准备转产房的孕妇,与助产士做好产前情况的交接。

三、分娩期护理

分娩是妊娠满 28 周(196 天)及以上,胎儿及其附属物自临产开始到母体娩出的全过程。世界卫生组织将正常分娩定义为妊娠满 37～42 周自然临产,从临产至分娩结束始终为低危,头先露自然娩出(无助产),产后母婴健康。

分娩期全过程是从出现规律宫缩至胎儿、胎盘娩出为止,简称为总产程。正常分娩总产程时间最长不能超过 24 小时,最短不少于 3 小时。临床上根据不同阶段的特点分为三个产程。其中,第一产程是指从规律宫缩开始,到宫颈口完全扩张的过程;第二产程是指从宫口开全到胎儿娩出为止;第三产程是指从胎儿娩出后到胎盘、胎膜娩出的过程。

(一)第一产程护理

1.入室护理

(1)助产士与产前责任护士做好产妇身份核查、产前情况等的交接。

(2)助产士介绍产房(含待产室)环境及自我介绍。

(3)采集病史信息,并完成相关护理记录书写。

(4)对有高危因素或有妊娠合并症的孕妇应及时与医师沟通,给予相应处理。

2.心理护理

与产妇建立良好的护患关系,安慰产妇,耐心回答产妇问题,增强产妇对自然分娩的信心。对其不良情绪和表现,护士要提供心理支持,同时适当运用沟通技巧,如抚摸、拥抱等进行安抚。

3.健康指导

为产妇提供信息支持,包括分娩过程、产程进展、可能的变化及出现的问题;指导产妇采取良好的应对措施;对产程中的有关检查、操作,事先给予解释、说明,争取产妇合作。

4.陪伴分娩

如条件许可,提供家庭分娩室,开展导乐陪伴分娩,允许丈夫及家人在分娩过程中陪伴,给予产妇持续的生理、心理支持及精神上的安慰,增强产妇安全感。

5.监测生命体征

产程中至少每 4 小时监测生命体征 1 次。临产后,产妇的脉搏、呼吸可稍增快;血压也常在子宫收缩时升高 0.7～1.3 kPa(5～10 mmHg),间歇期复原。如发现异常,要增加测量次数并给予相应的处理。

6.观察产程

(1)子宫收缩:用腹部触诊或胎儿监护仪观察宫缩。

腹部触诊方法:助产人员一手手掌放于产妇的腹壁上,宫缩时子宫体部隆起变硬,间歇时宫体松弛变软。每隔 1～2 小时观察一次,每次连续观察 3 次宫缩的强度、持续时间、间歇时间,并记录。临产早期宫缩持续时间一般为 30～40 秒,间歇时间 5～6 分钟,随着产程的进展,宫缩不断加强,至第一产程末,宫口近开全时宫缩持续时间可达 50～60 秒,间歇时间 1～2 分钟。

胎儿监护仪监测方法:通过描记的子宫压力变化曲线,观察宫缩强度、频率、持续和间歇时间等。

(2)胎心监测:多普勒仪或胎心听诊器听诊胎心音,于宫缩间歇期进行,潜伏期每 1～2 小时听诊 1 次,活跃期每 15～30 分钟听诊 1 次,每次听诊 1 分钟,并做好记录。正常胎心率为 110～160 次/分。

胎儿监护仪监测胎心率:连续观察胎心率的变异及其与宫缩、胎动的关系。监测时应每隔 15 分钟对胎心监护曲线进行评估,宫缩频繁时每隔 5 分钟评估 1 次。若发现异常及时通知医师,积极查找原因,给予相应处理。

(3)宫口扩张及胎头下降:根据宫缩情况适时进行阴道检查(或肛门检查),了解宫口扩张、胎头下降及胎方位等情况。

2014 年中华医学会妇产科学分会产科学组颁布的新产程标准及专家共识,根据宫口扩张曲线将第一产程分为潜伏期和活跃期。

潜伏期:指从临产后,规律宫缩开始,至宫口扩张达 6 cm。此期初产妇不超过 20 小时,经产妇不超过 14 小时。胎头在潜伏期下降不明显。

活跃期:指从宫口扩张 6 cm 至宫口开全。此期宫口扩张速度显著加快,需 1.5～2.0 小时。

一般而言,潜伏期 4 小时左右阴道检查(或肛门检查)一次,活跃期 2～4 小时阴道检查(或肛门检查)一次。由于产程进展极具个体化,产妇在宫口扩张 3～6 cm 期间即有可能进入产程的快速进展期,因此在潜伏期,宫口开大 3 cm 后应加强产程的观察与管理。同时也要根据宫缩情况和产妇的临床表现,适当的增加检查次数。

(4)胎膜情况:胎膜多在宫口近开全时自然破裂。一旦胎膜破裂,应立即听诊胎心,并观察羊水性状和流出量,有无宫缩,同时记录破膜时间。正常羊水的颜色随妊娠周数增加而改变。足月以前,羊水是无色、澄清的液体;足月时因有胎脂、胎儿皮肤脱落细胞、毳毛、毛发等物质混悬其中,羊水则呈轻度乳白色并混有白色的絮状物。

7.强分娩疼痛管理

(1)疼痛评估:询问产妇对疼痛的感受,观察产妇面部表情,了解疼痛的部位及程度。根据产妇的病情和认知水平选择不同的疼痛评估工具,如数字评分法、文字描述评定法、面部表情疼痛评定法等进行疼痛评估及镇痛效果评价。

(2)非药物镇痛:对于评估可以经阴道分娩,且无严重限制活动者或者有其他医学情况需要特殊处理的产妇首先选择非药物方法镇痛。此法可通过转移注意力和放松,促进内源性内啡肽产生,竞争痛觉传导通路,减少儿茶酚胺的释放,减轻分娩疼痛不适。同时能促进内源性缩宫素的释放,增强宫缩,促进自然分娩。

助产人员可以提供产妇接受的非药物性镇痛措施,如:呼吸调节、精神松弛、按摩轻抚、自由体位活动、水针穴位注射、经皮神经电刺激等。

(3)配合医师实施药物镇痛:对产妇进行安全性及有效性的观察。详见药物性分娩镇痛护理。

8.促进产妇舒适

(1)为产妇提供一个光线柔和,安静、温馨、人性化的环境。

(2)鼓励产妇及时补充液体与热量,提供必要的营养支持。助产人员应鼓励产妇少量多次进食,进高热量、易消化食物,并注意摄入足够的水分,以保证精力及体力。避免产妇因体力消耗大,进食减少,而引发脱水、衰竭等。

(3)鼓励适当活动,适时休息。对宫缩不强且未破膜的产妇,可鼓励其适当活动,如扶助下或使用器材辅助下走动,以加速产程进展。对不适宜活动者应指导采用舒适体位卧床,助产人员可协助产妇经常改变体位,以促进身体舒适和放松。

(4)协助及时排尿。每 2～4 小时鼓励产妇排尿 1 次,以免膀胱充盈影响子宫收缩及胎头下降。若排尿困难者,必要时给予导尿。

(5)提供清洁、舒适的床位以增进产妇舒适感。及时更换被汗液、血液或羊水浸湿的衣服和床单、会阴垫等,保持会阴部清洁与干燥,避免感染的发生。

(二)第二产程护理

1.心理护理

助产士全程陪伴产妇,给予安慰、支持、鼓励,消除产妇的紧张和恐惧心理,坚定自然分娩的信心。

2.生活护理

满足产妇进食、饮水、活动等生理需求,促进产妇舒适。

3.密切观察产程及胎心情况

密切观察产力及胎头下降情况,每隔 5～10 分钟听胎心一次,必要时使用胎儿监护仪持续观察胎心率变异。若发现第二产程延长或胎心率变化异常,应立即检查处理,尽快结束分娩。

4.指导产妇正确使用腹压

在宫口开全后,指导产妇正确屏气用力。宫缩时,先深吸气然后向下屏气增高腹压,以加速产程进展;宫缩间歇期,平稳呼吸,放松全身肌肉。

5.接产准备

初产妇宫口开全,经产妇宫口扩张 4 cm 且宫缩规律有力时,做好接产的环境、物品、人员准备工作。

6.接产

助产士按照接产操作流程协助胎儿娩出,并保证母婴安全,减少分娩并发症的发生。

(三)第三产程护理

1.新生儿出生后处理

(1)环境及用物准备:产房温度调节至 25～28 ℃,提前预热辐射保暖台,将保暖台的温度设置为 32~34 ℃,并预热用来擦干和包裹的大毛巾,减少人员走动和空气对流。备好相关的复苏设备及物品,包括给氧和开放呼吸道装置、生命体征监测设备、复苏药物等。

(2)出生后处理程序:新生儿娩出后,立即进行快速评估:是否足月,羊水是否清亮,是否有哭声或呼吸,肌张力是否良好。

若快速评估内容全部正常,则按正常新生儿的出生后处理程序进行。①将新生儿擦干、保暖。②清除呼吸道的黏液和羊水(必要时)。当确认呼吸道黏液和羊水已吸净而仍未啼哭时,可用手轻弹新生儿足底给予刺激,新生儿大声啼哭,表示呼吸道已通畅。③进行阿普加(Apgar)评分。以出生后 1 分钟时的心率、呼吸、肌张力、喉反射及皮肤颜色 5 项体征为依据,每项 0~2 分,满分为 10 分。8~10 分属于正常新生儿,4~7 分为轻度窒息,0~3 分属于重度窒息。④健康状况允许时,将新生儿放在母亲怀中进行母婴皮肤早接触。⑤正常新生儿娩出后应在脐带动脉停止搏动时或娩出 1~3 分钟时进行断脐,并结扎,处理过程中注意新生儿保暖。⑥对新生儿进行全身检查。⑦新生儿安全核查,完善相关记录。与母亲一起核查婴儿性别,在婴儿出生记录单上留婴儿脚印、母亲的指纹,准确填写腕带信息(母亲姓名、病案号、出生时间、性别等)并于核查后佩戴。⑧称量出生体重。⑨协助早吸吮、早开奶。

若快速评估内容中有一项为"否",则立即进入新生儿复苏环节。

复苏新生儿成功后,酌情转至新生儿科继续监护治疗。

(3)实施"早接触、早吸吮、早开奶"措施。正常新生儿在完成生后即时处理后,需进行早接触、早吸吮、早开奶,以促进新生儿的生命体征稳定、增进母子感情,帮助产妇迅速建立哺乳模式,促进子宫复原。阴道分娩的新生儿于出生后 30 分钟内与母亲进行肌肤接触及早吸吮(剖宫产分娩的新生儿待产妇清醒后,新生儿与母亲进行肌肤接触及早吸吮)。

2.协助胎盘娩出

当确认胎盘完全剥离时,助产人员协助胎盘娩出,切忌过早用力牵拉脐带。

3.检查胎盘胎膜

胎盘娩出后,仔细检查胎盘、胎膜是否完整,有无异常,测量胎盘面积、重量,胎膜破口、脐带长短等并详细记录。

4.检查软产道

胎盘娩出后,应仔细检查宫颈、阴道及会阴,对裂伤产妇立即缝合。

5.预防产后出血

正常分娩产妇无禁忌证时,遵医嘱给予缩宫素肌内注射。有出血倾向时及时配合医师查找原因,并采取相应的处理措施。

6.评估阴道出血量

分娩期间应仔细收集并记录产时阴道流血量。

7.记录

完善各项分娩记录和登记。

(四)产后 2 小时护理

(1)观察产妇生命体征,至少每 30 分钟监测 1 次,如有异常,加强监测并查找原因,及时进行处理。

(2)观察子宫收缩、阴道流血情况及膀胱充盈情况并记录。

(3)进行产后健康指导,告知产妇及家属产后注意事项及相关知识。

（4）协助产妇进食、饮水。由于分娩过程中体力消耗大，进食少，出汗多，产后及时协助产妇补充水分及营养丰富的食物，以帮助产妇恢复体力。

（5）帮助产妇接受新生儿，协助产妇和新生儿进行皮肤接触和早吸吮，建立母子情感。

（6）产后 2 小时观察产妇无异常，助产士与产后责任护士进行母婴交接。

四、药物性分娩镇痛护理

药物性分娩镇痛首选椎管内分娩镇痛（包括连续硬膜外镇痛和腰-硬联合镇痛）。理想的药物镇痛应能保证母婴安全、易于给药、起效快且能满足整个产程要求，使产妇清醒地参与分娩过程。麻醉镇痛作为一种医疗干涉措施，有潜在的并发症和危险性，不作为正常分娩的首选措施，实施要在产妇自愿的情况下，对母婴情况做认真的评估。

（一）操作前护理

（1）配合麻醉医师评估病史、麻醉手术史、药物过敏史，了解是否存在合并症、并发症。

（2）进行生命体征监测，了解全身情况、产前检验、检查结果，是否存在困难气道、脊椎间隙异常等禁忌证。

（3）产程进展观察，了解子宫收缩、宫口扩张及胎先露下降情况。

（4）实施药物性分娩镇痛前需进行电子胎心监护无异常后方可操作。

（二）操作中护理

（1）助产士建立静脉通道保持畅通。

（2）协助摆麻醉体位，进行椎管内麻醉。

（3）监测生命体征和经皮动脉血氧饱和度（SpO_2），每 3～5 分钟测血压一次，直至血流动力学稳定（至少 30 分钟）。

（4）行电子胎心监护，无异常后可改为常规听诊胎心；若出现Ⅱ类胎心监护图形，及时与医师沟通，积极宫内复苏。异常情况及时报告产科医师和麻醉医师，给予相应处理。

（三）操作后护理

（1）产妇卧床 30 分钟后，如要求下床活动者应排除运动阻滞的存在，并征得麻醉医师、产科医师的同意。下床前听胎心，测血压、脉搏、呼吸。在小范围内活动，并有家属或助产士陪伴与协助。

（2）指导产妇适当饮用高能量无渣饮料，活跃期者禁食固体食物，有剖宫产手术可能的产妇，应严格禁食、禁水。

（3）密切观察产程进展情况，按产程处理常规严密观察宫缩、胎心、宫口扩张及胎头下降情况并及时记录，发现异常及时通知产科医师。

（4）评估镇痛效果和下肢的运动功能，如发现产妇不能抬腿运动，应及时通知麻醉医师。

（5）观察产妇排尿情况，如发现膀胱充盈，排尿困难应给予恰当处理，必要时可留置导尿管。

（6）教会产妇使用麻醉镇痛泵。

（7）镇痛期间发生下列情况时，立即协助麻醉医师及时处理。①生命体征异常：如呼吸 ≤10 次/分或 $SpO_2 \leq 95\%$，血压降低基础值的 20% 或收缩压≤12.0 kPa（90 mmHg）。②出现以下临床表现：呼吸困难，视物模糊、耳鸣、抽搐和意识丧失（局麻药误注入血管的表现），进行性下肢运动受限，恶心呕吐，严重皮肤瘙痒。③镇痛不充分。④导管位置可疑。

（8）做好接产准备，进入第二产程后，助产人员应指导产妇宫缩时正确屏气用力，宫缩间歇时密切观察胎心,备好新生儿用物及各种抢救器械。

(9)胎儿娩出后,需及时评估新生儿的状况。

五、产后护理

(一)产后一般护理

(1)护士与助产士交接分娩过程、阴道出血、子宫收缩情况及特殊治疗。

(2)提供产妇整洁、舒适的休养环境,适当通风,保证室内空气新鲜。

(3)对产妇进行全面评估,包括生命体征、子宫收缩、阴道出血、会阴切口;产妇主诉(膀胱充盈、阴道及肛门憋坠等),有异常时及时通知医师;了解病史及药物过敏史;了解新生儿出生体重及 Apgar 评分情况。

(4)鼓励产妇多饮水、自行排尿。产后 4 小时督促排尿,记录第一次排尿时间、尿色与量。

(5)鼓励产妇经常变换卧床姿势,以侧卧为主,不要长时间仰卧,以免子宫后倾。及时评估产妇恢复及体力状况,健康者产后 6~12 小时开始鼓励下床做轻微活动,产后第 2 天可在室内随意走动。

(6)保持会阴清洁,会阴冲洗 2 次/天,注意观察恶露的量、颜色、气味及性状,指导大小便后及时清洁会阴。

(7)会阴侧切术后产妇护理:嘱产妇向健侧卧位,减少恶露刺激,减轻局部肿胀不适。严格会阴护理,会阴冲洗 2 次/天,切口消毒 1 次/天,大小便后立即清洁。密切观察切口情况,发现愈合不良或感染等异常及时报告医师。

(8)指导产妇产后初期摄入清淡、易消化食物,待分娩疲劳消除、食欲恢复正常后再调整饮食。每天除三餐外,还应增加 2~3 次辅食,已增加热量和各种营养素的供给。产后要进食富含优质蛋白的饮食,如蛋、奶、鱼、瘦肉及大豆制品;脂肪量略高于正常人;多食用水果、蔬菜等高纤维食物;另外,要保证各种维生素和矿物质供应充足。禁食辛辣及刺激性食物,忌烟酒。

(9)保持大便通畅,防止因直肠充盈影响子宫复旧,鼓励产妇适当活动和饮食。

(10)观察产妇睡眠、精神状态、情绪反应等,给予心理支持,鼓励家属关爱产妇,帮助其适应角色转变,消除不良情绪,避免产后抑郁的发生。

(11)指导产妇正确哺乳及做好乳房护理。①帮助产妇建立母乳喂养信心。②助产妇早开奶、早吸吮、早接触;产妇乳胀或新生儿饥饿时进行按需哺乳。③选择喂哺的舒适体位,如侧卧位、坐位,指导产妇全身放松。可采用摇篮式、交叉式、橄榄球式等。④指导产妇哺乳姿势正确,婴儿含接姿势正确。⑤协助产妇做好乳房护理,哺乳后,挤出少量乳汁涂在乳头及乳晕上,自然干燥,保护乳头和乳晕,及时发现并护理乳头皲裂、乳胀。⑥对乳头平坦及凹陷的产妇,鼓励其树立信心,并指导其进行乳头伸展、牵拉练习。(乳头伸展练习:将两示指平行放在乳头两侧,慢慢由乳头向两侧外方拉开,牵拉乳晕皮肤及皮下组织,使乳头向外突出。接着将两示指分别放在乳头上侧和下侧,将乳头向上、向下纵形;此训练 15 分钟/次,2 次/天。乳头牵拉练习:用一只手托起乳房,另一只手的拇指、中指和示指抓住乳头向外牵拉重复 10~20 次,2 次/天。)⑦对于哺乳困难或母婴分离的产妇,可指导其将乳汁挤出存放于冰箱内,在需要时供新生儿食用,同时指导产妇维持,保证母乳喂养成功。⑧对存在母乳喂养禁忌证或因疾病等原因不宜哺乳的产妇,应给予回奶指导,包括坚持不哺乳、不排空乳房、控制液体入量,同时辅助用药,如芒硝外敷、口服维生素 B_6 等。

(12)指导产后康复训练,促进腹壁、盆底肌肉张力的恢复,预防尿失禁、膀胱直肠膨出及子宫脱垂等远期并发症的发生。产后初期,开始下床活动,先做简单的腹肌运动,即在仰卧下,两臂上举到头部两侧,深吸气时,腹肌收缩,使腹壁下陷、腹腔内脏器上提,然后慢慢呼气,两臂也慢慢复原,以上运动 2 次/天,10~15 分钟/次。待体力恢复,可适当增加运动。如伸腿运动、腹背(桥式)运动、腰部运动、仰卧起坐等。

(二)产后常见健康问题的护理

1.发热

(1)发生原因:正常情况下,产后 24 小时内,个别产妇可由于生理原因出现体温轻度升高,一般不超过 38 ℃,24 小时后即可恢复正常;或由于乳腺肿胀引起短时的体温升高现象。产后发热还有以下原因:呼吸系统感染、泌尿系统感染、乳腺炎、药物热。

(2)临床表现:从分娩 24 小时后至 10 天内,每天体温监测中有 2 次达到 38 ℃,即为产褥病率。

(3)处理:正常生理情况,密切观察即可;若为病理原因,可遵医嘱进行抗生素治疗或对症治疗。

2.产后宫缩痛

(1)发生原因:因子宫收缩引起。

(2)临床表现:宫缩痛阵发性腹部疼痛,多在产后 1~2 天出现,持续 2~3 天自然消失。随产次增加,疼痛更明显。当婴儿吸吮产妇乳房时,可反射性刺激垂体后叶分泌缩宫素增加,使产妇腹部疼痛感加重。

(3)处理:宫缩痛一般可承受,不需处理;严重者可以用镇痛药物。

3.产后尿潴留

(1)发生原因:多因分娩过程中子宫压迫膀胱及盆底神经丛,使膀胱麻痹。

(2)临床表现:有尿意但排出困难,膀胱过度充盈,耻骨联合上方胀痛或持续腹痛、拒按,导尿或 B 超检查残余尿量>100 mL。

(3)处理:可选择听流水声、按摩腹部、热水熏蒸外阴、针灸等方法诱导排尿,如上述方法无效,遵嘱可行导尿术,排空膀胱后间隔 3 小时放尿 1 次,使膀胱神经肌肉得以休息和功能恢复,必要时留置尿管,待 1~2 天拔除多能自行排尿。

4.恶露不净

(1)发生原因:恶露异常多见于宫缩不良、胎盘或胎膜残留。

(2)临床表现:恶露增多且持续时间长。

(3)处理:可对症使用缩宫素、进行清宫或给予益母草、生化汤等中药治疗。存在感染者应及时控制感染。

5.母乳喂养相关问题

(1)乳房胀痛:多由于乳腺管不通、淋巴回流障碍等造成乳汁淤积引起。预防和处理:产后早开奶,产后 30 分钟即可开始哺乳。哺乳前热敷乳房,配合按摩促进泌乳。哺乳后适时冷敷以减少乳房充血。每次未吸空乳房需以正确手法挤出剩余乳汁。若乳汁严重淤积,可用芒硝外敷或硫酸镁局部湿热敷,半小时后再挤压排出。口服散结通乳中药。

(2)乳头皲裂:常由于乳头含接不当或乳头形态不良造成。临床表现:乳头表面裂口和溃疡,哺乳疼痛,引起哺乳不畅,乳汁淤积。严重时,细菌进入可导致乳房感染。预防和处理:注意乳头清洁,哺乳时正确含接。轻者继续哺乳,哺乳前洗净乳头,哺乳后挤出少量乳汁涂在乳头上做保护;或用 2％ 硼酸溶液清洗,擦干后于皲裂处涂保护剂,于下次哺乳前洗净再哺乳。严重者可使用乳头罩、吸乳器辅助哺乳。

(3)乳汁不足:主要原因为分娩后没有及时、有效地对乳房进行吸吮刺激。预防和处理:产后早吸吮是促进泌乳通畅的重要因素,指导产妇按需哺乳、夜间哺乳。保证产妇摄入充足营养,增加汤汁,保证充足睡眠。指导正确哺乳,每次哺乳后尽量吸空双乳。可行合谷、外关、少泽等穴位刺激。可予药物催乳。可用治疗仪进行乳房的低频脉冲电刺激。

六、正常新生儿护理

新生儿期是指自出生后脐带结扎起至生后 28 天。正常足月新生儿的胎龄满 ≥37 周或 <42 周,出生体重 ≥2 500 g 或 <4 000 g,无畸形或疾病。新生儿脱离母体后需经历解剖、生理上的巨大变化,才能适应宫外的新环境,而新生儿身体各组织和器官的功能发育尚不成熟,对外界环境变化的适应性和协调性差,抵抗力弱,易患各种疾病,且病情变化快,发病率和死亡率高,故必须加强护理。

(一)母婴同室入室护理

母婴进行皮肤早接触后,经评估新生儿生理状况正常,无分娩并发症或异常情况、产妇的生命体征平稳,此时应实行母婴同室。

(1)执行新生儿身份信息核查制度,检查新生儿腕带与出生记录是否完整、准确,助产士、产科护士、家属三方进行入室核对,确保交接无误。

(2)母婴同室应保持室温在 22~26 ℃,相对湿度在 55％~65％,以维持新生儿的体温稳定。

(3)入室时对新生儿情况进行评估,肤色、呼吸、肌张力正常者方可母婴同室。

(二)新生儿日常护理

主要包括日常观察与护理、母乳喂养指导、预防接种、疾病筛查的内容。

1.日常观察

(1)体温监测:体温测量每天 2 次,当体温超过 37.5 ℃ 或低于 36 ℃ 时,每 4 小时测量体温一次。

(2)体重测量:测量体重 1 次/天,定时、定秤测量,测量前均校准零点。生理性体重下降一般从生后 2 天开始,4 天后回升,下降范围一般不超过 10％。

(3)大小便观察:观察新生儿的体重变化及大小便情况,评估喂养效果。母乳喂养的新生儿一般每天有 5~6 次的金黄色大便,或数天有一次大量软便。人工喂养的新生儿可能会出现便秘情况。

(4)体征观察。①呼吸:正常新生儿以腹式呼吸为主,呼吸浅而快,一般 40~60 次/分,生后 2 天可减至 20~40 次,可有节律不齐,如发现呼吸型态、频次异常,甚至出现呼吸困难、发绀,及时通知医师。②黄疸:生理性黄疸一般于生后 2~3 天出现,持续 4~10 天。可以采取目测法和经皮黄疸指数监测仪进行密切观察。如黄疸早出现、持续较重、消退后再次返黄要考虑病理性黄疸的可能。③脱水:根据体重变化、皮肤颜色及弹性、眼窝、前囟、尿量、精神状态等的改变,及时判断新生儿是否发生脱水或酸碱平衡紊乱。一般,轻度脱水时新生儿会出现皮肤和黏膜干燥,腹部皮肤弹性减低、前囟轻度凹陷,此时体液损失量占体重的 5％;中度脱水时的新生儿眼球和前囟明显凹陷,尿少,皮温降低,此时的体液损失量占体重的 10％;重度脱水时则可能出现休克,损失 15％体重的体液量,需紧急处理。

2.日常护理

(1)新生儿沐浴:新生儿体温稳定后,每天于喂奶前或喂奶 1 小时后进行沐浴,以保持皮肤清洁,促进血液循环。沐浴时的室温应保持在 26～28 ℃,水温以 38～40 ℃为宜。保证浴盆一人一用一消毒,浴巾一人一用一灭菌。每天沐浴后更换被服,清洗消毒后备用。沐浴、擦浴时用软无菌毛巾,依序轻柔清洁新生儿的面部、头部、颈下、胸、腹、腋下、臂、手、会阴、臀部、下肢、足部,注意保持皮肤皱褶处的清洁与干燥,必要时修剪指甲。沐浴时注意评估新生儿的皮肤状况,一旦发现脓疱疮,遵医嘱立即采取隔离措施;注意避免水或沐浴液进入新生儿的眼或耳内。

(2)眼部护理:每天 1 次,沐浴后用生理盐水棉签自内眦向外轻轻擦拭双眼,必要时遵医嘱滴眼药。

(3)口腔护理:每天 1 次,沐浴后用生理盐水棉签轻柔擦拭新生儿口腔,观察是否有口炎症状。

(4)脐部护理:于每次沐浴后进行,用无菌棉签蘸干脐轮周围的水,再用蘸有 75％医用乙醇的棉签消毒脐带断端及脐轮,观察脐部有无皮肤潮红、渗血、脓性分泌物等,予对症处理,保持新生儿脐部皮肤的清洁干燥。使用尿布时切勿超过脐部,防止尿粪污染。发现疑似脐部污染时立即进行消毒。

(5)臀部护理:新生儿每次大便后,用温水清洗臀部皮肤,擦干后涂护臀油。保持尿布的松紧适中并及时更换。若发生新生儿臀红或尿布疹,及时遵医嘱对症处理。

3.母乳喂养指导

除有医学指征,正常新生儿应保持纯母乳喂养至少 6 个月。

(1)执行母乳喂养相关规定,指导产妇合理喂养,参照本节产后护理内容。

(2)判断新生儿吃饱后,轻拍新生儿背部以驱气,然后取侧卧位。

(3)可通过按时评估新生儿的体重及大小便情况来评价母乳喂养的效果。一般经过有效的喂养后,新生儿 24 小时有 6 次以上的小便,生后一个月时体重增长 500 g。

4.新生儿抚触

(1)可在沐浴后、喂奶前进行。

(2)取适量抚触油于双手掌心揉搓均匀,依头面部、胸部、腹部、上肢、下肢、背部、臀部的顺序为新生儿进行轻柔抚触,时长 15～20 分钟,同时与新生儿保持目光交流。

5.预防接种

(1)根据计划免疫的规定,新生儿须在生后 24 小时接种乙肝疫苗、卡介苗。其中,乙肝疫苗的接种部位位于新生儿右臂三角肌,完成第一次院内接种后,应于生后 1 月、6 月分别到保健机构继续接种;卡介苗接种部位在左臂三角肌,待新生儿满 3 个月月龄后,进行结核阳转复查。向家属告知新生儿预防接种的相关内容,知情同意并签字后,遵医嘱进行预防接种。

(2)接种时严格执行无菌操作,做好核查,避免漏种和重复接种。

(3)接种后注意观察一般反应或异常反应。一般反应可能表现为局部红肿热痛,多发生于接种后数小时内;或在 24 小时内出现不同程度的体温升高,多为中、低度发热,持续 1～2 天,可伴有呕吐、腹泻等反应。若反应程度不严重影响新生儿的喂养及一般活动,无需特殊处理。异常反应可表现为过敏性皮疹、感染等,若出现症状及时对症处理。

6.疾病筛查

根据《母婴保健法》需对所有新生儿进行疾病筛查,包括筛查甲状腺功能低下、苯丙酮尿症及听力状况,以早发现、早治疗。向家属告知新生儿疾病筛查的相关内容,知情同意签字后,于新生儿出生72小时后进行。

7.健康指导

产妇和新生儿的护理质量和安全质量将影响母婴结局,因此护理人员须及时有效的做好相关的健康指导,从而保障母婴获益。

(1)严格执行消毒隔离制度,预防感染。接触新生儿前后进行手卫生。母婴同室采用湿式清扫,每天空气消毒2次,并适时通风以保持室内空气清新,温湿度适宜。每月进行1次细菌培养。

(2)指导产妇注意个人卫生,合理饮食起居,保证充分的休息与睡眠。

(3)加强新生儿的安全管理。与产妇及家属签订安全告知书,保证交接流程的安全质量,提高警惕性,严防住院期间的新生儿失窃发生;告知家属如需暂时离开新生儿,须及时与护理人员沟通,取得护理人员同意并妥善安排监护后,方可离开。

七、剖宫产护理

剖宫产是经腹壁切开子宫取出已达成活胎儿及其附属物的手术。

剖宫产适应证。①头盆不称:骨盆狭窄或畸形骨盆。骨产道或软产道异常、巨大胎儿、臀先露或肩先露等异常胎位。②相对性头盆不称及产力异常:子宫收缩乏力,发生滞产经处理无效者。③妊娠期合并症及并发症:妊娠期合并心脏病、糖尿病、肾病等,或因并发重度子痫前期及子痫、胎盘早剥、前置胎盘等。④过期妊娠儿、珍贵儿、早产儿、临产后出现胎儿窘迫等情况。

主要手术方式有子宫下段剖宫产、子宫体部剖宫产、腹膜外剖宫产。

(一)术前护理

1.一般护理

执行产前护理

2.术前检查

术前完善各种化验及检查

3.心理护理

告知产妇剖宫产术的目的,耐心解答有关疑问,缓解其紧张、焦虑情绪。

4.休息与睡眠

术前为孕妇提供安静的睡眠和休息环境,如有必要,给予镇静剂,但一般应在手术前4小时用药,以减少药物协同作用,防止出现呼吸抑制。

5.术前准备

(1)术前禁食禁饮:术前6小时禁食固体食物及牛奶,术前2小时禁食水、清茶或无渣果汁等轻饮料。术前需口服用药者,允许在术前1~2小时将药片研碎后服下并饮入0.25~0.50 mL/kg清水,但缓控释制剂严禁研碎服用。

(2)备皮:范围上至剑突下,两侧至腋中线,下达阴阜部和大腿上1/3处,并用温毛巾擦洗干净,注意操作时勿损伤皮肤。

清洁备皮方法:术前1天开始在护士指导及协助下,用毛巾蘸沐浴液或皂体进行全身洗浴,活动不便者重点为手术区域,脐部用液体石蜡去除污垢。术日晨使用2%葡萄糖酸氯己定溶液涂擦手术区皮肤两遍,并观察手术区域皮肤有无异常,然后协助孕妇更换清洁的衣物。

　　脱毛备皮方法:孕妇外阴需要进行脱毛操作,对于腹部手术区域毛发粗大、浓密,影响手术操作或切口愈合的孕妇也需要脱毛。方法为术前1天在清洁备皮的基础上,采用医疗专用皮肤脱毛剂脱毛(具体方法参考脱毛剂产品说明书),然后再行皮肤清洁。因变态反应等不能使用脱毛剂的孕妇术日采取剪短毛发后再使用电动剃毛器推除毛发的方法。脱毛后的清洗和消毒同清洁备皮方法。脱毛备皮时间应尽量接近手术时间(2小时之内)。

　　(3)进行合血准备:对前置胎盘、胎盘早剥、多胎等可能出血多的孕妇,要充足备血。

　　(4)药物过敏试验。

　　(5)留置导尿管。

　　(6)严密监测生命体征及胎心情况,如有异常立即通知医师。

　　(7)取下义齿、发卡、首饰、手表等。

　　(8)做好患者手术交接工作,备麻醉床、输液装置、心电监护等。

　　(9)麻醉前再次听诊胎心音,以明确胎儿一般状况。

(二)术后护理

1.体位

剖宫产以连续硬膜外麻醉为主,特殊情况采用局麻或全麻。

　　(1)椎管内麻醉的产妇术后去枕平卧6小时,以免术后发生头痛,6小时后根据情况给予适当卧位。

　　(2)采用全身麻醉的产妇在尚未清醒前去枕平卧,头侧向一旁,稍垫高一侧肩胸,以免呕吐物、分泌物呛入气管,引起吸入性肺炎或窒息。

　　(3)协助母婴皮肤早接触、早开奶时,可根据产妇情况,选择平卧位和侧卧位,新生儿俯卧时,注意避免口鼻完全堵塞。

　　(4)病情稳定者,术后1天可采取半卧位,有助于腹部肌肉松弛,降低腹部切口张力,减轻疼痛;也利于深呼吸,增加肺活量,减少肺不张情况发生。

2.病情观察及护理

　　(1)记录回病房时间,监测生命体征变化,如有异常立即报告医师。依病情,认真观察并记录生命体征。通常每15~30分钟观察1次血压、脉搏、呼吸并记录直到平稳,然后按护理级别每30~60分钟观察1次持续至手术后24小时,待病情稳定者可改为2次/天测量并记录体温、血压、脉搏、呼吸,直至正常后3天。患者术后1~2天体温稍有升高,但一般不超过38℃,若术后高热或生命体征明显异常,要增加测量和记录次数。

　　(2)术后观察腹部切口敷料是否渗血、渗液,发现异常及时联系医师。采用腹带包扎腹部,必要时用1~2kg沙袋压迫腹部伤口6~8小时,可以减轻切口疼痛,防止出血。

　　(3)按摩子宫,观察子宫收缩及阴道流血情况。

　　(4)留置尿管长期开放,注意尿量及颜色变化,24小时拔管后指导产妇自行排尿,注意观察第一次排尿的时间和量。

　　(5)保持会阴部清洁,及时更换会阴垫,并观察恶露颜色、量、气味,防止感染,用含有效碘0.05%的碘附溶液会阴擦洗或冲洗2~3次/天。

　　(6)评估患者疼痛程度,必要时给予哌替啶等镇痛治疗。

3.营养支持

给予免奶流质饮食,排气后逐步改为半流质、普食。

4.用药护理

遵医嘱给予促进子宫收缩药物、抗炎药物等治疗。

5.心理护理

安慰患者,减轻患者紧张焦虑情绪。

6.活动与休息

协助患者床上有效翻身活动,鼓励尽早下床活动,有利于恶露排出,促进肠蠕动、防止腹胀、肠粘连等,防止静脉血栓形成。限制陪伴人员数量,减少探视人员随意走动,保证产妇充足的睡眠和休息。

八、产科出院护理

(1)责任护士根据出院医嘱,预先通知产妇/孕产妇及家属做好出院准备,告知出院流程及注意事项。

(2)护理人员停止住院治疗医嘱,整理病历。如产妇、新生儿/孕产妇出院后仍需服药治疗时,责任护士领取药物后,告知产妇及家属服药方法及注意事项。

(3)责任护士在出院前对产妇和新生儿进行全面评估,根据病情及具体情况实施个体化的出院指导。

(4)责任护士对孕产妇及家属进行出院后用药指导。

(5)为孕产妇提供必要的帮助和支持,确保其安全离院。

(6)清理、消毒床单位,如合并传染病的孕产妇出院,根据病情进行终末消毒处理。

(7)为出院孕产妇提供延续性护理服务,如通过电话、短信、上门服务等多种形式提供随访服务。

(8)做好护理文件的处理,注销各项治疗、护理单,将病历按出院顺序整理好,由病案室保存。

(张爱莲)

第三节　妇产科常见症状的护理

一、阴道流血

阴道流血是妇科常见症状之一,也是最为常见的主诉之一。女性生殖道任何部位,包括阴道、宫颈、宫体及输卵管均可能发生出血。虽然绝大多数出血来源自宫体,但不论其源自何处,除正常月经外,均称为"阴道流血"。引起的原因多与卵巢内分泌功能失调、妊娠有关的子宫出血、生殖器炎症、生殖器肿瘤或损伤、外源性性激素的应用有关,也可能为全身疾病如血小板减少性紫癜、白血病等有关。临床表现:经量增多、周期不规律的阴道流血、接触性出血、经间出血、间歇性阴道排出血性液体、外伤后阴道流血等。

（一）一般护理

执行妇科一般护理。

（二）护理评估

（1）询问患者的月经史及病史，明确是否存在周期规律，了解患者心理状况，区分阴道流血的类型。

（2）观察患者的精神和营养状态，有无肥胖、贫血貌、出血点、紫癜、黄疸和其他病态。

（3）评估患者的眼睑、口唇及指甲，了解有无贫血及其程度。

（三）护理措施

1.与卵巢内分泌功能失调相关的阴道流血

（1）补充营养：患者体质往往较差，应加强营养，改善全身情况，可补充铁剂、维生素C和蛋白质。指导进食含铁较多的食物，如猪肝、豆角、蛋黄、胡萝卜、葡萄干等。

（2）维持正常血容量：观察并记录患者的生命体征、出入量，嘱患者保留出血期间更换的会阴垫及内裤，以便准确估测出血量。出血量较多者，督促其卧床休息，避免过度疲劳和剧烈活动。贫血严重者，遵医嘱做好配血、输血、止血措施，执行治疗方案维持患者正常血容量。

（3）预防感染：严密观察与感染有关的征象，如体温、脉搏、子宫体压痛等，检测白细胞计数和分类，同时做好会阴部护理，保持局部清洁。如有感染征象，遵医嘱进行抗生素治疗。

（4）合理使用性激素：按时、按量正确服用性激素，保持药物在血中的稳定水平，不得随意停服和漏服。指导患者在治疗期间如出现不规则阴道流血应及时就诊。

2.与妊娠有关的阴道流血

（1）辨别流血与妊娠和分娩的关系，严密观察患者生命体征、阴道流血的颜色及量、观察有无腹痛、腹坠等伴随症状，积极查找流血原因。

（2）与先兆流产相关的阴道流血，要指导患者卧床休息，严禁性生活，提供营养支持，保持情绪稳定，遵医嘱给予激素类药物。

（3）确诊为难免流产或不全流产时，则应配合医师行刮宫术排出胚胎及胎盘组织。

（4）对异位妊娠的患者，首先明确有无腹腔内出血，根据病情轻重，配合医师完成开腹或腹腔镜手术治疗。对一般情况好、无活动性腹腔内出血的患者，可采用药物治疗，此过程中需严密监测患者生命体征、血 β-HCG 和超声。

（5）妊娠期阴道流血患者要排查是否有前置胎盘、胎盘早剥等疾病。

（6）产后出血多者，应查找原因，积极处理。详见第五章第十四节产后出血。

3.继发贫血

（1）病情观察：密切注意观察生命体征、血常规和阴道流血情况，有无心悸、气促、活动后明显加重等症状。

（2）休息与运动：贫血患者机体组织缺氧，根据贫血程度、病情发展及基础病等，指导患者合理休息运动，预防跌倒坠床等不良事件。轻度贫血者（血红蛋白在 90～110 g/L），无需限制，避免劳累；中度贫血者（血红蛋白在 60～90 g/L），增加卧床休息时间，鼓励生活自理，活动量应以不增加症状为度。重度贫血者（血红蛋白在 31～60 g/L）多伴有贫血性心脏病，取舒适卧位（如半坐位）休息。

（3）用药护理：口服铁剂治疗时，主要不良反应为胃肠道刺激症状，如恶心、胃部烧灼反应、胃肠痉挛及腹泻等，应餐中或饭后服用，此外治疗期间应注意饮食结构，鱼、肉、维生素C可加强铁的吸收,同时避免与牛奶、茶、咖啡同服,避免抑制铁的吸收。口服铁剂期间大便颜色呈黑色,应做好解释。注射铁剂应做好急救准备以防过敏性休克。

(四)健康指导

(1)出血期间禁止盆浴和性生活。

(2)保持外阴清洁,预防感染。

(3)嘱咐患者注意休息,根据自身恢复情况增加活动量,加强营养。

(4)出院后如阴道流血量增多应及时就诊。

二、白带异常

白带是由阴道黏膜渗出液、宫颈管及子宫内膜腺体分泌液等混合而成,其形成与雌激素作用有关。正常白带呈白色稀糊状或蛋清样,黏稠、量少、无腥臭味,pH≤4.5,称为生理性白带。当白带的色、质、量等方面发生异常改变时,即为白带异常,也可称作病理性白带。白带异常是女性生殖系统炎症、肿瘤的主要临床症状之一,且不同的疾病会引起不同的白带异常表现。

(一)一般护理

执行妇科一般护理。

(二)护理评估

(1)询问月经史、婚育史、既往史、家族史。

(2)评估患者的症状体征,了解阴道分泌物的性质、异常白带出现的时间和持续时间。

(3)评估有无外阴烧灼感、性交痛,了解性伴侣有无性传播疾病。

(4)评估患者心理状况。

(三)护理措施

1.与炎症有关的白带异常

(1)注意个人卫生,保持外阴清洁干燥,避免搔抓外阴部。勤换内衣,内裤和洗涤用物煮沸消毒 5~10 分钟,治疗期间慎重无保护性生活。

(2)取送检分泌物前不做双合诊,窥器不涂润滑剂,检查前 24~48 小时禁止性交、阴道灌洗或局部用药,分泌物取出后及时送检并注意保暖。

(3)指导患者遵医嘱正确用药,注意观察疗效和不良反应。

(4)萎缩性阴道炎者可局部或全身给予补充雌激素以增加阴道抵抗力。

2.与肿瘤有关的白带异常

执行妇科一般护理和手术前后护理。

(四)健康指导

(1)加强健康宣教,保持外阴清洁干燥,禁止使用刺激性药物或肥皂擦洗,穿纯棉内裤,不穿化纤内裤和紧身衣。

(2)指导患者清洁会阴的正确方法,即遵循由上向下,从尿道到阴道,最后肛门的原则。经期避免性交,避免过度劳累,适当增加体育锻炼,增强免疫力。

(3)指导患者坚持用药,教会患者阴道上药方法。阴道用药者应在晚上睡前,洗手后戴手套放置。

(4)积极治疗原发病,避免辛辣刺激性食物,禁酒。

(5)妊娠期白带异常要查找原因,积极治疗,以避免感染导致的胎膜早破、绒毛膜羊膜炎引发不良妊娠结局。

(6)注意环境卫生,滴虫患者、带虫者禁止进入公共浴池,避免共用浴盆、浴巾等。

(7)主要经性行为传播的滴虫感染,性伴侣要同时进行治疗。

三、下腹痛

下腹痛为妇女常见的症状之一。多由于妇女生殖器官疾病所引起,也可为功能性疼痛。其原因与脏器破损和肿瘤蒂扭转、炎症、子宫肌瘤红色变性等有关。但下腹痛来自内生殖器以外的疾病并不少见,应注意鉴别。

(一)一般护理

执行妇科一般护理。

(二)护理评估

(1)询问病史及此次疾病治疗的经过和效果。

(2)评估患者的症状和体征。

(3)评估患者的心理状况。

(4)评估患者发生腹痛的时间、部位、性质、程度及范围,了解全身情况有无乏力、高热等伴随症状。

(三)护理措施

1.与炎症有关的下腹痛

(1)注意个人卫生,保持外阴清洁、干燥。

(2)对盆腔炎症性疾病患者指导其卧床休息,取半卧位以利于脓肿积聚于子宫直肠陷凹,使炎症局限或便于引流。

(3)加强营养,增强体质,提高机体抵抗力。少食多餐,多饮水。

(4)注意观察患者的生命体征,盆腔脓肿行阴道或腹腔引流者,应注意脓肿的量及性状。如有发热等异常情况,及时报告医师进行处理。

(5)按时给予抗生素,以维持药物在体内的适当浓度而保证疗效。观察药物作用及不良反应。

(6)指导患者坚持治疗,避免因治疗不彻底迁延成慢性盆腔炎。

2.与器官破损、肿瘤蒂扭转有关的下腹痛

根据手术类型,执行妇科手术前后护理。

3.周期性的慢性下腹痛

(1)根据发生的时间,鉴别疼痛原因。如每次行经前后或月经期下腹部疼痛,经净数天后疼痛消失,多因子宫腺肌病、子宫内膜异位症、宫颈狭窄所致,也可因子宫内膜前列腺素浓度增高所致(原发性痛经)。月经间期下腹一侧疼痛,持续3~4天,多伴有阴道少量流血,多为排卵期疼痛。人工流产或刮宫术后慢性疼痛多为宫颈或宫腔部分粘连,经血倒流入腹腔刺激腹膜所致。

(2)根据疾病种类给予相应护理。

(四)健康指导

1.与炎症有关的下腹痛

(1)指导妇女穿棉质内裤,以减少局部刺激。注意经期、妊娠期、分娩期、产褥期的卫生。

(2)指导性生活卫生,减少性传播疾病,经期禁止性交。

2.痛经

(1)避免精神刺激、过度疲劳,注意合理休息和充足睡眠,加强营养、放松心情。

(2)腹部局部热敷和进食热的饮料可缓解疼痛。

(张爱莲)

第四章 妇女保健

第一节 新婚保健

新婚保健的目的是使新婚夫妇在结婚以后,两性生活美满,身体健康,家庭幸福和谐。其内容包括新婚性保健指导、新婚期节育指导和蜜月保健。

一、新婚性保健指导

(一)顺利度过首次性生活

新婚之夜,男子一般都表现为兴奋、渴望、好奇而略有精神紧张,女子则往往处于紧张、恐惧、羞涩而又疑虑的复杂心理状态。如果男方只图自己性的满足,不注意方式方法,急躁粗暴地鲁莽从事,不仅会给女方在精神上引起不良刺激,躯体上也会造成不应有的损伤,使其对性交产生惧怕和厌恶,甚至导致心理上的性功能障碍。要使初次性交能顺利完成,男方应对自己的性冲动稍加克制,要有步骤地采用温柔、爱抚的方式去消除女方的胆怯心理,随后才能激发其性欲而取得配合。女方应主动迎合,首先必须解除精神紧张,保持肌肉放松,采取两腿弯曲展开的姿势,使阴道口得以充分扩展,便于阴茎插入,也有利于减轻疼痛、减少损伤。如女方处女膜比较坚韧或肥厚,处女膜孔较紧或阴道狭小,阴茎插入时可能阻力较大,则可采取分次插入,逐步扩张的方式,大部分新婚夫妇能在数天内获得成功。如经以上方法仍不能解除障碍者,应去相关医疗单位进行检查和咨询。

(二)建立和谐的性生活

性生活的和谐是指男女双方在性生活过程中配合协调,都能共同获得性满足。要建立和谐的性生活,应注意创造以下 5 个方面的条件。

1.必要的健康条件和精神状态

性交不仅是一个由神经系统支配、内分泌调节、性器官反应的复杂生理活动,还包括循环和呼吸作用的加强、肌肉运动频速、热能消耗增多等全身反应,是需要相当的体力和饱满的情绪才能胜任的。如在健康条件欠佳、精神状态不振的情况下进行性交,性功能的发挥必然会受到影响,性生活就难以和谐。

2.性生活良好氛围的创造

人的性意识和性反应受高级神经中枢控制,社会心理因素的干扰会影响性功能的发挥。创造一个性生活的良好氛围即保持周围环境的安静、隐蔽、温馨、舒适,使人思想放松、心情舒畅,会有利于性生活的和谐。忧虑、委屈、恐惧、不安等心理压力会破坏性生活的气氛,甚至造成性功能障碍。

3.性知识的掌握与性技巧的运用

掌握了男女性反应的规律和特点,就可以在性生活实践中,运用性技巧来提高性生活的和谐程度。

(1)争取双方在同步状态下进入持续期和高潮期:从理论上讲,性生活和谐的理想境界是夫妻双方性反应各期都能契合无间,性高潮应同时到达。但在实际生活中,这种完全一致的和谐是很难达到的。双方如能在同步状态下进入持续期和高潮期,即使性高潮的出现略有先后,只要各自均有性的满足,就应该认为性生活和谐。由于女子性反应进程大多落后于男子,所以男方应适当控制自己性反应的进度,女方则要摆脱有意的控制和干扰。

(2)注意弥补消退期的两性差异:一般男子在射精活动后,都会迅速进入消退阶段,常带着满足的神态疲惫入睡;女子却兴奋解除徐缓,仍有似终未终的依恋之情,尚需继续抚爱和温存。男方应认识到射精后温馨的尾声,不仅能增加性生活的和谐程度,还能弥补性高潮中的不足。

(3)选择和变换合适的性交姿势:一般最常用的姿势为男上女下位。在性生活实践中,选择或变换其他各种姿势也可能促进性生活和谐。

(4)逐步探索对方性反应的规律:性高潮并非人人都能达到,也不是每次都可获得的。一般男子较易体验,女子则常无此感受,尤其在新婚阶段。必须经过学习和实践,逐步探索对方性反应的规律,再加上默契的配合,才有可能达到知己知彼、心意沟通的境界。

4.尽量选择合适的性交时机

性交时机一般最好选择在晚上入睡以前,以便有充分休息的时间。清晨起床前性交可能会影响白天的工作学习,但性欲的激发很难在事先拟定,最佳性交时机应是双方都有性要求的时刻。在性生活实践中,如能逐步养成习惯,尽量在入睡前性交,将有利于身心健康。

5.恰当掌握好性生活的频度

性要求的周期长短因人而异,常与年龄、体质、性格、职业等有关。即使同一个人,在不同环境、生理条件或精神状态下也会有所改变,如年龄的增长、体质的衰退、月经的来潮、生活中的烦恼和繁重的工作都会抑制性的要求。性生活的频度应根据双方性能力进行调整。一般情况下,青年人每周2~3次,中年人1~2次。随着年龄的增长,频度可逐步减少。掌握的尺度可根据性生活后双方是否感到疲乏为原则。夫妻之间性要求的强弱往往不同,必须从爱护、体贴对方出发,恰当地安排好性交的频率,才能争取性生活的和谐。

(三)科学地认识处女膜问题

按照传统习俗,处女膜的完整性历来被认为是判定女子贞操的标志。有些女子因在初次性交中未被丈夫发现血迹而被误断为不是处女。有的夫妻为了处女膜的疑云,长期存在着感情上的阴影,甚至造成家庭悲剧。所以,在婚前卫生指导中应宣传处女膜的问题,要以科学的态度来对待。医学实践证明,处女膜的特征因人而异,处女膜孔有松有紧,在性交时就会呈现不同的反应。富于弹性而松软的处女膜在性交动作比较轻柔的情况下,可以不发生裂伤出血,甚至有多次性交后仍能保持完整状态者。有的女子确属处女,但其处女膜曾受过外伤,在初次性交时不再出血,男方应予以谅解。通常在初次性交活动中,处女膜会发生轻度擦伤和点滴出血,但偶尔也会出血稍多。如感到裂伤后局部灼痛,应暂停数天性器官的接触以利创口自然愈合。如发生多量出血,应立即到医院就诊给予止血。

二、新婚节育指导

随着人们对生殖健康内涵的逐步理解,计划避孕与计划受孕一样,越来越受到重视,避免新婚阶段受孕已逐渐被更多的新婚夫妻所认识。此外,社会上必然有一部分新婚青年,由于工作、学习或生活上的需要,或因健康条件限制,不准备婚后随即生育者,更迫切要求避孕。因此,提供节育指导已成为婚前保健技术服务中不可缺少的重要项目。

(一)新婚避孕的特殊要求和选择原则

(1)新婚阶段双方在性交时心情都比较紧张,又缺乏实践经验,选用的避孕方法要求简便易行,如采用宫颈帽或阴道隔膜等工具避孕,放置技巧较难掌握,反易失败。

(2)婚后短期内性交时女方阴道内、外组织较紧,某些外用避孕药具较难置入,亦不易放准部位,如阴道隔膜、宫颈帽、避孕海绵、避孕药膜等,在新婚阶段不宜立即选用。

(3)要求所用避孕方法停用后不影响生育功能和下一代健康。

(二)适宜避孕方法的选择

目前常用的避孕方法种类很多,新婚后避孕一般可根据其要求避孕期限的长短,再结合年龄、职业、文化水平、居住条件、月经情况、健康条件等帮助其知情选择一种或几种切实可行的避孕方法。

(1)婚后要求短期避孕:一般以外用避孕药具为宜,可先采用阴茎套、外用避孕栓或避孕凝胶剂,待女方阴道较易扩张时,在熟悉掌握其他外用避孕药具如阴道隔膜、避孕海绵、避孕药膜、阴道套等使用方法后,也可改用。自然避孕法具有简便、经济、安全、无害的优点,而且不受避孕期限的长短限制,只要月经规则、稳定,如在婚前即能熟悉本人排卵征象,掌握排卵规律,则从新婚开始也可选用此法。但必须注意新婚期间往往体力劳累、精神激动,常会使排卵规律改变,如单纯使用此法,应当特别谨慎观察,以防失败。

(2)婚后要求较长时期(1年以上)避孕:除可选用各种外用避孕药具外,如无用药禁忌,亦可选用女用类固醇(甾体)口服避孕药,以短效者为宜。夫妻分居两地者可用探亲避孕药,如使用正确,可获高效。但必须注意,有些品种最好在停药后3~6个月受孕,以防万一影响胎儿发育。

(3)初婚后要求长期避孕或再婚后不准备生育:可选用长效、安全、简便、经济的稳定性避孕方法。宫内节育器一次放置可持久避孕数年至20年,对不准备再生育的妇女较为合适。长效避孕针、药,阴道药环,皮下埋植等方法也可根据具体情况选用。在长期实施避孕的过程中,每对夫妇最好能多掌握几种方法,以便在不同阶段、不同条件下灵活选用,有时女用,有时男用,有时外用,有时内服,不但有利于保障身心健康、增强双方的责任感,而且还会促进性生活的和谐、夫妻间的感情。

(4)凡属终身不宜生育者,原则上有病一方应采取绝育或长效避孕措施。

(三)紧急避孕

在实施避孕的过程中,难免偶然未用避孕措施或在使用避孕方法中发生失误,如阴茎套破损或滑脱、避孕药漏服等,可在性交后短期内(最好在72h内)采取紧急避孕措施。常用的方法为服用雌孕激素复合剂、单纯孕激素、达那唑、双炔失碳酯片(53号避孕片)、米非司酮等,对预防意外妊娠效果很好。但这类方法只能在紧急情况下偶尔使用,不宜作为常规避孕方法,以免影响健康。

（四）妊娠的"去"或"留"

新婚后避孕失败或因未用避孕措施而造成计划外妊娠者,应根据具体情况,听取医务人员意见,决定妊娠的"去"或"留"。原则上,对以后要求生育的妇女,应尽量避免人工终止妊娠。因为人工终止妊娠,尤其是妊娠月份较大的引产,容易引起损伤、出血或感染,危害性更大。有些妇女在事后还有可能遗留一些疾病,如盆腔感染、宫腔粘连、子宫内膜异位等,甚至会丧失生育功能而遗憾终生。一旦决定终止妊娠,应尽早施行人工流产以减少对健康的影响。人工流产只能作为偶尔发生计划外妊娠时的补救措施,千万不能作为节育的主要手段。人流次数越多、间隔越短,发生并发症和后遗症的机会越大,只有认真落实好避孕措施、坚持正确使用,才能有效地预防计划外妊娠。至于对计划内妊娠中,常因感冒、发热、咳嗽、腹泻等用过某些药物,恐惧影响胎儿发育而要求人流者,如孕妇确已患有风疹或弓形虫病等,则应采取人工流产,否则应根据其发病情况、药物品种、剂量和用药时间的长短,再结合孕周大小、孕妇本身年龄及受孕能力等综合因素慎重考虑,原则上对未生育过的妇女,以不做人工流产为妥。

三、蜜月保健

（一）养成良好的性卫生习惯

夫妻之间如果只追求性生活的和谐而忽视了性生活卫生,就有可能会引起一些疾病。不但会影响性功能的发挥,甚至还会造成生育上的障碍,所以从新婚开始就应养成良好的性卫生习惯。

经常保持外阴部的清洁卫生:不论男女,除定期洗澡外,还要经常注意外阴部的卫生,每次性生活前、后应当清洗干净。男子的包皮垢对病原体的生长繁殖较为适宜,如不经常清除,不仅会引起自身感染,而且可通过性交传给女方。女性由于外阴部的解剖特点,如阴唇和阴蒂间皱褶较多,分泌物常易积储,阴道口又邻近尿道口和肛门,更易相互污染,所以保持外阴部的清洁尤为重要。

（二）严格遵守女性各生理时期对性生活的禁忌

如在女方月经期最好不要性交,因为月经期宫颈口较松,内膜剥脱后存在创面,性交会增加生殖道感染、子宫内膜异位和产生抗精子抗体等机会。其次,性交会使盆腔充血加甚,引起月经过多、经期延长、淋漓不净或腰酸腹胀等不适症状。而且,经血沾污也会影响双方性欲,不利于性生活的和谐。

（三）注意预防蜜月性膀胱炎

新婚期间男女双方对性器官的解剖生理还不太熟悉,如对性卫生不够重视,盲目触摸、频繁摩擦,会增加尿道口的污染。再加上新婚期间比较劳累,体力消耗大,抵抗力必然有所减弱,引起感染的机会则更多。蜜月性膀胱炎是新婚阶段的常见病,一旦受染,常易反复发作,应注意预防。

（张晓燕）

第二节　妊娠前期保健

妊娠前期的保健应在妇女计划受孕前的4～6周开展,这是生命开始阶段保健的重要内容。

通过妊娠前期保健,可以预防遗传性疾病的传衍,避免环境中有害因素对生殖细胞的影响,是优生工作的首要环节。

一、妊娠前期的生理特点

正常情况下,妊娠前期妇女正处于生育期。一般女性的生育能力自 14～15 岁开始,至 18～20 岁趋于成熟,持续约 30 年。受经济、社会因素影响,女性的生育年龄多向后延迟。

(一)身体发育成熟

妊娠前期是身体发育的完胜时期,全身各器官及系统均已发育成熟,并具有活跃的生理功能,能够承受妊娠带给全身各系统、器官增加的负担。

(二)生殖器官发育成熟,第二性征出现

卵巢发育成熟,周期性排卵并分泌性激素。卵巢在激素分泌的作用下,子宫内膜出现周期性变化,宫颈、阴道也都会呈现出周期性改变。卵巢排卵和生殖器官发育成熟使妊娠成为可能。在卵巢性腺激素的作用下,女性呈现特有的体型,乳房发育,骨盆变宽,为妊娠做好准备。

(三)神经内分泌调节功能完善

正常育龄妇女下丘脑-垂体-卵巢轴的调节功能稳定,使机体神经-内分泌调节保持平衡,各系统器官生理功能协调一致,也为妊娠奠定了基础。

二、妊娠前期的心理特点

妊娠前期妇女正处在事业和家庭生活的繁忙时期。事业上工作岗位的竞争激烈,生活上男女结为夫妻后,正经历着对自己和对方再认识、再适应的磨合过程。面对妊娠可能出现以下心理特点。

(一)幸福和自豪感

绝大部分妊娠前期的妇女对妊娠有充分的心理准备,表现出积极的情感反应,认为妊娠是一件神圣和愉悦的事情,憧憬小生命的到来将给婚后的家庭生活带来更多的快乐,为自己即将成为母亲而充满幸福和自豪感。

(二)焦虑

迫切渴望妊娠但又迟迟未孕的妇女,可能出现期待性焦虑和紧张情绪,担心自己不能正常怀孕,害怕自己患有生殖系统疾病或不孕症,甚至到处求医问药,每天把全部精力都集中在这一件事情上,并为之焦虑不安。在重男轻女的家庭中,也会使妊娠前期妇女心情紧张、烦躁不安,为自己怀孕孩子的性别是否能满足家庭成员的意愿而焦虑不安,期待获得满意的结果。

(三)情绪抑郁

与丈夫或家庭成员存在生育意愿分歧,如自己不想妊娠,而出于家庭意愿不得不做出妊娠计划,或自己想妊娠而丈夫无生育意愿的妇女,为是否妊娠而出现矛盾冲突,表现为对妊娠消极,情绪抑郁,缺少积极性。

三、妊娠前期的社会特点

妊娠前夫妻双方及家庭成员是否和睦、工作压力与紧张程度、家庭经济条件等因素都会对妊娠造成影响。如果夫妻双方,尤其是女方短时间内受过较大的精神打击、夫妻或家庭不和睦、工作学习过于紧张疲劳、生活条件差(如居住拥挤、经济拮据等),均不利于妊娠。

四、妊娠前期的保健目的

(1)筛查遗传性疾病,消除环境中有害因素影响。

(2)做好妊娠计划,合理安排受孕。

(3)做好妊娠前期的各项准备工作。

五、妊娠前期的保健措施

(一)检查与监制

孕前检查是妊娠前期保健的重要内容。准备怀孕夫妇在妊娠前3～6个月到妇幼保健部门或医疗机构通过孕前检查,对健康状况做出初步评估,排除不宜妊娠或暂缓妊娠的因素。过去孕前检查多由婚前检查代替,但随着优生知识的普及,主动进行孕前检查的妇女越来越多。孕前检查的项目不同地区有所差异,基本项目如下。

1.询问一般情况(评估孕前高危因素)

了解孕前夫妇及双方家庭成员的健康状况,重点询问与婚育有关的孕育史、疾病史、家族和遗传病史、生活方式、饮食习惯、营养状况、职业及工作环境、运动(劳动)情况、社会心理状况及人际关系等。

2.医学检查

在询问一般情况的基础上,征得夫妻双方同意,进行医学检查,了解男女双方的基本健康状况,对可能影响生育的疾病进行专项检查。

(1)体格检查:按常规检查项目进行,包括测量血压、体质量,计算体质指数(BMI)。并对男女双方生殖系统进行专科检查。检查中要注意身体发育情况、有无遗传性疾病、内分泌系统疾病、精神疾病及智力障碍等,注意乳房、声音、毛发分布等第二性征发育情况,注意男女双方内外生殖器官有无异常。

(2)辅助检查。①必查项目:血常规、尿常规、血型(ABO 和 Rh)、肝功能、肾功能、空腹血糖、HBsAg、梅毒螺旋体、HIV 筛查、宫颈细胞学检查(1 年内未查者)。②备查项目:弓形虫、风疹病毒、巨细胞病毒和单纯疱疹病毒(TORCH)筛查,宫颈阴道分泌物检查(阴道分泌物常规、淋球菌、沙眼衣原体),甲状腺功能检测,地中海贫血筛查(广东、广西、海南、湖南、湖北、四川、重庆等地),75g 口服葡萄糖耐量试验(OGTT,针对高危妇女),血脂检查,妇科超声检查,心电图检查,胸部 X 线检查。

(3)专项检查:对可能影响生育的其他疾病应进行专项检查、诊断和治疗,避免在疾病状态下妊娠而导致胎儿发育不良、畸形、流产或死亡,危及母体健康和生命安全。

进行专项检查的疾病:①遗传性疾病。②感染性疾病。③性传播疾病。④影响生育的其他疾病,如心脏病、肾炎、肝炎等重要脏器疾病,甲状腺功能异常、糖尿病等内分泌疾病,牙周炎等口腔疾病。⑤生殖系统疾病。⑥免疫因素,如男女双方血型、女性抗精子抗体、抗卵磷脂抗体、抗子宫内膜抗体、狼疮因子等。⑦环境因素,可做微量元素检测或对有异味的环境进行检测。

3.排卵监测

可通过基础体温测定,描记体温曲线,监测排卵情况,为安排受孕做好准备。也可以观察、记录月经日期,推算排卵时间。

(二)生活与卫生指导

1.制订妊娠计划

要想体验幸福的妊娠和分娩过程,就要制订好妊娠计划,在最合适的时间受孕,在最适宜的季节分娩。

(1)选择最佳生育年龄:女性最佳生育年龄为 25～30 周岁,配偶年龄为 25～35 周岁。这个时期是男女双方生殖功能最旺盛的阶段,生殖细胞质量好,受孕成功率高。同时,男女双方学业已完成,工作比较稳定,有一定的生活和社会经验及经济基础,孕育下一代的条件成熟。女性35 岁、男性 40 岁以后,生殖功能开始衰退,生殖细胞染色体畸变的概率增加,应避免高龄妊娠。女性 18 岁以前或 35 岁以后,妊娠危险因素相对增加,难产或其他产科并发症发生率、病残儿出生率、围产儿死亡率都明显增加,不适宜妊娠。

(2)选择最佳受孕季节:最佳受孕季节为 7、8、9 月份,尤其在北方地区,正值秋高气爽、气候温暖、蔬菜水果等供应丰富的季节,对孕妇营养补充和胎儿大脑发育十分有利,也避免了春冬季受孕易患流感及病毒性感染的危险。这个时期受孕,预产期为第二年 4、5、6 月份,气候温和,日光充足,有利于产妇身体康复和婴儿护理,有良好的光照条件,有利婴儿生长发育和骨骼钙化。

2.建立健康的生活方式

良好的生活方式不仅能促进身体健康,而且也是心理健康的保障。

(1)培养良好的饮食习惯:合理饮食,均衡营养摄入,可以为生成良好的精子和卵子创造条件,也为妊娠后胎儿生长发育蓄积营养。饮食中要注意营养均衡,不偏食,不吃零食,粗细搭配,规律进食。

体质和营养状况一般的妇女,孕前 3～6 个月要注意调整饮食,每天摄入足够的优质蛋白质、维生素、无机盐、微量元素、适量的糖类与脂肪。鸡、鸭、瘦肉、鱼、蛋、牛奶等都富含优质蛋白质,紫菜、海蜇、海带等为含碘高的食物,鸡、牛、羊肉为含锌、铜较多的食物,芝麻、猪肝、芹菜等为补铁的食物,新鲜的蔬菜和水果含有丰富的维生素。

孕前宜多食用含叶酸多的食物,必要时从孕前 3 个月开始,每天服用 0.4 mg 的叶酸增补剂可以预防胎儿神经管畸形的发生。既往发生过神经管缺陷(NTD)的孕妇,则需每天补充叶酸4 mg。叶酸是一种水溶性 B 族维生素,在绿叶蔬菜、水果及动物肝脏中储存丰富。叶酸参与人体新陈代谢的全过程,是合成人体重要物质 DNA 的必需维生素。叶酸缺乏除了可以导致胎儿神经管畸形,如无脑畸形和脊柱裂外,还可使眼、口唇、腭、胃肠道、心血管、肾、骨骼等器官发生畸形。

(2)运动与休息:孕前生活要规律,按时起床和休息,保证充足睡眠,坚持适当运动。运动可以不要求强度,但要坚持经常性运动。运动可以增强体质,妊娠后可抵御感冒、风疹等病毒侵袭;运动可促进女性体内激素的合理调配,有利于受精卵顺利着床,并促进胚胎和胎儿发育;运动可使肌肉强健、韧带富有弹性、关节更加灵活,有利于妊娠,也为顺利分娩打下坚实的基础。

运动中需注意:①循序渐进,逐步提高身体适应能力。可采取快走、慢跑、骑车、游泳、打羽毛球等方式,进行中等强度有氧运动。②注意气候和环境变化,不宜在烈日、风雨等恶劣气候和不良空气质量环境下运动。③运动时补充足够的水分,每天至少需要补充水 1 500～2 000 mL。④补充碱性食物。运动后体内产生的酸性代谢产物会使肌肉关节酸胀,多吃水果。

(3)节制性生活:在计划妊娠期间,丈夫应加强锻炼,增强体质,保证精子的数量和质量。要注意性卫生,适当减少性生活的次数,调整身体状态,选择排卵期前后性生活,能增加受孕机会。

（4）戒烟酒：主动吸烟和被动吸烟都会影响胎儿生长发育。夫妇双方有烟酒嗜好者，应在孕前至少3个月戒除。新婚期间接触烟酒机会多者应严格避孕。吸烟会影响生殖细胞发育，酗酒可引起染色体畸变，导致胎儿畸形或智力低下等。

（5）远离宠物：宠物猫狗可能传染弓形虫病，会引起孕妇流产、胎儿畸形和胎儿宫内发育迟缓。因此，家有宠物者，在计划受孕时，应将宠物寄养，避免接触。如不能送离的要带宠物去做体检，并检测弓形虫病抗体，如呈阳性则可以留在家里，但每月至少带宠物去医院检查1次，以确保安全。

3.调整避孕方法

制订受孕计划后，要调整避孕方法，停用口服避孕药，取出宫内节育器，改用避孕套、阴道隔膜避孕。在停药和取出宫内节育器半年后再考虑受孕，以彻底消除药物的影响和调整子宫内环境。

（三）心理调适

心理因素在女性妊娠过程中具有双重作用，即良好的心理状态能促进健康妊娠，消极的心理状态会影响受孕和妊娠过程。孕前妇女一定要主动调适和改善不良情绪，保持精神愉悦、心理健康。

1.妊娠知识培训

通过讲解、发资料或指导自学等方式，帮助孕前妇女学习和掌握一些关于妊娠、分娩和胎儿在宫内生长发育的孕育知识，了解受孕及妊娠过程出现的某些生理现象，充分认识妊娠是每个妇女能够自行完成的生理过程，建立能够胜任妊娠过程的信心，端正对妊娠的认识，树立正确生育观，明确对决定胎儿性别因素的认识，消除心理负担，为妊娠做好各项准备。

2.受孕指导

指导妊娠前期妇女熟悉自己的排卵期，在适宜的时间安排性生活，增加受孕成功机会。对因未能如期妊娠而焦虑者多与之交流，指导自我监测排卵期，必要时可进行相关的生殖能力检测，以消除顾虑，树立信心，把握受孕时间，增加受孕机会。

3.保持乐观情绪

做母亲是件神圣的事情，体验十月怀胎的艰辛也不愧"母亲"这一光荣称号。孕前要调整好自己的心态，夫妻经常谈心，请医师推荐生殖心理顾问，向母婴保健专业人员咨询，或通过其他途径和相关人员交流，及时调整和转移不良情绪，以积极的心态去迎接妊娠。

4.参加体育运动

了解体育活动对调节心理状态的积极意义，根据自身实际情况，选择适宜的户外运动，有利于血液循环和神经内分泌的调节，还可调整紧张与焦虑的心态，有利于受孕和妊娠过程。

（四）社会支持

创造和谐的家庭环境，尤其是夫妻和谐是孕前最重要的心理支持。要善于调节夫妻关系，善于引导对方摆脱心理困惑，善于容忍和理解对方，善于化解和处理矛盾。要调整生活节奏，避免紧张和疲劳。树立正确的生育观念，消除生男生女带来的精神负担，并使家庭所有成员达成共识。保健部门要通过讲座、指导读书等方式，提供生育知识和生育指导，给妊娠前期妇女全方位的支持和帮助。

(五)避免接触有害因素

1.理化因素

在生活或工作环境中,如长期接触对生殖细胞有害的物质会影响受孕质量,如有毒金属铅、汞、砷,有毒化学物质苯、二硫化碳、氯乙烯、乙内酰胺、氯丁乙烯、一氧化碳、农药,物理因素如高温、噪声污染、振动、电离辐射等,均可影响生殖细胞质量和身心健康,导致男性精子减少,活力降低,畸变,胎儿畸形。如有接触影响生殖细胞的有毒物质应做必要的检查,并脱离有害环境,等待排除体内毒物至恢复正常后再受孕。

2.药物

孕前服用的药物可在母体内蓄积,影响胎儿的发育。所以,孕前某些药物使用要谨慎,如抗癌药、麻醉剂、己烯雌酚、避孕药等。另外,有些药物如利血平、白消安等影响精子发育,男方也应避免使用。如果必须服药,应在医师指导下尽可能用对胚胎无影响的药物。

3.预防接种

孕前妇女可接种灭活疫苗,如乙肝疫苗、狂犬疫苗、乙脑疫苗,既不对胎儿产生影响,又避免妊娠早期感染发病。一些活疫苗如风疹疫苗、麻疹疫苗、甲肝活疫苗等,会导致胎儿畸形或胎儿神经损伤,要引起特别注意,接种应在孕前3～9个月进行。破伤风抗毒素孕前妇女可以使用。

(六)妊娠前期常见疾病的预防

1.重度贫血

重度贫血常见于长期偏食、挑食、烹饪方法不当等所致的营养不良,或月经过多等慢性失血,或由于慢性消化道疾病影响叶酸和B族维生素吸收所致。如不及时纠正,妊娠后会加重贫血。预防原则如下。

(1)纠正不良饮食习惯,均衡营养,合理膳食,多食用猪肝、鸡血、豆类、黑木耳等含铁多的食物和新鲜蔬菜、水果、瓜豆类、肉类、动物肝脏及肾脏等含叶酸多的食物。

(2)改变烹饪方法,避免蔬菜中叶酸丢失。

(3)积极治疗慢性失血性疾病和慢性消化道疾病。

(4)补充铁和叶酸,纠正贫血。

2.乙型病毒性肝炎

乙型病毒性肝炎为乙型肝炎病毒所引起的传染病,多因与病毒性肝炎患者密切接触感染,也可因输血、注射血液制品感染。预防原则如下。

(1)避免接触病毒性肝炎患者,夫妇一方患有病毒性肝炎者应用避孕套,避免交叉感染。

(2)注射乙肝疫苗。

(3)孕前常规检测肝炎病毒血清标志物,并定期复查。

(4)已经患有病毒性肝炎的妇女应坚持避孕,待肝炎痊愈至少半年,最好痊愈2年后再怀孕。

3.阴道炎

阴道炎常因性生活频繁、不注意性卫生或阴道灌洗,导致阴道黏膜损伤、阴道酸性环境破坏、细菌感染引起。也可因夫妻交叉感染引起。预防原则如下。

(1)注意性卫生。

(2)避免性生活过于频繁。

(3)避免阴道灌洗,保护阴道酸性环境。

(4)患有阴道炎者应用口服或外用药物治疗。

（5）如夫妻交叉感染者应双方同时治疗。

4.宫颈炎症

宫颈炎症可因性生活过早、过频或流产、分娩及人流术等致宫颈损伤,病原体侵入引起,也可因不洁净的性生活或卫生不良导致病原体感染。宫颈炎时宫颈黏稠脓性分泌物不利于精子通过,可造成不孕。预防原则如下。

（1）避免过早、过频的性生活。

（2）保持性卫生和日常外阴部清洁。

（3）人工流产等手术避免损伤宫颈。

（4）避免夫妻双方交叉感染。

（5）患有宫颈炎应积极治疗。

5.子宫肌瘤

子宫肌瘤可导致不孕、流产,分娩时可阻塞产道造成难产。一般来说,直径 2 cm 以下的浆膜下肌瘤可以妊娠。子宫肌瘤直径超过 3 cm,孕期易发生变性,造成流产及早产的机会增加;若肌瘤直径虽然不足3 cm,但生长在宫腔内或宫颈上,或压迫输卵管导致不育等情况,最好先做手术剔除肌瘤再妊娠。凡有子宫肌瘤的育龄妇女一定要在妇科检查后再决定是否妊娠。

（张晓燕）

第三节　妊娠期保健

一、产前检查

（一）产前检查时间

产前检查的时间应从确诊早孕开始,首次产前检查未发现异常的孕妇于妊娠 20～28 周,每4 周检查 1 次,妊娠 28～36 周,每 2 周检查 1 次,自妊娠 36 周后,每周检查 1 次。即首次产前检查、孕 20、24、28、32、36、37、38、39、40 周,共行产检 10 次。有高危因素的孕妇应酌情增加产前检查的次数。孕妇定期做产前检查的目的是为了掌握胎儿发育和孕妇健康状况,以便早期发现问题,及早纠正和治疗,使孕妇和胎儿能顺利地度过妊娠期,以提高出生人口素质,减少出生缺陷的发生。

（二）首次产前检查

应详细询问病史,进行全面的全身检查、产科检查及必要的辅助检查。

1.病史

（1）年龄:年龄过小容易发生难产;35 岁以上的初孕妇容易并发妊娠高血压疾病、产力异常、产道异常和遗传患儿、先天缺陷儿等。

（2）职业:如接触有毒物质的孕妇,应检测血常规及肝功能。

（3）计算孕周及推算预产期:推算方法是按末次月经第一天算起,月份减 3 或加 9,日数加 7。若孕妇仅记住阴历末次月经第一天,应由医师为其换算成阳历,再推算预产期。必须指出,实际分娩日期与推算的预产期,可以相差 1～2 周。若孕妇记不清末次月经日期或于哺乳期无月经来潮而受孕者,可根据早孕反应开始出现的时间、胎动开始时间、手测子宫底高度、尺测子宫长度加以估计。

(4)月经史及既往孕产史:月经初潮、周期、经期、经量、有无腹痛。月经周期延长者的预产期需相应推迟。经产妇应了解有无难产史、死胎死产史、分娩方式及有无产后出血史,了解新生儿出生时情况。

(5)既往史及手术史:着重了解有无高血压、心脏病、糖尿病、结核病、血液病、肝、肾疾病、骨软化症等和作过何种手术。

(6)本次妊娠过程:了解妊娠早期有无早孕反应、病毒感染及用药史,胎动开始的时间;有无阴道流血、头痛、眼花、心悸、气短、下肢水肿等症状。妊娠早期有无病毒感染及用药史。

(7)家庭史:询问家族有无高血压、双胎妊娠及其他遗传性疾病。

2.全身检查

通过全身检查,了解孕妇的发育、营养状况、身高、体重、步态、有无水肿;重要器官如心、肝、肺、肾、脑有无病变,乳房发育情况及乳头凹陷等;四肢有无畸形。了解孕妇的生命体征,观察体温、脉搏、呼吸及血压。一般为:体温 36.2～37.6 ℃,脉搏 60～90 次/分,呼吸 16～20 次/分,血压不应超过 18.7/12 kPa(140/90 mmHg)或与基础血压相比不超过 4.0/2.0 kPa(30/15 mmHg),超过者应属病理状态。注重有无水肿情况,休息后水肿是否消失。妊娠晚期每周体重增长不应超过 500 g,超过者多有水肿或隐性水肿。

3.产科检查

主要包括腹部检查、骨盆测量、阴道检查、肛门检查。

(1)腹部检查。①视诊:注意腹形及大小,腰部有无妊娠纹、手术瘢痕及水肿等。②触诊:注意腹壁肌的紧张度,有无腹直肌分离,并注意羊水的多少及子宫肌的敏感程度。用四步触诊法检查子宫大小、胎产式、胎先露、胎方位,以及胎先露部是否衔接。在做前三步手法时,检查者面向孕妇作第四步手法时,检查者则应面向孕妇足端。第一步手法:检查者两手置于宫底部,了解子宫外形并测得宫底高度,估计胎儿大小与妊娠周数是否相符。第二步手法:检查者左右手分别置于腹部左右侧,一手固定,另一手轻轻深按检查,两手交替,仔细分辨胎背及胎儿四肢的位置。第三步手法:检查者右手拇指与其余四指分开,置于耻骨联合上方握住胎先露部,进一步查清是胎头或胎臀,左右推动以确定是否衔接第四步手法:检查者左右手分别置于胎先露部的两侧,向骨盆入口方向向下深按,再次核对先露部的诊断是否正确,并确定胎先露部入盆的程度。③听诊:用多普勒胎心听诊器于孕 10 周即可听到胎心音。胎心音在靠近胎背上方的孕妇腹壁上听得最清楚。枕先露时,胎心音在脐右(左)下方;臀先露时,胎心音在脐右(左)上方;肩先露时,胎心音在靠近脐部下方听得最清楚。

(2)骨盆测量:骨盆大小及其形状,是决定胎儿能否经阴道分娩的重要因素,包括骨盆外测量和骨盆内测量。

骨盆外测量。①髂棘间径:孕妇取伸腿仰卧位。测量两髂前上棘外缘的距离,正常值为23～26 cm。②髂嵴间径:孕妇取伸腿仰卧位。测量两髂嵴外缘最宽的距离,正常值为 25～28 cm。以上两径线可以间接推测骨盆横径的长度。③骶耻外径:孕妇取左侧卧位,右腿伸直,左腿屈曲。测量第 5 腰椎棘突下至耻骨联合上缘中点的距离正常值为 18～20 cm。第 5 腰椎棘突下相当于米氏菱形窝的上角,或相当于髂嵴后连线中点下 1.5 cm。此径线可以间接推测骨盆入口前后径的长度,是骨盆外测量中最重要的径线。骶耻外径值与骨质厚薄相关,测得的骶耻外径值减去

1/2 尺桡周径(指围绕右侧尺骨茎突及桡骨茎突测得的前臂下端的周径)值,即相当于骨盆入口前后径值。④坐骨结节间径或称出口横径:孕妇取仰卧位,两腿弯曲,双手抱双膝。测量两坐骨结节内侧缘的距离正常值 8.5～9.5 cm。也可用检查者的拳头测量,若其间能容纳成人手拳,则＞8.5 cm,即属正常。此径线直接测出骨盆出口横径的长度。若此径值＜8 cm 时,应测量出口后矢状径。⑤出口后矢状径:为坐骨结节间径中点至骶骨尖端的长度。正常值为 8～9 cm。出口后矢状径径值与坐骨结节间径值之和＞15 cm,表明骨盆出口无明显狭窄。⑥耻骨弓角度:正常值为 90°,＜80°为不正常。此角度可以反映骨盆出口横径的宽度。

骨盆内测量。①对角径:为耻骨联合下缘至骶岬上缘中点的距离,正常值为 12.5～13.0 cm,此值减去 1.5～2.0 cm,即为骨盆入口前后径的长度,又称真结合径。真结合径正常值为 11 cm。若测量时,阴道内的中指尖触不到骶岬表示对角径值＞12.5 cm。测量时期以妊娠 24～36 周、阴道较松软时进行为宜。②坐骨棘间径:测量两坐骨棘间的距离,正常值为 10 cm。③坐骨切迹宽度:代表中骨盆后矢状径,其宽度为坐骨棘与骶骨下部间的距离,即骶棘韧带宽度。若能容纳3 横指(5.5～6.0 cm)为正常,否则属中骨盆狭窄。

(3)阴道检查:孕妇于妊娠早期初诊,均应行双合诊了解子宫大小和孕周是否相符。若于妊娠 24 周以后进行首次检查,应同时测量对角径、坐骨棘间径及坐骨切迹宽度。于妊娠最后 1 个月内及临产后,则应避免不必要的阴道检查。

(4)肛诊:可以了解胎先露部、宫颈容受及扩张程度、骨盆情况如:骶骨前面弯曲度、坐骨棘及坐骨切迹宽度,以及骶尾关节活动度,还可以结合肛诊测得出口后矢状径。

4.胎儿健康状况评估

(1)自我胎动监测:胎动是胎儿在母亲体内安危的重要标志。孕妇 18～20 周开始自感有胎动,夜间尤为明显,孕 29～38 周为胎动最频繁时期,接近足月略为减少。计数胎动是孕妇自我监护胎儿情况的一种简易的手段。每天 3 次,早、中、晚取固定时间为好,每次计数 1 小时,将 3 次胎动数相加,再乘以 4 即为 12 小时的胎动总数。胎动一般每小时不少于 3 次,2 小时胎动次数＞30 次为正常范围。如果 12 小时胎动少于 20 次,或每小时的胎动少于 3 次,或胎动次数较前日变化了 50％以上,或胎动幅度较前日明显减弱则视为胎动异常,应及时去医院进一步检查,以便及时获得治疗。

(2)超声检查:正常产前检查期间至少需做三次 B 超检查。孕 10～14 周进行第 1 次超声检查,此时主要进行遗传学超声检查,同时对一些大体结构畸形如无脑儿、常用联体儿等进行检测。第二次为孕 20～24 周,应行胎儿系统超声检查,此时为胎儿器官发育已基本完成,羊水量适中,超声图像清晰,是胎儿畸形筛查的最佳时间。第三次为孕 28 周至分娩前,着重观察羊水量、胎盘、脐带情况,同时再对胎儿进行全面扫查。有异常者应酌情增加检查次数。

(3)脐血流测定:目前胎儿脐动脉血流速度测定是产前监护胎儿宫内安危,判定胎盘功能的主要方法之一,已广泛用于产前胎儿监护。常用的指标有:收缩期最大血流速度/舒张末期最小血流速度比值(S/D)、阻力指数(RI)、搏动指数(PI)。以 S/D 值为主要指标,28 周后 S/D 应≤3.0作为正常值。

(4)胎儿电子监护:胎儿电子监护包括无应激试验(NST)、缩宫素激惹试验(OCT)、胎儿生物物理监测(BPS)。通过胎儿电子监护,可以连续观察记录胎心率的动态变化,可以了解胎心与胎动及宫缩之间的关系,估计胎儿宫内安危情况,目前已成为孕妇产前检查的常规项目。一般从孕 34 周起每周 1 次,高危妊娠可以提前至孕 32 周。

(5)胎盘功能的检查:通过胎盘功能的检查也可以间接了解胎儿在宫内的安危情况。胎盘功能的检查方法较多,主要有以下几种。①孕妇尿中雌三醇测定:正常值为>15 mg/24 h,10~15 mg/24 h 为警戒值,<10 mg/24 h 为危险值。也可用孕妇随意尿测雌激素/肌酐(E/C)比值,估计胎盘功能,E/C 比值>15 为正常值,10~15 为警戒值,<10 为危险值。有条件者可测定孕妇血清游离雌三醇值,正常足月妊娠时临界值为 40 nmol/L。若低于此值提示胎盘功能低下。②孕妇血清胎盘生乳素(HPL)测定:采用放射免疫法,妊娠足月 HPL 值为 4~11 mg/L。若该值在妊娠足月<4 mg/L。或突然下降10%,表示胎盘功能低下。③测定孕妇血清妊娠特异性糖蛋白(PSβ1G):若该值于妊娠足月<170 mg/L,提示胎盘功能低下。④胎动:已如前述。⑤缩宫素激惹试验(OCT):NST 无反应型者需做 OCT。OCT 阳性,提示胎盘功能低下。⑥阴道脱落细胞检查:舟状细胞成堆,无表层细胞,嗜伊红细胞指数(EI)<10%,致密核少者,提示胎盘功能良好;舟状细胞极少或消失,有外底层细胞出现,嗜伊红细胞指数>10%,致密核多者,提示胎盘功能减退。

(6)胎儿成熟度的检查:除了根据胎龄、宫高、腹围及 B 超测定胎儿大小外,还可测定羊水中下列项目以测定胎儿成熟度。①卵磷脂/鞘磷脂比值>2 或测出磷脂酰甘油或泡沫试验阳性提示胎儿肺已成熟。②肌酐值≥176.8 μmol/L(2 mg/dL),提示胎儿肾已成熟。③胆红素类物质值:若用 OD450 测该值<0.02,提示胎儿肝已成熟。④淀粉酶值≥450 U/L,提示胎儿唾液腺已成熟。⑤含脂肪细胞出现率达 20%,提示胎儿皮肤已成熟。

5.辅助检查

(1)孕早期:静脉抽血查血常规、血型、肝功能、肾功能、尿常规、阴道分泌物常规检查、肝炎病毒的检查、TORCH、梅毒螺旋体、艾滋病病毒等感染,心电图、TCT。10~14 周可行一阶段唐氏筛查(PAPP-A 和 β-HCG)。不能确定孕周或有其他异常情况时,应行 B 超检查估算孕周,了解胚胎情况,必要时监测 β-HCG 变化情况。

(2)孕中晚期:16~20 周可行二阶段唐氏筛查(AFP 和 β-HCG)。20 周以后有母儿血型不合可能的孕妇应每月监测血型抗体滴度及溶血素效价,孕 24~28 周行 50 g 葡萄糖负荷试验,如出现高危情况随时可根据需要再做其他必要的检查。

(三)复诊产前检查

(1)询问前次产前检查之后,有无特殊情况出现。

(2)测量血压、体重;检查有无水肿及其他异常;复查有无尿蛋白。

(3)复查胎位,听胎心率,软尺测子宫长度及腹围,判断是否与妊娠周数相符及有无羊水过多。必要时行 B 超检查。

(4)进行孕妇卫生宣教,并预约下次复诊日期。

二、孕期常见症状及其处理

(一)消化道症状

孕早期胃灼热、恶心者给予维生素 B_6、苯巴比妥等;消化不良给予维生素 B_1 10 mg、干酵母 2~3 片及胃蛋白酶合剂 10 mL,每天 3 次口服;也可服用开胃健脾理气中药。

(二)下肢肌肉痉挛

常发生于小腿腓肠肌部,妊娠后期多见,常于夜间发作。痉挛发作时,将腿伸直使腓肠肌紧张,并予局部按摩,痉挛常迅速。下肢肌肉痉挛为孕妇缺钙的表现,可服用钙片 1 粒,每天 2 次。

(三)便秘

妊娠期肠蠕动及肠张力减弱,且运动量减少,容易出现便秘。由于子宫及胎先露部的压迫,也会感排便困难,应养成排便习惯,多吃含纤维素多的蔬菜、水果,必要时口服缓泻剂。如睡前口服双醋酚汀5~10 mg或果导片1~2片,或用开塞露、甘油栓,但禁用剧泻剂,以免引起流产及早产。

(四)下肢及外阴静脉曲张

静脉曲张可因妊娠次数增多而加重。妊娠后期应尽量避免长时间站立,下肢可绑以弹性绷带,晚间睡眠时适当垫高下肢以利静脉回流。分娩时应防止外阴部曲张的静脉破裂。

(五)腰背痛

妊娠期关节韧带松弛,子宫增大向前突出,重心必向后移,腰椎向前突,背伸肌持续紧张,故有轻微腰背痛。腰背痛明显者,应及时查找原因,按病因治疗。必要时卧床休息及服止痛药。

(六)贫血

孕妇与妊娠后半期对铁的需要量增多,单靠饮食补充不够,应给予铁剂,如硫酸亚铁0.3 g。每天1~2次口服以防贫血。已发生贫血,应查明原因,以缺铁性贫血最常见,治疗时给予硫酸亚铁0.6 g或富马酸亚铁0.2~0.4 g。

(七)痔疮

于妊娠晚期多见或明显加重。系因腹压增高和增大子宫的压迫,使痔静脉回流受阻及压力增高而致痔静脉曲张所致。应多吃蔬菜,少吃辛辣食物,必要时服缓泻剂纠正便秘。若痔已脱出,可以手法还纳痔疮症状于分娩后可减轻或自行消失。

(八)下肢水肿

孕妇于妊娠后期多有轻度下肢水肿,经休息后消退,属正常现象。若水肿明显,经休息后不消退,应想到妊娠高血压综合征及其他合并症,应针对病因治疗。此外,睡眠时取侧卧位,下肢稍垫高,水肿多可减轻。

(九)失眠

有些孕妇会感觉到难以入睡,而且越到后期越明显,这是因为孕妇尤其是初产妇,由于对妊娠的不安及对分娩的恐惧,形成心理负担加重,再加上接近产期时身体上的不适,以及一些自己不知如何处理的问题,诸多因素综合在一起,使孕妇精神紧张,情绪焦虑。因此适度的压力调适,以及家人的体贴与关怀,对于稳定孕妇的心情十分重要。必要时可给予镇静安眠药物,如苯巴比妥30~60 mg或地西泮10 mg,睡前口服。

(十)仰卧位低血压综合征

于妊娠末期,孕妇较长时间取仰卧位时,巨大的子宫压迫下腔静脉,使回心血量及心搏出量减少,出现低血压。改为侧卧位后,使下腔静脉血流通畅,血压随之恢复正常。

三、孕期卫生指导

(一)精神方面

母体在怀孕期间受精神压力而影响胎儿发育问题,一直被社会所关注。精神刺激可诱发流产和早产。母亲情绪的变化可直接激起自主神经系统活动的变化,并释放出肾上腺素及乙酰胆碱等化学物质,这些物质会经胎盘、脐带而达到胎儿,影响其发育。长期的情绪应激会使胎动次数增加,胎儿出生后则常常有躁动不安、睡眠少或频繁哭闹等行为表现。孕期应多听轻快悦耳的音乐,不可听刺激强的摇滚音乐,应培养对养花、养金鱼的兴趣爱好来分散不良情绪,陶冶情操。

(二)饮食

妇女怀孕以后,无疑需要比普通人为多的食物。孕妇的食物应该是多方面的,要时时更换,不要单吃两三种食物,这样才能得到较多的维生素和矿物质。

(三)大小便

怀孕时容易便秘,尤其平时已经有便秘习惯的人更易发生。孕期中肾脏的工作增加了很多,所以对它要特别注意保护。应该喝足够的水分,比没有怀孕时要多喝一些。不要吃或尽量少吃刺激性的食物,如蒜、辣椒、酒等。

(四)睡眠及休息

怀孕期间比平时更容易感到疲劳,所以每天的睡眠要充足,时间可以因人而异,最好是晚上感到困倦时就入睡,早晨睡到自然醒来。对于平时晚睡晚起的孕妇来说,每晚 12 点之前一定要睡了,这样早晨可以在 8 点左右起床,尤其是在孕早期有晨呕反应的准妈妈,一定要早点睡,让自己睡足。在条件许可的情况下,白天最好能午睡 1~2 小时。从睡眠姿势上来说,早期妊娠主要是采取舒适的体位,如仰卧位、侧卧位均可。此期胎儿在子宫内发育仍居在母体盆腔内,外力直接压迫或自身压迫都不会很重,因此睡眠姿势不必很在意。但随着胎龄的增加,胎儿体积变大,子宫也增大及右旋,此时孕妇采取左侧卧位为宜。仰卧位可使增大的子宫压迫子宫后腹主动脉,影响子宫动脉的血流量,还能引起下肢和外阴部的静脉曲张。而右侧卧位使右侧输尿管受到挤压,以致尿液积滞,由于右侧的肾脏与邻近的升结肠和盲肠之间有淋巴管相通,因而肠道细菌侵入右肾的机会也较左肾为多,这样,就容易发生右侧肾盂肾炎。

(五)衣着

一般从妊娠 5 个月以后,孕妇就需要特制的"孕妇服"了。孕妇服可选用颜色明快、质地轻柔、容易洗濯的衣料,腹部宽松,腹围最大为 99~110 cm,胸部及腹部为筒式,保温适度,穿脱方便。胸罩应该选用质地轻柔的宽带型,借以托住乳房,但不压迫它。袜子应该选用弹性大的,有利于血液循环,减少下肢和足部水肿,不宜使用窄紧的袜带。孕妇不宜穿高跟鞋。鞋跟超过 3 cm 的高跟鞋会使孕妇重心不稳,容易跌倒,还会增加腹坠和腰酸等不适。过于平薄的鞋底也容易使人疲惫。皮鞋过于板脚,一般以布鞋、运动鞋为好,鞋要有点后跟(约 2 cm),尺寸合脚,穿着舒服平稳。

(六)乳房卫生

妇女怀孕后,乳房进一步发育长大,这就要求选择合适的胸罩来支持它,孕期不宜穿过紧的上衣,以免由于压迫乳房而妨碍其发育;应佩戴合适的乳罩,防止乳房下垂。孕妇的皮脂腺分泌旺盛,乳头上常有积垢和痂皮,强行清除可伤及表皮,应先用植物油(麻油、花生油或豆油)涂敷,使之变软再清除。有乳头内陷者应每天用手指将乳头向外牵拉,以免哺乳时吮吸困难,有早产倾向者不宜使用此方法。

(七)洗澡

怀孕时皮肤的功能加强,因为这时水分和废料的排泄增加了,所以必须要保持皮肤清洁卫生。怀孕以后应淋浴,一般不主张盆浴,孕期阴道内具有灭菌作用的酸性分泌物减少,体内的自然防御功能降低,盆浴会导致上行性感染。孕妇洗澡温度不能太高,特别是早孕的时候,温度对胚胎的发育是有影响的,水的温度应掌握在 38 ℃以下。时间不宜太长。因为孕妇的汗腺是开放的,容易出汗,开放了以后,与外界热量交流的多了,再加上她本身的免疫力是低下的,时间长了很容易感冒,每次的时间应控制在 20 分钟以内。

(八)口腔护理

由于性激素分泌增加,牙龈组织血管扩张,会导致血液淤滞,口腔卫生保持不好,有利于细菌生长繁殖,孕妇比常人更容易患牙周疾病。怀孕期间的口腔卫生应该做得比平时更好,除了正常的一天三次刷牙外,最好每次吃东西后都漱口。在牙膏的选择上,应该尽量避免使用含有药物成分的牙膏、牙粉产品,一般的清洁牙齿产品就可以了。

(九)性生活

怀孕期间应合理安排性生活。妊娠头 3 个月和临产前 2 个月不宜性生活。孕早期会导致流产,临产前性生活会引起子宫收缩,就可能导致早产、早期破膜、感染和增加新生儿死亡率。孕期应该减少性交次数即使性交,应注意性交姿势,避免压迫孕妇腹部,性交动作要轻柔,不能过于频繁和粗暴,还要注意性生活前后的清洁卫生。对有习惯性流产史、早产史、孕期有阴道流血、妊娠高血压综合征,以及妊娠合并心脏病高血压和糖尿病者,在孕期还是应该避免性生活。

(十)旅行

多数孕妇在旅行时并没有出什么危险,但是在火车或船上出现临产情况的也不少见。所以在孕期中应当尽量避免长途旅行,一定要去时,也应尽量选择比较平稳的途径。

(十一)吸烟

不管是主动吸烟还是被动吸烟,对胎儿均有危害,吸烟导致胎儿畸形、流产、低体重儿、早产发生率增高。孕前吸烟的妇女应戒烟,丈夫吸烟的应避免在孕妇前吸烟。

(十二)饮酒

孕期应禁止饮酒。酒精对胎儿影响极大,有致畸作用,且可导致胎儿生长受限,胎儿酒精综合征。

四、孕期营养

母体是胎儿热量和营养供给的唯一来源。妊娠期对热量、蛋白质、脂肪、碳水化合物、维生素、矿物质等各种营养素需要量均较非孕期增加。从妊娠的 3 个时期来说:妊娠早期(1～3 个月)胎儿生长缓慢,体重平均每天增加 1 g。这段时期孕妇的营养需求与正常人相近或略增。妊娠中期(4～6 个月),胎儿生长发育加快。平均每天增重 10 g,热能和各种营养素的需求相应增加。妊娠晚期(7～9 个月),胎儿生长发育加快,尤以妊娠 32～38 周胎儿生长更加迅速。此时母体还需要贮备更多的营养素为分娩和产后哺乳做准备。因此应特别注意孕中后期营养素的补充。要保证供应足够的热能和各种营养素,才能达到优生的目的。此外必须强调在妊娠期应给予合理的营养和平衡的膳食。平衡膳食是指各种营养素的供给量足够,而且营养素之间的比例适宜。妊娠期的营养不仅关系到孕妇本身的健康,而且直接影响胎儿和婴儿的体格发育和智力发育。孕期营养不足可造成胎儿宫内发育迟缓,影响智力发育,且容易诱发妊娠并发症,如妊娠期高血压疾病、早产、胎膜早破、感染等。孕期营养过剩则可能造成妊娠期糖尿病,胎儿过大增加难产率、手术产率和产后出血率,巨大儿成年后患肥胖、糖代谢异常、高血压等潜在因素。因此加强妊娠期营养对保证孕妇和胎儿的身体健康、实现优生优育、提高人口素质有着十分重要的意义。

(一)推荐的孕期体重增加标准

(1)孕前体重正常,产后哺乳,孕期体重增加 12 kg。孕中、后期每周增重 400 g。

(2)孕前体重正常,产后不哺乳,孕期体重增加 10 kg。孕中、后期每周增重约 350 g。

(3)孕前体重大于标准体重的 120%,孕期体重增加 7～8 kg。孕中、后期每周增重约 300 g。

(4)孕前体重低于标准 10%,孕期体重增加 14～15 kg。孕中、后期每周增重 500 g。

(5)双胎孕期体重增加 18 kg。孕中、后期每周增重 650 g。

体重增加过多或过少均对孕妇健康和胎儿生长不利。孕期体重增加偏低可造成胎儿生长受限,围产期危险性增加。孕期体重增加过多则可造成胎儿头部过大引起头盆不称而导致产妇死亡危险性增加,因此保证孕期体重适当的增加很重要。

(二)热量

热量是能量之源。通过膳食摄入足够的热量对孕妇十分重要。特别是怀孕中后期,胎儿生长速度加快,所需的热量就更多。有研究结果表明,膳食的热量摄入与新生儿体重密切相关,在营养补充试验中观察到热量摄入的增多能增加新生儿的出生体重。孕妇从妊娠中期至末期,基础代谢比正常人增加 10%～20%。即在孕妇体力活动与平时相同的状态下,每天需增加 418.68～1 256.04 kJ(100～300 kcal)。

(三)蛋白质

人体各种组织组成均需要蛋白质。孕期孕妇本身组织增长和胎儿发育均需要摄入大量的蛋白质。丰富的氮储存可使孕妇产后功能恢复加快,防止产后贫血,还可以刺激乳腺分泌,增加乳汁分泌量。孕妇孕期摄取蛋白质不足可导致胎儿脑细胞分化缓慢,影响智力,且出生后发病率及死亡率均增高。我国建议孕妇蛋白质供应量为妊娠中期每天增加 15 g,妊娠 7～9 个月每天增加 25 g。动物蛋白质为优质蛋白质,能提供最佳搭配的氨基酸,如肉类、鸡蛋、奶酪、鸡肉和鱼等。

(四)脂肪

胎儿的生长发育需要脂肪,脂肪能帮助脂溶性维生素吸收。胎儿发育期间,体内脂质的比重增长很快。在胎龄 20 周时脂质占体重的 0.5%,到出生时达 16%。在妊娠的最后 6 周,体内开始大量蓄积脂肪以备生产和哺乳期的需要。胎儿的神经系统发育也需要中性脂肪、磷脂和胆固醇。神经组织是脂肪含量和种类最多的组织。所以应重视必需脂肪酸的供给。亚油酸、亚麻酸在体内能合成 AA(花生四烯酸)和 DHA(二十二碳六烯酸),而 AA、DHA 是胎儿、婴儿脑及视网膜的功能脂肪酸。对婴儿的视力和智力发展非常重要。推荐的孕期每天脂肪摄入量为 60～70 g/d。其中,必需脂肪酸(亚油酸、亚麻酸)3～6 g。脂肪来源主要是肉类食品和烹调油。

(五)维生素

1.维生素 A

维生素 A 可维持正常视力和上皮组织健康。孕期缺乏维生素 A 可导致胎儿畸形、早产、宫内发育迟缓及低出生体重。我国维生素 A 的营养素参考摄入量(DRI)900 $\mu g/d$(3 000 IU/d),可耐受最高摄入量(UL)2400 $\mu g/d$(8 000 IU/d)。维生素 A 主要存在于动物性食物中,如牛奶、肝等。

2.维生素 D

维生素 D 包括维生素 D_2 和维生素 D_3。维生素 D 可促进钙的吸收和在骨骼中的沉积。缺乏维生素 D 可使孕妇和胎儿钙代谢紊乱,胎儿骨骼发育异常。我国孕期维生素 D 的 DRI 为 10 $\mu g/d$,UL 为 200 $\mu g/d$,妊娠期间应多晒太阳。鱼肝油含量最多,其次是肝、蛋黄和鱼。

3.叶酸

叶酸是甲基转移酶的辅酶。参与同型半胱氨酸转化为蛋氨酸的代谢。参与血红蛋白、肾上腺、胆碱、肌酸的合成。孕期缺乏叶酸可引起流产、早产、巨幼红细胞贫血等症。怀孕初期缺乏叶酸可引起同型半胱氨酸血症,影响胎儿早期心血管发育,增加母体血管疾病的危险。补充叶酸应从计划怀孕或可能怀孕前开始。神经管的形成在妊娠的头 28 天。如缺乏叶酸即可发生畸形。孕期叶酸 DRI 为 600 $\mu g/d$,UL 为 1 mg/d。叶酸最重要的来源是谷类食品。

4.维生素 B_{12}

维生素 B_{12} 是体内的重要的甲基转移体,与叶酸共同参与同型半胱氨酸转化为蛋氨酸的代谢。如果缺乏维生素 B_{12} 可导致神经系统和血管系统病变。世界卫生组织建议供给量为 4 pg/d。

5.维生素 B_1

维生素 B_1 缺乏能导致新生儿脚气病。孕期推荐摄入量(RNI)为 1.5 mg/d。

6.微量元素

(1)钙:胎儿需要钙构成骨骼和牙齿。成熟胎儿约积累 30 g 钙。在孕早、中、晚期日均积累量分别为:7 mg、110 mg、350 mg。由于中国人饮食中钙含量普遍不足,母体内钙储存量也不多,孕期低钙供应可使母体骨密度降至同龄非孕妇女的 85%。孕期缺钙可影响胎儿,以及产后的泌乳。孕期钙 DRI 为 1 200 mg/d,UL 为 2 000 mg/d,可于妊娠 4 个月后服用钙剂。食物中牛奶、奶制品及鱼含钙量高,且容易吸收。

(2)铁:铁是构成血红蛋白的原料。铁缺乏可引起缺铁性贫血。孕期贫血是孕妇一种常见疾病。孕早期贫血与早产,低出生体重儿、胎儿和孕妇死亡相关。贫血影响心理、智力发育,导致行为改变,降低免疫、抗感染能力。孕期铁潴留量为 1 g。其中胎儿储铁 30 mg,可满足出生后 4 个月的需要。中国营养学会推荐的 DRI 为 35 mg/d,UL 为 60 mg/d,因很难从饮食中补充,故主张从妊娠 4 个月开始口服硫酸亚铁 0.3 g 或富马酸亚铁 0.2 g,每天 1 次。含铁丰富食物有猪肝、瘦肉、蛋黄等。

(3)锌:锌是体内多种酶的成分。参与热能代谢和蛋白质、胰岛素的合成。有研究资料表明孕早期严重缺锌可导致先天性畸形。我国建议孕妇锌供应量为 20 mg/d。动物肝脏、花生、鱼、蛋、奶、肉等含锌丰富。

(4)碘:碘是甲状腺素的组成成分。妊娠期甲状腺功能旺盛,碘的需要量增加。孕妇缺碘可导致母亲甲状腺功能减退,也可导致胎儿甲状腺功能低下,从而引起以智力发育迟缓为标志的克汀病。我国推荐的孕期碘 DRI 为 200 $\mu g/d$,UL 为 1 000 $\mu g/d$,提倡在孕期服用加碘盐。

五、孕期用药

药物可透过胎盘屏障直接作用于胎儿,也可通过母体间接作用于胎儿,孕期用药不当可对胚胎产生损害,包括流产、致畸、生长发育迟缓及视听缺陷、行为异常等,而胎儿发育异常、致畸等又与药物的剂量、用药时间,以及胎盘的通透性有关。所以孕期用药对母儿的安全性历来为医师和孕妇所关心。在整个妊娠期孕妇难免使用药物,孕期用药不仅要考虑药物对母体的不良反应,同时更须考虑药物对胎儿的作用。

(一)孕期药物代谢特点

妊娠早期半数以上的孕妇会出现不同程度的恶心、呕吐等早孕反应。孕期胃分泌活动减弱相应地导致胃液 pH 上升。随着孕激素水平的逐渐增加,对全身的平滑肌产生普遍的松弛作用,胃肠道也与子宫、输卵管及血管一样受到影响而致张力下降,导致胃排空延迟、肠动力减弱,以及胃肠通过时间延长。上述变化可以导致药物的实际摄入剂量减低、吸收延迟。但是与肠黏膜的接触时间增加可能使药物吸收增加,综合影响药物的吸收。孕期循环血容量自妊娠6~8周起持续增加,至妊娠32~34周时达到高峰并维持至分娩结束。因此药物的浓度会降低,理论上某些药物需要增加给药剂量,才能达到治疗效应的血浆药物浓度。

大多数药物都能通过胎盘转运到胎儿体内,也能从胎儿体内再转运回母体,胎盘是一代谢活性组织不仅含有维持细胞生命的必需酶体系,而且还包含有物质跨膜转运活性的酶、中介代谢酶和药物代谢酶胎盘具有无数绒毛,胎血在绒毛内循环,孕妇血在绒毛外的绒毛间隙循环,其间有绒毛上皮和胎儿微血管的内皮细胞作间隙,这是所谓的胎盘屏障,它具有生物膜的一般物性。有报道分子量在600以下非离子型的高脂溶性药物易胎盘扩散,大部分药物穿越胎盘的方式是简单扩散。但某些物质如维生素和氨基酸等可通过主动转运和胞吞作用转运进入胎儿体内。事实上任何药物在母体血中只要有充分高的浓度均可透入胎儿组织。药物在胎儿的肝脏和脑部相对较多;胎儿缺氧时,脑血流量相对较多,药物相对更加集中胎儿的肝肾功能发育不完善,因此,胎儿对药物的解毒能力极低,其药物排泄主要靠胎盘将药物转运回母体内。

(二)用药时的胎龄

不同发育阶段的胚胎及胎儿对药物的敏感性不同。一般认为:受精后2周内孕卵着床前后,药物对胚胎的影响是“全”或“无”的。“全”表现为胚胎早期死亡导致流产,“无”则为胚胎继续发育不出现异常受精后3~8周(即停经5~10周)为胚胎器官分化发育阶段,胚胎细胞开始分化发育,此时,受到有害药物作用后,即可产生形态上的异常而形成畸形,此期被称为“致畸高度敏感期”。如神经组织于受精后15~25天心脏于受精后20~40天,肢体于受精后24~46天最易受药物影响。受精后第9周至足月是胎儿各器官生长发育、功能完善的阶段,但神经系统、生殖器官和牙齿仍在继续分化,特别是神经系统的分化、发育和增生在妊娠晚期和新生儿期达最高峰,在此期间受到药物作用后,仍可对上述三系统造成影响。对中枢神经系统的损害还可表现为宫内发育迟缓、低出生体重和功能行为异常等。妊娠晚期,胎盘变薄,有利于药物的吸收运输,如服用磺胺类药物,可通过胎盘到胎儿体内蓄积,加重新生儿黄疸。庆大霉素在妊娠早期不引起致畸作用,只有在妊娠后期,才有可能引起胎儿耳聋。

(三)药物对胎儿的危害性等级

美国食品和药物管理局根据药物对胎儿的致畸情况,将药物对胎儿的危害等级分为A、B、C、D、X 5个级别。

1.A类

早孕期用药,经临床对照研究未见对胎儿有损害,其危险性极小。分类A级的药物极少,维生素属于此类药物,如各种B族维生素、维生素C等,但是在正常范围用量的维生素A是A类药物。而大剂量的维生素A,每天剂量2万IU,即可致畸,而成为X类药物,还有绝大部分抗贫血药属A类,治疗甲状腺疾病的药物中碘赛罗宁,左甲状腺素钠、甲状腺干粉、甲状腺球蛋白、复方甲状腺素均属A类。麻醉药与骨骼肌松弛药中的氧化亚氮、乙醚、氟烷、硫喷妥钠、氯胺酮、普鲁卡因、氯琥珀胆碱、氯唑沙星亦属A类。还有妇产科常用于治疗子痫和抑制宫缩保胎的硫酸镁也属A类,小檗碱也属A类。

2.B类

动物实验未见对胎仔有危害,但尚缺乏临床对照研究,或动物实验中观察到对胎仔有损害,但在早孕妇女的对照中并不能肯定其不良反应。分类B级的药物亦不很多,但是日常用的抗生素均属此类。如所有的青霉素族及绝大多数的头孢菌素类药物都是B类药物,常用的氨苄西林、头孢拉啶、头孢曲松和重症感染时抢救用的头孢拉定等都是 B 类药。另外林可霉素、氯林可霉素、红霉素、呋喃妥因、克霉唑、制霉菌素、两性霉素 B、吡哌酸也是 B 类药。

3.C 类

动物实验中发现对胎仔有不良影响,但在人类还缺乏充分证明或动物实验中亦缺乏充分的对照研究,药物仅在权衡对胎儿的利大于弊时给予。抗生素类的喹诺酮类药物、大部分镇痛药,镇静催眠药及抗精神障碍药、β、α 肾上腺素受体阻滞剂、抗病毒药属于 C 类。部分抗癫痫药和治疗免疫性神经肌肉疾病的药物、拟胆碱药、抗胆碱药、血管扩张药、肾上腺皮质激素类药物、钙通道阻滞剂均属 C 类。

4.D 类

药物对人类胎儿有危害,但临床非常需要,又无替代药物,应充分权衡利弊后使用。血管紧张素转化酶抑制剂、胺碘酮、治疗甲状腺疾病的药物(丙硫氧嘧啶、甲巯咪唑、卡比马唑)、抗生素中氨基糖苷类药物、四环素、抗肿瘤药、雌孕激素中己酸羟孕酮、炔诺醇、炔孕酮、部分镇静催眠药及抗精神障碍药均为 D 类。在中枢神经系统药物中的镇痛药,小剂量使用是 B 类药,大剂量使用则为 D 类药,利尿剂中氢氯噻嗪(双克)、依他尼酸、苄噻嗪早期使用为 C 类,晚期使用则为 D 类。

5.X 类

对动物和人类均有明显的致畸作用,而且该药物对孕妇的应用,其危险明显地大于任何有益之处,这类药物在妊娠期禁用或将妊娠的妇女禁用。在常用药物中此类药物并不多,但因致畸率高,或对胎儿危害很大,孕前期及孕期禁用。此中最具有代表性的是反应停。此外镇痛剂中的麦角胺;镇静剂中艾司唑仑、夸西泮、替马西泮、三唑仑;抗凝血药中香豆素衍化物、茴茚二酮、苯茚二酮;抗病毒药;抗肿瘤药氨基蝶呤;雌激素;维生素 A 的衍化物阿维 A 酯属 X 类;维生素 A 大剂量口服也可致畸,它也是 X 类药物。

(四)孕期用药的基本原则

为降低药物对胎儿可能造成的不良影响,妊娠期用药必须十分慎重。应遵循以下基本原则。

(1)凡生育年龄妇女用药时需注意月经是否过期,孕妇在其他科诊治应告诉医师自己已怀孕和孕期,以免"忽略用药"。

(2)应在医师指导下用药,不要擅自使用药品,用药必须有明确的指征,避免不必要的用药。

(3)妊娠早期若病情允许,则尽量推迟到妊娠中、晚期再用药。

(4)参照美国食品和药物管理局(FDA)拟订的药物在妊娠期应用的分类系统,在不影响治疗效果的情况下,选择对胎儿影响最小的药物。

(5)新药和老药同样有效时,应选用老药。

(6)对于病情危重的孕妇,虽然有些药物对胎儿有影响,应充分权衡利弊后使用,根据病情随时调整用量,及时停药,必要时进行血药浓度监测。

六、孕期运动训练

产后运动在产褥期保健中早已受到重视及开展,但是孕期的运动训练对妊娠及分娩有着重要的作用,却在我国孕期保健中做得较少,有待加强。

（一）孕期运动训练的好处

1.增强心脏功能

妊娠使心脏负担加重。通过运动增强心脏功能，就能保证供给胎儿充足氧气，有利胎儿发育，并减缓怀孕期间出现的心跳气短，呼吸困难，下肢水肿等症状。

2.增强肌肉和骨力量

运动能使全身的肌肉血液循环得到改善，肌肉组织的营养增加，使肌肉储备较大的力量。增强的腹肌，能防止因腹壁松弛造成的胎位不正和难产。腹肌，腰背肌和骨盆肌得到锻炼将为日后顺利地自然分娩创造有利条件。

3.可增强神经系统功能

这能帮助母体各个系统在妊娠期间发生一系列适应性变化。更能有效地协调工作。

另外，体育运动可增加抵抗力，减少疾病的发生。

（二）孕期运动训练的目的

孕期运动训练的主要目的是增强与分娩关系密切的腹直肌和后背相应肌肉的肌力，增加盆底肌肉的活动。

（三）孕期运动训练的原则

孕期运动训练的原则是适量适度。所谓适度，是以运动不令孕妇感到疲倦为标准。孕期适当的活动有利于优生，也能减少孕妇孕期不适的反应。如果不参加体育运动，或活动量太小，会使胃肠的蠕动减少引起食欲缺乏，消化不良，便秘等，对母婴健康不利。因此，孕妇应该适当参加体育运动，避免一味休息要避免高强度的体力劳动，这会使孕妇过度疲劳，容易导致流产。应避免抬举重物和会导致受伤的任何劳动，以免引起流产及早产。不要从事任何从未做过的重体力劳动。

如果孕妇平时不喜爱运动，妊娠后只要每天做 10 分钟的体操并步行半小时即可，避免过度运动影响胎盘血液供给，对胎儿不利。如果孕妇原来就一直习惯于从事某项运动，妊娠期间可以在绝对避免高强度及过量运动的前提下继续这些活动。一般情况下，以步行、游泳、骑自行车等运动方式比较适宜。在妊娠早期，孕妇可参加一些不剧烈的活动，如骑自行车、跳交谊舞等。到妊娠中晚期，则应选择一些节奏缓慢的运动项目，如打太极拳、散步等。散步可以提高神经系统和心肺等脏器的功能，促进新陈代谢，并且可以使腿肌、腹壁肌、胸廓肌、心肌加强，是适合在整个孕期进行的运动。

（四）运动时的注意事项

运动时除应掌握上述原则外，还应注意选择好运动的地点和时间。如条件许可，尽可能到花草茂盛绿树成荫的地方，这些地方空气清新，氧气浓度高，尘土和噪声都较少，对母体和胎儿的身心健康大有裨益。城市下午四点到七点之间空气污染相对严重，孕妇要注意避开这段时间锻炼和外出，以利于母亲和胎儿的身体健康。运动时不要空腹，运动中多饮水，如果出现不适感应及时停止。孕妇如在孕期已有不适或有呼吸急促、头晕、心率加快、发热等情况不宜锻炼。有合并症、并发症等时应遵医嘱。

（五）运动的内容

1.全身关节活动

肢体的伸屈、抬举、后伸、扭转及举肩转腕等动作使全身关节灵活。但要根据不同孕期活动程度适当改变。

2.手的小关节活动

如握拳、伸开等动作运动指关节。

3.头颈部活动

低头、抬头、左右转动、后仰等动作。

4.全身运动

向前走、向后退、向左、右走、向侧滑步、转圈、原地踏步等,但不追求速度。

5.腹直肌的训练

不同孕期有所不同,一般在孕4个月以前可采用仰卧位,腹式呼吸、收缩腹部肌肉4～5分钟,仰卧时可手抱头向前胸靠拢,或抬肩,使肩离开卧垫,然后放松休息。如果在4个月以后可采用左侧卧位或骑坐在椅子上,将双肘放在椅背上训练腹肌收缩动作。

6.训练背部肌肉

站立弓背,肌肉收缩及放松交替进行。放松时选好姿势同样如左侧卧位或骑坐椅上双肘放椅背上,最好闭目养神、深呼吸,全身彻底放松。这样深呼吸及放松,在产程中是两次宫缩间极好的休息方法,会休息才能有力配合分娩。

7.锻炼盆底肌肉

肛缩运动可以训练盆底肌肉,盆底肌肉有力可以减轻分娩造成的盆底肌肉损伤减轻产后阴道松弛。

七、孕妇学校

孕妇学校是孕期保健中必需的一个组成部分。通过开设孕妇学校,向广大的孕妇及家属宣传孕期、分娩、产褥期、母乳喂养、新生儿护理等知识,让准妈妈、准爸爸们了解孕期、产时、产后的各种生理变化和可能出现的病理改变,掌握围产保健知识和注意事项,提高自我监护的能力,使她们在了解相关知识后能够更好地度过孕期。同时孕妇学校的开设满足了孕妇和家属的对相关知识的需求,使她们对医院所能提供的各种服务信息在入院前就有了解,并能够在知情的情况下选择,在治疗、护理时容易理解和接受,医务人员和她们更容易沟通,对医院医疗及服务的满意度增加。目前各地孕妇学校的授课内容大同小异。主要内容如下。

(一)孕期的健康教育

指导孕妇正确推算预产期;孕期中何时检查及检查的次数;需要检查的项目有哪些,以及做相关检查的必要性;孕期母体变化;孕期营养和卫生;正确监测胎儿的方法;孕期常见症状的护理方法。

(二)产时的健康指导

分娩方式是如何选择的;产房的环境是什么样的;初产妇分娩大约需要多长时间;决定分娩的因素是什么,分娩的先兆有哪些,什么样的情况下来医院,来医院生孩子需要带哪些东西;分娩过程中如何帮助自己达到自然分娩的目的;参与陪产的丈夫在产房中都做些什么 介绍各种分娩镇痛的方法及利与弊;自然分娩与剖宫产对母儿的影响等。

(三)产后的健康教育

分娩后产妇的身体有何变化;正常的恶露是什么样的;分娩后子宫的变化和恢复;怎样预防乳头皲裂,以及发生后如何护理乳房;怎样才能保证乳汁分泌充足,又不影响妈妈的休息;个人卫生如何注意;月子中的营养平衡;生完小孩什么时候可以过性生活。

(四)新生儿常见问题与护理

新生儿的正常的生理表现;新生儿出现黄疸怎样观察和护理;宝宝的脐带如何护理 怎样预防新生儿红臀发生等。早吸吮的好处;喂奶时怎样判断新生儿正确的含接了乳头;如何给宝宝洗澡等。

(五)准爸爸学习班

丈夫如何结合妻子孕期的生理、心理变化而给予妻子更多的帮助、支持,如何避免有害因素的伤害;如何参与到孕期、产时、产后的保健中来,协助妻子顺利分娩、如何护理新生宝宝等。

通过孕妇学校进行孕期健康教育,可以消除孕妇对妊娠分娩的不正确看法与不必要的顾虑,增强孕妇信心,有效地预防出生缺陷,预防孕期并发症,提高自然分娩率,降低难产率、剖宫产率,提高了母乳喂养成功率,促进了新生儿的健康发育。

(张晓燕)

第四节　分娩期保健

一、分娩期保健要点

(一)密切观察产程,监测母婴安全

分娩虽然是一个正常的生理过程,但是在此过程中产妇要经历十多小时的辛苦劳动将胎儿娩出要承受较大的生理和心理负担;胎儿从寄生状态过渡到独立生活的新生儿亦是一个关键的过程。在此期间会有许多危险突然发生,如难产、出血、羊水栓塞及胎儿窘迫、新生儿窒息等。因此,必须严密观察产程进展情况。

1.第一产程的观察与处理

(1)病史:入院后应首先了解产妇的病史、全身及产科情况,初步得出是否可经阴道自然分娩或需进行某些处理。对初产妇及有难产史的经产妇应再次进行骨盆外测量、对有妊娠合并症者应给予相应的治疗等。对胎儿的大小和先露入盆情况有一定的估计。

(2)饮食与活动:鼓励产妇多次、少量进食。吃高热量易消化食物,并注意摄入足够水分,以保证有充分的精力和体力。适当走动,尽可能采用多种体位,避免卧床。

(3)排尿与排便:临产后应鼓励产妇每 2~4 小时排尿 1 次,以免膀胱充盈影响宫缩及胎头下降,注意观察有无尿潴留,必要时予以导尿。

(4)产妇的生命体征:监测产妇体温和脉搏,在宫缩间期多次测量血压,对破膜时间长者要加用抗生素,预防感染。

(5)宫缩:认真监护产程宫缩的间隔、频率、持续时间,记录观察的结果。

(6)胎心监护:对一般孕妇间断听诊,对有高危因素的孕妇应进行连续电子监护,并动态观察和评估胎儿情况。

(7)阴指检查:通过阴指检查(以前常用肛指检查),以确认宫颈的情况、先露高低及胎位,阴道检查的次数根据产程进展情况而定。当胎膜破裂时应再次阴道检查并听诊胎心,排除脐带隐性受压情况。

2.第二产程的观察与处理

(1)胎心率:勤听胎心,宫缩和向下用力使胎头受压会引起胎心率减慢,宫缩和向下用力结束后胎心便恢复。但要警惕因脐带绕颈而阻碍脐带的血流,或胎盘早期剥离等对胎儿的影响。

(2)胎头下降情况。

3.第三产程的观察与处理

密切观察产妇血压和预防阴道出血量。

(二)循证实践减少医疗干预

20 世纪 80 年代中期起,WHO 召开了多次专题会议,并收集了国际上近十多年来的 219 篇有关文献,于 1996 年出版了《正常分娩实用守则》,对目前常规使用的各项医疗、护理和监护措施进行了循证评价,现将其观点分述如下。

1.对入院处理常规各项措施的评价

(1)体温、脉搏、血压的测量:这 3 项措施是不可省略的,入院后还需每 4 小时测量 1 次,因为体温升高可能是感染的第一信号,有时也是脱水的症状。血压能反映产妇的全身情况,也很重要,它的突然升高提示需加速产程处理或转院。

(2)灌肠:被普遍认为能刺激宫缩并能减少分娩时的污染,但它可引起产妇的不适,并有损伤肠道的可能。对照研究现已证明,灌肠并不缩短产程,也不减少新生儿的感染,因此是不必要的。

(3)剃阴毛:早先曾有人提出剃毛可以减少感染和容易缝合,但是妇女在阴毛再生时感到不适,而且剃毛时皮肤上常常留下肉眼看不见的小伤口,反易引起感染,剃刀也是交叉感染 HIV 的媒体。没有证据说明剃毛有上述优点。④禁食:有些地方产程开始后就禁止进食,为的是怕麻醉后引起胃内容物被吸入肺部的危险。产程中热量消耗加大,需要热量和水分的补充,因此禁止进食是不对的,因为麻醉亦不是必需的。

2.对第一产程处理常规各项措施的评价

(1)体位和活动:好几个研究提示平卧位影响子宫的血流,因为沉重的子宫压迫于主动脉上,血流减少会影响胎儿。站立和走动有利于胎头的下降亦能减轻疼痛。左侧卧位不会影响血流,如必须卧床时应采取左侧卧位。

(2)肛查:第一产程常规应用肛查来了解宫颈扩张的大小和先露下降的程度,用于观察产程的进展,认为可以避免感染,比阴道检查好。但是,肛查往往使产妇感到不适,没有经验的医师亦不易查清楚,而且研究证实肛查与阴指检查两组产后感染的发病率是相仿的。因此,应该改用阴指检查。

(3)早期人工破膜:这个措施曾被推荐为避免产程延长的一个好方法,一般在入院后 1 小时进行。有的报道显示早期人工破膜可引起胎心减速;又有好几个报道证明,采取此措施的比对照组产程缩短 1~2 小时;亦有多个报道均反映不出其对胎儿的良好或不良的影响。因此,是否能作为一项适宜技术,尚需做进一步的研究。

(4)静脉滴注缩宫素:从现有的资料不能清楚地看出应用缩宫素来积极处理产程对产妇和婴儿有什么好处,当然这并不是说缩宫素在处理产程延长是无用的。但是,对正常产程滥用缩宫素来预防产程延长是没有价值的,亦没有必要,有时甚至是有害的。

(5)胎心监护:产程中经常监护胎心是必要的,因为胎儿窘迫可从胎心变化反映出来,木听筒和多普勒(Doppler)便宜、简便易行,也不限制产妇的行动,是一项适宜技术。但是现在不少医院常规地使用电子分娩监护仪,有的还实行中心监护,认为使用先进技术,既方便又省力。但是,这样做限制了产妇的活动,亦减少了医务人员与产妇的接触,而且费用昂贵。实践证明,电子分娩监护敏感性高,特异性差。仪器监护会出现一些假阳性,导致错误的诊断和处理。电子分娩监护仪已被认为是没有经过临床充分使用就被推广应用的一种仪器。

(6)镇痛:分娩时子宫收缩会引起疼痛,产妇都希望减少疼痛感,因此镇痛是需要的。长期以来,不少医院常规使用各种镇静剂或麻醉剂来进行镇痛,有的常规用硬膜外麻醉或(氧化亚氮)(笑气)吸入麻醉,显然是没有必要的,而且麻醉有一定的不良反应,难免不发生意外。因此,不主张采用药物性的镇痛方法,提倡用非药物性的镇痛方法。

3.对第二产程处理常规各项措施的评价

(1)屏气:进入第二产程,常规的做法是及早指导产妇屏气,就是让产妇先吸口气然后持续做10～30秒的屏气,替代她自然的、短促的每阵3～5次的长4～6秒的屏气。多项研究报道显示,常规的做法虽然能缩短第二产程,但是可能引起产妇呼吸性的心率改变,亦可能影响母婴间的气体交换。已发表的文献提出:脐带动脉pH,持续用力组比自然组低,因此认为自然屏气比较好。

(2)严格掌握第二产程:1930年,DeSnoo报道初产妇的第二产程平均为1小时,中位数为1小时。自此,严格掌握第二产程成为常规,凡到时尚未娩出者,就采取手术助产来结束分娩。曾有数篇文献报道了长短不同的第二产程对新生儿影响的随访,Wormerveer的研究对第二产程＞159分钟的148名新生儿于出生后第二周进行随访,并未发现有任何影响。最近又有学者对6 759名初产头位,体重＞2 500 g的婴儿进行随访,其中有11％的第二产程是＞3小时,都没有发现第二产程的长短对低Apgar评分、新生儿抽搐,以及分娩后进入新生儿重症监护室等有任何影响。因此而得出的结论是:决定结束第二产程的指征不是时间,而应根据母婴的情况,如母婴情况良好且产程有进步,则不必着急。如果有胎儿窘迫或胎头不下降,应考虑立即结束分娩。一般而言,初产妇第二产程＞2小时,经产妇第二产程＞1小时时,她们在短期内自然分娩的机会减少,要考虑采取措施结束分娩。

(3)会阴保护和切开:会阴部损伤是妇女在分娩中最常见的损伤,即使在正常分娩中亦在所难免。因此,助产者常采用保护会阴的手法来防止会阴撕裂。诸如用一手托住会阴,一手压迫胎头,使胎头缓慢娩出,这样保护可能会预防会阴撕裂。但是,由于压迫胎头可阻碍胎头的仰伸,使对耻骨弓的压力转向会阴,可能会增加会阴的损伤。由于缺乏支持或反对这一做法的正式资料,所以不能做出结论。亦有人在第二产程末期用按摩的方法来扩张会阴,这是不可取的,因为在已经充血的会阴上按摩是没有益处的。会阴切开是常被施行的小手术。在不少地方对初产妇常规施行会阴切开术,美国会阴切开率为50％～90％,荷兰为24.5％。施行会阴切开术的理由是:切口整齐,便于缝合;侧中切口可预防会阴Ⅲ度撕裂;会阴损伤小,日后发生尿失禁的减少。阿根廷的研究报道显示,随机抽样的结果并不证明以上理由,产妇产后经历的疼痛亦是相仿的。产后3年的随访资料显示,对尿失禁也无影响。一项56 471例由助产士接产的观察报道资料显示,不做会阴切开和做中侧会阴切开两组的Ⅲ度会阴撕裂伤率都是0.4％,中切后的Ⅲ度会阴撕裂伤发生率为1.2％。总之,对常规使用会阴切开术尚没有可靠的证据,应该在有指征如胎儿窘迫、分娩进展缓慢和有会阴Ⅲ度撕裂的危险时才进行。

4.对第三产程处理常规各项措施的评价

(1)宫缩剂的应用:在第三产程中常规使用宫缩剂预防产后出血已被广泛采用,大多是在胎儿前肩娩出后注射缩宫素或麦角新碱。不少报道都证实宫缩剂能减少产后出血,缩宫素优于麦角新碱,仅少数报道称使用宫缩剂会增加胎盘滞留的发生率。宫缩剂的不良反应是恶心、呕吐、头痛、产后血压升高等。1996年,WHO的报道还认为需要进一步研究,1998年的报道已认为是应该使用的。

(2)牵引脐带:有控制地牵引脐带,辅以另一手在耻骨联合上方、子宫体向上推,可以缩短第三产程和减少产后出血。但是尚无足够的资料说明它对产后大出血及胎盘滞留的影响。有3%的脐带在牵引中破裂,一个少见但严重的并发症——子宫内翻常与此相关,应予以警惕。

(3)宫腔检查胎盘和宫腔冲洗:为了防止胎盘残留在宫腔,胎盘娩出后必须仔细检查胎盘和胎膜,有些地方还实行冲洗宫腔的常规,显然这是不需要的。其不但增加感染的机会,还可给产妇造成不必要的痛苦。

(4)其他处理:产后2小时密切观察宫底、血压和出血量,并注意脉搏和血压的变化,这些都已列入常规处理。

5.WHO归纳以上的观点

将目前常用的措施分为四大类型。①有用的、应鼓励使用的措施:如陪伴分娩、自由体位、非药物性镇痛等。②无效的或有害的应废弃的措施:如灌肠、剃毛、肛查、平卧分娩、常规补液。③常用但不适宜的措施:如限制饮食、全身性药物镇痛、胎儿电子监护、缩宫素静脉滴注、会阴切开等。④需要进一步研究的措施:如第一产程常规早期人工破膜、分娩时宫底加压等。

WHO的以上观点发表已有10多年,目前国内的实际情况明显滞后,产科服务中仍按传统的观念,沿用着老的常规,没有接纳新的观念及按照循证医学的原则来进行改进。WHO提出应该执行和提倡的措施,如陪伴分娩、自由体位和非药物性镇痛等还没有大力推广,同时应该废弃的措施如剃毛、灌肠、肛查等还在按常规使用。会阴侧切率、宫缩素滴注率及剖宫产率等都比国际上提出的指标要高得多。上海市从1996年学习WHO的有关文件后,1998年及2004年先后对医院产科分娩的处理改进和执行的情况做过两次问卷调查,情况虽有进步,如常规灌肠从49.3%执行降低到11.3%执行;常规剃毛从85.9%执行降低到61.6%执行;肛查从85.9%执行降低到65.9%执行;导乐陪伴分娩从11.9%执行上升到31.8%常规执行,36.3%选择执行。但是进展仍不理想,发展也不平衡。2010年,上海市妇女保健所对全市19个区、县80所接产医疗机构,其中一级医院5所、二级医院48所、三级医院21所、民营医院2所、外资医院4所,调查阴道分娩产时医疗干预措施实施的情况。各级助产医疗机构在胎心监护、会阴侧切和产后注射宫缩剂等3项干预措施均为100%开展;80%以上的医疗机构待产时鼓励活动,并开展有助产士陪伴分娩,但开展家属陪伴分娩的医疗机构仅占38.75%;61.25%的医疗机构鼓励孕妇在分娩条件许可的情况下采用自由体位;剃毛、灌肠和肛查等已经建议取消的干预措施开展率仍分别为52.5%、7.5%和35.5%,其中剃毛多为选择性(36.25%)进行。各级助产医疗机构阴道分娩产妇干预措施情况,见表4-1。

(三)应用适宜技术,全面支持产妇

整个分娩过程大约要经历十多个小时,这期间产妇精神和体力消耗都很大,心理压力也很大。过度的疲劳、恐惧和疼痛所引起的心理变化都会影响产程的进展。产程中给予产妇全面的支持是十分必要的。采用适宜技术如导乐陪伴分娩、分娩镇痛等能给产妇心理和生理上有力的支持。

1.导乐陪伴分娩

"导乐"是希腊词"Doula"的译名,意为女性看护者,本指一个有经验的妇女帮助照顾另一妇女。导乐陪伴分娩是指一个有生育经验的妇女在产前、产时及产后给予孕产妇持续的生理上的支持帮助及精神上的安慰鼓励,使其顺利完成分娩过程。这里的导乐也被称为分娩教练或分娩助手。导乐陪伴分娩是 1996 年引进的产时服务的一项适宜技术,也是一种以产妇为中心的服务模式,是美国的克劳斯医师(M.Klaus)经过 15 年研究后所倡导的。

表 4-1　上海市助产医疗机构阴道分娩产妇干预措施情况

医疗机构 干预措施		一级医疗 机构(所)	二级医疗机构		三级医疗机构		其他		合计	
			综合(所)	专科(所)	综合(所)	专科(所)	民营(所)	外资(所)	总数(所)	比例(%)
剃毛	未开展	1	19	4	8	3	0	3	38	47.5
	选择	3	16	2	4	3	0	1	29	36.25
	常规	1	6	1	3	0	2	0	13	16.25
灌肠	未开展	5	37	6	15	6	1	4	74	92.5
	开展	0	4	1	0	0	1	0	6	7.5
肛查	未开展	2	26	7	8	6	0	3	52	65.0
	开展	3	15	0	7	0	2	1	28	35.0
胎心监护	未开展	—	—	—	—	—	—	—	0	—
	开展	5	41	7	15	6	2	4	80	100
会阴侧切	选择	5	29	7	9	2	0	4	56	70.0
	常规	0	12	0	6	4	2	0	24	30.0
产后注射宫缩剂	选择	0	0	1	1	0	0	0	2	2.50
	常规	5	41	6	14	6	2	4	78	97.50
自由体位	未开展	4	16	1	6	4	0	0	31	38.75
	选择	0	1	0	0	0	0	1	2	2.50
	常规	1	24	6	9	2	2	3	47	58.75
助产士陪伴	未开展	1	9	1	5	0	0	0	16	20.0
	开展	4	32	6	10	6	2	4	64	80.0
家属陪伴	未开展	5	31	2	8	1	1	1	49	61.25
	开展	0	10	5	7	5	1	3	31	38.75
鼓励活动	未开展	1	0	0	0	0	0	0	1	1.25
	开展	4	41	7	15	6	2	4	79	98.75

(1)导乐的性质及作用:导乐是一个分娩过程中的女性看护者。她不仅拥有丰富的生育经验,而且富有爱心、同情心和责任心,具有良好的人际交流技能并给人以信赖感。她能在分娩这一人生关键过程中通过目光、语言和行动来显示自己的能力和作用,帮助产妇在产程中能最好地发挥其自身潜力来完成分娩过程。

导乐的作用是让产妇认识到分娩是值得母亲终身牢记的重大事件,了解分娩的生理和产妇的情感需要,帮助产妇及其丈夫准备和实施分娩计划,在整个产程中陪伴在产妇身旁,提供情感支持、生理帮助。导乐以其温柔的态度、真诚的爱心成为产妇及其丈夫的好帮手。导乐还通过示范一些技巧,如握手、按摩等使丈夫更好地帮助、照顾妻子,增强了丈夫的作用。同时她又是产妇与医务人员之间的桥梁,一旦发现异常情况立即与医师联系便于及时处理。

根据克劳斯医师多中心研究的结果表明,临产时有导乐陪伴者产程缩短 25%、需要缩宫素静脉滴注者减少 40%、需要镇痛药者减少 30%、剖宫率下降 50%、产钳助产率减少 40%、硬膜外麻醉减少 60%,并且产后恢复快,母婴健康良好。可见,导乐陪伴分娩不仅减少对自然分娩的干扰,且有利于母婴健康。表 4-2 显示 3 个单位研究观察的结果。

表 4-2　3 个单位研究观察导乐陪伴分娩的结果

单位名称	产程缩短(小时)			自然分娩率(%)			缩宫素使用率(%)		
	有导乐	无导乐	P 值	有导乐	无导乐	P 值	有导乐	无导乐	P 值
危地马拉 225 例	7.7	15.5	<0.01	81	73	<0.05	2	13	<0.01
美国休斯敦 41 例	7.4	9.4	<0.01	55	12	<0.01	17	44	<0.01
上海市第一妇婴保健院 448 例	7.2	9.7	<0.01	83.9	67.4	<0.01			

(2)导乐陪伴分娩的实施方法。

环境和设施:需要单独的房间,有一定活动空间供产妇走动。房间里面设有产床、沙发(或椅子)、垫子等供产妇在选择不同体位时使用;墙壁的一侧装有扶手栏供产妇走动时保证安全和方便;室内配备空调、电视、淋(盆)浴等基本设施以保证产妇舒适及分散产妇的注意力,有利于减轻分娩时疼痛。

克劳斯医师多中心研究的结果显示,有导乐陪伴分娩对婴儿的健康亦有良好影响,如表 4-3 所示。

表 4-3　导乐陪伴分娩对婴儿健康的帮助

分类	导乐组	无导乐组
纯母乳喂养率(%)	55	29
平均纯母乳喂养天数(天)	32	24
婴儿腹泻(%)	29	33
婴儿呕吐(%)	4	28
食欲(%)	0	25
咳嗽(%)	39	64
产后 6 周对丈夫的态度(%)	85	49

P<0.01

人员条件:国外大多由热心的母亲志愿者担任。一般选择有良好的生理、心理素质,有生育经历或接生经验,具有良好的人际交流、沟通及适应能力的人员经过培训后上岗。国内多年来各地大多是由退休的,或在岗的助产士来担任。

培训内容包括理论与实践两个方面。①理论学习:包括分娩的基本知识、医院的常规医疗程序;妇女孕期、产时、分娩及产后早期的生理、心理和感情变化特征;放松、呼吸、体位和活动的技能练习;交流技巧、移情训练、支持技巧等实践训练;以及触摸、语言等缓解产妇不适感、增加自信心等角色扮演。②见习和实践:要使导乐认识到每个产妇由于其生活经历、性格不同,需要亦不同,克服困难的技巧亦不同。要学会如何适宜地、机智地、积极地去满足产妇及其家属的需要,做到与产妇同呼吸、同感受。可以通过观看录像,见习有经验的导乐陪伴产妇分娩的过程和组织导乐们共同讨论,不断总结经验,逐步提高她们的信心和能力。

工作内容:产前访视,最好在孕晚期与孕妇及家属接触,了解情况,建立感情。尽可能做1次产前访谈,了解夫妇对分娩的希望、要求及计划,回答他们担心的问题;向孕妇形象地示范放松技巧;介绍产程中可采用的各种体位。

临产后最重要的是保证在整个分娩过程中一直陪伴产妇,导乐如果因为吃饭、上卫生间必须离开时,也需征得产妇的同意,并请丈夫或护士代为陪伴,使产妇始终感到有人陪伴而不感到孤独。在临产后的大部分分娩过程中,导乐主要使产妇感到自在与轻松,即消除进入医院后的紧张情绪,克服心理上对分娩的恐惧感及与陌生人相处的拘束感,从而使她从真正的自由感中产生一种自信心。

第一产程早期:①尽可能鼓励产妇多走动,促使胎头下降,缩短产程。②洗温水澡(胎膜未破)或淋浴(胎膜已破),以放松身体,缓解疼痛。③多变换体位:站、蹲、走,避免平卧位。④多喝饮料(补充能量),常排尿(膀胱充盈对宫缩有影响)。⑤持续地给产妇以支持和鼓励。当产妇阵痛剧烈时,应告诉她这是正常的,不必害怕。帮助产妇将注意力集中在对付目前的宫缩(放松和减轻疼痛)。不要想已痛了多久,还要承受多久。帮助产妇想象随着阵痛加剧,自己的宫口正在逐渐开大。不断地向产妇解释说明疼痛的作用及产程进展情况。⑥用手抱住产妇或握住产妇的手,用温毛巾擦脸及按摩背部。⑦提醒眼睛睁开,观察周围环境,以分散产妇对疼痛的注意力。

第一产程晚期:此时宫缩更强,间隔更短,产妇出现面部发红,阴道有血性分泌,腿及胳膊抖动或出现恶心等症状,导乐更应全身心地给予支持和鼓励。这时,产妇的丈夫可能受到惊吓也需要导乐的支持和解释,以消除疑虑。

第二产程:①无屏气感时,坚持活动(立、走、蹲),有屏气感时,指导其下屏的方法。②改变体位,避免平卧位。③多喝饮料。④指导正确呼吸、屏气。

分娩时是由医务人员负责助产,导乐和丈夫则一起守在产妇的身边。分娩后向夫妇祝贺,并鼓励产妇尽早开始与新生儿接触,及早吸吮。分娩结束后,可让产妇和新生儿多接触。产后第2天与夫妇一起回忆分娩过程,让夫妇分享感受。

总之,导乐陪伴分娩坚持以产妇为中心的产时服务模式,根据产妇的要求及分娩自身的进展而积极参与帮助,是能保护、促进和支持自然分娩的适宜技术。

目前,国内各地开展的导乐陪伴分娩,不仅没有产前访视的内容,而且大多从子宫口扩大至3 cm开始,使许多产妇在潜伏期因为没有达到帮助和指导,弄得筋疲力尽,影响产程的进展,值得注意研究改进。

2.分娩镇痛

分娩镇痛是每个产妇都希望能得到的。长期以来产科工作者认为因子宫收缩引起的分娩疼痛是完成分娩所必需的,也是不可避免的,因此缺少对分娩镇痛的研究。近来,随着麻醉学的发展及人性化服务的推行,分娩镇痛已受到重视,也有了较大的进展。分娩镇痛可支持产妇心理健康,提高产妇自然分娩的信心。分娩镇痛是现代文明产科的标志,也是每一位产妇、胎儿的权利:妇女有权享受安全、愉快的分娩服务,胎儿有权在从宫内到达宫外的旅途中受到保护与善待。

(1)分娩疼痛(产痛)的原因。①第一产程:疼痛始于子宫颈和子宫下段的扩张,以及子宫体部的收缩。子宫收缩时,宫内压显著升高,子宫韧带和腹膜受牵拉,子宫壁血管暂时受压闭塞,使周围组织缺血、缺氧。痛觉感受器接受的疼痛刺激沿交感神经纤维传导,在 $T_{12} \sim L_1$ 神经节段进入脊髓。疼痛部位主要在下腹部及腰部,有时可放射至髋部、骶部或沿大腿放射。随着产程进展,疼痛明显加剧,宫口扩张至 7~8 cm 时最为剧烈。②第二产程:疼痛是胎先露下降引起阴道和会阴部组织的伸展扩张和牵拉或撕裂所致。③第三产程:由于子宫体积缩小,宫内压力下降,会阴部牵拉感消失,疼痛骤然减轻。

(2)分娩镇痛措施:理想的分娩镇痛措施必须具备下列特点:①不会对母婴的健康造成损伤。②易于给药,起效快、作用可靠及满足整个产程镇痛的需求。③避免运动阻滞,不影响宫缩和产妇运动。④产妇清醒,可参与生产过程。⑤必要时可满足手术助产的需要。

现今所用的分娩镇痛方法可分为两大类,即非药物分娩镇痛法和药物分娩镇痛法。非药物分娩镇痛法由于符合以上的条件,越来越受到人们的欢迎和采纳。

非药物镇痛法。①环境与体位:用人性化的服务理念,改变目前医院待产室的环境。布置要家庭化,温馨而舒适,既能注意保护隐私,又能让产妇有充分的活动余地;室内可播放轻音乐或产妇自己喜欢的音乐,亦可有电视机供产妇观看。温馨而舒适的环境可以减轻产妇的紧张情绪,音乐和电视可以分散产妇注意力,亦能缓解产妇的焦虑。在待产过程中协助产妇经常改变姿势,采取她觉得最舒适的体位,以促进全身舒适与放松。实践证明,第一产程中卧床最不符合生理需要,采取直立的姿势或坐位,可以减轻庞大的子宫对腰骶部的压迫,缓解疼痛,也可以利用重力的原理,促进子宫颈扩张和先露的下降。②呼吸镇痛:阵痛开始后行深而慢的胸式呼吸。每一次宫缩的开始至结束时,从鼻孔吸气,用口呼气,并与腹部按摩相配合,可以缓解疼痛。在第一产程末期,宫口开全之前,用快而浅的呼吸和喘气也能减轻疼痛。③局部按摩、压迫法。按摩法:第一产程活跃期,可与深呼吸相配合,产妇自己用双手自外向内在腹部按摩,或让产妇侧卧位由他人帮助按摩腰骶部;压迫法:于第一产程活跃期,让产妇双手拇指按压髂前上棘、髂嵴或耻骨联合,或吸气时两手握拳压迫两侧腰部或骶部,可与按摩法交替使用。④水疗:产妇可浸泡于温水浴盆中,或鼓励产妇进行温水淋浴,可使局部的血管扩张、肌肉松弛。用温热毛巾敷腰骶部和大腿内侧也可以缓解疼痛。⑤针刺镇痛。体针镇痛:常用的有关元、中极、三阴交等穴位,每次宫缩时可行手法或脉冲刺激;耳针镇痛:一般选用神门、交感、子宫、生殖器等穴位;电磁刺激:采用经皮神经电刺激仪 TENS、HENS,在产妇背部脊柱两侧,T_{10}~L_1 及 S_1~S_4,放两副电极以连续低强度电刺激达到镇痛目的。电流强度可根据需要由产妇自己调节;水针镇痛:在第 5 腰椎棘突划一中线,左、右旁开 2 cm,每侧由此向下 2 cm 各 4 个点,应用水针皮内注射 0.5 mL 无菌注射用水,形成 1.5 cm 的皮丘。⑥心理支持:从产前做起,通过孕妇学校,让孕妇及其丈夫参加听课。在孕期给予生动、易理解的宣传教育,介绍妊娠和分娩的知识,让产妇了解分娩的机制,学会生产时的助产动作,消除对分娩的顾虑,正确对待疼痛,树立自然分娩的信心。

药物镇痛法具体如下。

全身用药镇痛:一直是最主要的镇痛方法,通过肌肉或静脉注射药物达到镇痛效果的。缺点在于对产妇过度的镇静作用会使产程延长、第二产程镇痛不足及胎儿窘迫。常用药物有以下几种。①地西泮(安定):为镇静药,镇痛不完善。主要通过减轻产妇的恐惧和焦虑达到减轻疼痛的目的。2 小时内分娩对胎儿呼吸有影响。②哌替啶(杜冷丁):100 mg 肌内注射,一般用于潜伏期。<1 小时或>4 小时对胎儿呼吸抑制作用小,2~3 小时作用最大。

吸入镇痛法:是第一种产妇自己控制的镇痛方法。现在最常用的是氧化亚氮,使用时给产妇一套器械(包括吸口、面罩、阀门等),指导产妇在宫缩开始时接通后快吸几口,宫缩后停吸。其镇痛效果好,起效快,作用消失也快,对胎儿无影响。但由于对产妇有嗜睡作用,有时会使产妇失去对仪器的控制,或因产妇的过多嗜睡发生误吸造成胃反流物引起窒息的危险。

神经阻断方法常用以下几种方法:①宫颈神经旁阻断方法。当第一产程进入活跃期宫口开大 3～4 cm 时,取膀胱截石位,在左手示指、中指引导下,将 7 号长针注入时钟 3、9 点处,深度约 0.5 cm 以内,每点注射 1% 利多卡因或普鲁卡因 10 mL。②阴部神经阻断方法:常用于第二产程会阴切开术前。产妇取膀胱截石位,术者的左手示指、中指伸入产妇阴道做向导,向下、向外摸准坐骨棘后,在左侧肛门与坐骨结节之间,局麻后将 10 cm 细针刺入皮丘内,当触及坐骨棘尖端时,退出少许并转向坐骨棘尖端内侧 1 cm 处,穿过骶棘韧带时有突破感,注入 1% 利多卡因或普鲁卡因 10 mL,拔针至皮下,向外侧坐骨结节处注入 10 mL,最后向阴部切开处注射 10 mL,共计 30 mL。③硬膜外阻滞镇痛:此方法是在硬膜外麻醉的基础上发展的。与其他镇痛方法相比,硬膜外镇痛被认为是最有效、最富有生理益处的方法,但是有可能会降低血压,影响子宫收缩,致产程延长、手术产率增高和产后出血增多等。常用的给药方法有 3 种:间断注药法,即镇痛作用消失后再次给予局麻药;注药泵法,即按需以≤1% 利多卡因 2～4 mL/h 速度持续给药,药量小,血液中药物浓度恒定,低血压发生少;患者自控硬膜外镇痛(PCEA)。常选用的药物为利多卡因、丁哌卡因(布比卡因)、芬太尼及舒芬太尼。复合用药效果更好。最近,试用可行走的硬膜外镇痛。此法通过降低局麻药的浓度,减轻运动阻滞的程度,使产妇在产程早期能够下床活动,这不仅更自然,还提高了产妇的自控能力和自信心;产妇可活动下肢,减少了置入尿管的机会及护理的负担。直立位可缓解疼痛,缩短产程;亦有利于提高自然分娩率。具体方法仍有待于进一步研究。

总之,分娩是一个复杂的疼痛模型,分娩镇痛应该受到重视,WHO 提倡多使用非药物性的镇痛方法。

(四)提高接产质量,重视"五防"

1.防滞产

滞产是指分娩总产程达到或超过 24 小时者。因产程延长,孕妇过度消耗,代谢紊乱,易引起产妇产后出血、产后感染、产道损伤,严重者可因胎先露压迫软产道时间过长导致组织缺血坏死,形成生殖道瘘管。滞产可引起胎儿宫内窘迫和新生儿窒息,新生儿肺部感染及颅内出血等。

预防措施:①关心产妇休息和饮食。早期了解孕妇的酸碱平衡状态,保证水和电解质的平衡。②进行陪伴分娩,医护人员应主动介绍待产室、产房情况,主动进行分娩健康教育,消除产妇焦急的心理。③严密仔细观察产程,推广使用产程图。产程图反映产程进展的正常范围和异常现象,为正确判断和及时处理头位难产提供重要依据,是预防滞产的主要方法之一。

2.预防感染

感染和来自产妇自身的感染源和/或分娩过程中的医源性感染,可引起产妇的产褥热和新生儿的感染。

预防措施:①坚持产房和手术室的消毒隔离制度。注意接生和手术的无菌技术和按接产规范进行操作。②产后仔细检查产道,发现损伤及时修补;有胎盘、胎膜残留应及时清除。③如有胎膜早破、贫血、产时出血、徒手剥离胎盘及窒息儿等,均应给予预防性抗生素。④抗生素的应用要有针对性,必要时可做药敏试验。

3.预防产伤

产伤包括分娩时母亲的软产道损伤及胎儿的骨折、神经损伤,以及胎儿宫内缺氧而导致的各脏器损伤及颅内出血等。

预防措施:①加强产程观察,及时诊断骨盆狭窄或头盆不称,识别先兆子宫破裂的征象,给予相应处理。②严格掌握产程的处理常规及剖宫产指征。③阴道助产按正规的操作方法接产,必要时进行会阴侧切术,保护好会阴。④阴道手术助产时应严格掌握适应证和操作规范。产钳只使用低位产钳,胎吸助产需胎先露抵达＋3或更低位,负压适中,每次牵拉不超过10分钟,牵拉1～2次不成功者不宜再用胎吸术。器械助产前应导尿,会阴切口应足够大。⑤产后常规检查软产道,若有撕裂伤应立即缝合。⑥严禁滥用缩宫素。⑦不提倡腹部加压助产。

4.预防出血

产后出血是一种严重威胁妇女生命的产科并发症。

预防措施:①密切观察子宫收缩力,预防急产与滞产。若宫缩乏力,排除头盆不称后可行人工破膜或在严密观察下静脉滴注缩宫素以加强宫缩。②缩短第二产程,对具备阴道助产条件者积极按正规操作进行阴道助产,尽量避免软产道损伤。③对预计有产后出血可能的产妇,待胎肩娩出后立即肌内注射缩宫素10 IU,继以静脉滴注,以预防产后出血。④识别胎盘剥离征象,正确协助胎盘娩出。同时仔细检查胎盘、胎膜是否完整,注意有无副胎盘。若有胎盘残留,应及时施行清宫术。⑤正确测量出血量,以免对产后出血量估计不足。失血者应及早补足血容量,效果远较同等容量迟补充为佳。⑥产后应在产房观察2小时,注意及时排尿,避免膀胱充盈影响子宫复旧。⑦产后提倡早喂奶。新生儿吮吸母亲奶头可刺激宫缩,有助于子宫的复旧。

5.预防窒息

窒息在围产儿死因中居首位。严重者即使存活,可能因脑细胞严重缺氧而遗留智力障碍。

预防措施:①对高危孕妇临产应密切监护,注意产程进展,避免滞产。避免宫缩过强、过密导致急产。②严密观察产程,勤听胎心,亦可采用胎儿电子监护仪。动态观察羊水变化,可用羊膜镜等协助了解情况,必要时可做胎儿头皮血pH的测定。③一旦发现胎儿窘迫,应正压给氧,左侧卧位,并积极寻找原因。破膜时发现羊水有胎粪污染或胎心变化,应立即检查有无脐带前置或脱垂。遇胎儿窘迫经保守处理无改善,应尽快结束分娩,并做好新生儿复苏的抢救准备。④胎头娩出后,应清理干净新生儿口、鼻中的黏液及羊水,胎体娩出后再次清理口、鼻的分泌物。⑤如新生儿窒息应积极进行复苏。

二、产时保健指导

临产前使产妇理解分娩是一个生理过程。"十月怀胎,一朝分娩"是长期不变的规律,解除对分娩的恐惧和焦虑心理情绪,树立自然分娩信心,在产程中做到以下几方面。

(一)第一产程

(1)懂得产痛主要是子宫收缩所引起,从而能以积极的、乐观的态度和情绪对待分娩。

(2)少卧多动:采取自由体位,如果没有特殊情况不要早早地躺在床上。

(3)注意休息和正常饮食,保存体力:分娩将会消耗很多的体力,所以应该抓紧宫缩的间隙多休息。为保证有足够的体力完成分娩的全过程,可以吃一些容易消化的食物,如面条、饼干、蛋糕、牛奶等补充能量。切忌大喊大叫,以免消耗过多体力,同时造成肠胀气。

(4)定时排尿有利产程顺利进展。

(5)提倡陪伴分娩,丈夫支持。

(二)第二产程

(1)采用合适的体位:分娩时不要平躺在床上。目前一般都采用半卧位,即产妇仰卧,头及上半身垫高,双腿屈曲,双足蹬在床上,双手握住产床两边的把手。

（2）用力屏气：掌握了正确的屏气方法，就能起到事半功倍的效果，可使胎儿更快娩出。当每次宫缩来临时，产妇先用嘴吸足一口气屏住，双手抓住产床两边的扶手，然后像排便一样向肛门口用力屏，并尽量延长屏气时间。如果一口气屏完，宫缩还未结束时，可以再吸一口气，做第二次屏气。争取每阵宫缩屏 2～3 次。当胎头快娩出时，要根据助产人员的指令，宫缩时不必再使猛劲，而是采取哈气，以免胎头娩出过快造成会阴撕裂。

产妇切忌大喊大叫，以免将空气吞入引起肠胀气而影响宫缩，产后还会造成腹胀和排尿困难。同时还要避免来回翻动，这样不但消耗体力，使自己筋疲力尽，产程延长，还可能导致胎儿宫内缺氧。

（3）可饮牛奶、果汁、运动饮料、能量合剂、参粉、鸡精等，提供能量。

（三）第三产程

（1）应以充满母爱的心情来迎接新生儿，在产后 30 分钟内与新生儿实行"早吸吮"和"早接触"。

（2）产妇双腿尽量分开，以方便助产人员缝合会阴伤口。

（张晓燕）

第五章　女性生殖器官发育异常

第一节　外生殖器发育异常

女性外生殖器发育异常中较常见的有处女膜闭锁和外生殖器男性化。

一、处女膜闭锁

处女膜闭锁又称无孔处女膜,是发育过程中,阴道末端的泌尿生殖窦组织未腔化所致。由于无孔处女膜使阴道和外界隔绝,故阴道分泌物或月经初潮的经血排出受阻,积聚在阴道内。有时经血可经输卵管倒流至腹腔。若不及时切开,反复多次的月经来潮使积血增多,发展为子宫腔积血,输卵管可因积血粘连而伞端闭锁。

(一)临床表现

绝大多数患者至青春期发生周期性下腹坠痛,呈进行性加剧。严重者可引起肛门或阴道部胀痛和尿频等症状。检查可见处女膜膨出,表面呈蓝紫色;肛诊可扪及阴道膨隆,凸向直肠;并可扪及盆腔肿块,用手指按压肿块可见处女膜向外膨隆更明显。偶有幼女因大量黏液潴留在阴道内,导致处女膜向外凸出而确诊。盆腔 B 型超声检查可见子宫和阴道内有积液。

(二)治疗

先用粗针穿刺处女膜膨隆部,抽出积血可以送检进行细菌培养及抗生素敏感试验,而后再 X 形切开,排出积血,常规检查宫颈是否正常,切除多余的处女膜瓣,修剪处女膜,再用可吸收缝线缝合切口边缘,使开口成圆形,必要时术后给予抗感染药物。

二、外生殖器男性化

外生殖器男性化是外生殖器分化发育过程中受到大量雄激素影响所致。常见于真两性畸形、先天性肾上腺皮质增生或母体在妊娠早期接受具有雄激素作用的药物治疗。

真两性畸形:染色体核型多为 46,XX,46,XX 或 46,XY 嵌合体。46,XY 少见。患者体内性腺同时存在睾丸和卵巢两种组织,又称卵睾;也可能是一侧卵巢,另一侧睾丸。真两性畸形患者外生殖器形态很不一致,以胚胎期占优势的性腺组织决定外生殖器的外观形态,多数为阴蒂肥大或阴茎偏小。

先天性肾上腺皮质增生为常染色体隐性遗传性疾病,是胎儿肾上腺皮质合成皮质醇或皮质醇的酶(如 21-羟化酶、11β-羟化酶与 3β-羟类固醇脱氢酶)缺乏,不能将 17α-羟孕酮羟化为皮质醇或不能将黄体酮转化为皮质醇,因此其前体积聚,并向雄激素转化,产生大量雄激素。

外在因素:影响生殖器官的药物主要为激素类药物。雄激素与合成孕激素有雄激素作用,对泌尿生殖窦最敏感,可使女性外生殖器男性化。妊娠早期服用雄激素类药物,可发生女性胎儿阴道下段发育不全、阴蒂肥大及阴唇融合等发育异常;妊娠晚期服用雄激素可致使阴蒂肥大。

(一)临床表现

阴蒂肥大,有时显著增大似男性阴茎。严重者伴有阴唇融合,两侧大阴唇肥厚有皱折,并有不同程度的融合,类似阴囊,会阴体距离增加。

(二)诊断

1.病史和体征

询问母亲在妊娠早期是否曾接受具有雄激素作用的药物治疗,家族中有无类似畸形患者。检查时应了解阴蒂大小,尿道口与阴道口的位置,有无阴道和子宫。同时检查腹股沟与大阴唇,了解有无异位睾丸。

2.实验室检查

疑真两性畸形或先天性肾上腺皮质增生时,应检查染色体核型。前者染色体核型多样,后者则为 46,XX,血雄激素呈高值,并伴有血清 17α-羟孕酮升高和尿 17-酮及 17-羟含量增加。

3.性腺活检

必要时可通过性腺活检,确诊是否为真两性畸形。

(三)治疗

行肥大阴蒂部分切除,使保留的阴蒂接近正常女性阴蒂大小并与其基底部进行吻合。融合之大阴唇正中纵行切开至阴道后壁,同时手术矫正外阴部其他畸形,使阴蒂及大小阴唇恢复正常女性外阴形态。

1.真两性畸形

取决于外生殖器的功能状态,将不必要的性腺切除,保留与外生殖器相适应的性腺,并以此性别养育,若外生殖器外观男女社会性别模糊,将充分尊重患者意愿进行选择,进行必要的外阴畸形矫正手术。

2.先天性肾上腺皮质增生

先给予肾上腺皮质激素治疗,减少血清睾酮含量至接近正常水平,再做阴蒂整形术和其他畸形的相应矫正手术或至患者婚前半年择期手术。

(贾凤祯)

第二节　阴道发育异常

一、先天性无阴道

先天性无阴道为双侧副中肾会合后未能向尾端伸展形成管道所致,多数伴无子宫或只有始基子宫,但极少数也可有发育正常的子宫。半数伴泌尿系畸形。一般均有正常的卵巢功能,第二性征发育也正常。

(一)临床表现

(1)先天性无阴道几乎均合并无子宫或仅有痕迹子宫,卵巢一般均正常。

(2)青春期后一直无月经,或婚后性生活困难而就诊。

(3)第二性征发育正常。

(4)无阴道口或仅在阴道外口处见一浅凹陷窝,或有 2 cm 短浅阴道盲端。

(5)极少数先天性无阴道者仍有发育正常的子宫,至青春期因宫腔积血出现周期性腹痛,直肠腹部联合诊可扪及增大子宫。

(二)诊断

(1)原发闭经。

(2)性生活困难。

(3)周期性腹痛:有子宫或残留子宫及卵巢者,可有周期性腹痛,症状同处女膜闭锁症。

(4)全身检查:第二性征正常,常伴有泌尿系统和骨骼系统的畸形。

(5)妇科检查:外阴发育正常,无阴道和阴道短浅,肛查无子宫颈和子宫,或只扪到发育不良子宫。

(6)卵巢功能检查:卵巢性激素正常。

(7)染色体检查:为 46XX。

(8)B 超检查:无阴道,多数无子宫,双侧卵巢存在。

(9)腹腔镜:可协助诊断有无子宫,卵巢多正常。

(三)鉴别诊断

(1)阴道短而无子宫的睾丸女性化:染色体检查异常。

(2)阴道横隔:多伴有发育良好的子宫,横隔左侧多见一小孔。

(四)治疗

1.压迫扩张法

此法适用于阴道下段有一定深度者。从光而圆的小棒沿阴道轴方向加压,每天 2 次,每次 20 分钟,2～3 个月为 1 个疗程,可使局部凹陷加深。

2.阴道成形术

(1)手术时间的选择:无阴道无子宫者,术后只能解决性生活问题,故最好在婚前或婚后不久进行,有正常子宫者,在初潮年龄尽早手术,以防经血潴留。

(2)手术方法的选择。①Willian 法:术后 2 个月即可结婚。②羊膜或皮瓣法:应在婚前半年手术。

(3)手术注意点:①避免损伤直肠与尿道。②术后注意外阴清洁,防止感染。③坚持带模型,防止阴道塌陷。皮肤移植,应于术后取出纱布后全日放模型 3 个月,然后每晚坚持直到结婚,婚后如分居仍应间断放置模型。羊膜移植后,一般放模时间要 6～12 个月。

(五)注意事项

(1)阴道成形术并不复杂,但由于瘢痕再次手术更为困难,故应重视术后防止感染、粘连及瘢痕形成,否则会前功尽弃。

(2)副中肾管缺如者半数伴泌尿系畸形,故于术前须做静脉肾盂造影。

二、阴道闭锁或狭窄

胚胎发育时两侧副中肾管下端与泌尿生殖窦未能形成空腔,或空腔贯通后发育不良,则发生阴道闭锁或狭窄。后天性发病多系药物腐蚀或创伤所引起。

(一)临床表现

(1)症状与处女膜闭锁相似。

(2)处女膜无孔,但表面色泽正常,亦不向外膨隆。

(3)直肠指诊扪及向直肠凸出的阴道积血肿块,其位置较处女膜闭锁者为高。

(二)诊断

(1)青春期后无月经来潮,并有逐渐加重的周期性下腹痛。如系阴道狭窄,可有经血外流不畅。

(2)性生活困难。

(3)妇科检查:处女膜完整,但无阴道,仅有陷窝,肛门指检于闭锁以上部分扪及积血所形成的包块。阴道窄狭者,阴道壁僵硬,窥器放置困难。

(4)B超检查:闭锁多为阴道下段,上段可见积液包块,子宫及卵巢正常。

(三)鉴别诊断

主要通过B超、妇科检查与先天性无阴道及处女膜闭锁相鉴别。

(四)治疗

(1)尽早手术治疗,切开闭锁阴道段阴道并游离阴道积血段阴道黏膜,再切开积血段阴道黏膜,再切开积血肿块,排出积血。

(2)利用已游离的阴道黏膜覆盖创面。

(3)术后定期扩张阴道,防止阴道下段挛缩。

(五)注意事项

手术治疗应充分注意阴道扩张问题,以防挛缩。

三、阴道横隔

胚胎发育时双侧副中肾管会合后的尾端与泌尿生殖窦未贯通,或部分性贯通所致。横隔位于阴道上、中段交界处为多见,完全性横隔较少见。

(一)临床表现

(1)常偶然或因不育检查而发现,也有少数因性生活不满意而就诊发现。

(2)横隔大多位于阴道上、中段交界处,其厚度约1 cm。

(3)月经仍可正常来潮。

(二)诊断

1.腹痛

完全性横隔可有周期性腹痛,大多表现为经血外流不畅的痛经。

2.不孕

因横隔而致不孕或受孕率低。

3.闭经

完全性横隔多有原发性闭经。

4.妇科检查

月经来潮时可寻找到横隔的小孔,如有积血可扪及包块。

5.横隔后碘油造影

通过横隔上小孔注入碘油,观察横隔与子宫颈的距离及厚度。

6.B超检查

子宫及卵巢正常,如有积血可呈现积液影像。

(三)鉴别诊断

注意与阴道上段不完全阴道闭锁鉴别:通过肛腹诊或B超探查观察有无子宫及上段阴道腔可确诊。

(四)治疗

1.手术治疗

横隔切开术。若横隔薄,只需行"X"形切口;横隔厚,应考虑植羊膜或皮片。

2.妊娠期处理

分娩时发现横隔,如薄者可切开横隔,由阴道分娩;如厚者,应行剖宫产,并将横隔上的小孔扩大,以利恶露排出。

(五)注意事项

(1)术后应注意预防感染和瘢痕挛缩。

(2)横隔患者经阴道分娩时,要注意检查横隔有无撕裂出血,如有则应及时缝合以防产后出血。

四、阴道纵隔

本病是由双侧副中肾管会合后,其中隔未消失或未完全消失所致。分为完全纵隔、不完全纵隔。完全纵隔形成双阴道,常合并双子宫颈及双子宫。如发育不等,也可以一侧大而一侧小,有时则可成为斜隔。

(一)临床表现

(1)绝大多数阴道纵隔无临床症状。

(2)有些婚后性生活困难才被发现。

(3)也有在做人工流产时发现,一些晚至分娩时产程进展缓慢才发现。

(4)临床有完全纵隔和不全纵隔两种,前者形成双阴道、双宫颈、双子宫。

(5)有时纵隔偏向一侧,形成斜隔,以致该侧阴道闭锁而有经血潴留。

(二)诊断

1.完全性阴道纵隔

一般无症状,少数人有性交困难,或分娩时造成产程进展缓慢。

2.阴道斜隔

因宫腔、宫分泌物引流不畅可出现阴道流恶臭脓样分泌物。

3.妇科检查

妇科检查可确诊。但要注意双阴道在进入一侧时常难发现畸形。

4.B超检查

子宫、卵巢正常。

（三）鉴别诊断

1.阴道囊性肿物

斜隔检查时阴道一侧隔易与阴道囊性肿物相混淆,可行碘油造影鉴别。

2.继发性阴道狭窄

有外伤、炎症、局部使用腐蚀药史。

（四）治疗

1.完全阴道纵隔

一般无须特殊处理。

2.部分性阴道纵隔

影响性生活、经血排出不畅时,可于非孕时行纵隔切除术。

3.分娩时发现阴道纵隔阻碍分娩时

宫口开大4～5 cm后,将纵隔中央切断,胎儿娩出后再检查处理伤口。

4.阴道斜隔合并感染

斜隔切开术,引流通畅,并用抗生素治疗。

（1）首选青霉素:每次80万U,每天3次,肌内注射,皮试阴性后用。

（2）氨苄西林:每天6 g,分3次静脉推注,皮试阴性后用;或氨苄西林每次1.5 g加入5%葡萄糖100 mL中静脉滴注,每天4次,皮试阴性后用。

耐药菌株可选用以下两种:①头孢吩,每天2～8 g。分4次静脉注射或静脉滴注。②头孢哌酮,每天3～6 g,分3～4次静脉注射。

如对青霉素过敏者可选用以下3种:①庆大霉素,每次8万U,每天2～3次,肌内注射。②复方磺胺甲噁唑,每次2片,每天2次,口服。③林可霉素,每天1.2 g,静脉滴注。

（贾凤祯）

第三节　子宫发育异常

子宫发育异常由副中肾管产生的器官,以子宫最易发生畸形。副中肾管发生、发育异常越早出现,它所造成的畸形越严重。绝大多数的子宫畸形为双角子宫、双输卵管、单子宫颈,占70%;最危险的子宫畸形是双子宫,其中一侧为残角子宫,占5%。其之所以严重是因为残角子宫不易被发现,一旦宫外孕破裂,容易导致死亡。

一、分类及临床表现

（一）子宫未发育或发育不全

1.先天性无子宫

先天性无子宫为两侧副中肾管中段及尾段未发育,未能在中线会合形成子宫。常合并无阴道,但卵巢发育正常,临床表现为原发性闭经,第二性征正常,肛查触不到子宫,偶尔在膀胱后触及一横行的索条状组织。

2.始基子宫

始基子宫又称痕迹子宫,为双侧副中肾管向中线横行伸展会合后不久停止发育所致。子宫极小,仅长 1~3 cm,无宫腔,多数因无子宫内膜而无月经。

3.子宫发育不良

子宫发育不良又称幼稚型子宫,是因两侧副中肾管融合后在短时间内即停止发育。子宫发育小于正常,子宫颈相对较长而外口小,宫体和宫颈之比为 1:1 或 2:3,有时子宫体呈极度的前屈或后屈。临床表现为月经量过少,婚后不孕,直肠-腹部诊可扪及小而活动的子宫。

(二)子宫发育畸形

子宫发育畸形有以下几种情况(图 5-1)。

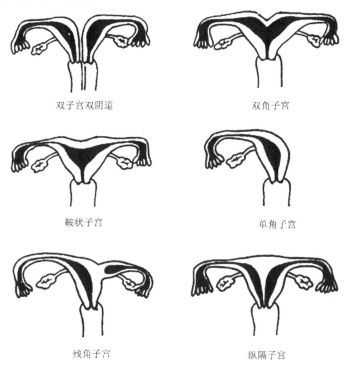

双子宫双阴道   双角子宫

鞍状子宫   单角子宫

残角子宫   纵隔子宫

图 5-1 各种子宫发育畸形

1.双子宫

双子宫为两侧副中肾管完全未融合,各自发育形成双子宫、双宫颈及双阴道。左右侧子宫各有单一的卵巢和输卵管。患者多无自觉症状,不影响生育,常在产前检查、人工流产或分娩时被发现。偶有双子宫单阴道,或双子宫伴阴道纵隔,常因性交困难或经血不畅而就诊。妊娠晚期胎位异常率增加,产程中难产机会增多,以子宫收缩乏力、胎先露下降受阻为常见。

2.双角子宫及鞍状子宫

两副中肾管中段的上部未完全融合而形成双角子宫,轻者仅子宫底部下陷而呈鞍状或弧形。一般无症状,妊娠后易发生流产及胎位异常。

3.单角子宫

仅一侧副中肾管发育而成为单角子宫,常偏向一侧,仅有一条输卵管及一个卵巢,未发育侧的输卵管及卵巢多缺如。单角子宫一旦妊娠,多发生流产或早产。

4.残角子宫

残角子宫为一侧副中肾管发育正常,另一侧发育不全形成残角子宫,正常子宫与残角子宫各有一条输卵管和一个卵巢。多数残角子宫与对侧的正常子宫腔不相通仅有纤维带相连,若残角子宫内膜无功能,多无自觉症状,若残角子宫内膜有功能,可因宫腔积血而引起痛经,甚至并发子宫内膜异位症。偶有残角子宫妊娠至16~20周时发生破裂,出现典型输卵管妊娠破裂的症状和体征,若不及时手术治疗可因大量内出血而危及生命。

5.纵隔子宫

纵隔子宫为两侧副中肾管已完全会合,但纵隔未完全退化所致。子宫外形正常,由宫底至宫颈内口将宫腔完全隔为两部分为完全纵隔,仅部分隔开者为不全纵隔。纵隔子宫易发生流产、早产及胎位异常。子宫输卵管造影及宫腔镜检查是诊断纵隔子宫的可靠方法。

二、诊断

由于某些子宫畸形不影响生理功能,若无症状可终生不被发现。而部分患者由于生殖系统功能受到不同程度的影响,到了月经初潮、婚后、妊娠期、分娩期出现临床症状或人工流产并发症时才被发现。先天性无子宫患者无月经,因往往同时合并有先天性无阴道,致婚后性交困难;幼稚子宫、残角子宫等可表现为月经过少、痛经、经期不规律;双子宫、双角子宫可表现月经过多及经期延长。患者常有不育。如有妊娠,常有并发症。往往引起流产、早产、胎膜早破、胎位异常,其中臀位横位发生率高。发育畸形之子宫围产病率、新生儿死亡率均增高。

近年来,由于腔道造影、内镜、超声、CT、MRI等诊断技术的广泛应用,发现女性生殖道畸形这类疾病已非少见,上述畸形的诊断并不困难,关键是要想到这些异常的存在。如患者有原发性闭经、痛经、不孕、习惯性流产、流产不全史、重复胎位不正、难产等病史,家属或姐妹中有子宫畸形史,应考虑到子宫畸形的可能,需作仔细的妇科检查,用探针探测宫腔大小、方向、有无隔的存在,必需时选择下列检查。

(一)B超检查

其特点是简便、直观、无损伤、可重复多次检查。能清晰显示子宫形态、大小、位置及内部解剖结构。近年逐渐普及的阴道超声,可更清楚地显示子宫内膜、宫颈和子宫底部。在对纵隔子宫与双子宫或双角子宫的诊断中,应把B超检查作为首要的选择方法。但子宫B超检查难以了解纵隔子宫、双角子宫、残角子宫与阴道的畸形衔接及子宫腔之间相通的情况。

(二)X线造影

X线造影是利用一定的器械将造影剂从子宫内口注入子宫、输卵管的检查方法。能较好地显示子宫内腔的形态、输卵管通畅及异常的子宫通道情况,是诊断先天性子宫畸形最常用、最有效的方法之一。但是不能发现Ⅱ型和Ⅲ型残角子宫,改用盆腔充气造影可以发现。

(三)腹腔镜检查

可以直接观察子宫、卵巢及输卵管的发育情况。通过对腹腔的窥视,对各类生殖器畸形能做出全面的了解和评估。腹腔镜检查亦有不足之处,因为它只能看到盆腔表面的情况,也就是说只有子宫表面的畸形才能够准确地诊断,并不能了解到宫腔内情况。

(四)宫腔镜检查

可证实或发现子宫畸形,但是,它不能提供子宫浆膜表面的情况,有时不能对纵隔子宫和双角子宫做出肯定的区别。如果纵隔延伸到宫颈,且宫腔镜仅插入一侧,有时可能误诊为单角子宫。如果宫腔镜和腹腔镜联合运用,即更有利于评价先天性子宫异常,特别是对纵隔子宫和双角子宫的区别。结合宫腔镜,通过腹腔镜对宫底表面轮廓的评价,对区分纵隔子宫和双角子宫有较大价值,同时亦可弥补宫腔镜检查的不足。

宫腔镜检查的一个很大优点是可以施行某些矫治手术。

(五)静脉肾盂造影

生殖系统和泌尿系统的先天性畸形常常并存,如 70%～90% 单肾合并子宫畸形,而 15% 先天性无阴道合并肾脏畸形,因此有必要常规作静脉肾盂造影以排除泌尿系统畸形。

(六)其他

可行染色体核型分析,H-Y 抗原检测,SRY 基因检测,酶、性激素测定及性腺活检等,以明确有无遗传性疾病或性分化异常。

三、手术治疗

对子宫畸形常用的手术矫治方法有下列四种。

(一)子宫吻合术(双子宫的合并术)

子宫吻合术适宜于双子宫,纵隔子宫,以及双侧子宫角发育相称的双角子宫患者。子宫畸形经过整形手术后宫腔成为一较大的整体,有利于胚胎发育,减少流产和早产的发生。

(二)子宫纵隔切除术

子宫纵隔切除术适宜于完全或部分子宫纵隔者,有 3 种手术途径。

(1)经腹部手术。

(2)宫腔镜下切除子宫纵隔:手术时间选在卵泡期。

(3)经阴道切除子宫纵隔:在腹腔镜或 B 超监视下施行手术。

(三)残角子宫切除术

临床上,残角子宫多是由于残角子宫妊娠时被发现,一经确诊,及时切除;在剖宫产或妇科手术时发现残角子宫,亦应切除。若粘连重难以切除时,应将患侧输卵管结扎。

(四)宫腔积血的人工通道术

部分双子宫、双宫颈患者,一侧宫颈流出道受阻于起自两侧宫颈之间、斜行附着于同侧阴道壁的隔膜,这称为阴道斜隔综合征。结果是受阻侧宫腔积血,继发感染即形成积脓,一般在初潮后不久即出现进行性痛经。由于隔后的阴道子宫腔积血或积脓,妇科检查时在一侧穹隆或阴道侧壁触到囊性肿物,该侧子宫颈暴露不清,其上子宫有时误诊为包块。一经确诊,即行斜隔切开术。关于患侧子宫去留问题,意见不一。有学者主张开腹切除患侧子宫,而有的学者则持相反意见。因患者都是未婚或尚未生育者,保留积血侧子宫有可能提高受孕能力。

(贾凤祯)

第四节　卵巢发育异常

一、卵巢发育不全

原发性卵巢发育不全多发生于性染色体畸变女性,以 45,XO 为最常见,亦可见于 XO 核型的镶嵌体或单纯的多 X 核型。女性正常发育必须有两条正常结构的 X 性染色体,缺失一条或多一条 X 性染色体即影响卵巢的正常发育,均为双侧性。卵巢细长形、淡白色、质硬、呈条索状。其表现可为女性,但由于卵巢发育不全,性激素缺乏,使性器官及第二性征均不发育,往往伴有其他畸形。可有单侧卵巢发育不全,常伴有同侧输卵管,甚至肾脏缺如。

治疗原则:主要治疗闭经,其次为增加身高。对骨骺未闭合者,均先给予蛋白同化类激素,以促进体内蛋白质合成代谢和钙质蓄积,约半年后再用雌孕激素序贯疗法作人工周期诱导使月经来潮,同时辅以调整月经的中成药,注意增加营养等。

此类患者绝大多数都没有生育能力,国内已有采用赠送胚胎移植成功的报道。

二、卵巢异位

卵巢异位系卵巢在发育过程中受阻,仍停留在胚胎期位置未下降至盆腔,位置即高于正常卵巢部位。如位于肾脏下极附近,或位于后腹膜组织间隙内,常伴有卵巢发育不良。如下降过度,可位于腹股沟疝囊内。

所有异位卵巢都有发生肿瘤的倾向,应予以切除。

三、额外卵巢

额外卵巢罕见,除外正常位置的卵巢外,尚可在他处发现额外的卵巢组织,其部位可在腹膜后,乙状结肠系膜及盆腔等处。这些额外卵巢是由于胚胎发生的重复而形成的,大小不一,小者仅数毫米,大者可达正常大小。因其他原因行剖腹手术时,偶然发现,应予以切除。

四、副卵巢

副卵巢即在正常卵巢附近出现多余的卵巢组织,一般<1 cm,偶有 2～3 个副卵巢出现,常呈结节状,易误认为淋巴结,需病理检查才能确诊。

五、单侧卵巢缺失和双侧卵巢缺失

单侧卵巢缺失和双侧卵巢缺失均少见,前者可见于单角子宫,后者可见于 45,XO Turner 综合征患者。

治疗:异位卵巢和多余卵巢,一经发现应予切除。双侧卵巢缺如,可行性激素替代疗法。

疗效标准与预后:异位卵巢和多余卵巢有发生肿瘤的倾向。双侧卵巢缺如施行性激素替代疗法,有助于内外生殖器及第二性征发育,对精神有安慰作用,但对性腺发育无作用,不可能恢复生育功能。

(贾凤祯)

第五节　输卵管发育异常

输卵管是两个苗勒管上端各自分离的一段,因此,输卵管较子宫、阴道发生畸形的机会少得多。

一、分类

(一)输卵管未发育

尚未见双侧输卵管未发育单独出现的报道。这种畸形多伴有其他严重畸形而不能存活,往往与同侧的子宫不发育合并存在。输卵管不发育的原因,有原发性和继发性两种。前者原因不明,是指整个一侧的苗勒管都未形成,不但没有输卵管,同侧的子宫、子宫颈也不发育。后者如真两性畸形,一侧有卵巢,另一侧有睾丸或卵睾。在有睾丸或卵睾的一侧不形成输卵管,甚至不形成子宫。

(二)输卵管发育不全

实性的输卵管、索状的输卵管及发育不良的输卵管,都属于输卵管发育早期受到程度不同的抑制或阻碍使其不能完全发育所致。有时与发育不良的子宫同时存在。

(三)小副输卵管

小副输卵管是一个比较短小的输卵管,它有完整的伞端(单侧或双侧),附着于正常输卵管的上面。有的副输卵管腔与正常的输卵管腔沟通,有的不沟通而在其附着处形成盲端。

(四)单侧双输卵管或双侧双输卵管

双输卵管均有管腔通于子宫腔。发生机制不明。

(五)输卵管憩室

憩室较易发生于输卵管的壶腹部,容易造成宫外孕而危及生命。

(六)输卵管中段缺如

类似输卵管绝育手术后的状态,缺失段组织镜下呈纤维肌性。

(七)输卵管位置异常

在胎儿的分化发育过程中因发育迟缓未进入盆腔,使之位置异常(包括卵巢)。

二、临床表现

无明显临床表现,临床上多因检查不孕症、子宫畸形腹腔镜检查,或剖腹探查,或宫外孕破裂才被发现。

三、辅助检查

(一)子宫输卵管碘油造影

子宫输卵管碘油造影可提示小副输卵管、单侧或双侧双输卵管、输卵管憩室。但不能鉴别输卵管缺如与输卵管梗阻。

(二)腹腔镜

腹腔镜可在直视下发现输卵管发育异常(包括位置异常)(图 5-2)。

四、诊断

输卵管先天性畸形不易被发现,原因首先是常与生殖道先天畸形同时存在而被忽略,其二是深藏在盆腔侧方。常用的诊断方法,子宫输卵管造影术后发现单角子宫单侧输卵管,双输卵管。腹腔检查可能发现各种畸形。剖腹术可予较明确的诊断。

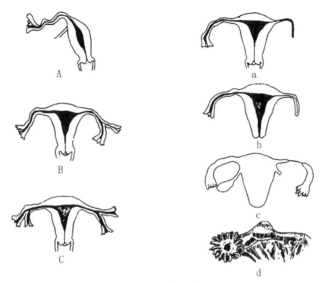

图 5-2　输卵管畸形

A.单侧输卵管及单侧子宫;B.小副输卵管(左侧);C.双侧双输卵管

a.实管输卵管;b.输卵管发育不良(左);c.中段节断性输卵管;d.输卵管憩室

五、治疗

对由于输卵管异常引起不孕者,在腹腔镜或剖腹术行输卵管整形术。发生输卵管妊娠破裂或流产者,术中认真检查,对可修复的输卵管畸形不要轻易切除,应采取显微手术技巧进行整复输卵管,以保留功能。

（贾凤祯）

第六章 女性生殖器官损伤性疾病

第一节 生 殖 道 瘘

产伤及妇科手术是尿瘘的主要原因。尿瘘手术前应充分检查,明确尿瘘的种类、部位、大小、数量,制定个体化手术方案。产伤是粪瘘的主要原因,手术是唯一治疗手段,手术时机选择及围术期肠道管理是决定手术成败的重要因素。

一、尿瘘

尿瘘是指人体泌尿系统与其他系统或部位之间有异常通道,表现为小便淋漓、不能控制。尿瘘包括的范围很广,诸如膀胱阴道瘘、输尿管阴道瘘、尿道阴道瘘,以及膀胱肠瘘和膀胱腹壁瘘。但由于妇女生殖系统在分娩期间或妇科手术时发生损伤的机会较多,而生殖系统与泌尿系统均同源于体腔上皮,两者紧密相邻,故临床上以泌尿生殖瘘最为常见。本节所述尿瘘亦仅限于泌尿生殖瘘,重点描述膀胱阴道瘘,输尿管阴道瘘将在相关章节论述。

(一)病因

绝大多数尿瘘均为损伤所致。世界卫生组织的数据表明,全世界约有 200 万产科尿瘘患者,每年至少有 5 万~10 万新发病例。欧美等发达国家,产科尿瘘发病罕见;发展中国家,产科原因导致的尿瘘还很普遍。据报道,非洲、南美及中东地区每 1 000 例分娩者中有 1~3 例发生膀胱阴道瘘。在我国广大农村,特别是偏远山区,产伤是引起尿瘘的主要原因,但近年来逐渐减少,在我国各大、中城市,由于产前保健和新法接生的推广和普及,分娩损伤所致的尿瘘已极罕见,而妇科手术所致者则相对有所增加。Mayo clinic 近 30 年共收治 800 例尿瘘,仅 5% 是由于分娩损伤,而盆腔手术引起者则高达 85%,放射治疗引起者为 10%。此外,非损伤性如生殖道疾病或先天性畸形致的尿瘘,其漏尿症状相同,将在本节中一并予以介绍。

1.产科因素

分娩所致的尿瘘,主要是膀胱阴道瘘,多并发于产程延长或阻滞,根据其发病机制不同,可分为坏死和创伤两型。

(1)坏死型:在分娩过程中,如产妇骨盆狭窄或胎儿过大、胎位不正,引起胎先露下降受阻时,膀胱、尿道和阴道壁等软组织长时间被挤压在胎先露和母体耻骨联合之间,可因缺血、坏死而形成尿瘘。组织压迫可发生在骨盆的不同平面;若在骨盆入口平面,常累及子宫颈、膀胱三角区以

113

上部位或输尿管,导致膀胱宫颈瘘、膀胱阴道瘘或输尿管阴道瘘;挤压在中骨盆平面时,多累及膀胱三角区及膀胱颈部,导致低位膀胱阴道瘘或膀胱尿道阴道瘘;挤压发生在骨盆底部达骨盆出口平面时,多累及尿道,导致尿道阴道瘘及阴道环状瘢痕狭窄。坏死型尿瘘具有以下临床特点:①多发生在骨盆狭窄的初产妇,但亦见于胎儿过大或胎位不正的经产妇。②胎先露部分或全部入盆、胎膜早破、膀胱过度充盈和膀胱壁变薄、滞产是形成尿瘘的条件,其中尤以滞产或第二产程过度延长是发病的决定性因素。③尿漏大多出现在胎儿娩出后3～10天,但如产程过长,母体局部坏死组织可随手术产取出胎儿而脱落,以致产后立即漏尿。因而此类尿瘘实际上并非由于手术不当或器械直接损伤的结果,而是由于结束分娩过晚所导致的损伤。也有个别坏死型尿瘘延迟至产后20～40天才漏尿,但其瘘孔直径多在1 cm以内,甚至仅针孔大小。④滞产并发的生殖道感染,往往又促进和加剧瘘孔周围瘢痕组织的形成。

(2)创伤型:在分娩过程中,产道及泌尿道撕裂伤引起的尿瘘为创伤型,一般多发生在因滞产及(或)第二产程延长而采用手术结束分娩的产妇。其形成的原因:①违反正常操作常规,如子宫颈未开全或膀胱充盈时即行臀位牵引或产钳助产,或在阴道内盲目暴力操作等,均可导致损伤。②胎儿娩出受阻而宫缩极强,特别是产前滥用缩宫素所致过强宫缩。可引起子宫破裂合并膀胱撕裂。③子宫下段剖宫产术或同时加作子宫切除术时,如膀胱子宫间有粘连、膀胱未充分往下游离,可损伤膀胱或盆段输尿管。④尿瘘修补愈合后,如再度经阴道分娩,原瘘口瘢痕可因承压过大而裂开,以致尿瘘复发。

创伤型尿瘘临床特点:①绝大多数有手术助产史。②胎儿娩出后即开始漏尿。③一般组织缺失不多,周围瘢痕组织较少。

2.妇科手术损伤

妇科手术导致膀胱和输尿管损伤并不罕见,广泛全子宫切除、子宫内膜异位症、剖宫产术后膀胱粘连等均会增加膀胱、输尿管损伤风险,经阴道妇科手术,如经阴道切除子宫、阴道成形术或尿道憩室切除术等也可损伤膀胱、输尿管或尿道而形成尿瘘。

3.膀胱结核

膀胱结核均继发于肾结核,患者有低热、消瘦、尿频、尿急和血尿等症状。早期膀胱黏膜水肿、充血,出现结核结节和溃疡;晚期膀胱挛缩、容量减小,当溃疡穿透膀胱全层及阴道壁时,则形成膀胱阴道瘘。结核性瘘孔一般仅数毫米,甚至仅针尖大小。

4.外伤

外阴骑跨伤或骨盆骨折甚至粗暴性交均可损伤尿道或膀胱而形成尿瘘。偶见子宫脱垂或先天性无阴道患者,用刀剪自行切割,企图进行治疗而引起尿瘘。

5.放射治疗

采用腔内放射治疗子宫颈癌或阴道癌时,可因放射源安放不当或放射过量,以致局部组织坏死而形成尿瘘。此类尿瘘多在放疗后1～2年发生,但亦可因组织纤维化和进行性缺血而晚至十余年后始出现。

6.局部药物

注射采用无水酒精或氯化钙等药物注射至子宫旁组织治疗子宫脱垂时,如不熟悉盆腔局部解剖,误将药物注入膀胱壁或尿道壁时可引起组织坏死,以致形成尿瘘。但现因注射药物引起的尿瘘已极罕见。

7.阴道内子宫托

安放子宫托治疗子宫脱垂时,应日放夜取,每天更换。如长期放置不取,可因局部组织受压坏死引起尿瘘或粪瘘。

8.癌肿

子宫颈癌、阴道癌、尿道癌或膀胱癌晚期,均可因癌肿浸润,组织坏死脱落而引起尿瘘。

9.膀胱结石

单纯女性膀胱结石引起尿瘘者罕见。但在膀胱阴道瘘修补术后,膀胱内丝线残留或因膀胱憩室的形成继发膀胱结石时,可因结石的磨损压挫伤导致尿瘘复发。

10.先天畸形

临床上少见,主要有输尿管开口异位和先天性尿道下裂两种。前者为一侧输尿管开口于阴道侧穹隆或前庭等部位,患儿出生后既有漏尿,亦能自行解出部分尿液。后者为尿道开口于阴道口或阴道内,轻者多无明显症状,重者尿道后壁缺如,膀胱直接开口于阴道,以致排尿完全不能控制。有些尿道开口在尿道下 1/3 段的尿道下裂患者,产前能控制小便,但产后由于盆底肌肉松弛和阴道前壁膨出而出现漏尿,临床上可因此而误诊为产伤性尿瘘。

(二)分类

尿瘘迄今尚无公认的统一标准。

根据损伤的范围不同可分为:①简单尿瘘指膀胱阴道瘘瘘孔直径＜3 cm,尿道阴道瘘瘘孔直径＜1 cm。②复杂尿瘘指膀胱阴道瘘瘘孔直径≥3 cm 或瘘孔边缘距输尿管开口＜0.5 cm,尿道阴道瘘瘘孔直径＞1 cm。③极复杂尿瘘:其他少见尿瘘。

根据解剖部位分类为以下几种。

1.尿道阴道瘘

尿道与阴道间有瘘道相通。

2.膀胱阴道瘘

膀胱与阴道间有瘘道相通。目前国外广泛使用 Waaldijk 分类系统对膀胱阴道瘘进一步分类。以尿道外口作为参照点,Waaldijk 分类系统包括 3 种不同类型。

(1)Ⅰ型:尿道及膀胱颈部未被累及。

(2)Ⅱ型:尿道受累,并进一步被分为两个亚型:ⅡA:远端尿道未被累及(瘘距离尿道外口 1 cm);ⅡB:远端尿道受累(瘘边缘与尿道外口距离＜1 cm);两种不同Ⅱ型瘘可进一步被分为:①非环形;②环形缺损。

(3)Ⅲ型:少见的瘘,如膀胱肠道瘘或膀胱皮肤瘘。

3.膀胱尿道阴道瘘

瘘孔位于膀胱颈部,累及膀胱和尿道,可能伴有尿道远侧断端完全闭锁,亦可能伴有膀胱内壁部分外翻。

4.膀胱宫颈阴道瘘

膀胱、子宫颈及与之相邻的阴道前壁均有损伤,三者间形成共同通道。

5.膀胱宫颈瘘

膀胱与子宫颈腔相沟通。

6.膀胱子宫瘘

膀胱与子宫腔相通。

7.输尿管阴道瘘

输尿管与阴道间有瘘道相通。

8.多发性尿瘘

同时有尿道阴道瘘和膀胱阴道瘘或输尿管阴道瘘两种或以上。

9.混合瘘

尿瘘与粪瘘并存。

（三）临床表现

1.漏尿

为尿瘘的主要症状。患者尿液不断经阴道流出，无法控制。但漏尿的表现往往随瘘孔的部位和大小不同而各异：①瘘孔位于膀胱三角区或颈部，尿液日夜外溢，完全失去控制。②位于膀胱三角区以上的高位膀胱阴道瘘或膀胱子宫颈瘘等，站立时可暂无漏尿，平卧则漏尿不止。③膀胱内瘘孔极小，周围有肉芽组织增生，或瘘孔经修补后仍残留有曲折迂回小瘘道者，往往仅在膀胱充盈时方出现不自主漏尿。④位于膀胱侧壁的小瘘孔，取健侧卧位时可暂时无漏尿，平卧或患侧卧位时则漏尿不止。⑤接近膀胱颈部的尿道阴道瘘，当平卧而膀胱未充盈时可无漏尿，站立时尿液即外漏。⑥位于尿道远1/3段的尿道阴道瘘，一般能控制排尿，但排尿时，尿液大部或全部经阴道排出。⑦单侧输尿管阴道瘘，除能自主排尿外，同时有尿液不自主地自阴道阵发性流出。⑧未婚或无阴道分娩史的部分尿瘘患者，平卧且紧夹大腿时，由于肛提肌的收缩和双侧小阴唇的闭合，尿液可暂时储存在被扩张的阴道内，但当分开大腿或站立时，尿液迅即自阴道内溢出。

2.外阴瘙痒和烧灼痛

由于外阴部、大腿内侧、甚至臀部皮肤长期被尿液浸润刺激而发红、增厚，并可能有丘疹或浅表溃疡等尿湿疹改变。患者感外阴瘙痒和灼痛，严重影响日常活动。

3.闭经

10％～15％患者有长期闭经或月经稀少，但闭经原因不明，可能与精神创伤有关。

4.精神抑郁

由于尿液淋漓，尿臭四溢，患者昼间难与人为伍，离群索居；夜间床褥潮湿，难以安寐，以致精神不振，抑郁寡欢；更可因性生活障碍或不育等原因而导致夫妻不和，甚者为丈夫所遗弃。个别患者不堪长期肉体上的折磨和精神上的打击而萌发自杀之念。

5.其他表现

有膀胱结石者多有尿频、尿急、下腹部疼痛不适。结核性膀胱阴道瘘患者往往有发热、肾区叩痛。巨大膀胱尿道阴道瘘患者，膀胱黏膜可翻出至阴道内甚至阴道口，形似脱垂的子宫，翻出的黏膜常因摩擦而充血、水肿，甚至溃破出血。

（四）诊断

通过病史询问和妇科检查，一般不难确诊。但对某些特殊病例，尚需进行必要的辅助检查。

1.病史

出生后即漏尿者为先天性泌尿道畸形。年轻妇女，特别是未婚、未育者出现漏尿，且在发病前有较长期发热、尿频、尿痛、尿急者，一般均系结核性膀胱阴道瘘。难产后漏尿应区别其为坏死型或创伤型，个别产后数十天出现漏尿者亦应警惕结核性膀胱炎所致膀胱阴道瘘的可能。广泛性子宫切除后，因输尿管缺血坏死所致尿瘘多在术后14天左右出现漏尿，而其他妇科手术直接损伤输尿管者一般在术后当天或数天内即有漏尿，但漏尿前患者往往先有腹胀痛、腰痛、腹块和发热等腹膜后尿液外渗症状,当漏尿出现后,上述先驱症状可逐渐缓解和消失。其他如妇科癌肿、放疗、外伤、子宫托等原因所导致的尿瘘均有明确的病史,应详加询问。

2.体格检查

(1)全身检查:进行一般内科检查,注意心、肝、肾有无异常和有无贫血、发热等手术禁忌。

(2)妇科检查:先取膀胱截石位,行阴道窥镜及双合诊和三合诊检查,了解阴道、子宫颈形态,子宫大小,活动度和其附件情况,特别是瘘孔位置、大小和其周围瘢痕程度。如瘘孔位于耻骨联合后方难以暴露,或瘘孔极小,无法找到时,应嘱患者取膝胸卧位,并利用单叶阴道直角拉钩,将阴道后壁向上牵引,在直视下进一步明确瘘孔及其与邻近组织或器官的解剖关系。一般应常规用子宫探针或金属导尿管探测尿道,以了解其长度和有无闭锁、狭窄、断裂等;并可利用探针探触膀胱内有无结石,粗略估计膀胱的扩展度和容积大小,警惕结核性挛缩膀胱的可能。应注意近侧穹隆的小瘘孔常为输尿管阴道瘘。巨大尿瘘或接近子宫颈部的瘘孔,有时可在瘘孔边缘的膀胱黏膜上找到输尿管开口,并见到有尿液自开口处阵发性喷出。自幼漏尿者多为输尿管开口异位,诊断的关键在于耐心细致地观察和寻找阴道前庭、侧壁或穹隆处有无阵发性喷尿的小裂隙。

3.辅助检查

(1)亚甲蓝试验:此试验目的在于鉴别膀胱阴道瘘与输尿管阴道瘘,同时亦可用于辨识肉眼难以看到的极小的膀胱阴道瘘孔。方法如下:通过尿道导尿管将稀释消毒亚甲蓝溶液 $100\sim$ 200 mL注入膀胱,然后夹紧尿管,扩开阴道进行鉴别。凡见到蓝色液体经阴道壁小孔流出者为膀胱阴道瘘,自子宫颈口流出者为膀胱子宫颈瘘或膀胱子宫瘘;如流出的为清亮尿液则属输尿管阴道瘘。在注入稀释亚甲蓝后未见液体经阴道流出时,可拔除尿管,如此时注入的蓝色液体立即从尿道口溢出,则压力性尿失禁的可能性大;如无液体流出,可在阴道内上下段先后放入两只干棉球塞,让患者喝水并下床走动 15～20 分钟,再行检视。如阴道上段棉塞蓝染则为膀胱阴道瘘,棉塞浸湿但无蓝色时提示为输尿管阴道瘘。

(2)靛胭脂试验:亚甲蓝试验时瘘孔流出的为清亮液体,即可排除膀胱阴道瘘,应考虑为输尿管阴道瘘或先天性输尿管口异位,可进一步行靛胭脂试验加以确诊。方法:由静脉推注靛胭脂 5 mL,5～7 分钟后可见蓝色液体由瘘孔流出。经由瘘孔排出蓝色液体的时间距注入的时间愈久,说明该侧肾积水多愈严重。

(3)膀胱镜检查:可了解膀胱容量、黏膜情况,有无炎症、结石、憩室,特别是瘘孔数目、位置、大小,以及瘘孔与输尿管口和尿道内口的关系等。若诊断为输尿管阴道瘘,可在镜检下试插输尿管导管。一般健侧输尿管可顺利放入导管无阻,而患侧则受阻,受阻处即为瘘孔所在部位。若膀胱黏膜水肿,镜检下不易找到输尿管口,可经静脉注入靛胭脂 5 mL,注入后 5～7 分钟即可见蓝色尿液由输尿管口溢出。此法既可帮助确定输尿管口的部位和瘘口侧别,亦可根据排出蓝色尿液的时间了解肾脏功能。若镜下见某一侧无蓝色尿溢出,而阴道有蓝色尿液出现时,则证明输尿管瘘位于该侧。对巨大膀胱阴道瘘或明确的尿道阴道瘘,一般均无必要且往往亦不可能进行膀胱镜检查。

(4)肾图:通过肾图分析,可了解双侧肾脏功能和上尿路通畅情况。若尿瘘并发一侧肾功能减退和尿路排泄迟缓,即表明为该侧输尿管阴道瘘;如双肾功能皆受损提示有尿路结核或双侧输尿管损伤可能。

(5)排泄性尿路造影:

从静脉注入泛影酸钠后摄片,可根据肾盂、输尿管及膀胱显影情况,了解双侧肾功能,以及输尿管有无梗阻和畸形等。此法一般适用于诊断输尿管阴道瘘、结核性尿瘘或先天性输尿管异位。在诊断尿瘘时很少采用经膀胱逆行尿路造影。

（五）鉴别诊断

漏尿为尿液从不正常的途径不自主地流出，仅见于尿瘘和先天性尿路畸形患者，但应与尿从正常途径不自主流出如压力性尿失禁、结核性膀胱挛缩、充溢性尿失禁和逼尿肌不协调性尿失禁等相鉴别。

1.压力性尿失禁

压力性尿失禁的发生机制是腹压增加时膀胱内压力高于尿道内压力，造成膀胱内尿液不自控地经尿道排出。临床上表现为当患者咳嗽、喷嚏、大笑或站立时，尿液立即外流，严重者甚至平卧亦有尿溢出，一般仅见于有阴道分娩史的妇女，但巨大膀胱尿道阴道瘘修补痊愈后亦常后遗此病。压力性尿失禁患者膀胱、尿道与阴道之间不存在异常通道，因此检查无瘘孔发现，嘱患者咳嗽时即见尿从尿道口溢出；此时如用示指、中指伸入阴道内，分别置于尿道两旁（注意不能压迫尿道），用力将尿道旁组织向耻骨方向托起，以恢复膀胱和尿道间的正常角度和尿道内阻力，然后嘱患者咳嗽，此时尿液不再溢出。

2.膀胱挛缩

为结核性膀胱炎所引起，患者膀胱容量在 50 mL 以下，甚者仅容数毫升，膀胱颈部也因挛缩而失去收缩功能，以致尿液无法控制而不断外溢。结核性膀胱挛缩患者一般均曾有发热、长期尿频、尿急、尿痛甚至有血尿史，尿常规可见大量脓细胞。如用金属尿管探查可感到膀胱缩窄，壁实无伸张性。肾图多显示一侧甚至双肾功能减退，尿路造影可予确诊。

3.充溢性尿失禁

一般是由于膀胱调节功能障碍所致，可见于脊髓外伤、炎症、肿瘤、隐性脊柱裂等中枢神经疾病，和子宫颈癌根治术或分娩时胎头滞压过久后膀胱麻痹等周围神经疾病。临床表现为逼尿肌收缩乏力引起尿潴留，当膀胱过度充盈后仅少量或点滴尿液经由尿道口不自主断续溢出。检查见膀胱显著扩大，虽嘱患者用力向下屏气，亦无尿排出，但将导尿管放入膀胱后仍可导出大量尿液。

4.逼尿肌不协调性尿失禁

由于逼尿肌出现不自主的阵发性收缩所致。此类不自主收缩亦可因腹内压突然增高而激发，其表现与压力性尿失禁相似。但患者并无器质性病变，其尿液外流不是在压力增高时立即出现而是在数秒钟后才开始，且当压力解除后仍可继续排尿 10～20 秒。除尿失禁外，此类患者仍有正常排尿功能。膀胱测压时，可测出逼尿肌的异常收缩。

（六）预防

绝大多数尿瘘是可以预防的，而预防产伤性尿瘘尤为重要。在预防产伤尿瘘方面，应强调计划生育，生少生好。产前要定期作孕期检查，发现骨盆狭小、畸形或胎位不正者，应提前住院分娩。治愈后的尿瘘患者，再次分娩时一般应作剖宫产。对产妇要加强产程观察，及时发现产程异常，尤其是第二产程延长，积极处理，尽早结束分娩以避免形成滞产。经阴道手术分娩时，术前先导尿，术时严格遵守操作规程，小心使用各种器械。术后常规检查生殖道及泌尿道有无损伤，发现损伤时立即予以修补。凡产程过长、产前有尿潴留及血尿史者，产后应留置导尿管 10 天左右，以预防尿瘘形成。妇科全子宫切除手术时，如遇盆腔内器官有解剖变异或广泛粘连，最好首先在病变的以上部位暴露输尿管，然后沿其行径，向下追踪至盆腔段；次之应将膀胱自子宫颈和阴道上段处向下游离,至少达阴道两侧角部的侧方和下方为止。因子宫颈癌行广泛性子宫切除,当处理骨盆漏斗韧带时,应先切开后腹膜,仔细游离卵巢动静脉,再行高位缝扎;子宫动脉可在输尿管内侧切断结扎,以保留子宫动脉输尿管支的血供;输尿管不可广泛游离,同时要避免损伤输尿管外鞘膜。术中出血时,应冷静对待。如为动脉出血,应在血管近端加压,并用吸管吸净积血后,认清出血点,钳夹后缝扎止血。切忌在出血点盲目大块钳夹或缝扎。如为盆底静脉丛出血,应用纱布压迫 10～15 分钟,一般出血能停止。子宫颈癌放射治疗时应严格掌握剂量,后装应选择合适的施源器。使用子宫托治疗子宫脱垂时,必须日放夜取,不得长期放置不取。

(七)治疗

尿瘘一般均需手术治疗,但在个别情况下可先试行非手术疗法,若治疗失败再行手术;此外,对不宜手术者则应改用尿收集器进行治疗。

1.非手术治疗

适用于下列情况。

(1)分娩或手术一周后出现的膀胱阴道瘘,可经尿道留置直径较大的导尿管,开放引流,并给予抗生素预防感染,4～6 周后小的瘘孔有可能愈合,较大者亦可减小其孔径。

(2)手术一周后出现的输尿管阴道瘘,如能在膀胱镜检下将双"J"管插入患侧输尿管损伤以上部位(非插入假道),并予保留,两周后瘘孔有自愈可能。

(3)对针头大小瘘孔,在经尿道留置导尿管的同时,可试用硝酸银烧灼使出现新创面,瘘孔有可能因组织增生粘连而闭合。

(4)结核性膀胱阴道瘘,一般不考虑手术,均应先行抗结核治疗。治疗半年至一年后瘘孔有可能痊愈。只有经充分治疗后仍未愈合者方可考虑手术修补。

(5)年老体弱,不能耐受手术或经有经验的医师反复修补失败的复杂膀胱阴道瘘,可使用尿收集器,以避免尿液外溢。目前国内试制的尿收集器类型甚多,其区别在于收集器的收尿部分有舟状罩型、三角裤袋型和内用垫吸塞型的不同,而行尿部分和储尿部分则均大同小异。其共同缺点是在患者睡卧时,尿液仍难以达到密闭而有漏溢现象,故仍有待改进。

2.手术治疗

(1)手术治疗时间的选择。

尿瘘修补的时间应视其发病原因和患者局部和全身情况不同而异。术时或术后立即发现的直接损伤性尿瘘应争取时间及时修补,否则手术修补时间与缺血坏死性尿瘘相同,即等待 3～6 个月待组织炎症消失,局部血供恢复正常后再行手术。有人主张服用泼尼松促使组织软化,加速水肿消失,可将手术提前至损伤后 1 个月进行。但泼尼松类药物亦将影响伤口愈合,故多数学者仍认为提前手术是不适当的。瘘管修补术失败后亦宜等待 3 个月后再行手术。在等待期间如发现瘘口处有未吸收的缝线应尽早拆除。

放射治疗癌肿引起的尿瘘多在治疗结束后数月出现,且常需要一个较长时间才能完成其坏死脱落过程。一般而言,应在漏尿出现后一年,甚至 2～3 年瘘孔完全稳定,膀胱黏膜基本恢复正常,且无癌症复发时才考虑修补。

膀胱结核引起的尿瘘应在抗结核治疗一年以上仍未愈合,局部无活动性结核病变后考虑手术。

尿瘘合并膀胱结石,手术应视膀胱黏膜有无水肿、感染而定。凡结石大者宜先经腹取出膀胱结石,待黏膜炎症消失后再行手术修补。结石小且膀胱黏膜正常时,可在取石同时进行修补术。

尿瘘合并妊娠,虽然妊娠期局部血供良好有利于愈合,但妊期手术易并发出血,故一般仍以产后月经恢复后修补为宜。但若为高位尿瘘,亦可考虑在行剖宫产时行修补术。

尿瘘合并闭经者,阴道黏膜及膀胱黏膜均菲薄,应先用雌激素准备,可口服戊酸雌二醇 2 mg×20 天再行手术。

月经定期来潮者,应选择在月经干净后 3～7 天手术。

(2)术前准备:①术前加强营养,增强体质,有贫血者应予纠正。②做好病员思想工作,交代术时及术后注意事项,以争取其主动配合:如术时应做好耐受不适体位的思想准备;术后应较长期卧床休息和每天大量饮水,以保持尿管畅流无阻等。③术前常规用 1∶5 000 高锰酸钾溶液,坐浴 3～5 天。有外阴皮炎者在坐浴后,可用氧化锌油膏涂擦患部,直至皮炎痊愈后方可手术。④术前尿液常规检查以保证无尿路感染或膀胱结石的存在。尿常规有红、白细胞者应进一步检查确诊和治疗。⑤术前两日进清淡少渣饮食,术前晚及手术日清晨各灌肠一次,一般无需清洁灌肠。

(3)手术途径的选择:手术有经阴道、经腹和经阴腹联合途径之分。原则上应根据瘘孔部位和发生原因选择不同途径,但绝大多数产科损伤尿瘘应首选经阴道修补为宜。

经阴道手术优点:①操作较简便,可直接、迅速暴露瘘孔,不损伤身体其他正常组织。②对患者全身干扰小,术后较舒适,并发症少,恢复迅速,腹部无任何瘢痕残留。③术时出血少,特别是操作均在膀胱外进行,膀胱组织无损伤和出血,故术后膀胱内无血凝块堵塞,尿流一般畅通无阻。④凡损伤波及尿道者,非经阴道无法修补。⑤有利于各种辅助手术的进行,如利用阴道壁替代缺损的膀胱,阴道皮瓣移植或球海绵体肌填充等。⑥阴道内局部瘢痕组织一般并不致因修补而增多,故经阴道修补可反复多次进行。

经腹途径。适用于:①膀胱高位瘘孔。②输尿管阴道瘘。③反复经阴道手术失败,特别是修补后瘘孔变小,但瘘道迂回曲折者,其特点是在游离阴道黏膜后仍无法直接暴露膀胱黏膜。④阴道狭窄,瘢痕严重,经阴道无法暴露瘘孔者。⑤全子宫切除术后的膀胱阴道瘘。

经腹手术又有下列几种不同途径。①腹膜外膀胱外:适用于单纯的高位膀胱阴道瘘。②腹膜外膀胱内:适用于瘘孔接近输尿管开口,或合并有膀胱结石者。③膜内膀胱外:适用于高位瘘,瘘孔周围瘢痕多,或子宫有病变需切除者;特别是子宫颈有严重撕裂伤,非切除子宫,膀胱不能完全松解者。④腹膜内膀胱内:适用于膀胱有广泛粘连不易分离,或子宫已切除的膀胱阴道瘘。近年来腹腔镜手术技术迅速发展,腹腔镜下尿瘘修补也获得很高的成功率。

经阴腹联合途径:适用于瘘孔极大,瘘孔边缘既高又低,特别是尿道有损伤不易从单途径进行分离缝合的复杂尿瘘。

一般而言,经阴道手术简单、安全,凡经阴道可以暴露者,都应优先选用阴道途径。但就医师而言,应熟悉各种手术方法,不能拘泥于单一途径。

术时麻醉、体位和消毒:手术的成功与否与麻醉的配合有密切关系。术时麻醉应达到无痛和肌肉完全松弛,并能根据手术需要而延长麻醉时间。一般连续硬膜外麻醉能满足手术要求。

为了充分暴露手术野,体位的选择至为重要。经腹手术取平仰卧位,如有可能,最好将双下肢用脚架略抬高分开,以便随时用手放入阴道协助手术。经阴道手术有膀胱截石位、俯卧位、侧卧位等不同。一般多采用前两种。凡子宫活动即用鼠齿钳夹住子宫颈能将子宫往下牵引无困难者,均可采取膀胱截石位;子宫固定特别是瘘孔位于耻骨后方,不易暴露者,应采取俯卧位。

消毒:不论经阴道或经腹手术,均应首先用肥皂水擦洗阴道、外阴,然后用生理盐水冲净,拭干后再用碘附消毒。消毒不彻底往往是手术失败的原因之一。

充分游离瘘孔周围组织：一般均用小弯圆刀做切口。在切开阴道黏膜前，最好先围绕预定的切口四周注射肾上腺素稀释液（1∶1 000 肾上腺素 1 mL 加入 300 mL 生理盐水）至阴道壁与膀胱间的疏松筋膜间隙，直至阴道黏膜隆起变白为止。注射液体后可减少术野渗血，便于找到正确的分离间隙和避免分离的黏膜瓣撕裂。经阴道修补时有两种分离瘘孔法，即离心分离法和向心加离心分离法。离心法在距瘘口缘仅 2～3 mm 做环形切口，切开阴道黏膜层后，用刀或弯剪向外游离阴道黏膜，以便膀胱获得松解。此法适合于中、小瘘孔。向心加离心分离法是在距切口缘 2 cm 以上处做切口，先往内向心分离阴道黏膜至距瘘缘 0.5 cm 为止，再从原阴道黏膜切口向外做离心分离，以缓解瘘孔缝合缘的张力。向心加离心法特别适用于巨大膀胱阴道瘘，其优点：①可利用部分阴道壁代替膀胱壁覆盖瘘孔，因而有利于巨大瘘孔的闭合；②如输尿管开口接近瘘孔缘时，可避免损伤输尿管口；③瘘孔周围瘢痕较多时，切缘位于瘢痕组织之外，血供多良好，有利于切口愈合；④膀胱黏膜本身未受干扰，膀胱内无出血和血凝块积聚，术后尿道引流通畅。无论离心法或向心加离心分离法，阴道黏膜游离的范围要充分，原则上应使瘘孔缘游离后自行横向靠拢，或估计缝合无张力方可。

阴道黏膜推进瓣法也可用于瘘的修补，效果良好。根据阴道黏膜的状况，在阴道前、后、侧壁分离出不同形状的黏膜瓣，如"J"形"U"形，最后将阴道黏膜瓣推进覆盖到瘘口。

如为巨大瘘孔，一般应分离膀胱子宫颈间隙到膀胱腹膜反折处；瘘孔缘紧贴盆壁和耻骨时，须将膀胱组织从骨膜上游离，或游离长约 1 cm 的骨膜片，以便将骨膜片代替膀胱侧缘与瘘孔其余部分缝合；如患者为膀胱尿道瘘，应将尿道远端阴道黏膜广泛游离，以便使瘘孔上缘游离的阴道黏膜瓣能毫无张力地覆盖在尿道远端的尿道壁上，从而将尿道断端包埋在膀胱内。原则上应避免将尿道远侧断端直接与膀胱吻合。

若采用经阴道修补术治疗，术野较差、瘘管不能向下牵拉，瘘孔数目多、位置接近输尿管口、周围瘢痕粘连严重，或合并输尿管阴道瘘、肾盂积水，则应选择经腹或腹腔镜膀胱阴道瘘修补术。首先应当分离膀胱子宫颈及阴道前壁间隙，因膀胱阴道瘘道周围有瘢痕形成，间隙层次往往不清，瘢痕处致密需锐性切割分离，应注意避免造成膀胱新的创口。若患者已行全子宫切除，术中可用组织钳钳夹纱布球置于阴道残端推向腹腔方向，保持阴道壁张力，利于分离。暴露出瘘口后，充分游离瘘口周围膀胱和相应的阴道前壁，游离出瘢痕组织周围正常膀胱壁 1 cm 左右。游离膀胱瘘口脂肪组织，暴露膀胱肌层组织。剔除膀胱瘘口周围脂肪组织以利术后伤口愈合。剪切去除膀胱瘘口周围瘢痕组织，瘢痕均应剪切，剪切原则上使用剪刀，尽量不用电切或超声刀，以免对残余膀胱瘘口创面造成热损伤而不利愈合。分层缝合膀胱瘘口，可将带蒂大网膜瓣或者腹直肌瓣缝合垫衬于膀胱和阴道之间以增加手术成功率。

经腹或腹腔镜途径若评估为复杂膀胱阴道瘘，常规经膀胱外路径分离不能暴露膀胱瘘口或瘘口与阴道壁的瘢痕分离困难时，可以采用膀胱切开膀胱修补术。首先分离与膀胱顶部的粘连，暴露膀胱顶部，并切开膀胱壁全层，于距离瘘口边界约 2 cm 的距离停止，切开膀胱后，显露并辨认清楚瘘口位置，及其与双侧输尿管开口的距离和关系，再辨认瘘口与尿道内口的毗邻关系。找准瘘口位置，在瘘口边缘，瘘口周围约 5 mm 的距离环形切开膀胱黏膜层和肌层，而瘘口周围瘢痕尽量切除，如切割困难则将其旷置。将切割分离出的正常膀胱黏膜和肌层行全层连续或间断缝合，必要时再加固缝合一层，再全层关闭切开的膀胱壁，并将膀胱顶部浆膜层固定于壁腹膜，从腹壁穿刺植入膀胱引流管行膀胱造瘘。

严实分层缝合瘘孔:共缝合3层。第1层用3-0人工合成可吸收缝线连续或间断缝合膀胱筋膜及肌层,缝针要带够组织,但不应穿透膀胱黏膜,以便使瘘孔缘连同其四周瘢痕组织向内翻转而加强瘘孔屏障,从而有利于瘘缘的愈合,在瘘孔两侧角部的缝合应从角的外侧开始。连续缝合时,每缝合一针应注意随手将缝线拉紧。第1层缝合妥当后,即通过尿道导尿管注入生理盐水试漏,肯定无漏尿并用生理盐水洗清局部术野后,再用3-0人工合成可吸收缝线或0号丝线连续或间断缝合第2层(即膀胱筋膜层与部分膀胱肌层)以加固之。但两侧角部缝线应从第1层缝线的外方开始。最后用2-0号可吸收缝线缝合第三层(即阴道黏膜层),黏膜的糙面宜翻向阴道腔。阴道黏膜应紧贴膀胱筋膜,其间不能遗留无效腔,否则可因创口分泌物在该处积聚、感染而导致手术失败。

有助于提高疗效的辅助手术:对一般尿瘘而言,采用上述修补方法可获满意效果,但在极复杂的尿瘘患者中,有时加用某些辅助手术是必要的。辅助手术基本上可分为两大类:一类是扩大术野,有助于暴露瘘孔,以利于手术的顺利进行,其中包括会阴扩大侧切术、耻骨联合切除术、耻骨支开窗术等;另一类是利用异体或自身组织替代、填充和加强缺损处的膀胱、尿道或阴道黏膜以促进瘘孔的愈合。临床上采用的异体移植有羊膜、牛心包等。临床上目前较常采用的为自身带蒂组织如下。①球海绵体脂肪垫填充术:即在大阴唇内侧作纵形切口,游离中指大小一段皮下脂肪组织,通过侧方阴道,将游离端拉入瘘孔创面覆盖膀胱,并间断固定缝合,以消灭膀胱与阴道黏膜间无效腔和增强局部血供,并有可能加强膀胱颈和尿道控制排尿的能力。②大、小阴唇皮瓣移植术:可用于覆盖缺损的阴道创面。③子宫颈瓣移植修补术:适用于紧靠子宫颈位于前穹隆部的膀胱阴道瘘。④股薄肌移植术:用以加强瘘口缝合缘。⑤阴道壁组织填充术,取长方形带蒂阴道黏膜覆盖在瘘孔缘,使瘘孔处有两层阴道黏膜覆盖。⑥其他经腹修补术时有用大网膜、腹直肌作为填充材料者。由于放疗后尿瘘周围组织纤维化严重,血管减少,因此应重视带蒂组织瓣修补。

如为输尿管阴道瘘,当瘘口靠近膀胱时,可行经腹或者腹腔镜下输尿管种植术。

术后处理。①一般护理:术后应较长期卧床,但体位可不受限制。术后2~3天静脉补液,进少渣饮食,以后宜大量饮水,每天至少3 000 mL以保持膀胱自净。②留置导尿管引流:凡经阴道修补的尿瘘,一般均置保留气囊导尿管开放引流,以保持膀胱较长时间处于空虚休息状态。保留时间以14天为宜,但可根据瘘孔大小和修补难易而有所不同。孔小、缝合无张力、修补满意的瘘孔保留3~4天即可。保留导尿管期间,应每小时记录排出尿量。若出现尿或保留尿管14天仍有尿漏时,可再继续保留导尿管7~10天(注意此时切忌用阴道窥器或手指进行阴道检查),偶尔尿瘘仍有愈合可能。术后如发现无尿液排出和/或患者自觉下腹胀满时,应及时检查导尿管有无阻塞或脱落。尿管畅通时不需更换,但连接导尿管的橡皮管及储尿袋,需每天置换。③外阴及阴道护理:每天擦洗外阴1次,大便后应立即增擦1次。除阴道有出血外,应尽量避免做阴道检查或阴道上药。④抗生素的应用:从手术日晨开始,即应给予预防性抗生素。⑤雌激素的应用:凡术前已服用雌激素者,术后仍应继续服用1个月左右。⑥出院注意事项:出院时如观察无尿失禁、尿潴留等异常情况,一般不做阴道检查;术后3个月内禁性交,以免引起缝合口裂开和感染。⑦如再次妊娠,嘱临产前住院,及早剖宫产结束分娩。

二、粪瘘

粪瘘是指人体肠道与其他系统或部位之间有异常沟通,其中妇产科最常见的是直肠阴道瘘

（rectovaginal fistula，RVF），指直肠前壁和阴道后壁之间由上皮组织构成的病理性通道。粪瘘可与尿瘘并存。

（一）病因

分娩时胎头长期停滞在阴道内，直肠受压坏死是形成直肠阴道瘘的最主要原因。会阴Ⅲ度撕裂修补后直肠未愈合，或修补会阴撕裂时，缝线透过直肠黏膜而未及时发现拆除，也可引起阴道直肠瘘。直肠手术进行肠管端端吻合时，因距离阴道过近，如果波及阴道或吻合口愈合不良，组织坏死可导致直肠阴道瘘，这种瘘的瘘口位置相对较高，近于穹隆。此外，因阴道直肠间隔薄，进行阴道后壁脱垂修补术、变性手术或阴道成形等手术时，切除过多过厚阴道壁组织、阴道成形造穴时穴道偏向直肠侧或手术不熟练、解剖层次不清等都有可能导致手术创伤性直肠阴道瘘。痔手术或局部注射硬化剂治疗时，局部损伤或注射部位及注射药物剂量不当使局部坏死后形成直肠阴道瘘，注射硬化剂导致的瘘孔周围的瘢痕往往范围大。长期安放子宫托不取出，阴道内放射源安放不当或过量时亦可导致直肠阴道瘘；此外，晚期生殖道癌肿可并发粪瘘；先天性生殖器发育畸形患者，可为伴有先天性直肠阴道瘘，且常与先天性肛门闭锁并存。

（二）临床表现及诊断

凡直肠阴道瘘瘘孔较大者，粪便皆经阴道排出，便稀溏时更为明显；若瘘孔小，粪便干结成形时，虽无明显粪便自阴道排出，但阴道内不时有分泌物和排气现象。

诊断粪瘘较尿瘘简单，除先天性粪瘘外，一般均有明显发病原因。大的粪瘘可在阴道窥器暴露下直接窥见瘘孔，瘘孔极小者往往仅在阴道后壁见到一处鲜红的小肉芽组织，如从此处用探针探测，而同时用另一手放入直肠内直接触及探针即可确诊。此外还可以尝试亚甲蓝及阴道注水实验来明确小的瘘口：直肠内灌入亚甲蓝，阴道内塞入棉纱条，20分钟后观察棉纱条上是否有染色；患者取截石位，温水灌注阴道，用直肠镜在直肠内通气，观察阴道侧有无气泡溢出。影像学检查包括经直肠超声、阴道造影、钡剂灌肠、CT、MRI等。其中直肠超声最常用，瘘管在超声下显示为低回声或无回声。对于放疗相关的RVF患者，可选择使用阴道镜加造影以明确可能发生的阴道-小肠、结肠瘘，必要时需活检以排除肿瘤复发。肛门直肠黏膜的健康情况可通过钡剂灌肠和结肠镜检查完成。而检查括约肌应成为RVF之必要步骤，术前行直肠内超声、直肠肛管压力测定及阴部神经电位检查，以明确是否合并括约肌功能障碍。

直肠阴道瘘的分类方法并不统一，在直肠的下1/3及阴道的下1/2为低位瘘；位于直肠中1/3和阴道后穹隆（6 cm以上）的瘘为高位瘘；位于这两点之间的是中位瘘。目前较为公认的是根据瘘口在阴道内的位置、大小及病因，将RVF分为单纯型和复杂型。发生于阴道的中低位，直径＜2.5 cm，由创伤或感染因素引起的瘘称为单纯型；发生于阴道高位，直径≥2.5 cm，由炎性肠病、放疗或肿瘤引起的瘘及修补失败的RVF，称为复杂瘘。近年有部分学者认为，对那些瘘口比较小的、可首选腹腔镜下修补的高位瘘，也可以视其为单纯型。

（三）预防

预防粪瘘的基本原则与尿瘘相同。产时应注意缩短第二产程，避免会阴严重撕裂，并在缝合会阴后常规肛查，发现有缝线穿透直肠黏膜者应即拆除重缝。此外，应避免长期安放子宫托不取。妇女生殖道癌肿进行放疗时，应注意掌握后装放射量和放射源安放位置。

（四）治疗

虽然有学者报道RVF经保守治疗自愈，但大多数学者均认为手术修补是RVF唯一的治愈手段。高位巨大直肠阴道瘘，阴道瘢痕严重，暴露困难者，或同时合并有尿瘘者，均应先做暂时性乙状结肠造瘘,待间隔 4 周,阴道无粪便排出后再行粪瘘修补术。

1.术前准备

(1)手术前 3 天软食,术前 1 天进流质,术前 4 小时禁饮水。

(2)手术前 3 天每天口服卡那霉素 1.0 g,每天 2 次和甲硝唑 0.4 g,每天 3 次。

(3)术前服用清肠剂,术前一晚及术晨用肥皂水清洁灌肠。

2.手术原则

(1)粪瘘的治疗与尿瘘相同,手术创伤或外伤的瘘孔应立即修补;压迫坏死粪瘘应待产后4～6 个月炎症消失后,再行修补。修补失败者可于 3 个月后再次修补。

(2)修补 RVF 的关键在于直肠前壁的重建,恢复直肠及肛管部位的高压力区。应充分游离瘘口旁组织、仔细辨认周围组织层次,完整切除瘘管及周围瘢痕,谨慎止血后分层行无张力缝合,并保持组织间充足的血供。如果无法保证充足血供,则应在阴道与直肠间填充血运丰富的组织以确保缝合部位的愈合。

(3)粪瘘与尿瘘并存时,一般先缝合尿瘘,再缝粪瘘。

(4)如确系无法修补的巨大粪瘘,可径直行永久性结肠造瘘。

3.手术方法

(1)单纯瘘管切除、分层修补术:该术式有经腹、阴道、会阴及经肛 4 种入路。显露瘘管后,切开直肠阴道间连接处黏膜或切除瘘管,适当游离瘘管周围直肠阴道隔后共分三层缝合,先用 3-0人工合成可吸收缝线连续或间断缝合肠壁肌层,不透过肠黏膜,以使瘘缘翻转至肠腔内,第二层同法加固,将第一层包埋,最后缝合阴道黏膜层。其中经腹入路适用于高位瘘,而其余 3 种途径适用于中低位瘘。经肛途径优点在于不损伤肛门括约肌。经阴道途径显露优于经肛途径,不需分离括约肌,可同时行括约肌成形术,多数不需要术前或同时行回肠末端或结肠造口,无会阴切口,愈合快,不导致会阴及肛管畸形,并发症发生率低。

(2)直肠推进瓣修补术:该术式由 Noble 于 1902 年提出,要点在瘘管周围分离出一个包括直肠黏膜层、黏膜肌层和部分内括约肌的推进瓣,切除部分瘘管后,将推进瓣覆盖缝合,使直肠壁恢复连续性(方法与尿瘘中阴道黏膜推进瓣相似);阴道内的瘘管则敞开引流。该术式可分为经会阴和经肛两种入路:经会阴切口暴露较好,可同时行括约肌成形;经肛入路的优点则在于无会阴部切口,疼痛少,愈合好,不损伤括约肌,术后不影响排便功能,避免术后锁眼畸形及保护性转流性肠造口,是单纯性中低位 RVF 的首选方法,即使首次失败后仍能再次应用。

(3)经肛门括约肌途径修补术:也称 Mason 手术,主要用于低位 RVF,尤其是合并括约肌损伤者。术中将瘘管至会阴体间的直肠肛管阴道隔切开,分层缝合直肠肛管、肛门括约肌和阴道黏膜等。手术时应注意阴道可容二指,肛门通过一指,且有括约肌收缩感。该术式严重术后并发症为直肠皮肤瘘及肛门失禁,其发生率分别为 3.8% 和 18.0%。对于无括约肌损伤的患者需切断括约肌,亦是 Mason 手术的不足之处。

(4)组织瓣转移修补术:指通过引入血供良好的组织到瘘道区,并分隔两侧瘘口缝合处。目的是加强直肠阴道间隙,促进愈合。适用于复杂型瘘。对于中低位瘘,常用的组织瓣有球海绵体肌、肛提肌、阴股沟瓣、臀肌皮瓣、单或双侧股薄肌皮瓣等。高位瘘通常在经腹修补术后填充大网膜或折叠下翻的腹直肌等。

(5)经腹手术及腹腔镜手术:适用于高位 RVF,式式包括经腹肛拖出式直肠切除术(Maunsell-Weir 术式)、Parks 结肠--肛管直肠肌袖内吻合术等,使阴道壁与直肠完全被隔开,彻底消除了窦道形成的最主要因素,Ⅰ期手术成功率高,患者易接受。主要用于复杂或复发的RVF。但手术较复杂,需要有低位直肠切除吻合的手术经验,Parks手术缺点是残存的直肠肌袖病变可能会继续加重并发展至狭窄。随着腹腔镜技术的进步,腹腔镜下修复RVF病例也有较多报道,但该术式手术适应证相对严格,术前应明确患者瘘口大小、位置,同时需操作者具备很高的腹腔镜操作技巧。

4.术后处理

(1)手术后保持肠道空虚数天对修补好的瘘孔愈合非常重要,饮食控制加应用抑制肠蠕动的药物,保持无排便3天后可逐渐进食流质,控制第一次排便在术后5天或6天时,可口服液状石蜡以润滑大便。

(2)术后3天每天口服甲硝唑,方法同术前。

(3)保持外阴部清洁,每天擦洗一次。

(五)临床特殊情况的思考和建议

盆底网片重建、尿道中段悬吊及阴道骶骨固定术等需要补片材料的手术术后若出现生殖道瘘,应及早取出网片,否则瘘道难以愈合,在修补瘘道时应该充分减张。

(陈　芬)

第二节　外阴、阴道损伤

外阴及阴道损伤多为暴力损伤所致,应重视预防,严重损伤可导致大量出血。异物残留应明确残留物种类和位置,及早取出,避免感染及严重损伤。外生殖器损伤主要指外阴(包括会阴)和阴道损伤,以前者为多见。

一、外阴损伤

(一)临床类型

1.处女膜裂伤

处女膜由黏膜组织所构成,其内、外两面均为鳞状上皮覆盖,中层含结缔组织、血管及神经末梢。结缔组织的多少决定处女膜的厚薄程度。肥厚者多富有弹性,不易破裂;菲薄者易于裂伤。处女膜的破裂一般发生于初次性交时。破裂多在膜的后半部,裂口呈对称的两条,由膜的游离缘向基底部延伸。破裂时患者有突发性剧痛,伴有少量流血,一般出血能自止,无需处理。数天后裂口边缘修复,但不复合拢,因而残留有清晰裂痕。但也有极少数妇女的处女膜弹性好,有一定扩张性,性交后仍保持完整而无出血。奸污或暴力性交,偶可导致处女膜过度裂伤,以致伤及周围组织而大量出血。幼女的处女膜位于前庭深处,且阴道亦狭小,故处女膜损伤较少见。奸污时一般仅导致前庭部擦伤。但如用暴力强行插入阴茎,则可引起外阴部包括处女膜、会阴、阴道甚至肛门的广泛撕裂伤。

2.外阴裂伤或血肿

外阴裂伤多发生于未成年少女。当女孩骑车、跨越栏杆或座椅,沿楼梯扶手滑行,或由高处跌下,以致外阴部直接触及硬物时,均可引起外阴部软组织不同形式和不同程度的骑跨伤,受伤后患者当即感到外阴部疼痛,伴有外阴出血。检查可见外阴皮肤、皮下组织,甚至肌肉有明显裂口及活动出血。

由于外阴部富于血供,而皮下组织疏松,当局部受到硬物撞击,皮下血管破裂而皮肤无裂口时,极易形成外阴血肿。血肿继续增大时,患者扪及肿块外,还感剧烈疼痛和行动不便,甚至因巨大血肿压迫尿道而导致尿潴留。检查可见外阴部有紫蓝色块物隆起,压痛显著。如外阴为尖锐物体所伤,可引起外阴深部穿透伤,严重者可穿入膀胱、直肠或腹腔内。

(二)防治

初次性交时应避免使用暴力。性交后如流血不止或外阴有任何撕裂伤时,均应及时缝合止血。外阴血肿的治疗应根据血肿大小,是否继续增大,以及就诊的时间而定。血肿小无增大可暂保守治疗。嘱患者卧床休息,最初 24 小时内宜局部冷敷(冰敷),以降低局部血流量和减轻外阴疼痛。24 小时后可改用热敷或超短波、远红外线等治疗,以促进血肿吸收。血肿形成 4~5 天后,可在严密消毒情况下抽出血液以加速血肿的消失。但在血肿形成的最初 24 小时内,特别是最初数小时内切忌抽吸血液,因渗出的血液有压迫出血点而达到防止继续出血的作用,早期抽吸可诱发再度出血。凡血肿巨大,特别是有继续出血者,应在良好的麻醉条件下切开血肿,排除积血,结扎出血点后再予缝合。术毕应在外阴部和阴道同时用纱布加压以防继续渗血,同时留置导尿管,必要时可予皮片引流。

二、阴道损伤

(一)性交损伤

一般均为暴力性交或奸污所致,近年来由情趣用品导致的损伤逐渐增多。导致性交损伤的诱因:妊娠期阴道充血,产后或绝经后阴道萎缩,阴道手术瘢痕,阴道畸形或狭窄,性交时位置不当,以及男方酒后同房等。损伤部位一般多位于后穹隆。因右侧穹隆较宽敞,男子龟头多活动于该侧,故右侧裂伤多于左侧。损伤可为单一或多发性,多环绕子宫颈呈“一”字形横裂或新月形裂口。阴道组织血供丰富,性交引起撕裂后立即出现阴道流血,有时甚至因流血过多而致休克。严重撕裂还可以导致腹膜破裂,以致引起气腹而出现腹胀痛症状。

患者就诊时常隐瞒性生活史。故凡有阴道出血者应警惕有性交损伤的可能,除详细咨询有关病史外,应先用窥阴器扩开阴道,用棉球拭净阴道内积血后,仔细检查出血来源,注意有无阴道壁裂伤,裂伤是否波及腹膜、直肠或膀胱。在紧急情况下,若系阴道壁出血可暂用纱布压迫止血,然后做好充分准备下,经阴道用人工合成可吸收线缝合止血。注意避免缝线穿透直肠黏膜。

(二)药物损伤

局部用消炎杀菌药治疗阴道炎时,可因剂量过大、用法不当或误用腐蚀药物而造成阴道损伤。如冲洗阴道时采用的高锰酸钾溶液浓度过高或有颗粒未溶化时,可因形成的氢氧化钾腐蚀阴道黏膜引起阴道溃疡和出血。往年各地采用氯己定治疗阴道炎症而引起的阴道壁广泛溃疡亦屡有所见。

药物性损伤表现为用药后阴道分泌物增多,呈脓血性,甚至有鲜血流出,伴阴道外阴灼热疼痛感。检查可见阴道广泛充血,并有散在溃疡。高锰酸钾烧灼所致溃疡有黑色糊状物(二氧化锰)覆盖。药物损伤后如不及时治疗,阴道黏膜坏死、剥脱,最后可引起阴道粘连和狭窄。

凡药物治疗引起阴道炎症时,应遵医嘱,切勿乱投药石,忌用任何腐蚀性药物纳入阴道引产。

放入药物后如出现任何不适应应立即取出,并用冲洗干净。局部可涂擦紫草油,或用紫草油纱布覆盖以促进溃疡愈合和防止继发粘连,一般每天更换纱布一次,直至创面痊愈为止。如因药物经过黏膜吸收引起全身中毒反应者,应检测肝、肾功能,有肾衰竭时应尽早给予肾透析治疗。

(三)卫生栓损伤

国外妇女使用卫生栓者较多。卫生栓导致阴道溃疡陆续有所发生。据认为导致溃疡的原因可能:①卫生栓放置位置不当引起的压迫坏死。②使用者对栓中除臭剂变态反应。③栓中所含高吸附纤维素能改变阴道黏膜上皮结构,破坏细胞间桥,致使细胞间的间隙扩大和形成微溃疡;如非月经期仍继续使用以吸附血液时,则微溃疡可发展为肉眼可见的阴道溃疡。若使用具有送栓器的卫生栓,甚至在放入时即可直接导致阴道黏膜线形撕裂伤;栓放入后虽可暂时压迫止血,但将造成裂口延期不愈,因而当栓取出后反而出现血性白带。检查时可见阴道上段黏膜有明显的红色颗粒状斑块区。一般在停止使用卫生栓后能逐渐自愈。

(四)子宫托损伤

使用子宫托治疗子宫脱垂和尿失禁的患者由于子宫托长时间压迫阴道壁可能导致阴道溃疡,严重者甚至发生阴道直肠瘘。预防方法主要是选择合适的子宫托,定时取出子宫托消毒,如果出现脓性或者血性白带应到妇科门诊检查。出现阴道溃疡应停用子宫托,局部使用雌三醇软膏可促进溃疡愈合。

(五)阴道水蛭咬伤

见于3～14岁农村幼女,多在5～9月炎热季节发病。发病前一时有接触河、湖水史。其主要症状为阴道出血和发热,失血多者可出现休克。出血可能与水蛭咬伤后分泌的一种水蛭素的抗凝作用有关。治疗采用10%高渗盐水500～1 000 mL冲洗阴道,一般可迅速止血。

三、异物残留

生殖器官异物残留包括阴道内、盆腔内和宫腔内异物,以前者多见,后两者均为医源性异物,应可避免。

(一)原因

1.幼女无知或出于好奇心

自己或由其他小孩将纽扣、豆子、果核或回形针等塞入阴道内。精神病妇女亦可发生类似情况。

2.医源性异物

医源性异物是由于医护人员手术时遗留或向患者交代不清所致。最常见的为子宫颈活组织检查或会阴、阴道修补手术后阴道内留置的纱布或棉球未及时取出或未全部取出所造成的阴道异物残留,特别严重的是经腹手术时将纱布、纱布垫,甚至器械遗忘在腹腔内而形成的腹腔或盆腔异物。此外,也曾发生在剖宫产时,将纱布遗忘在宫腔而形成的宫腔内异物。

3.宫腔内节育器嵌入子宫肌层或进入腹腔内

虽属异物残留,但它是安放宫内节育器的并发症之一。长期放置子宫托治疗子宫脱垂可导致其嵌顿在阴道壁内,也属异物残留,详见子宫脱垂章。

(二)临床表现及诊断

阴道异物的主要症状为阴道有脓性或脓血性分泌物排出。如为纱布或棉球,分泌物呈恶臭。成人多有阴道手术史,一般通过阴道窥诊即能确诊。对幼女则需详细询问有无放入异物史,肛查多可触及有一定活动度的物体,其大小、形状及硬度因异物种类而异。如留置的为硬物体,用金属探针放入阴道内即可探得异物的存在。应注意将阴道内异物与阴道或子宫颈葡萄状肉瘤相鉴别,必要时可在全麻下用宫腔镜或鼻镜窥视并行活组织检查加以确诊。腹腔内有异物遗留时,术后多有持续腹痛、发热和腹部包块,严重者并发肠梗阻、感染,甚至肠瘘。凡术后出现上述现象,特别是有腹部包块形成时,应考虑腹腔内异物残留可能。金属异物如手术缝针留置腹腔时,可能除腹痛外,并无其他症状,但腹部透视即可确诊。剖宫产后宫腔内有纱布残留时,患者术后长期发热、腹痛,宫腔内有大量分泌物排出,子宫复旧不佳。当纱布经阴道排出或取出后,症状随之消失。

(三)预防

(1)医护人员应加强责任心,并严格执行剖腹术前及关腹前的器械、敷料清点制度,以确保无异物遗留。作会阴切开缝合术时,宜采用有带的纱布卷。术时将带子的游离端置于阴道口外以避免遗忘。凡阴道手术后需保留纱布塞者,应将每条纱布塞的一角留在阴道口外,术后医嘱中写明纱布数目和应取出时间或向患者本人交代清楚,并记入病程记录中。为幼女或未婚妇女取阴道分泌物检查时,应旋紧棉絮以防脱落,发现脱落应立即设法取出。

(2)对儿童应加强教育与监督,严防将异物塞入阴道。对精神病患者应严加管理并给予相应治疗。

(四)治疗

成年妇女阴道内异物可随手取出。幼女阴道内有异物时可用长钳轻轻夹出,或在麻醉下用宫腔镜或鼻镜扩开阴道取出。有炎症者取出异物后以0.5%醋酸低压冲洗阴道。

腹腔异物应尽早剖腹探查取出。如已形成肠瘘或术时分离粘连而形成肠瘘者,一般应根据当时情况作肠切除吻合术或肠瘘修补术。

四、临床特殊情况的思考和建议

盆底组织疏松,部分外阴及阴道损伤后可在盆腔深部形成巨大血肿,难以清除引流。对于此类病例,可以予以局部压迫,同时加强输血、抗感染,辅以散结化瘀的中成药,待血肿自行消散吸收。

(陈　芬)

第三节　输尿管损伤

输尿管损伤多由妇科手术引起,其中绝大多数均能在损伤后立即发现和修补预后良好;但若术时未能察觉或修补失败,则将在术后形成输尿管阴道瘘。由于输尿管损伤或形成的输尿管阴道瘘在诊断和治疗方面不同于膀胱阴道瘘,故在本节另行介绍。

一、病因

80%～90%输尿管是由于妇科手术,特别是经腹全子宫切除或广泛性全子宫切除术所引起。损伤的部位多见于子宫动脉、主韧带、阴道侧穹隆或骨盆漏斗韧带等部位。损伤的方式包括钳夹、结扎、切开、切断、扭曲成角、缺血坏死。输尿管从沿途经过的每一个血管获得血供,营养输尿管的小血管在输尿管外膜内相互间组成血供丰富的血管吻合网络,过度游离输尿管可能导致血管网破坏,输尿管发生缺血性坏死。子宫内膜异位症或输卵管卵巢囊肿引起盆腔广泛粘连,或子宫颈巨大肌瘤导致盆腔器官移位而行子宫切除时,如果术者不熟悉异常解剖也可能误伤输尿管,以致形成输尿管阴道瘘。此外,随着电刀的广泛使用,不恰当使用电凝止血导致的输尿管损伤时有发生,输尿管在局部受热损伤后发生迟发物理变化,局部坏死,形成瘘口。在使用单极电凝设备时还会发生电传导所致的输尿管组织坏死,现在单极电凝设备已被双极电凝所取代,这种损伤很罕见。

二、临床表现及诊断

任何盆腔手术过程中,如发现术野有"水样液体"阵发性渗出或发现有管腔的索状物被切断而无血液流出时,则提示为输尿管损伤。术时出血多而盲目大块钳夹和缝扎出血点亦有可能伤及输尿管。此时应用拇指和示指由上向下扪触输尿管进入膀胱的行径。如扪触到钳夹或缝扎部位紧靠输尿管时,应将该段输尿管游离,以便确认有否钳夹、缝扎或其他损伤可能。如输尿管损伤未能在术时发现,术后可因损伤方式和程度不同而有不同表现。双侧输尿管结扎术后即无尿;一侧输尿管结扎多表现为术后 3 天该侧腰痛,肾区叩痛伴寒战、发热;输尿管切断或钳夹伤多在术后 1～3 天出现阴道漏尿。由于输尿管被结扎或剥离缺血所引起的尿瘘可晚至术后 1～3 周出现漏尿。排泄性尿路造影和膀胱镜检查有助于诊断患侧肾盂积水程度和输尿管损伤的部位,从而选择适当的治疗方案。

三、治疗

术中发现输尿管损伤当即治疗,效果良好。输尿管完全断裂应作端端吻合术或输尿管膀胱吻合术。部分断裂者可将创缘修整后进行缝合,此时应注意保护好尚未断裂的管壁,防止撕裂为完全断裂。单纯钳夹或缝扎可在去除钳夹或松解缝扎线结后,打开膀胱,逆行插入输尿管导管,留置 72 小时以促进愈合。如损伤严重,输尿管结扎处活力差,处理方法同输尿管断裂。

术后发现输尿管损伤应尽早手术修复,现多认为只要患者全身情况良好,虽然技术操作较难,早期修复效果良好。由于 B 超和 CT 技术的进步,也有人主张先作经皮肾穿刺造瘘术以避免肾功能进一步损害,等待 3～4 个月后再进行延期修复。

目前妇产科采用的修复方法,主要有下列几种。

(一)输尿管端端吻合术

适用于位置较高、距输尿管远端 5 cm 以上而缺损较少的输尿管损伤。操作要点如下:①适当游离输尿管邻近的损伤部位上下段,以期吻合后吻合口无张力。②切除输尿管损伤段后,将两断端分别剪开 2～3 mm,从而修整成铲形但方向相反的斜面。③将双"J"管插入输尿管作为支架,引流上端进入肾盂,下端进入膀胱,2～3 周后拔出。④用 5-0 人工合成可吸收缝线缝合输尿管一端斜面尖端与另一端斜面底部缺口,分别打结;再分别用两端的缝线以 2 mm 间距连续缝合缺口两侧,关闭缺口,缝合时缝及的外面鞘膜层和肌层要多于黏膜,缝完一侧缺口后和另一端尾线打结。⑤取脂肪或大网膜覆盖吻合口。⑥在吻合口处置引流管,由侧腹壁引出腹壁外。3 天后无渗液即拔除。

(二)输尿管膀胱吻合术

适用于输尿管远端 5 cm 以内的损伤。妇产科手术导致该处损伤最为多见,且采用此吻合法治疗的效果最好,操作要点如下:①游离输尿管,切除受损段后,切除的远端用 7 号丝线结扎,近端剪开 2~3 mm,并修整成铲形斜面。暂用两根细丝线缝于近端斜面以备牵引。②适当游离膀胱外疏松结缔组织,使膀胱能稍上移以减少吻合后输尿管张力。③切开膀胱,在原输尿管膀胱内开口处稍上方打洞贯通膀胱壁,利用输尿管牵引丝线将输尿管近端引入膀胱内,拆去牵引线。④用5-0人工合成不吸收缝线间断缝合输尿管全层与膀胱黏膜层,一般缝 6 针。注意防止输尿管扭曲。⑤在膀胱外用细丝线间断缝合,将输尿管鞘膜和浅肌层固定于膀胱肌壁,前后左右共缝四针,以缓解输尿管吻合口张力和促进其愈合。⑥安置耻骨上膀胱内导尿管引流,开放引流14 天。⑦缝合膀胱切口,黏膜层用 2-0 可吸收缝线连续或间断缝合,肌层和其外筋膜层可用细丝线间断缝合。⑧耻骨后膀胱外置烟卷引流,3 天后无渗出物拔除。

(三)输尿管膀胱瓣吻合术

如输尿管损伤位置较高,可采用部分膀胱壁替代部分输尿管,但目前已极少采用此手术。方法如下:在膀胱前壁做宽 3 cm,长 4~5 cm 的梯形切口,底部保持与膀胱联系。将已游离的膀胱瓣用人工合成 5-0 可吸收缝线分两层缝合形成膀胱瓣管。在输尿管导管插入膀胱瓣管和输尿管后,将输尿管断端与膀胱瓣管上端吻合。

(四)输尿管回肠、回肠膀胱吻合术

如输尿管下段坏死,粘连不易分离,可采用此吻合法,即游离一段回肠替代输尿管下段,再将回肠与膀胱吻合。但就妇产科而言,目前很少有采用此法的必要。

四、预防和处理

(一)妇科手术引起的尿瘘的术中预防和处理

每位进行盆腔手术的产科和妇科医师应了解如何进入腹膜后隙和辨认输尿管。从圆韧带开始,于骨盆入口处向两侧切开卵巢血管外侧的腹膜直至结肠。此区域不会损伤任何组织或引起出血。向内侧钝性分离卵巢及其血管,进入腹膜后隙。大血管和盆侧壁在外侧,可以很容易地触摸到或直接看到。可看到输尿管疏松地附在内侧腹膜上。输尿管总是在骨盆入口髂内动脉起始处跨过髂血管。以吸引器或器械轻柔地触摸输尿管,输尿管会进行蠕动,这帮助辨认。在非常肥胖、暴露不佳的妇女,将你的示指放在腹膜后隙、拇指放在腹膜表面。通过两个手指间滑动感或咔嚓感辨认输尿管。一旦辨认,可以很容易用直角钳钝性分离,暴露输尿管至子宫动脉。开腹手术时在子宫动脉和膀胱间,可以用前述触摸和滑动感技术辨认输尿管。腹腔镜手术时,通常输尿管可以通过腹膜看到和一路跟踪,当不能看到时,可以用超声刀锐性分离,后腹膜辨认出输尿管并跟踪至手术部位。当腹腔镜术中使用向组织发送能量的器械时(如单极或双极电凝、超声刀、激光),手术医师应了解该器械的热损伤范围。虽然多数器械的平均热损伤范围约为 2 mm,但可能会达到 5 mm,所以,在输尿管附近使用这些能量器械具有引起未发现的损伤和延期坏死的潜在可能性。

没有数据表明术前静脉肾盂造影、CT 或预防性放置输尿管支架可减少输尿管损伤的风险。

在妇科手术中,医师要对泌尿系统的损伤保持高度的警惕,了解输尿管的解剖,如遇盆腔内器官有解剖变异或广泛粘连,最好首先在髂血管分叉处暴露输尿管,然后沿其行径,向下追踪至盆腔段;下推膀胱时应注意解剖界限,避免损伤;当高位结扎骨盆漏斗韧带时,应先切开后腹膜,仔细游离卵巢动静脉,暴露输尿管,再行高位缝扎;输尿管不可广泛游离,以尽量保留输尿管的血供,同时要避免损伤输尿管外鞘膜。术中出血时,应冷静对待切忌在出血点盲目大块钳夹或缝扎。如为动脉出血,应在血管近端加压,并用吸管吸净积血后,认清出血点,钳夹后缝扎止血。

对可疑的膀胱损伤,术中亚甲蓝充盈膀胱检查或膀胱镜检查,有利于及时发现和处理,避免术后出现尿瘘。对可疑的输尿管损伤和缺血,术中置入输尿管支架有利于预防术后输尿管瘘的发生。

(二)术后尿瘘的诊断和处理

术后出现阴道大量排液、大量腹腔引流液、腹膜刺激征时,应立即检查腹腔引流液或阴道排液的肌酐水平,当肌酐水平比血液中的水平明显增加,接近尿肌酐水平时,可以诊断尿瘘。膀胱镜、亚甲蓝试验、静脉肾盂造影有助于了解瘘口位置、有无肾盂积水、输尿管瘘。在保护肾脏功能的前提下,可以首先尝试保守治疗。输尿管瘘在膀胱镜下置入输尿管双"J"管,膀胱瘘保持尿管持续开放,一般可以自行愈合。输尿管双"J"管一般在术后 2～3 个月取出。但对于成功置入输尿管支架的患者,术后有发生继发输尿管狭窄的可能。需随访泌尿系统的 B 超和肾功能,以及时发现和处理,避免发生肾积水、肾功能受损和肾无功能。当双"J"管置入困难,置入后症状不能缓解,保守治疗无效时,需手术治疗。

(三)输尿管瘘的外科手术修复时机

目前存在争论,有人主张早期修复,亦有人建议最好于瘘发生 3 个月后进行修复。主张延迟修复的理由包括输尿管血循环状况改善和瘘可能自行愈合。非手术处理及过久延迟手术的潜在危险是引流不畅或完全的输尿管梗阻而导致肾功能的丧失。有作者主张早期修复,即发现后立即修复,认为延迟修复与早期修复的成功率相等,而患者在等待修复期间存在患侧肾功能受损的危险,在等待期间,阴道漏尿通常带来不必要的心理痛苦和经济损伤。手术时机还取决于手术范围、输尿管损伤的时间、部位和程度,盆腔组织情况及患者一般状态。如存在梗阻,且不能及时手术,放置输尿管支架不成功,行肾造瘘是避免肾功能损害和丧失的有效措施。由妇科手术引起的输尿管阴道瘘多发生于输尿管的下 1/3,髂血管下方,对这种部位瘘的处理多数采用输尿管膀胱再吻合及抗反流技术。

五、临床特殊情况的思考和建议

易损伤输尿管的妇科手术中(如广泛全子宫切除、巨大阔韧带肌瘤、深部内膜异位症等)是否需要预防性放置输尿管双"J"管存在争议,因为放置双"J"管本身可能带来输尿管损伤,而术后尿路感染也比较常见。部分专家推荐术中使用输尿管导管,术中若无明确输尿管损伤,可于术后即刻拔出。

(陈 芬)

第四节 子宫损伤

一、子宫穿孔

子宫穿孔多发生于流产刮宫,特别是钳刮人工流产手术时,但诊断性刮宫、安放和取出宫内节育器(intrauterine device,IUD)均可导致子宫穿孔。

(一)原因

1.术前未做盆腔检查或判断错误

刮宫术前未做盆腔检查或对子宫位置、大小判断错误,即盲目操作,是子宫穿孔的常见原因之一,特别是当子宫前屈或后屈,而探针、吸引头或刮匙放入的方向与实际方向相反时,最易发生穿孔。双子宫或双角子宫畸形患者,早孕时误在未孕侧操作,亦易导致穿孔。

2.术时不遵守操作常规或动作粗暴

初孕妇子宫颈内口较紧,强行扩宫,特别是跳号扩张子宫颈时,可能发生穿孔。此外,如在宫腔内粗暴操作,过度搔刮或钳夹子宫某局部区域,均可引起穿孔。

3.子宫病变

以往有子宫穿孔史、反复多次刮宫史或剖宫产后瘢痕子宫患者,当再次刮宫时均易发生穿孔。子宫绒癌或子宫内膜癌累及深肌层者,诊断性刮宫或宫腔镜检查时,可导致或加速其穿孔或破裂。

4.萎缩子宫

当体内雌激素水平低落,如产后子宫过度复旧或绝经后,子宫往往小于正常,且其肌层组织脆弱、肌张力低,探针很容易直接穿透宫壁,甚至可将 IUD 直接放入腹腔内。

5.强行取出嵌入肌壁的 IUD

IUD 已嵌入子宫肌壁,甚至部分已穿透宫壁时,如仍强行经阴道取出,有引起子宫穿孔的可能。

(二)临床表现

绝大多数子宫穿孔均发生在人工流产手术,特别是大月份钳刮手术时。子宫穿孔的临床表现可因子宫原有状态、引起穿孔的器械大小、损伤的部位和程度,以及是否并发其他内脏损伤而有显著不同。

1.探针或 IUD 穿孔

凡探针穿孔,由于损伤小,一般内出血少,症状不明显,检查时除可能扪及宫底部有轻压痛外,余无特殊发现。产后子宫萎缩,在安放 IUD 时,有时可穿透宫壁将其直接放入腹腔而未察觉,直至以后 B 型超声随访 IUD 或试图取出 IUD 失败时方始发现。

2.卵圆钳、吸管穿孔

卵圆钳或吸管所致穿孔的孔径较大,特别是当穿孔后未及时察觉仍反复操作时,常伴急性内出血。穿孔发生时患者往往感突发剧痛。腹部检查,全腹均有压痛和反跳痛,以下腹部最为明显,但肌紧张多不显著,如内出血少,移动性浊音可为阴性。妇科检查子宫颈举痛和宫体压痛均极显著。如穿孔部位在子宫峡部一侧,且伤及子宫动脉的下行支时,可在一侧阔韧带内扪及血肿形成的块物;但也有些患者仅表现为阵发性颈管内活跃出血,宫旁无块物扪及,宫腔内亦已刮净而无组织残留。子宫绒癌或葡萄胎刮宫所导致的子宫穿孔,多伴有大量内、外出血,患者在短时间内可出现休克症状。

3.子宫穿孔并发其他内脏损伤

人工流产术发生穿孔后未及时发现,仍用卵圆钳或吸引器继续操作时,往往夹住或吸住大网膜、肠管等,以致造成内脏严重损伤。如将夹住的组织强行往外牵拉,患者顿感刀割或牵扯样上腹剧痛,术者亦多觉察往外牵拉的阻力极大,有时可夹出黄色脂肪组织、粪渣或肠管,严重者甚至可将肠管内黏膜层剥脱拉出。因肠管黏膜呈膜样,故即使夹出亦很难肉眼辨认其为何物。肠管损伤后,其内容物溢入腹腔,迅速出现腹膜炎症状。如不及时手术,患者可因中毒性休克死亡。

如穿孔位于子宫前壁,伤及膀胱时可出现血尿。当膀胱破裂,尿液流入腹腔后,则形成尿液性腹膜炎。

（三）诊断

凡经阴道宫腔内操作出现下列征象时,均提示有子宫穿孔的可能。

(1)使用的器械进入宫腔深度超过事先估计或探明的长度,并感到继续放入无阻力时。

(2)扩张子宫颈的过程中,如原有阻力极大,但忽而阻力完全消失,且患者同时感到有剧烈疼痛时。

(3)手术时患者有剧烈上腹痛,检查有腹膜炎刺激征,或移动性浊音阳性;如看到夹出物有黄色脂肪组织、粪渣或肠管,更可确诊为肠管损伤。

(4)术后子宫旁有块物形成或宫腔内无组织物残留,但仍有反复阵发性颈管内出血者,应考虑在子宫下段侧壁阔韧带两叶之间有穿孔可能。

（四）预防

(1)术前详细了解病史和做好妇科检查,并应排空膀胱。产后三个月哺乳期内和宫腔<6 cm者不放置IUD。有剖宫产史、子宫穿孔史或哺乳期受孕而行人工流产术时,在扩张子宫颈后即予注射子宫收缩剂,以促进子宫收缩变硬,从而减少损伤。

(2)经阴道行宫腔内手术是完全凭手指触觉的"盲目"操作,故应严格遵守操作规程,动作轻柔,安全第一,务求做到每次手术均随时警惕有损伤的可能。

(3)孕12～16周而行引产或钳刮术时,术前2天分4次口服米非司酮共150 mg,同时注射依沙吖啶100 mg至宫腔,以促进子宫颈软化和扩张。一般在引产第3天,胎儿胎盘多能自行排出。如不排出时,可行钳刮术。钳刮时先取胎盘,后取胎体,如胎块长骨通过子宫颈受阻时,忌用暴力牵拉或旋转,以免损伤宫壁。此时应将胎骨退回宫腔最宽处,换夹胎骨另一端则不难取出。

(4)如疑诊子宫体绒癌或子宫内膜癌而需行诊断性刮宫确诊时,搔刮宜轻柔。当取出的组织足以进行病理检查时,则不应再作全面彻底的搔刮术。有条件时最好在宫腔镜直视下取可疑部位组织进行活检。

（五）处理

手术时一旦发现子宫穿孔,应立即停止宫腔内操作。然后根据穿孔大小、宫腔内容物干净与否、出血多少和是否继续有内出血、其他内脏有无损伤,以及妇女对今后生育的要求等而采取不同的处理方法。

(1)穿孔发生在宫腔内容物已完全清除后,如观察无继续内、外出血或感染,三天后即可出院。

(2)凡穿孔较小者(用探针或小号张器所致),无明显内出血,宫腔内容物尚未清除时,应先给予缩宫素以促进子宫收缩,并严密观察有无内出血。如无特殊症状出现,可在7～10天后再行刮宫术;但若术者刮宫经验丰富,对仅有部分宫腔内容物残留者,可在发现穿孔后避开穿孔部位将宫腔内容物刮净。

(3)如穿孔直径大,有较多内出血,尤其合并有肠管或其他内脏损伤者,则不论宫腔内容物是否已刮净,应立即剖腹探查,并根据术时发现进行肠修补或部分肠段切除吻合术。子宫是否切开或切除,应根据有无再次妊娠要求而定。已有足够子女者,最好做子宫次全切除术;希望再次妊娠者,在肠管修补后再行子宫切开取胎术。

(4)其他辅助治疗:凡有穿孔可疑或证实有穿孔者,均应尽早经静脉给予抗生素预防和控制感染。

二、子宫颈撕裂

(一)原因

子宫颈撕裂多因宫缩过强但子宫颈未充分容受和扩张,胎儿被迫强行通过子宫颈外口或内口所致。一般见于无足月产史的中孕引产者。加用缩宫素特别是前列腺素引产者发生率更高。

(二)临床表现

临床上可表现为以下三种不同类型。

1.子宫颈外口撕裂

一般与足月分娩时撕裂相同,多发生于宫颈6或9点处,长度可由外口处直达阴道穹隆部不等,常伴有活跃出血。

2.子宫颈内口撕裂

子宫颈内口尚未完全扩张,胎儿即强行通过时,可引起子宫颈内口处黏膜下层结缔组织撕裂,因黏膜完整,故胎儿娩出后并无大量出血,但因子宫颈内口闭合不全以致以后出现习惯性流产。

3.子宫颈破裂

凡裂口在子宫颈阴道部以上者为子宫颈上段破裂,一般同时合并有后穹隆破裂,胎儿从后穹隆裂口娩出。如破裂在子宫颈的阴道部为子宫颈下段破裂,可发生在子宫颈前壁或后壁,但以后壁为多见。裂口呈横新月形,但子宫颈外口完整,患者一般流血较多。窥阴器扩开阴道时即可看见裂口,甚至可见到胎盘嵌顿于裂口处。

(三)预防和治疗

(1)凡用依沙吖啶引产时,不应滥用缩宫素,特别是不应采用米索前列醇加强宫缩。引产时如宫缩过强,产妇诉下腹剧烈疼痛,并有烦躁不安,而宫口扩张缓慢时,应立即肌内注射哌替啶100 mg及东莨菪碱0.5 mg以促使子宫松弛,已加用静脉注射缩宫素者应立即停止滴注。

(2)中孕引产后不论流血多少,应常规检查阴道和子宫颈。发现撕裂者立即用人工合成可吸收缝线修补。

(3)凡因子宫颈内口闭合不全出现晚期流产者,可在非妊娠期进行手术矫正,但疗效不佳。现多主张在妊娠14～19周期间用10号丝线前后各套2 cm长橡皮管绕子宫颈缝合扎紧以关闭颈管。待妊娠近足月或临产前拆出缝线。

(四)临床特殊情况的思考和建议

随着宫腔镜的普及,宫腔镜操作时子宫穿孔日益多见,宫腔镜为可视操作,通常术中可以发现子宫穿孔,立刻停止操作即可,必要时后穹隆穿刺抽吸进入腹腔的膨宫液。宫腔镜电切时穿破子宫应注意观察有无膀胱及肠管损伤征象。

(陈　芬)

第七章 女性盆底功能障碍

第一节 阴道脱垂

阴道脱垂包括阴道前壁脱垂与阴道后壁脱垂。

一、阴道前壁脱垂

阴道前壁脱垂常伴有膀胱膨出和尿道膨出,以膀胱膨出为主(图 7-1)。

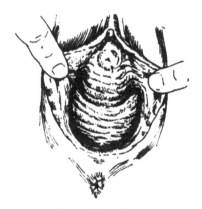

图 7-1 阴道前壁脱垂

(一)病因病理

阴道前壁的支持组织主要是耻骨尾骨肌、耻骨膀胱宫颈筋膜和泌尿生殖膈的深筋膜。

若分娩时,上述肌肉、韧带和筋膜,尤其是耻骨膀胱宫颈筋膜、阴道前壁及其周围的耻尾肌过度伸张或撕裂,产褥期又过早从事体力劳动,使阴道支持组织不能恢复正常,膀胱底部失去支持力,膀胱及与其紧连的阴道前壁上 2/3 段向下膨出,在阴道口或阴道口外可见,称为膀胱膨出。膨出的膀胱随同阴道前壁仍位于阴道内,称Ⅰ度膨出;膨出部暴露于阴道口外称Ⅱ度膨出;阴道前壁完全膨出于阴道口外,称Ⅲ度膨出。

若支持尿道的耻骨膀胱宫颈筋膜严重受损,尿道及与其紧连的阴道前壁下 1/3 段则以尿道外口为支点,向后向下膨出,形成尿道膨出。

（二）临床表现

轻者可无症状。重者自觉下坠、腰酸，并有块物自阴道脱出，站立时间过长、剧烈活动后或腹压增大时，阴道"块物"增大，休息后减小。仅膀胱膨出时，可因排尿困难而致尿潴留，易并发尿路感染，患者可有尿频、尿急、尿痛等症状。膀胱膨出合并尿道膨出时，尿道膀胱后角消失，在大笑、咳嗽、用力等增加腹压时，有尿液溢出，称张力性尿失禁。

（三）诊断及鉴别诊断

主要依靠阴道视诊及触诊，但要注意是否合并尿道膨出及张力性尿失禁。患者有上述自觉症状，视诊时阴道口宽阔，伴有陈旧性会阴裂伤。阴道口突出物在屏气时可能增大。若同时见尿液溢出，表明合并膀胱膨出和尿道膨出。触诊时突出包块为阴道前壁，柔软而边界不清。如用金属导尿管插入尿道膀胱中，则在可缩小的包块内触及金属导管，可确诊为膀胱或尿道膨出，也除外阴道内其他包块的可能，如黏膜下子宫肌瘤、阴道壁囊肿、阴道肠疝、肥大宫颈及子宫脱垂（可同时存在）等。

（四）预防

正确处理产程，凡有头盆不称者及早行剖宫产术，避免第二产程延长和滞产；提高助产技术，加强会阴保护，及时行会阴侧切术，必要时手术助产结束分娩；产后避免过早参加重体力劳动；提倡做产后保健操。

（五）治疗

轻者只需注意适当营养和缩肛运动。严重者应行阴道壁修补术；因其他慢性病不宜手术者，可置子宫托缓解症状，但需日间放置、夜间取出，以防引起尿瘘、粪瘘。

二、阴道后壁脱垂

阴道后壁脱垂常伴有直肠膨出。阴道后壁脱垂可单独存在，也可合并阴道前壁脱垂。

（一）病因病理

经阴道分娩时，耻尾肌、直肠-阴道筋膜或泌尿生殖膈等盆底支持组织由于长时间受压而过度伸展或撕裂，如在产后未能修复，直肠支持组织消弱，导致直肠前壁向阴道后壁逐渐脱出，形成伴直肠膨出的阴道后壁脱垂（图7-2）。

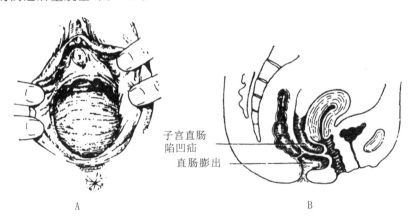

子宫直肠
陷凹疝
直肠膨出

A   B

图7-2 阴道后壁脱垂

A.直肠膨出；B.直肠膨出矢状面观

　　若较高处的耻尾肌纤维严重受损,可形成子宫直肠陷凹疝,阴道后穹隆向阴道内脱出,内有肠管,称肠膨出。

(二)临床表现

　　轻者无明显表现,严重者可感下坠、腰酸、排便困难,甚至需要用手向后推移膨出的直肠方能排便。

(三)诊断与鉴别诊断

　　检查可见阴道后壁呈球形膨出,肛诊时手指可伸入膨出部,即可确诊。

(四)预防

　　同阴道前壁脱垂。

(五)治疗

　　轻度者不需治疗,重者需行后阴道壁及会阴修补术。

(朱明威)

第二节　子宫脱垂

　　子宫脱垂是子宫从正常位置沿阴道下降,宫颈外口达坐骨棘水平以下,甚至子宫全部脱出阴道口以外。子宫脱垂常伴有阴道前壁和后壁脱垂。

一、临床分度与临床表现

(一)临床分度

　　我国采用 1981 年全国部分省、市、自治区"两病"科研协作组的分度,以患者平卧用力向下屏气时,子宫下降最低点为分度标准。将子宫脱垂分为 3 度(图 7-3)。

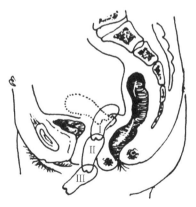

图 7-3　子宫脱垂

1.Ⅰ度

　　(1)轻型,宫颈外口距处女膜缘小于 4 cm,未达处女膜缘。

　　(2)重型,宫颈外口已达处女膜缘,阴道口可见子宫颈。

2.Ⅱ度

(1)轻型,宫颈已脱出阴道口外,宫体仍在阴道内。

(2)重型,宫颈及部分宫体脱出阴道口。

3.Ⅲ度

宫颈与宫体全部脱出阴道口外。

(二)临床表现

1.症状

(1)Ⅰ度:患者多无自觉症状。Ⅱ、Ⅲ度患者常有程度不等的腰骶区疼痛或下坠感。

(2)Ⅱ度:患者在行走、劳动、下蹲或排便等腹压增加时有块状物自阴道口脱出,开始时块状物在平卧休息时可变小或消失。严重者休息后块状物也不能自行回缩,常需用手推送才能将其还纳至阴道内。

(3)Ⅲ度:患者多伴Ⅲ度阴道前壁脱垂,易出现尿潴留,还可发生压力性尿失禁。

2.体征

脱垂子宫有的可自行回缩,有的可经手还纳,不能还纳的,常伴阴道前后壁脱出,长期摩擦可致宫颈溃疡、出血。Ⅱ、Ⅲ度子宫脱垂患者宫颈及阴道黏膜增厚角化,宫颈肥大并延长。

二、病因

分娩损伤,产后过早体力劳动,特别是重体力劳动;子宫支持组织疏松薄弱,如盆底组织先天发育不良;绝经后雌激素不足;长期腹压增加。

三、诊断

通过妇科检查结合病史很容易诊断。检查时嘱患者向下屏气或加腹压,以判断子宫脱垂的最大程度,并分度。同时注意观察有无阴道壁脱垂、宫颈溃疡、压力性尿失禁等,必要时做宫颈细胞学检查。如可还纳,需了解盆腔情况。

四、处理

(一)支持疗法

加强营养,适当安排休息和工作,避免重体力劳动,保持大便通畅,积极治疗增加腹压的疾病。

(二)非手术疗法

1.放置子宫托

适用于各度子宫脱垂和阴道前后壁脱垂患者。

2.其他疗法

包括盆底肌肉锻炼、物理疗法和中药补中益气汤等。

(三)手术疗法

适用于国内分期Ⅱ度及以上子宫脱垂或保守治疗无效者。

1.阴道前、后壁修补术

适用于Ⅰ、Ⅱ度阴道前、后壁脱垂患者。

2.曼氏手术

手术包括阴道前后壁修补、主韧带缩短及宫颈部分切除术。适用于年龄较轻、宫颈延长、希望保留子宫的Ⅱ、Ⅲ度子宫脱垂伴阴道前、后壁脱垂患者。

3.经阴道子宫全切术及阴道前后壁修补术

适用于Ⅱ、Ⅲ度子宫脱垂伴阴道前、后壁脱垂、年龄较大、无须考虑生育功能的患者。

4.阴道纵隔形成术或阴道封闭术

适用于年老体弱不能耐受较大手术、不需保留性交功能者。

5.阴道、子宫悬吊术

可采用手术缩短圆韧带,或利用生物材料制成各种吊带,以达到悬吊子宫和阴道的目的。

五、预防

推行计划生育,提高助产技术,加强产后体操锻炼,产后避免重体力劳动,积极治疗和预防使腹压增加的疾病。

（朱明威）

第三节　压力性尿失禁

压力性尿失禁(stress urinary incontinence,SUI)是指由于腹压增高引起的尿液不自主流出。真性压力性尿失禁(genuine stress incontinence,GSI)指在膀胱肌肉无收缩状态下,由于膀胱内压大于尿道压而发生的不自主性尿流出,是由于压力差导致的尿流出。压力性尿失禁患者的常见主诉是当腹压增高时,如咳嗽、打喷嚏等,出现无法抑制的漏尿现象。急迫性尿失禁是由于膀胱无抑制性收缩使膀胱内压力增加导致的尿液自尿道口溢出。弄清这两种尿失禁区别的意义在于,真性压力性尿失禁可以通过手术恢复尿道及其周围组织的正常解剖关系,达到治疗的目的。而急迫性尿失禁主要依靠药物和行为的治疗,使膀胱的自发性收缩得到抑制。如果这2种尿失禁同时存在,那么诊断和治疗起来就比较复杂。

一、病因学

压力性尿失禁的病因复杂,主要的有年龄因素、婚育因素和既往妇科手术史等因素。其他可能的危险因素包括体重指数过高、类似的家族史、吸烟史、慢性便秘等。由于这些因素的复杂关系,很难预测出现尿失禁的概率。

二、控尿机制

GSI是由于腹部压力增加,这种压力又传递到膀胱,尽管此时膀胱无收缩,但突然升高的腹压传到膀胱,使膀胱内压的升高超过膀胱颈和尿道括约肌产生的阻力而导致漏尿。尿道闭合压力的异常有多方面的原因,但主要有以下3个方面,主动控尿机制缺陷、解剖损伤及尿道黏膜封闭不全。

（一）主动控尿功能

女性主动控尿功能由尿道括约肌和膀胱颈肌肉的主动收缩产生,这些肌肉的主动收缩提供了膀胱出口闭合的力量。这些收缩彼此独立并且和传递到近端尿道的力结合在一起,形成了尿道关闭压。正常情况下,尿道主动收缩发生在腹压内升高前 250 μs,咳嗽或喷嚏导致腹压升高,首先主动提前收缩膀胱关闭膀胱出口,抵抗腹压压迫膀胱产生的排尿作用。分娩创伤和其他尿失禁的诱发因素可使的支配相关肌肉的神经受到损伤或肌肉本身的损伤后由瘢痕组织替代,这些可使盆底肌和括约肌的质量和数量发生变化,导致压力性尿失禁。

（二）维持控尿的解剖基础

女性尿道是膀胱闭合控制机制的功能部分,其本身并无真正的内括约肌。一般说只要上端一半尿道是完整的,且有适当的功能,排尿即可自行节制。膀胱控制良好的决定性因素是尿道膀胱颈和膀胱周围的韧带筋膜等支持组织,如解剖上这些支持组织完整,则尿道中上段是作为腹腔内器官存在。腹压增高时,在传递到膀胱表面时也以同样程度和大小传递到腹内的尿道近端;同时支持膀胱颈和尿道的韧带筋膜的韧性对腹压产生反作用力,从而挤压尿道,使得膀胱出口关闭。控尿正常的女性,这种传递来的挤压力在腹压传递到来后,或传递到膀胱颈部和尿道的同时就开始了。相反,患有压力性尿失禁女性的这些韧带较松弛和受到牵拉,造成膀胱颈下降,以致腹压不能传递到近端尿道和膀胱颈部(图 7-4)。因此,对于这类患者的咳嗽和喷嚏等增加的腹压仅作用于膀胱,不作用于膀胱颈部和尿道近端,产生较强的排尿力量。

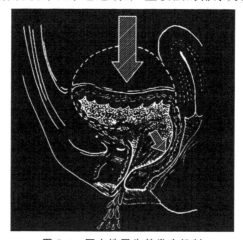

图 7-4 压力性尿失禁发生机制

膀胱尿道结合部支撑不良,腹内压增加时周围支撑组织失去对腹压的抵抗,发生漏尿

（三）尿道黏膜与黏膜下

柔软的尿道上皮和尿道黏膜下血管丛产生的黏膜密封作用是参与控尿的第三个机制。女性尿道平滑肌与上皮内层之间有丰富的血液供应,大大增厚并加强了黏膜层,使得尿道壁自然关闭,提高了尿道静压。尿道上皮黏膜血管丛对雌激素敏感,雌激素的作用使其血流丰富、黏膜柔软且厚实。如果尿道失去了柔软性或者由于手术、放疗、雌激素缺乏使黏膜下血液供应不良,也会影响尿道严密闭合(图 7-5)。

上述三种机制的同时作用维持控尿。这可以解释为什么当一个年轻女性经过多次生产,并有韧带损伤(控尿的解剖机制丧失),却无压力性尿失禁,直到绝经期后,雌激素水平下降(尿道黏膜的封闭机制减弱)才出现压力性尿失禁。这也可以解释为什么不是所有患尿道过度移动的女性都发生压力性尿失禁,因为增加主动机制的作用和尿道黏膜保持完好可以代偿解剖机制的丧失。在深入了解控尿机制的相互作用后,可以理解为什么有些女性对标准的膀胱悬吊术效果不佳。

三、压力性尿失禁的分类

尿失禁的分类方法有许多种,但多数的分类方法都是依据解剖和生理学方面的变化。这些分类的意义在于能够预测手术的成功率。有学者注意到无尿失禁女性的尿道侧位观,其上部尿道与垂直线的夹角<30°(即尿道倾斜角为 10°～30°),膀胱尿道后角在 90°～100°。而尿失禁患者由于解剖支撑不良,尿道高活动性,有力时尿道旋转下降,使尿道倾斜角增大,如角度倾斜30°～45°,为压力性尿失禁Ⅰ;>45°为Ⅱ型(图 7-6)。

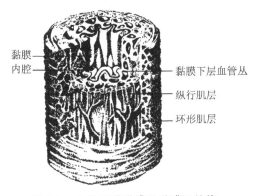

图 7-5　女性尿道黏膜及黏膜下结构

雌激素影响尿道黏膜及黏膜下血供,增加尿道血流及黏膜厚度

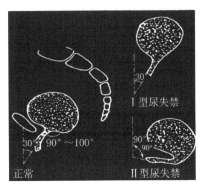

图 7-6　Ⅰ型和Ⅱ型真性压力性尿失禁膀胱颈及尿道后角形态改变示意图

压力性尿失禁的概念包括尿道的解剖和功能。有学者把影像学诊断技术和流体力学技术结合起来。同时观察尿道的解剖和功能,提出固有括约肌缺损的概念,此类尿失禁属于Ⅲ型尿失禁。人们发现,膀胱颈悬吊术治疗Ⅲ型尿失禁不如尿道吊带术效果好。提出Ⅲ型尿失禁是压力性尿失禁的认识和诊断中的一项重要的进步。许多医师主张尿道悬吊治疗Ⅰ型和Ⅱ型尿失禁,对Ⅲ型尿失禁主张尿道吊带悬吊术。

(一)影像尿流动力学分型

1.0 型(ype 0)SUI

典型 SUI 病史,但临床和尿动力学检查未能显示 SUI,影像尿动力学示膀胱颈后尿道位于耻骨联合下缘上方,应力状态下膀胱颈后尿道开放并有所下降。

2.Ⅰ型(ypeⅠ)SUI

静止状态膀胱颈关闭并位于耻骨联合下缘上方,应力状态下膀胱颈开放并下移,但下移距离<2 cm。应力状态下常出现尿失禁,无或轻微膀胱膨出。

3.ⅡA 型(typeⅡA)SUI

静止状态膀胱颈关闭并位于耻骨联合下缘之上,应力状态下膀胱颈后尿道开放,尿道扭曲下移膀胱膨出。应力状态下通常会出现明显尿失禁。

4.ⅡB 型(typeⅡB)SUI

静止状态膀胱颈关闭并位于耻骨联合下缘或其之下,应力状态下膀胱颈可不下移,但颈部后尿道开放并出现尿失禁。

5.Ⅲ型(ypeⅢ)SUI

静止状态逼尿肌未收缩时膀胱颈后尿道即处于开放状态。腹压轻微升高或仅重力作用即可出现明显的尿失禁。

(二)腹压漏尿点压(ALPP)分型

(1)Ⅰ型 SUI:ALPP≥90 cmH_2O。

(2)Ⅱ型 SUI:ALPP 60~90 cmH_2O。

(3)Ⅲ型 SUI:ALPP≤60 cmH_2O。

(三)尿道压分型

1.尿道固有括约肌功能障碍型

最大尿道闭合压(maximum urethral close pressure,MUCP)≤20 cmH_2O 的压力性尿失禁患者(另一意见为<30 cmH_2O)。

2.解剖型

最大尿道闭合压(MUCP)>20 cmH_2O 的压力性尿失禁患者(另一意见为>30 cmH_2O)。

四、压力性尿失禁的分度

压力性尿失禁分轻、中、重三度。

(一)主观分度

1.轻度

一般活动及夜间无尿失禁,腹压增加时偶发尿失禁,不需要佩戴尿垫。

2.中度

腹压增加及起立活动时,有频繁的尿失禁,日常生活中需要佩戴尿垫。

3.重度

起立活动或卧位体位变化时即有尿失禁。

(二)客观分度

以尿垫试验为基准,可有 24 小时尿垫、3 小时尿垫及 1 小时尿垫试验,因 24 小时、3 小时受时间、环境及患者依从性影响太大,目前较推荐 1 小时尿垫试验,但目前尚无统一标准,尚需积累经验。应用较多的 1 小时尿垫试验为依据的分度如下。

1.轻度

1 小时尿垫试验＜2 g。

2.中度

1 小时尿垫试验 2～10 g。

3.重度

1 小时尿垫试验＞10 g。

五、压力性尿失禁的临床评估

(一)压力性尿失禁病史

1.与压力性尿失禁相关的症状和病史

病史和体检是尿失禁诊断的基础。详尽的病史能提供有关尿失禁病因的相关信息,也能为选择进一步的检查而提供依据。引起尿失禁的病因很多,如泌尿系统感染、萎缩性阴道炎、急性谵妄状态、运动受限、便秘等和各种药物可引起暂时性尿失禁。Resnick 曾归纳了几种引起暂时性尿失禁的最常见病因,创建了"DIAPPERS"记忆法。而女性压力性尿失禁与生育、肥胖、盆腔手术等因素有关;男性压力性尿失禁多为前列腺手术所致。

在病史采集中需对患者的主诉进行一定的分析。如主诉尿急,有可能指突然出现强烈的排尿感(常为急迫性尿失禁),或患者因担心尿液溢出而做出的过度反应(压力性尿失禁的表现),或患者憋尿时感觉下腹部严重不适或疼痛并无急迫排尿感或未曾出现过急迫性尿失禁(感觉型尿急或间质性膀胱炎表现)。尿频通常指每天排尿次数超过 7 次。尿频可为过多、服用利尿剂或咖啡因等能刺激利尿的饮料。但这种尿频为尿量过多所致,表现为排尿次数增加而排尿量基本正常,又称多尿。而因泌尿系统疾病产生的尿频为排尿次数增加的同时每次排尿量明显减少(24 小时平均每次排尿量＜200 mL)。原因有泌尿系统感染(感觉型尿急)、逼尿肌过度活动(运动型尿急)、膀胱排空障碍(残余尿增多或慢性尿潴留)等。其他膀胱内病理改变如膀胱内结石、膀胱结核和膀胱癌也会出现尿频症状。另外,泌尿系外疾病如盆腔肿物、妊娠、盆腔炎、前列腺炎等也是造成尿频的常见原因。如需进一步了解尿频的原因需询问以上所有疾病的病史才能做出准确的诊断。夜尿增多与多种因素有关,如逼尿肌过度活动,残余尿增多所致的膀胱有效容量减少和夜间尿量过多,也有可能与睡眠方面的疾病有关。白天尿频而夜间正常者常提示有精神因素作用,或与饮水过多、口服利尿药和饮食中有利尿成分(如咖啡因)等有关。

女性膀胱膨出者,常因膀胱颈后尿道下移出现压力性尿失禁,而膨出严重者则因尿道扭曲反而出现排尿困难,甚至充盈性尿失禁。

各种各样可能影响到膀胱尿道功能的神经系统疾病均可导致尿失禁的发生。如糖尿病早期可出现逼尿肌过度活动所致的急迫性尿失禁,而糖尿病性膀胱病变严重者因逼尿肌收缩无力而出现充盈性尿失禁。高位截瘫多因逼尿肌反射亢进导致急迫性尿失禁,而骶髓损伤则常导致充盈性尿失禁。

2.反映压力性尿失禁特征和严重程度的症状

女性压力性尿失禁为尿道功能障碍所致,根据其发病机制不同分为两型:解剖型压力性尿失禁,表现为膀胱颈后尿道明显下移;固有尿道括约肌缺陷型压力性尿失禁(intrinsic sphincter deficiency,ISD)。两种压力性尿失禁的鉴别极为重要,标准的膀胱颈悬吊术对 ISD 疗效极差。根据定义,ISD的产生与尿道固有括约肌机制下降有关,产生或提示尿道固有括约肌功能受损的因素很多,在询问病史时应加以考虑。一般来说,解剖型压力性尿失禁多为轻或中度,而 ISD 者尿失禁严重;此外还可以通过尿动力学检查(腹压型漏尿点压力低于 $60~cmH_2O$)鉴别是否为 ISD。通过临床表现可以对压力性尿失禁的严重程度进行初步评估。有资料显示 Stamey 分级系统与 ISD 的严重程度成正相关,如患者压力性尿失禁症状严重时应考虑 ISD 的可能性。咳嗽、大笑或打喷嚏等出现轻~中度压力性尿失禁者多与膀胱颈后尿道下移有关,因此需了解患者有无膀胱膨出及其严重程度。如询问下蹲时有无阴道口肿物膨出感,或下蹲时是否有明显的排尿困难等,这些症状均提示可能存在膀胱后壁膨出(膀胱颈后尿道随之下移)。同时需了解有无生育、难产、子宫切除等可能损害盆底肌功能,造成膀胱后壁膨出的因素。如平卧有咳嗽漏尿,但下蹲确有排尿困难者常提示有严重的膀胱后壁膨出(或称阴道前壁膨出)。有时膀胱后壁膨出者常主诉排尿困难,并无明显压力性尿失禁症状,但并非无压力性尿失禁,一旦将膨出的阴道前壁复位后即可表现出典型的压力性尿失禁。

3.既往史

既往史应包括过去及现在疾病史、手术史、妇产科病史和目前药物史。神经系统状态会影响膀胱和括约肌功能,如多发性硬化症、脊柱损伤、腰椎疾病、糖尿病、脑卒中、帕金森病和脊柱发育不良等。应了解患者以前有否神经系统疾病,如肌肉萎缩、瘫痪、震颤、麻木、麻刺感。了解有否肌肉痛、瘫痪或不协调运动及双眼视力情况。前列腺手术、阴道手术或尿失禁手术可能导致括约肌损伤;直肠和根治性子宫切除术可能会造成神经系统损伤;放射治疗可以导致小容量低顺应性膀胱或放射性膀胱炎。

药物治疗可加重或导致尿失禁,如老年人常服用的利尿剂、α-受体激动剂和 α-受体阻滞剂(可影响到膀胱颈平滑肌的张力);抗胆碱能药物可通过阻断神经肌肉接头而抑制逼尿肌收缩,导致尿潴留,进而引起充溢性尿失禁。钙通道阻滞剂亦可抑制逼尿肌收缩。

妇女按激素水平分为绝经前期、绝经期和绝经后期。如果为绝经后期必须注意是否接受激素补充治疗,因为低雌激素导致的尿道黏膜萎缩对尿道结合部有不良影响。分娩史应当包括活产总数、最大胎儿体重、分娩方式及第二产程。胎儿高体重和第二产程延长可造成盆神经的损伤。应当询问患者尿失禁的出现与妊娠、分娩、绝经、手术的关系,为病理生理分析提供线索。

(二)体格检查

尿失禁患者的体格检查分为3个步骤:①腹部和背部检查;②盆底检查,女性检查内容包括有无器官膨出,阴道疾病应行阴道双合诊了解子宫和附件;③神经系统的评估。

1.初步评估

初步评估包括望诊有无肥胖、先前手术瘢痕或有无腹部和腹股沟疝。有无神经系统疾病的体表征象,如骶部皮肤凹陷、皮下脂肪瘤、毛发、色素沉着和隆起等。腹部触诊有无下腹部压痛和胀满等尿潴留体征。耻骨上叩诊可了解膀胱充盈程度。背部和脊柱检查了解有无骨骼畸形、外伤和手术瘢痕等。

2.女性盆底的检查

对病史及尿失禁严重程度的了解,可初步判断尿失禁的类型和产生原因。但女性尿失禁患者盆底的检查往往能提供有关的客观证据。如曾有膀胱颈悬吊术病史而症状复发者,经阴道检查发现阴道前壁支撑良好,提示该患者压力性尿失禁的类型为ISD。

女性盆底检查最主要的目的是了解女性患者有无膀胱后壁、直肠和子宫的膨出或下垂。如存在严重的膀胱前后壁膨出或子宫下垂,单纯进行压力性尿失禁手术不但会造成压力性尿失禁手术的失败,还可因术后尿道扭曲造成排尿困难等,也会给日后进行生殖器官膨出或下垂的修补手术带来困难。

(1)阴道窥器检查:患者取截石位,先观察女性外生殖器有无异常,如小阴唇过度向后分开或肛门后移提示会阴体张力减退或去神经化。放入窥器之前应通过阴道口连接有无黏膜萎缩和阴道口狭窄。

放入阴道窥器后,应有次序地系统检查3个方面:阴道前壁、阴道顶部和阴道后壁。具体如下:①阴道前壁,采用阴道拉钩压住阴道后壁即可显示阴道前壁。观察有无尿道肉阜、尿道旁囊肿和尿道旁腺炎等,尿道硬结常提示尿道炎症,憩室或肿瘤。如有尿道憩室挤压之尿道口可见脓性分泌物。苍白、薄而发亮的阴道黏膜或黏膜皱襞消失则提示为缺乏雌激素所致的阴道炎。如曾有耻骨后阴道前壁悬吊术,阴道前壁留有瘢痕且固定,压力性尿失禁症状仍然严重提示为ISD。静止时阴道后壁平坦而前壁隆起则提示存在膀胱膨出,可根据患者屏气增加腹压是评估膀胱膨出的严重程度。目前临床上将膀胱膨出分为4级:轻度或Ⅰ级膨出仅行膀胱颈悬吊术即可;Ⅱ级膨出选择膀胱四角悬吊术;Ⅲ级以上者应在行膀胱颈悬吊术同时行膀胱膨出修补(表7-1)。②阴道顶部,再用一阴道拉钩沿阴道前壁置入并向上提拉以暴露阴道顶部。观察子宫颈位置或子宫全切术后患者的阴道顶部位置。增加腹压时子宫颈下移提示子宫脱垂。如发现子宫颈位置异常或阴道黏膜病变,应进行详尽的妇科检查。③阴道后壁,子宫切除术后患者增加腹压时阴道顶部出现下移,提示可能存在肠道膨出或阴道穹隆脱垂。测量阴道后壁的长度可鉴别是否为肠道膨出或阴道穹隆脱垂,如为阴道穹隆脱垂,阴道后壁长度缩短;而阴道顶部膨出为肠道脱垂所致则阴道后壁长度可无明显变化。如可疑肠道膨出,应同时进行直肠和阴道检查。患者取立位,检查者拇指和示指分别置入阴道和直肠内,嘱患者咳嗽或增加腹压,在两指间膨出疝囊处可感觉因咳嗽或增加腹压所产生的脉冲波动。

表 7-1　膀胱膨出临床分级

分级	表现
Ⅰ级	膀胱后壁轻度下移
Ⅱ级	增加腹压时膀胱后壁下移至阴道口
Ⅲ级	静止时膀胱后壁下移至阴道口
Ⅳ级	静止或腹压增加时膀胱膨出至阴唇处

用阴道拉钩固定后,如仍有阴道壁膨出(阴道前壁修补术后),则可能为直肠膨出(或称阴道后壁膨出)。阴道后壁膨出更接近阴道口。有时阴道后壁膨出严重或位置较高则难与阴道穹隆部膨出相鉴别,常在手术中才能区别。怀疑阴道后壁膨出者,还应了解患者会阴体的完整性,会阴中心腱会阴肌的张力。

(2)其他检查。①棉签试验:是判断膀胱颈后尿道有无下移的一项简便方法。患者取截石位,尿道内注入润滑剂,将一消毒棉签经尿道插入膀胱,嘱患者增加腹压,如膀胱颈后尿道下移,则棉签抬高,加压前后夹角变化超过30°则提示膀胱颈后尿道有下移。②诱发试验和膀胱颈抬举试验:患者憋足尿并取截石位,示指和中指分别置于阴道两侧穹隆部,嘱患者增加腹压,如同时有尿液流出,即为诱发试验阳性。在做诱发试验时应注意观察漏尿的时间和伴随症状,压力性尿失禁者在腹压增高的同时出现漏尿,无明显的伴随症状;而急迫性尿失禁者常在腹压增高后出现漏尿,该现象与腹压等活动诱发逼尿肌无抑制性收缩有关,患者在漏尿的同时常伴有尿急症状。如诱发试验阳性,再次嘱患者增加腹压,在出现漏尿后,再两指抬高,托起膀胱颈后尿道,如漏尿停止则膀胱颈抬举试验阳性。该结果提示压力性尿失禁与膀胱颈后尿道下移有关。注意在行膀胱颈抬举试验时阴道内手指不能直接压迫尿道,否则可造成假阳性。如抬高膀胱颈后尿道后仍漏尿,则有 2 种可能:一种为膀胱颈位置抬高不够所造成的假阴性,否则,提示患者尿道固有括约肌功能存在明显的缺陷。

3.神经系统的检查

详尽的神经系统检查应包括 4 个方面:①精神状态;②感觉功能;③运动功能;④反射的完整性。首先观察患者有无痴呆、麻痹性痴呆、瘫痪、震颤,以及有无不同程度的运动障碍。通过检查患者的方向感、语言表达能力、认知水平、记忆和理解能力等评估其精神状态。排尿障碍性疾病可与痴呆、脑卒中、帕金森病或多发硬化等所致的精神状态改变有关,也可为这类疾病所致的神经系统损伤所致。可根据不同皮区感觉的缺失了解神经损伤的水平。在检查某一特定皮区时应同时检查其位置感、震颤感、针刺感、轻触感和温度觉等。常用的脊髓水平皮区标志有乳头($T_4 \sim T_5$),脐(T_{10}),阴茎底部、阴囊上部和大阴唇(L_1),阴囊中部和小阴唇($L_1 \sim L_2$),膝前部(L_3),足底和足外侧面(S_1),会阴及肛周($S_1 \sim S_5$)。

运动系统评估中首先应检查有无肌肉萎缩,运动功能的不完全丧失定义为"麻痹",而功能完全丧失则定义为"瘫痪"。下肢应检查的肌肉有胫前肌($L_4 \sim S_1$),腓肠肌($L_5 \sim S_2$)、趾展肌($L_4 \sim S_1$)。可通过背屈、跖屈和趾展活动来了解以上这些肌肉的功能。

通常采用一定部位的皮肤感觉评估了解骶皮神经反射功能。骶神经根($S_2 \sim S_4$)主要分布于尿道外括约肌和肛门外括约肌,在临床上一般认为肛门外括约肌是会阴所有横纹肌的代表,因此通过肛门外括约肌来预测尿道外括约肌的功能。最常用的反射是皮肤肛门反射($S_2 \sim S_5$),即轻触肛门黏膜皮肤交界处可引起肛门外括约肌的收缩。该反射消失提示骶神经的损害,但有时正常老年人此反射也不甚明显。还应行直肠指诊,除了解有关前列腺的情况外,怀疑有神经系统疾病者应评估患者肛门括约肌张力和肛门自主收缩的能力。肛门自主收缩能力正常则提示盆底肌肉神经支配和骶髓圆锥功能的完整,如肛门括约肌张力和肛门自主收缩能力明显减弱或消失,则提示骶神经或外周神经受到损害,甚至圆锥功能完全丧失。而肛门括约肌张力存在,但不能自主收缩者常提示存在骶上神经的损伤。

尽管球海绵体肌反射专指球海绵体的反射性收缩,但该反射可用于检查所有会阴横纹肌的神经系统。球海绵体肌反射为反映骶髓($S_2 \sim S_4$)活动的骶髓局部反射。球海绵体肌反射检查男女不同,检查者预先将右手示指置入患者的肛门内(通常在直肠指诊时进行),然后用左手突然挤压患者的阴茎头,如肛门括约肌出现收缩,提示球海绵体肌反射存在。女性患者则通常采用挤压阴蒂进行球海绵体肌反射检查。留着导尿管者可通过突然向外牵拉导尿管刺激膀胱颈来诱发球海绵体肌反射。球海绵体肌反射消失通常提示骶神经受到损害,但大约 20% 正常女性其球海绵体肌反射可缺失。

六、压力性尿失禁的治疗

当尿失禁的诊断、分类和严重程度被确定下来,就要选择治疗方法。以下是一些应用于压力性尿失禁的非手术和手术治疗方法。

(一)非手术治疗

一般认为,非手术治疗是 SUI 的第一线治疗方法,主要用于轻、中度患者,同时还可以作为手术治疗前后的辅助治疗。SUI 的非手术治疗方法主要包括生活方式干预、盆底肌肉锻炼、盆底电磁刺激、膀胱训练、佩戴止尿器、子宫脱和药物治疗等。

1.生活方式干预

主要包括减轻体重、戒烟、禁止饮用含咖啡因饮料、生活起居规律、避免强体力劳动和避免参加增加腹压的体育活动等。

2.盆底肌肉锻炼

盆底肌肉锻炼又称凯格尔运动,由德国医师 Arnold Kegel 在 1948 年提出,半个多世纪以来一直在尿失禁的治疗中占据重要地位,目前仍然是 SUI 最常用和效果最好的非手术治疗方法。其主要内容是:通过持续收缩盆底肌(提肛运动)2～6 秒,松弛休息 2～6 秒,如此反复 10～15 次。每天训练 3～8 次,持续 6～8 周为 1 个疗程。

3.盆底电磁刺激

从 1998 年开始,磁场刺激被用来治疗尿失禁。目前用于临床的神经肌肉刺激设备能产生脉冲式超低频地磁场,有固定式和便携式两种。便携式家庭装治疗仪的使用极为方便,可以穿戴于下腹部,无须脱去贴身衣服。盆底电磁刺激每次 20 分钟,一周 2 次,6 周为一个疗程。治疗 3 个月后,其有效率可达 50%,尿失禁的量和生活质量评分均明显提高。有资料表明,盆底电磁场刺激后盆底肌肉最大收缩压的改变程度高于 PFMT。盆底电磁刺激可能的不良反应主要为下腹部及下肢疼痛不适,但发生率很低。

4.射频治疗

利用射频电磁能的振荡发热使膀胱颈和尿道周围局部结缔组织变性,导致胶原沉淀、支撑尿道和膀胱颈的结缔组织挛缩,结果抬高了尿道周围阴道旁结缔组织,恢复并稳定尿道和膀胱颈的正常解剖位置,从而达到控尿的目的。该方法可靠、微创、无明显不良反应,但尚在探索应用阶段。

5.膀胱训练

(1)方法一:延迟排尿,逐渐使每次排尿量大于 300 mL。①治疗原理:重新学习和掌握控制排尿的技能;打断精神因素的恶性循环;降低膀胱的敏感性。②禁忌证:低顺应性膀胱,充盈期末逼尿肌压大于 40 cmH$_2$O。③要求:切实按计划实施治疗。④配合措施:充分的思想工作;排尿日记;其他。

(2)方法二:定时排尿。①目的:减少尿失禁次数,提高生活质量。②适应证:尿失禁严重,且难以控制者。③禁忌证:伴有严重尿频。

6.佩戴止尿器

其作用原理是乳头产生的负压将尿道外口黏膜和远端尿道吸入使之对合,同时对尿道远端组织起稳定及支托作用。外用止尿器对轻、中度的 SUI 效果较好,对年轻患者,还具有使会阴肌肉张力恢复的效果,缺点是易引发尿路感染。另外,止尿器也可以置入尿道内,疗效优于外置止尿器,但其感染机会明显增加。使用阴道止尿器,可使得 24 小时失禁的尿液量明显减少,提高患者生活质量评分。

7.子宫托

其设计目的是为尿道和膀胱颈提供不同程度的支撑,以改善 SUI 的症状。对于配合 PFMT

依从性较差的患者或治疗无效的患者,尤其是不适合手术治疗者,可考虑使用子宫托。

8.药物治疗

主要适用于轻、中度女性压力性尿失禁患者。其主要作用原理在于增加尿道闭合压,提高尿道关闭功能,以达到控尿的目的,而对膀胱尿道解剖学异常无明显作用。目前主要有 3 种药物用于 SUI 的治疗:α-肾上腺素能激动剂、三环抗抑郁药和雌激素补充。

(1)α_1-肾上腺素能激动剂。①原理:激活尿道平滑肌 α_1 受体及躯体运动神经元,增加尿道阻力。②不良反应:高血压、心悸、头痛和肢端发冷,严重者可发作脑卒中。③常用药物:米多君、甲氧明。米多君的不良反应较甲氧明更小。美国 FDA 禁止将去甲麻黄碱用于压力性尿失禁治疗。④用法:2.5 mg/次,每天两次。⑤疗效:有效,尤其合并使用雌激素或盆底肌训练等方法时疗效较好。

(2)三环抗抑郁药。①原理:抑制肾上腺素能神经末梢的去甲肾上腺素和 5-羟色胺再吸收,增加尿道平滑肌的收缩力;并可以从脊髓水平影响尿道横纹肌的收缩功能;抑制膀胱平滑肌收缩,缓解急迫性尿失禁。②用法:50~150 mg/d。③疗效:尽管有数个开放性临床试验显示它可以缓解压力性尿失禁症状及增加尿道闭合压,但其疗效仍需随机对照临床试验(RCT)研究加以证实。④不良反应:口干、视力模糊、便秘、尿潴留和直立性低血压等胆碱能受体阻断症状;镇静、昏迷等组胺受体-Ⅰ阻断症状;心律失常、心肌收缩力减弱;有成瘾性;过量可致死。目前此类药物常用有丙米嗪。更新型制剂,不良反应较小,但在中国未上市。

(3)雌激素。①原理:促进尿道黏膜、黏膜下血管丛及结缔组织增生;增加 α 肾上腺素能受体的数量和敏感性。通过作用于上皮、血管、结缔组织和肌肉 4 层组织中的雌激素敏感受体来维持尿道的主动张力。②用法:口服或经阴道黏膜外用。③疗效:雌激素曾经广泛应用于压力性尿失禁的治疗,可以缓解尿频尿急症状,但不能减少尿失禁,且有诱发和加重尿失禁的风险。④不良反应:最新研究对雌性激素特别是过去常用的单纯性雌激素如己烯雌酚在治疗女性压力性尿失禁中的作用提出了质疑,有资料显示这类激素在应用的早期阶段有一定疗效,但如果长期应用不仅有较多的不良反应如增加子宫内膜癌、乳腺癌和心血管病的风险,且有加重压力性尿失禁症状的可能性。

(二)手术治疗

女性压力性尿失禁患者治疗方法选择需考虑下列几个重要问题:①SUI 是单纯解剖性、内在括约肌失功能,还是两者混合所致;②SUI 伴有尿频、尿急的患者,是否存在 UUI 的病因,在手术纠正解剖因素后,尿频、尿急、尿失禁是否仍然存在;③SUI 患者伴有膀胱膨出,在施行尿道悬吊术后是否会发生排尿困难、残余尿甚至尿潴留。要解决上述问题,需进行全面检查。

1.Marshall 实验

用示、中指在膀胱颈下、尿道两旁将阴道壁抬高后,用腹压时可阻止尿液外流;做 Q-tip 试验将轻探针插入尿道深部,在使用腹压时探针与躯体水平抬高超过 30°角。上述两个试验提示尿道过度活动所致的解剖性 SUI。

2.测量尿道长度

若短于 3 cm,外阴、阴道及尿道呈老年性萎缩,或曾有医源性膀胱尿道神经损伤史,应考虑为内在尿道括约肌失功能所致的尿失禁。

3.做尿液常规检查及尿道按摩后首段尿液检查

注意有无泌尿生殖道感染或炎症,必要时做尿动力学检查,以排除膀胱过度活动症及 UUI。

4.妇科检查

注意有无膀胱膨出及子宫脱垂,必要时取站立抬高一侧股部,观察用腹压时阴道壁膨出及子宫脱垂的程度。

上述检查若证实合并 OAB、泌尿生殖系统感染或炎症,或明显有膀胱膨出、子宫脱垂等情况,应分别予以处理。伴有内在括约肌失功能的患者,尿道悬吊手术可能收效,病情严重者需要施行尿道括约肌假体手术。伴有尿频、尿急的解剖性压力性患者,若无导致急迫症状的病因,是否应实施尿道悬吊手术,是较难取舍的问题,此类患者经各种药物治疗、物理治疗及针灸治疗,若症状无改善,在取得患者理解及同意后,可以施行尿道悬吊术。Schrepferman 通过临床观察,发现 SUI 伴低压运动性急迫症状者(尿动力学检查于膀胱内压<15 cmH$_2$O 时产生逼尿肌不稳定收缩的振幅),术后 91% 患者急迫症状缓解;而在伴有高压运动性急迫症状者中仅 28% 缓解,在感觉性急迫症状者仅 39% 术后急迫症状缓解。提示术前伴有低压运动性急迫症状的妇女在施行膀胱颈悬吊术后,极少遗留尿急症状。

压力性尿失禁的手术有 150 多种术式,许多方法之间往往仅有很小的差异,而更多的是解剖学名词的纷繁和操作技巧的细微不同。目前用于压力性尿失禁的手术主要有以下四类。

(1)泌尿生殖膈成形术:阴道前壁修补术和 Kely 折叠术。

(2)耻骨后尿道悬吊术:Burch 手术。

(3)悬吊带术:悬吊带术可用自身筋膜(腹直肌、侧筋膜、圆韧带)或合成材料医用材料带(阴道无张力尿道中段悬吊术 TVT、经阴道悬吊带术 IVS、SPARC 悬吊术、经闭孔阴道无张力尿道中段悬吊术 TVTO/TOT 等)。

(4)膀胱颈旁填充剂注射:明胶醛交叉连接牛胶原蛋白及已被允许用于治疗 SUI。

经过实践检验,1997 年美国尿控协会对女性 SUI 治疗的临床规范上提出:耻骨后尿道悬吊术和悬吊带术是治疗女性 SUI 的有效方法。

SUI 手术治疗的主要适应证:①非手术治疗效果不佳或不能坚持,不能耐受,预期效果不佳的患者。②中重度压力性尿失禁,严重影响生活质量的患者。③生活质量要求较高的患者。④伴有盆腔脏器脱垂等盆底功能病变需行盆底重建者,应同时行抗压力性尿失禁手术。

SUI 手术治疗的主要禁忌证:①伴尿道原因的排空困难;②膀胱逼尿肌不稳定;③严重的心、肝、肺、肾等疾病。

行手术治疗前应注意:①征询患者及家属的意愿,在充分沟通的基础上做出选择;②注意评估膀胱尿道功能,必要时应行尿动力学检查;③根据患者的具体情况选择术式,要考虑手术的疗效、并发症及手术费用,并尽量选择创伤小的术式;④尽量考虑到尿失禁的分类及分型;⑤对特殊病例应灵活处理,如多次手术或尿外渗导致的盆腔固定患者,在行抗尿失禁手术前应对膀胱颈和后尿道行充分的松解;对尿道无显著移动的Ⅲ型 ISD 患者,术式选择首推为经尿道注射,次为人工尿道括约肌及尿道中段吊带。

（朱明威）

第四节 术后下尿路功能障碍

一、术后下尿路功能障碍的病因及诊治注意事项

术后下尿路功能障碍是妇产科常见的手术并发症之一。由于膀胱、尿道和妇科脏器同属盆腔脏器,妇产科手术,如盆腔脏器切除或盆底重建术,常在女性盆腔深部操作,因此可能会损伤下段输尿管、膀胱,破坏盆底支持结构,损伤分布于泌尿系的神经和血管,从而导致下尿路功能障碍。

妇产科术后下尿路功能障碍性疾病包括术后排尿障碍、术后尿失禁、膀胱过度活动及泌尿系统感染等。下尿路症状(lower urinary tract symptoms,LUTS)由损伤的部位、类型和严重程度决定,如盆底支持结构的破坏可导致压力性尿失禁;盆底神经丛的损伤会产生充盈性尿失禁;膀胱或尿道周围水肿、血肿等可引起短暂的排尿困难、尿急或尿频。

LUTS都将明显影响患者术后的生活质量,因此要求妇产科医师除了考虑原发病的治疗外,也应尽可能考虑保留患者术后的膀胱及尿道功能。对需进行相关手术操作的患者,妇产科医师应对包括下尿路功能障碍在内的手术风险、发病机制及相关治疗有充分认识,并充分告知患者,有助于预防相关并发症、改善患者术后生活质量和避免医患纠纷。本节将阐述妇产科术后下尿路功能障碍的病因、诊断、治疗进展及相关注意事项。

(一)妇科术后下尿路功能障碍影响的病因

不同手术对下尿路功能障碍产生不同影响,如根治性手术通过破坏盆底支持结构和神经支配导致下尿路症状,而卵巢切除后通过激素水平改变可能导致膀胱功能受影响;同一种手术术后下尿路功能障碍可能存在多种表现,如根治性手术可表现为逼尿肌功能亢进或减弱;而同一种下尿路功能障碍可能存在多种机制参与,如根治性手术术后压力性尿失禁与术中分离阴道上段和腹膜时损伤了膀胱支持结构和尿道膀胱间隙有关,也可能与内脏神经和盆神经的损伤及尿道旁组织的部分切除有关,而术前高龄和绝经的状态可加重膀胱颈的薄弱性,故对每个发生术后下尿路功能障碍患者的病因应个体化分析,并采取针对性的治疗措施。以下是造成下尿路功能障碍几种常见的病因。

1.术后血肿、组织水肿和感染

盆腔操作后局部可能形成血肿、组织水肿和感染,从而进一步影响到术后膀胱和尿道功能的恢复。膀胱和尿道的症状在术后即可出现,如排尿困难、尿急或尿频等。这些症状多是由于手术对膀胱的刺激,膀胱或尿道周围水肿、血肿等引起,常在患者出院以前就得以缓解,而长期存在的下尿路症状可能提示尿道和膀胱、其支持结构、自主神经支配或血供的直接破坏。

2.下尿路神经损伤

盆腔神经的损伤是盆腔器官切除术后下尿路功能障碍的主要原因之一。下尿路的神经解剖学研究表明,切除盆腔脏器可能影响到邻近脏器的支配神经与血供。

下尿路神经支配由自主神经和体神经组成。

下尿路的副交感盆腔神经来自骶髓2~4节,与交感神经纤维会合,在骶前区形成腹下神经

丛(盆丛),该神经丛沿两侧向下分布于直肠两侧宫颈旁、阴道穹隆部、膀胱后壁,并继续向下分布于两侧阔韧带,其中膀胱丛支配膀胱与尿道,具有收缩膀胱逼尿肌、松弛尿道内括约肌及加强输尿管的蠕动的功能。该神经分布区域为手术中分离的重要部位,手术横切、牵拉、肿瘤侵犯和感染等均可导致不同程度的神经损伤和排尿障碍。例如,盆腔神经丛主干在子宫动静脉下方走行,故离断主韧带时常易损伤该神经。Hanson指出,残留的盆腔神经丛不足以向膀胱发放足够的脉冲,从而导致膀胱功能失调;另有观点认为,当手术范围足够大以至于大部分阴道穹隆被切除时,如广泛全子宫切除,才会涉及盆腔神经丛。由于盆腔神经丛位于宫颈侧后方,行走于主韧带下方,故单纯全子宫切除术中,大部分盆腔神经丛得以保存,对神经功能的影响不大。Butler-Manuel指出宫骶韧带与主韧带中外侧1/3包含大量自主神经组织,故若从靠近宫颈和宫体处离断宫颈骶主韧带复合物,仅仅会损伤少量进入宫体和宫颈的神经纤维,而对其他盆腔脏器的自主神经无明显损伤,故认为次全子宫切除术对盆腔功能障碍无明显影响。

下尿路的交感神经纤维来自胸10～12节,在盆腔缘和骶骨岬附近形成上腹下丛。在以下两种情况下可能会损伤该神经丛:前后位切除游离直肠中动脉、腹膜后和主动脉旁淋巴结清扫。上腹下丛交感神经纤维的损伤可导致膀胱颈和近段尿道张力下降,造成患者尿频、尿急和尿失禁,而副交感神经的损伤可导致逼尿肌收缩力减低,如逼尿肌反射低下,严重者甚至逼尿肌反射丧失。当交感神经和副交感神经同时受到不同程度的损伤,可能会出现比较复杂的排尿功能障碍,需要尿动力学检查才能了解患者膀胱尿道功能。

在直肠手术时,常可损伤阴部神经,而导致尿道膜部括约肌功能受损,严重者因括约肌功能完全丧失而出现真性完全性尿失禁。此外,盆腔局部恶性肿瘤侵犯盆腔神经丛或下腹神经丛也可造成膀胱尿道的功能障碍。

下尿路神经损伤后膀胱储尿功能障碍分为两个阶段:以体积缩小、痉挛膀胱为特征的高张状态,以及以过度扩张膀胱为特征的低张状态。在低张状态,膀胱与尿道中段括约肌主要处于交感神经的支配。这两相的转变,在术后膀胱修复机制中起重要作用。

局部的去神经作用将导致膀胱平滑肌细胞的高张状态,非随意逼尿肌收缩的稳定性不足直接影响到膀胱容积。膀胱顺应性的改变及黏膜水肿对膀胱容积亦有不利影响。膀胱的高张状态被认为是直接手术创伤及去神经支配后以副交感神经为主导的状态两个原因造成的。由于位于盆腔的内脏神经和下腹神经内的副交感纤维的离断,从而改变了膀胱内压力传感器的敏感性。

膀胱高张状态是最常见的术后膀胱功能障碍形式,通常持续短暂,术后8～12周消失或缓解。通过动物实验已观察到这一时期局部神经纤维的再生和膀胱直肠功能的恢复现象。组织水肿和血肿在这一时期也基本消退。之后出现的膀胱低张状态是膀胱自身调节和适应不良及术后初始阶段过度扩张的表现。术后持续导尿在术后早期有利于减少上述并发症。在膀胱处于低张时,逼尿肌为休息状态,尿道中段括约肌仍关闭。在不显著增加膀胱内压力的情况下,膀胱容积却明显增加(容受)。与此相反的是,在排尿状态,膀胱主要受副交感神经控制,交感神经受到抑制,从而使膀胱逼尿肌收缩,尿道中段括约肌开放。阴部神经的活性也受到抑制,尿道外括约肌得以开放,尿液流出。

损伤内侧盆腔神经丛的自主神经纤维可能增加膀胱颈的阻力,同时使逼尿肌及感受器受损。因此,逼尿肌难以发动及维持足够的收缩力,尿道括约肌难以放松,造成排尿困难。最大排尿压力及最大流速压力在术后均增加,提示尿道出口阻力增加;而最大排尿速度下降,提示逼尿作用抑制。为克服低张状态,耻骨弓加压(Crede动作)或腹腔加压(Valsalva动作)有助于排尿。腹腔加压对弥补膀胱颈功能的改变很有效。几乎100%术后患者采用这种方式均可排尿,但排尿时间延长。需要注意的是,长期使用这种增加腹压方式帮助排尿易造成盆腔脏器脱垂。

3.盆底支持结构改变

术后解剖结构改变也是手术引起下尿路功能障碍的重要原因。子宫切除使膀胱颈失去支撑,产生排尿功能障碍;尿失禁术后由于尿道或膀胱颈位置改变导致流出道梗阻可致尿潴留;前壁脱垂矫正后解除了尿道的解剖学梗阻状态,使术前可以"控尿"的患者在 Valsalva 动作时出现术后压力性尿失禁(postoperative stress urinary incontinence,POSUI);后壁脱垂患者腹压增加时,后壁脱垂的阴道壁向前施加压力,使得尿道压力增加,从而获得"控尿"效果,可能掩盖或减轻原本的尿失禁症状,术后出现或加重。

4.膀胱与尿道直接损伤

膀胱或尿道的直接损伤,如 TVT 术中造成膀胱穿孔可引起显著的下尿路症状;膀胱尿道间隙或逼尿肌平滑肌纤维的损伤可能诱发逼尿肌的非自主性收缩从而导致术后尿失禁。

此外,盆腔手术中对输尿管、膀胱、尿道的直接损伤可造成尿液从损伤部位漏出,形成尿生殖瘘,目前对此类尿失禁常称之为尿瘘或称尿道外尿失禁,也是广义尿失禁的一种,但其处理原则和经尿道尿失禁却有明显不同。妇科盆腔大手术有0.5%可能出现输尿管损伤,经腹子宫切除术损伤膀胱者大约为1.8%,而经阴道子宫切除术者仅为0.4%。如术中泌尿系器官损伤未能及时发现,术后将出现伤口漏尿、尿囊肿或尿瘘形成。

膀胱阴道瘘是女性尿生殖瘘中最常见的一种,尽管目前在发达国家妇科手术膀胱阴道瘘的发生率低于0.02%,但其中80%发生于良性疾病手术后,如月经过多、盆腔纤维化和盆腔器官膨出等。在发展中国家多数膀胱阴道瘘与产科有关,而且漏尿症状严重,其中只有20%可自愈而逸尿逐渐消失,而其他大部分仍需手术修补。

其他泌尿系瘘较为少见。输尿管阴道瘘与根治性子宫切除术后输尿管损伤有关。尿道阴道瘘多见于尿道憩室修补术后,尿道损伤和阴道前壁修补术后合并症等。膀胱子宫瘘更为少见,多见于剖宫产时膀胱损伤未能及时发现。

尿生殖瘘也可同时合并膀胱尿道功能障碍,产生的原因与盆腔疾病和盆腔手术有关。

(二)妇产科术后膀胱尿道功能障碍诊治注意事项

下尿路功能障碍的常用诊断方法:①实验室检查。尿常规、尿培养、血生化等。②泌尿道特殊检查。泌尿系及残余尿测定、尿流率。③选择性检查。病原学检查、细胞学检查、内镜、CT 或MRI 检查、尿动力学检查。对不同类型的下尿路功能障碍患者,应结合病史、症状与体征,选择适合的诊断方法。

1.高危因素

对存在上述高危因素的人群,术后应积极预防和警惕术后下尿路功能障碍的发生。OAB 易患因素:年龄因素、多产生育史及 OAB 家族史等。尿潴留易患因素:年龄因素、下尿道感染、高体重指数、排尿困难史、肛门括约肌撕裂病史、巨大儿分娩史、阴道干涩感及术前已存在尿潴留疾病(糖尿病、盆底膨出性疾病)等。

2.手术方式

不同手术方式对术后排尿困难的发生也有影响。广泛子宫切除较次广泛子宫切除根治手术更易发生术后尿潴留;开腹、阴式及腹腔镜子宫切除相比,术后尿潴留及泌尿系统感染的发生率以开腹最高,阴式次之,腹腔镜最低。TOT 相比 TVT,尿潴留发生率明显降低,而 TVT 与

Butch之间无显著差异。另有研究发现,Butch术中使用2号缝线者尿潴留发生率较使用0号线者明显为高,故建议Butch手术中尽量使用0号缝线,以减少术后尿潴留的发生。

3.术后镇痛

使用镇痛泵持续硬膜外给药,将抑制腰骶部脊髓的盆神经,膀胱内括约肌张力提高,导致尿潴留。其中,鞘内和硬膜外使用阿片类药物致尿潴留的发生率为42%~80%。此外,大量输液、麻醉过深、麻醉时间长(>2小时)也是术后尿潴留的危险因素。

4.尿路感染与尿潴留

需警惕尿路感染与尿潴留相互作用。广泛性全子宫切除术后,尿路感染者有71.9%合并尿潴留,而尿潴留者有24%并发尿路感染,提示感染可导致逼尿肌炎性水肿,影响膀胱逼尿功能,加重尿潴留。术后保留导尿管超过4天者,尿培养阳性率为94.4%,故对长时间导尿的患者应警惕由于感染所致尿潴留的风险。

5.手术操作

为避免术后下尿路功能障碍并发症,各种涉及切除泌尿生殖器官的盆腔手术需遵循以下基本原则。

(1)适当引流:适当使用支架和引流装置,可降低泌尿道瘘管和狭窄风险。

(2)保持组织血供丰富无张力:该原则适用于单纯性膀胱修补复杂的尿道-小肠吻合等多种盆腔手术。

(3)避免重叠缝合:大网膜和肌瓣有助于避免瘘管形成,特别是在既往接受放疗的区域。

(4)制订个性化治疗方案:在考虑行改道术前,应将既往放疗、大量肠道切除、总体健康状况、肾功能等因素进行综合考虑;不同尿流改道术的优缺点及可用的肠道节段均有很大差异。

6.尿失禁类型

术前准确判断尿失禁的类型。术前对压力性尿失禁的全面评估,其中包括有无混合性尿失禁、压力性尿失禁的类型和有无合并盆腔器官的膨出及其膨出的严重程度,确定有效的治疗方案,以避免术后合并症的发生。如压力性尿失禁合并膀胱严重膨出,应同时进行盆底修补术,单纯行膀胱颈悬吊术常造成术后出现排尿困难或单纯前壁悬吊造成术后尿失禁加重。

7.悬吊手术

尿失禁手术术中避免过度悬吊,过度悬吊可造成膀胱不稳定,产生急迫性尿失禁,严重者造成膀胱颈梗阻,出现充盈性尿失禁。

8.充盈性尿失禁

注意鉴别尿潴留与尿失禁。部分患者盆腔大手术后可出现尿失禁,是由于尿潴留、尿流率下降导致的充盈性尿失禁。如患者残余尿量增多,尿流率下降,应警惕充盈性尿失禁的可能。

9.药物

有些药物,如钙通道阻滞剂、镇痛药和麻醉药物等对逼尿肌收缩有明显抑制作用,适当控制这些药物,也能明显缓解盆腔手术对膀胱尿道功能的影响。α受体激动剂可造成膀胱出口阻力增加,也是造成充盈性尿失禁或加重尿失禁的因素之一,但是药物的调整应考虑到患者所患相关疾病的需要。

10.尿动力学检查

由于术后早期膀胱尿道功能障碍的病因很多,如对于术后早期水肿、盆底结构的重新分布组合、外科创伤、神经暂时性损害等,多数患者膀胱尿道功能逐渐恢复正常,一般不需要做尿动力学检查。术后 3～6 个月,患者膀胱尿道功能障碍仍无明显恢复时,应考虑尿动力学检查。检查项目包括残余尿量测定、膀胱测压、尿道测压、腹部漏尿点压力测定、括约肌肌电图等。对可能有复杂的神经源性膀胱者,影像尿动力学检查能提供更准确和有临床意义的参考。

二、妇产科术后排尿障碍及处理

术后排尿功能障碍包括尿潴留、排尿无力、排尿延迟、排尿间断、排尿不尽感、尿频、尿急和夜尿等,是妇科手术后常见的泌尿系并发症。由于尿潴留可以导致上述所有症状,并进而导致肾功能障碍和泌尿系统感染,所以诊断与干预必须及时。文献报道,广泛及次广泛子宫切除术后尿潴留发生率为 3.8%～44.9%;尿失禁手术后尿潴留发生率为 35%。

(一)妇产科术后排尿障碍的病因

术后尿潴留是一较为常见但对其知之甚少的事件,与其发生有关的 8 个互不排斥的影响因素:①有创性操作;②膀胱过度扩张;③膀胱敏感度降低;④膀胱收缩性降低;⑤流出道阻力增高;⑥排尿反射活力降低;⑦伤害性抑制反射;⑧原有膀胱出口病变。麻醉和止痛可以影响第 ②、③、④和⑥条。疼痛或不适引起的伤害性抑制反射是一个重要因素,因为交感神经传出支可以直接影响第④、⑤、⑥条因素。

(二)病理生理

绝对或相对的排尿功能障碍多起因于膀胱收缩功能的降低(收缩幅度或持续时间的下降)或流出道阻力的升高。

1.低活动性膀胱

膀胱收缩功能绝对或相对障碍可由诱发和维持正常逼尿肌收缩所必需的神经肌肉机制的某一环节暂时或者永久性改变导致。神经功能正常的个体中在排空反射受到抑制时也可以发生。排空障碍也可继发于骨盆和会阴区域发出的传出冲动增加而产生的反应结果或者由心理因素造成。非神经因素包括膀胱过度扩张导致的膀胱肌肉的损伤,中枢或者外周激活药物的反应,严重的感染及纤维化。

2.膀胱出口过度活动或梗阻

病理性的出口阻力增高在男性患者中比在女性更容易出现。尽管这种情况经常继发于解剖性梗阻,但也可以继发于膀胱收缩时尿道内、外括约肌舒张功能的障碍或者过度活动。外括约肌协同功能失调是神经疾病或损伤患者常见的非解剖性梗阻的原因(与确定的解剖性因素相对),女性最常见的流出道梗阻的原因为括约肌性尿失禁术后继发的流出道受压或纤维化。

(三)临床表现

术后排尿障碍常常合并感染与排尿刺激症状,如排尿困难、尿频、尿急或急迫性尿失禁均可能是尿路梗阻的表现,液体摄入与排尿日记可反映症状的严重程度,但目前尚缺乏统一的诊断标准。对抗尿失禁手术后仍能排尿的患者常表现为梗阻性症状,如排尿延迟、尿流缓慢、排尿费力和排尿不尽感。

(四)诊断

妇科手术后出现排尿障碍,体检常发现尿道在耻骨后位置偏高及角度异常,棉签试验可用于检测尿道轴角度;残余尿≥100 mL。使用排尿后导尿或超声均可诊断尿潴留。膀胱容量＞600 mL(超声诊断)且在 30 分钟内不能自行排尿可诊断尿潴留。

尿失禁术后尿道梗阻可结合病史(如术前患者有无梗阻或刺激性排尿症状)及体检综合考

虑。排尿后残余尿可反映膀胱排空能力,但不能区分是否是由于逼尿肌收缩功能减退或尿道阻力增加所致。

此外,尿培养可排除感染的可能;尿道径测量也不能代替尿动力学检查用于反映尿道阻力;膀胱镜检查偶尔可以发现尿道角度异常或膀胱小梁,虽无法准确判断尿道阻力,但可用于排除异物或肿瘤的可能;影像尿动力学检查可确定梗阻的部位,膀胱颈缺陷、近端尿道扩张,伴膀胱内压升高、低流速(排尿压力>50 cmH$_2$O 合并尿流速<15 mL/min),提示尿道梗阻,但仍需结合临床对个体进行综合分析。

(五)治疗

排尿功能障碍的治疗目标:①保护或改善上尿路功能;②无或抑制了感染;③低膀胱内压足够储尿;④低膀胱内压恰当排尿;⑤适当的控制;⑥不使用尿管或造瘘;⑦社会接受度和适应性;⑧职业接受度和适应性。

术后短暂性尿潴留不需要手术处理,持续性尿潴留可能由流出道梗阻所致,常需手术干预。

膀胱排空障碍的治疗通常包括:提高膀胱内压和逼尿肌压力,排尿反射的训练、降低出口阻力或上述方面的联合治疗。如果上述方法都无效,间歇性导尿同样是一种非常有效的治疗方法。

1.非手术治疗

(1)导尿:导尿仍是现今治疗术后尿潴留的最常用方法。膀胱的过度膨胀将延迟恢复自发性排尿并导致膀胱输尿管反流、肾积水、泌尿道感染和尿失禁,长期尿潴留和反复泌尿系统感染将导致膀胱壁纤维化和膀胱顺应性的丧失,故排尿困难的患者通过间歇或连续导尿解除膀胱高压状态至关重要。目前观点认为,应提倡周期性导尿,急性尿潴留应持续保留导尿一周,但定期夹闭尿管的训练意义目前存在争议;清洁间断导尿较长期留置导尿管显著降低感染率,并提高患者满意度,应使膀胱容量小于 500 mL 并持续到盆神经功能恢复和残余尿正常;对于无法行清洁间歇导尿的患者,可考虑经尿道或耻骨上膀胱持续引流,但感染率较高。此外,长期引流也会引发膀胱尿道炎症、降低膀胱容积、膀胱结石等。此外,一种由磁性控制单位激活的尿道植入性装置是可代替导尿的简便有效方法;尿道扩张器对解除梗阻的疗效尚存争议,不推荐使用。

如果尿潴留持续 4～6 周不缓解,需行尿动力学检查测定尿流率和膀胱压,以排除膀胱流出道梗阻。

(2)药物治疗:对于由麻醉导致的尿潴留可以使用麻醉药的拮抗剂,如阿片受体拮抗剂(纳洛酮 0.1～0.2 mg,此剂量常可影响镇痛效果)或阿片类药物外周拮抗剂(甲基纳曲酮 0.3 mg/kg,不影响镇痛效果);α 受体阻滞剂作用于膀胱括约肌与三角肌中的 α 受体,发挥抗肾上腺素能神经的作用,抑制胆碱酯酶的生成,作用于膀胱表面平滑肌,促进排尿。抗胆碱酯酶药(如新斯的明)和拟胆碱药(如氯贝胆碱)可通过减少乙酰胆碱破坏及模拟乙酰胆碱的作用来改善尿潴留,但应注意药物不良反应,如心动过缓、呕吐、肌束震颤等。

(3)其他非手术疗法:其他非手术治疗方法还包括限制液体摄入量、定时排尿及盆底肌肉康复疗法等。

2.手术治疗

(1)尿道松解术:适用于抗尿失禁术后顽固性尿急伴或不伴急迫性尿失禁、残余尿量持续上升和尿潴留者;间歇性或持续性导尿 4 周后无法自主排尿者;残余尿持续 3 个月者。若患者术前排尿功能正常或体检发现尿道被抬高,则无须另行尿动力学检查。对未达到尿潴留诊断标准但有梗阻症状者,应先行非手术治疗,无效者方可考虑尿道松解术。术后新发尿急或急迫性尿失禁者可通过药物、限制液体摄入量、定时排尿和盆底肌肉康复疗法，无效者方可考虑尿道松解术。术后约19%压力性尿失禁复发，与尿道过度活动和/或内在括约肌缺陷有关，患者术前应被告知尿道松解术引起压力性尿失禁复发的风险。

对尿道松解术无效的患者，多由于尿道与耻骨再次形成了粘连带所致。有学者主张在尿道与耻骨间放置隔离组织（如带蒂大网膜脂肪垫或Martius唇），以防止黏附，但疗效不确定。

（2）骶神经调节：将脉冲发生器植入患者骶孔内，将原本失衡的尿路控制系统的兴奋与抑制重新调节到一个平衡状态，适用于非梗阻性尿潴留。对照评估术前术后残余尿量、膀胱容量及最大尿流率，均有大幅度好转，70%尿潴留患者的每次导尿量减少50%以上，其中58%治愈（无须导尿），患者满意度为100%，但费用昂贵。

三、妇产科手术后尿失禁及处理

术后尿失禁可分为急迫性和压力性，包括术后新发急迫性尿失禁和术后压力性尿失禁，多数情况下两者同时存在。压力性尿失禁是腹压增加时非自主溢尿；急迫性尿失禁与膀胱不稳定、容积降低或顺应性下降有关。在排除尿潴留与感染后，尿动力检查可以明确单纯的急迫性尿失禁，使用抗胆碱药物治疗。

（一）术后压力性尿失禁

1.病因

（1）手术损伤，影响盆底组织复旧，致使尿道膨出，尿道内压力减低，膀胱颈下降，后尿道膀胱角消失，使尿道变得短而宽。另外，由于泌尿生殖膈及浅层肌肉的损伤，外括约肌失去功能，发生尿失禁。

（2）隐匿性尿失禁是引起术后压力性尿失禁的主要原因。子宫脱垂及阴道前壁膨出时，由于膀胱过度下垂，膀胱尿道角度消失，尿道内括约肌受牵拉而关闭不全，发生压力性尿失禁，如合并尿道膨出，则尿失禁症状更加明显。子宫脱垂患者中约39%合并尿失禁。隐匿性尿失禁机制可能为腹压增加时，后壁脱垂的阴道壁向前施加压力，使得尿道压力增加，从而获得"控尿"效果，而在手术治疗脱垂纠正了尿道的解剖学梗阻状态后患者表现出增加腹压后尿失禁。

2.临床表现及分度

患者有妇科手术病史，术后在腹压突然增加时发生遗尿。多发生在咳嗽、打喷嚏、大笑、提重物、便秘和腹压时。在各年龄妇女中均有轻微至较明显的尿失禁。最常见于45岁以上曾有分娩创伤的妇女，50%左右的老年妇女有尿失禁。

尿失禁程度轻重不一，由偶发几滴遗尿到全部尿不能控制流出。常依症状的轻重分为4度。Ⅰ度：腹压增加时偶有尿失禁；Ⅱ度：腹压增加时常有尿失禁；Ⅲ度：直立时即有尿失禁；Ⅳ度：平卧时即有尿失禁。Nario等根据尿失禁的状态、频率、数量给予临床评分。如尿失禁发生在咳嗽、打喷嚏、举重物、跑步时，评1分；如发生在上楼梯、行走、大笑、性交时，评2分。在尿失禁的频率上，如每周发生，评1分；如每天发生，评2分。在尿失禁的数量上，如每天少于一张卫生巾，评1分；如每天多于两张卫生巾，评2分。累计总分1~3分为轻度，4~7分为中度，≥8分为重度。

3.诊断

详细询问病史，鉴别是压力性尿失禁还是急迫性尿失禁；有无尿频、尿急、尿痛及脓尿，与膀胱炎及尿道炎鉴别；注意询问尿失禁与增加腹压的关系；神经性尿失禁多伴有其他神经支配障碍。妇科检查注意有无尿瘘、子宫脱垂、膀胱膨出、尿道膨出及盆腔肿物等。可进行以下实验和检查。

（1）诱发试验：患者仰卧位，双腿屈曲外展，检查者压患者腹壁，如有尿液溢出，而患者无排尿感，腹压解除后溢出停止，即为阳性。

（2）膀胱颈抬高试验：检查者右手伸入阴道，中、示指置阴道壁尿道的两侧，指尖位于膀胱及尿道交接处，向前上方将膀胱颈抬高，再行诱发试验，如无尿液溢出，即为阳性。

（3）膀胱尿道造影：可发现尿道后角消失伴尿道倾斜角＞45°；膀胱尿道位置下移，膀胱颈位置为膀胱的最下缘，膀胱颈开放如锥状。

（4）尿道压力测定：用测压导尿管测定。正常人最大尿道压平均为 6.86 kPa，最大尿道关闭压一般在 4.90 kPa 以上。尿失禁患者最大尿道压明显下降，最大尿道关闭压低于 4.96 kPa。

（5）超声波检查：阴道超声波诊断张力性尿失禁的标准如下。①休息状态的膀胱角≥90°；②膀胱角至耻骨弓的距离≥2.3 cm；③膀胱颈的活动度≥20°。符合以上标准的 2 项即可诊断。

4.治疗

隐匿性尿失禁被认为是术后压力性尿失禁的主要原因，术前加强对隐匿性尿失禁的筛选有助于降低 POSUI。

隐匿性尿失禁被认为是在无逼尿肌收缩及脱垂脏器完全回纳的情况下，在膀胱充盈 300 mL、Valsalva 动作时出现的尿失禁，通常在尿动力学检查（urodynamics，UDS）监测膀胱内压时进行上述试验。若膀胱截石位不能明确诊断，则取坐位或站立位重复检查。患者若主诉脱垂前有 SUI 史，而脱垂发生后尿失禁症状消失，则应高度怀疑隐匿性尿失禁。在实际操作中，回纳脱垂脏器的程度及阴道壁内压力并无公认标准，故同一患者可能在不同的测量状态得出不同结果。

此外，术前可采用压力-流速动态尿动力检查评估排尿功能。排尿困难、膀胱出口梗阻（bladder outlet obstruction，BOO）、逼尿肌不稳定及尿道活动度增加与脱垂相关；而逼尿肌收缩受损和内括约肌缺陷则与脱垂无关。有学者推荐尿道中段闭合压或漏尿点时压力转化率（pressure transmission ratio，PTR）显著降低至＜0.9 或 1.0 作为筛查隐匿性尿失禁的指标。尿道逆行性压力测定（urethra retro-resistance pressure，URP）和膀胱过度活动异常对诊断亦有一定帮助。膀胱尿道造影的影像学参数和棉签试验的尿道活动度对鉴别隐匿性尿失禁帮助不大。

对可疑的隐匿性压力性尿失禁，主要有两种处理方式：①纠正脱垂同时实施预防性压力性尿失禁手术；②先纠正脱垂，术后再评估是否需要行尿失禁手术。前者的优势在于术后极少患者会出现压力性尿失禁症状，但可能增加术后并发症（梗阻性尿频、膀胱过度活动及尿潴留等）的风险，同时也存在过度治疗的情况；选择后者避免了增加术后并发症和过度治疗的风险，术后出现 POSUI 可行二次手术纠正 POSUI。手术治疗如尿道中段悬吊术，可在一定程度上纠正盆腔手术操作导致的解剖学异常，5 年治愈率较满意。

（二）术后急迫性尿失禁与膀胱过度活动

急迫性尿失禁指有强烈尿意，有意识性抑制排尿但不能控制而尿液经尿道漏出者。膀胱过度活动症（overactive bladder syndrome，OAB）是指无明显病理或代谢性疾病的前提下出现尿急，伴或不伴急迫性尿失禁，常伴夜尿与尿频，这些症状提示逼尿肌功能亢进，但其他形式的排尿功能障碍也有上述症状，但需排除感染和其他原因所致。尿动力学检查可以表现为非自主性逼尿肌过度活动，也可为其他形式的尿道-膀胱功能障碍。

正常排尿过程涉及神经系统、膀胱和括约肌协调机制。OAB的病理机制包括失去中枢或周围神经系统对膀胱平滑肌兴奋的抑制、异常兴奋及膀胱本身的病变。目前病因不明,可能的病因有逼尿肌不稳定;膀胱感觉过敏;尿道及盆底肌功能异常;其他如精神行为异常,激素代谢失调等。

1.病因

术后急迫性尿失禁的原因可能为膀胱逼尿肌过度活动或原发性膀胱敏感性异常。膀胱逼尿肌的非自主收缩可能与支配膀胱的神经状态(多发性硬化、脑损伤及脊柱损伤等)有密切关系,被认为是神经源性膀胱逼尿肌过度活动。若排除上述原因后,逼尿肌的过度活动被认为是原发性膀胱逼尿肌过度活动。

原发性膀胱逼尿肌过度活动发生的原因可能由于术中组织分离时导致逼尿肌的去神经损伤,从而提高平滑肌细胞的兴奋性和肌细胞间神经冲动的传导速度,导致逼尿肌平滑肌细胞一过性协调性收缩。其他可能导致术后急迫性尿失禁的原因在于SUI缓解后,膀胱容量上升,从而使原本隐匿性的膀胱过度活动性表现出来。此外,膀胱流出道梗阻为SUI术后急迫性尿失禁的原因之一。膀胱出口阻力增加必然导致逼尿肌收缩性增强,从而诱发急迫性尿失禁。

术后急迫性尿失禁的另一个可能原因是术前存在未被诊断的混合型尿失禁,即同时存在膀胱过度活动与SUI。常规尿动力学对急迫性尿失禁的诊断率并不高,使术前未发现的混合型尿失禁患者在术后出现急迫性尿失禁症状。

2.临床表现

典型的临床表现为手术后尿急,突发、强烈的排尿欲望,且很难被主观抑制而延迟排尿;尿频,患者自觉每天排尿次数过于频繁。在主观感觉的基础上,成人排尿次数达到:日间≥8次,夜间≥2次,每次尿量<200 mL;夜尿,因尿意而排尿≥2次/夜的主诉;常伴发急迫性尿失禁。

3.诊断

依据病史、体检和尿动力检查,排除泌尿系统感染等即可诊断。但膀胱的非自主收缩本身可能是其他排尿功能障碍的表现,故OAB为排他性诊断,目前尚无统一诊断标准。

按照国际泌尿协会对OAB的定义,OAB属用评估症状、体检、尿液分析和其他评估形成的经验性诊断。作为经验性诊断,只能使用非侵入或可重复的治疗手段进行干预。当明确排除其他疾病可能,包括感染、膀胱结石、肿瘤后,才能明确诊断OAB。世界卫生组织第二次国际控尿论坛发表了下尿路功能障碍的基本评估方法推荐意见。评估需选择最大成本收益方案,在一系列物理与实验室检查中进行选择。

4.治疗

在给予任何治疗前,需要确认患者需要或愿意接受治疗,以及治疗对患者生活质量的影响。术后出现急迫性尿失禁首先应测定膀胱容积及明确是否存在非自主性收缩,干预的目标是增加膀胱容积及减少非自主性收缩。

行为疗法适用于任何OAB患者的初始治疗,由一系列的治疗策略组成,包括加强教育(使患者认知下泌尿道结构与功能)、液体摄入与饮食管理、排尿日记、定时排尿、延迟排尿(逐渐使每次排尿量>300 mL)、PFE生物反馈和盆底功能锻炼等。行为治疗可帮助患者重新掌握控制排尿的技能,打断精神因素的恶性循环,从而降低膀胱敏感性。对膀胱排空时无漏尿,但充盈是尿失禁的患者,可定时排空膀胱以控制症状。

药物治疗可增加膀胱流出道阻力,包括三环抗抑郁剂和 α 受体激动剂,主要为非选择性

M 受体拮抗剂(酒石酸托特罗定片 2 mg,每天 2 次;奥昔布宁 5 mg,每天 2 次;其他药物:丙米嗪、地西泮、吲哚美辛等)。非选择性 M 受体拮抗剂对 OAB 治疗的疗效肯定,但有口干、便秘、视物模糊等不良反应,将来可能被膀胱选择性更好的药物将替代。

对药物和行为治疗无效的患者,可考虑骶神经调节,涉及电刺激骶神经和周围神经、电刺激使得肌肉收缩、放松,并调节中枢神经系统功能。电刺激控制下尿路的骶神经根部可同时用于治疗尿失禁与尿潴留。

对于神经调节无效的严重 OAB 患者,可考虑更具侵入性的治疗手段,如膀胱扩大成形术和尿流改道术。由膀胱容积缩小所致的难治性急迫性尿失禁病例可利用肠道组织行膀胱扩大成形术。作为最早使用的尿流改道术,输尿管乙状结肠吻合术有较高的电解质失衡、上尿路感染、梗阻率和吻合部位的肿瘤发生风险,已逐渐被其他改道术取代。输尿管皮肤造瘘术也由于吻合口狭窄和难以收集尿液而不再采用。目前最常使用的是肠带膀胱修补术、可插管可控尿流改道术和原位新膀胱术。根据临床情况,可使用各种大肠与小肠组织。

其他的治疗策略还包括其他类型的药物、膀胱内给药,包括拮抗剂、膀胱逼尿肌内注射 A 型肉毒毒素、采用组织工程学方法简化膀胱扩大成形术、基因干预逆转神经重构、针灸及综合治疗等。目前,还有两种潜在的治疗处于临床研究阶段:膀胱内注入辣椒素受体使神经元感受器失活,以及向逼尿肌直接注射肉毒毒素。其他治疗尝试:如电磁疗法与去神经疗法的疗效不能肯定。

四、术后泌尿系统感染

经阴道手术的住院时间较经腹手术显著缩短,但可能增加尿路感染风险。术后泌尿系统感染(urinary tract infection,UTI)按解剖学部位分为上尿路感染(肾盂肾炎)与下尿路感染(膀胱炎/尿道炎);按病程长短分为急性感染与慢性感染。

(一)病因

大多数尿路感染是由细菌引起的,这些细菌通常来自于肠道。细菌毒力因子、包括黏附素在决定细菌侵入和感染范围上起了决定性作用。上皮细胞感受性的增加,使患者易患复发性尿路感染,是一种遗传型特征。尿流梗阻是增加宿主对尿路感染的易感性的关键因素。

(二)临床表现

术后膀胱炎通常伴有排尿困难、尿频、尿急、耻骨上疼痛和血尿。下尿路症状是最常出现的,并且通常比上尿路症状提前数天出现。肾盂肾炎典型的表现为发热、寒战和腰痛。恶心和呕吐也可能出现。肾脏或肾周脓肿可能导致无痛的发热、腰部肿块和压痛。在老年人中,这些症状可能更弱。留置导尿的患者通常伴有无症状的菌尿,但是也可能迅速发生与菌血症相关的发热并威胁生命。

(三)诊断

推定尿路感染的诊断靠直接或间接的尿液分析,并经尿液培养确诊。尿液的评估提供了关于尿路情况的临床信息。尿液和尿路在正常情况下是不存在细菌和炎症的。在患有尿路感染时可能发生尿液分析和培养的假阴性,尤其是在感染的早期,细菌和白细胞的数量较低,或因液体摄入增加及随后的利尿作用导致的尿液稀释。在偶然的情况下,尽管存在细菌定植和尿路上皮炎症,但尿液中可能检测不到细菌和白细胞。尿液分析和培养的假阴性是由收集尿液标本时细菌和白细胞污染造成的。自行排尿留取的标本最易发生污染,但是也可以发生在导尿的过程中。

耻骨上穿刺留取膀胱中的尿液受污染的可能性最小,这种方式能够提供对膀胱尿液状况最精确地评价,但由于它会带来一些损伤,因此在临床中仅做有限的使用。

急性非复杂性 UTI 诊断标准为尿培养菌数 $\geqslant 10^3 \, cfu/mL$;复杂性 UTI(合并泌尿道解剖或功能异常)诊断标准为尿培养菌数 $\geqslant 10^5 \, cfu/mL$。

(四)治疗

常规治疗包括休息、大量饮水、尿量 $> 2\,000 \, mL/d$;改善营养、热水坐浴/下腹热敷;碳酸氢钠碱化尿液,缓解疼痛;托特罗定可减轻膀胱刺激征,症状重时短时服用止痛镇静药。

抗菌治疗应选择尿中浓度较高的广谱抗革兰氏阴性菌药物,据疗效和药敏试验调整,其中喹诺酮类药物 85% 以原形经肾排泄,带来尿内高浓度,故治疗尿路感染多选择氟喹诺酮类,半合成青霉素类及头孢菌素类亦为常用药物。

预防性使用抗生素可降低阴道手术术后 UTI 风险。盆底妇科术后不使用预防性抗生素时,UTI 的发生率为 10%~64%,使用头孢菌素类作为术前预防性抗生素类药物后降到 0~15%。使用复方磺胺甲噁唑(28%)、氨苄西林/舒巴坦(13.6%)、甲硝唑加氨苄西林(20%)、甲硝唑(10%~22.7%)、环丙沙星(27.2%)后 UTI 的发生率较高。头孢菌素类联合呋喃妥因(1.8%)或克林霉素(2.5%)作为预防性抗生素 UTI 的发生率较低。

头孢菌素类是预防 UTIs 的首选药物,一般术前给药一次,术后给药 2~3 次。Rogers 等认为联合应用呋喃妥因是治疗 UTI 最常用的抗菌药,可扩展抗菌谱(包括大肠埃希菌或克雷白菌),进一步降低 UTI 发生率,但该研究基于经腹手术病例,该方法是否对盆底手术病例有效尚待探讨。

然而预防性抗生素在抑制泌尿系统病原微生物的同时,也可打破正常阴道菌群平衡,从而诱发泌尿系统病原体增殖导致 UTIs 发生。抗生素的种类和治疗期限是决定疗效的关键。很多因素影响盆底术后 UTIs。手术与持续时间是重要的因素。如后盆腔阴道手术区域更靠近肛门,UTIs 的发生率较尿道中段悬吊增加;不规范的导尿操作也会增加 UTIs;其他术中或术后的并发症与 UTIs 复发相关,包括术中损伤泌尿道、术后排尿功能障碍和膀胱阴道瘘或直肠阴道瘘形成;与患者相关的危险因素包括年龄、肥胖、神经源性膀胱、心血管疾病、糖尿病,以及既往 UTIs 史。术后长期导尿为病原微生物提供了繁殖场所,从而增加了 UTIs 风险。UTIs 风险与导尿方式与持续时间相关。文献报道,耻骨上导尿较经尿道导尿降低术后 UTIs 风险,但由于前者属侵入式操作,故很少使用。术前应用雌激素可降低术后 UTIs,可能由于雌激素降低阴道 pH 并促进乳酸杆菌增殖。绝经患者接受激素代替治疗者,雌激素可帮助调节阴道菌群及尿道上皮功能从而降低 UTIs,但 Mikkelsen 认为术前雌二醇虽然减少了菌尿,但未能降低膀胱炎的复发率。

单纯下尿路综合征时经验用药,予以短疗程(3 天)治疗 7 天后复查。如果无尿路症状,尿培养阴性,则可拟诊膀胱炎,无须给予治疗。嘱患者 1 个月后复查;如尿培养仍有真性细菌尿,则可拟诊隐匿性肾盂肾炎,给予敏感的抗菌药物治疗 2 周;如患者仍有下尿路症状,尿培养有真性细菌尿及再发性肾盂肾炎,则需按肾盂肾炎常规治疗。

(朱明威)

第八章 女性生殖系统内分泌疾病

第一节 性 早 熟

青春期为第二性征开始发育和获得性生殖能力的时期。女性第二性征发育以乳房发育为先,继而出现阴毛、腋毛。月经初潮通常晚于第二性征发育,此时已具有生育能力。

性早熟是指第二性征出现的年龄比预计青春期发育年龄早2.5个标准差,女性性早熟表现为8岁以前出现任何一种第二性征的发育或月经来潮。女性发病率为男性的5倍。性早熟可以引起患儿的社交心理问题,应特别重视。

一、病因和发病机制

根据病因和发病机制,基本分为两大类:GnRH依赖性性早熟和非GnRH依赖性性早熟。

(一)GnRH依赖性性早熟

一些病变或目前尚未明了的因素过早激活下丘脑-垂体-性腺轴,启动与正常青春期发育程序相同的第二性征的发育,又称为中枢性性早熟、真性性早熟或完全性性早熟。GnRH依赖性性早熟可由器质性病变所致,也可以是全面检查未能发现任何相关病因。前者病变包括分泌GnRH/LH的肿瘤、下丘脑异(错)构瘤、中隔-视神经发育不良、鞍上囊肿,脑炎、颅脑损伤、原发性甲状腺功能减低症、某些遗传代谢病及长期性甾体激素接触。后者又称特发性性早熟。

(二)非GnRH依赖性性早熟

为其他途径促使第二性征提前发育,并非下丘脑-垂体-性腺轴过早激活。非GnRH依赖性性早熟有两类:同性性早熟和异性性早熟。同性性早熟可由分泌雌激素的卵巢肿瘤和肾上腺皮质瘤、异位分泌HCG的肿瘤及长期接触外源性雌激素等所致。异性性早熟可由分泌雄激素的疾病和肿瘤等引起。

二、临床表现

临床表现包括女性性早熟的共性表现,以及不同病因出现的相应症状和体征。

(一)女性性早熟的临床表现

主要为过早的第二性征发育、体格生长异常或月经来潮。

1.第二性征的过早出现

8岁以前出现第二性征发育,如乳房初发育、阴毛或腋毛出现,或月经来潮。临床上偶见第二性征单一过早发育,如单纯乳房发育、单纯阴毛过早发育,或孤立性月经提早初现,而无其他性早熟的表现。单纯乳房发育可早在患儿3岁或更早时发生,发育乳房多为TannerⅢ期。单纯阴毛过早发育常由肾上腺雄激素通路过早启动引起,也可由21-羟化酶缺乏及罕见的11-羟化酶缺乏所致。

2.体格生长异常

发育年龄提前,初起因雌激素作用于长骨,患儿高于正常发育者。但由于长骨骨骺的提前融合,最终成年身高低于正常发育者。

(二)不同病因伴随的主要临床表现

1.GnRH依赖性性早熟

占女性性早熟的80%以上,包括特发性性早熟与中枢神经系统异常所致的性早熟。

(1)特发性性早熟:占80%~90%,无特殊症状。

(2)中枢神经系统异常:占7%左右,可由下丘脑、垂体肿瘤,脑积水等先天畸形,以及颅部手术、外伤及感染等引起。性早熟常是肿瘤早期仅有的表现,随之可有颅内压增高和肿瘤压迫视神经症状或癫痫发作等。

2.非GnRH依赖性性早熟

占女性性早熟的17%左右,包括同性性早熟与异性性早熟。

(1)同性性早熟:①卵巢肿瘤,约占11%,由分泌雌激素的卵巢肿瘤(良性或恶性)所致。检查可见80%的患者有盆腔肿块。②McCune-Albright综合征,又称多发性、弥漫性囊性骨病变,占5%。临床特点:易骨折、皮肤色素沉着、出现奶咖斑、卵巢囊肿、甲状腺功能亢进、肾上腺皮质功能亢进或软骨病。③肾上腺肿瘤,可分泌雌激素的肾上腺肿瘤,占1%。④分泌HCG的卵巢肿瘤,约占0.5%,其中最常见的有卵巢绒毛膜上皮性癌和无性细胞瘤,患者有盆腔肿块。⑤原发性甲状腺功能减退症,可出现甲状腺功能减退的相应表现。

(3)异性性早熟:分泌雄激素的肾上腺及卵巢肿瘤,可有多毛、无排卵、高胰岛素血症,或肾上腺肿块及盆腔肿块。先天性肾上腺皮质增生症(CAH)是女孩异性性早熟的多见原因,可出现不同程度男性化表现,表现为痤疮多毛,包括性毛和体毛增多,伴阴蒂肥大。

三、诊断

性早熟的诊断首先应了解是否有器质性病变(如神经系统、卵巢、肾上腺等部位的肿瘤)及非内分泌异常引起的阴道流血。

(一)病史

(1)注意性发育变化,特别是第二性征变化的时间顺序,生长是否加快,月经发生的时间。

(2)是否接触外源性性激素制剂如药物(避孕药)、化妆品、食物(添加催长剂的动植物)等。

(3)神经系统、视觉、行为的变化。

(4)智力学习情况。

(5)家族中的青春发育年龄史。

(二)体格检查

记录身高、体重及性发育Tanner分期,内、外生殖器发育情况及腹部、盆腔检查了解是否有占位性病变。全身检查应注意有无皮肤斑块,甲状腺功能减退的特有的体征或男性化体征,以及有无神经系统异常。

(三)辅助检查

1.激素检测

激素检测:①血浆生殖激素测定。测定 FSH、LH、E_2、HCG,必要时测定硫酸脱氢表雄酮、睾酮、黄体酮。血 LH、FSH 基础值增高提示中枢性性早熟,女孩 LH/FSH>1 更有意义。②TSH、T_3、T_4 测定有助于甲状腺功能的判断。③疑及先天性肾上腺皮质增生或肿瘤时,应查血皮质醇、11-脱氧皮质醇、17α-羟孕酮、24 小时尿 17-酮类固醇等。④GnRH 激发试验。正常 LH 峰值出现在 15~30 分钟,激发后 LH 峰值>15 U/L,或者较基础值增加 3 倍以上提示为特发性性早熟,LH/FSH>0.66 更有意义。

2.影像学检查

(1)腕部摄片了解骨龄,超过实际年龄 1 岁以上视为提前。

(2)CT、MRI 和 B 超检查,了解有无颅内肿瘤,腹部及盆腔超声了解卵巢及肾上腺有无肿瘤。

3.阴道上皮细胞检查

能较好地反映卵巢分泌 E_2 水平。在性早熟治疗过程中,该检查对疗效监测作用较检测 E_2 敏感。

四、鉴别诊断

首先分辨类型(依赖性或非依赖性),然后寻找病因(器质性;非器质性)。GnRH 依赖性性早熟,特别是特发性者,可出现一系列第二性征、性激素升高、GnRH 激发试验反应强烈;非GnRH 依赖性性早熟常为性腺、肾上腺疾病和外源性性激素所致,无排卵;单纯乳房、阴毛发育者常无其他性征(表 8-1)。

表 8-1 性早熟疾病的辅助检查结果

	性腺大小	基础 FSH/LH	E_2	DHAS	睾酮	GnRH 反应
特发性	增大	升高	升高	升高	升高	增高
中枢性	增大	升高	升高	升高	升高	增强
性腺性	增大	不高	升高	不高	可高	无反应
Albright	增大	不高	升高	可高	可高	无反应
肾上腺性	小	不高	升高	升高	可高	无反应

五、治疗

性早熟的治疗原则:①去除病因。②抑制性发育至正常青春期年龄。③延缓及遏制性早熟体征。④促进生长,改善最终成人身高。⑤正确心理引导及性教育。

(一)病因治疗

首先应查明病因,进行相应治疗。肿瘤可采用手术、化疗或放疗;脑积水进行引流减压。先天性肾上腺疾病和甲状腺功能减退者可进行激素替代治疗。外源性激素使用者,应停止服用相应药物或食品。

（二）药物治疗

1.GnRH 类似物（GnRHa）

治疗中枢性性早熟（特别是特发性者）的首选药物。治疗目的是停止或减慢第二性征发育，延缓骨成熟的加速，改善最终身高。目前多采用 GnRH 类似物的缓释型制剂。起始剂量 50～80 $\mu g/kg$，维持量为 60～80 $\mu g/kg$。每 4 周 1 次。治疗至少两年，一般建议用至 12 岁时停药。

2.甲状腺素替代治疗

可治疗甲状腺功能减退引起的性早熟。

3.肾上腺皮质激素替代治疗

CAH 者需要终生使用。

（三）外科矫形

外生殖男性化者应酌情作矫形手术，即缩小增大的阴蒂，扩大融合的会阴。早手术对患者心理创伤较少。

（张　丽）

第二节　痛　经

痛经为月经期出现的子宫痉挛性疼痛，可伴腰酸、下腹坠痛或其他不适，严重者可影响生活和工作。1980 年全国妇女月经生理常数协作组抽样调查结果表明，痛经发生率为 33.9%，其中严重影响工作的约为占 1/10。痛经分为原发性与继发性两种；原发性痛经是无盆腔器质性病变的痛经，发生率占 36.06%，痛经始于初潮或其后不久；继发性痛经通常是器质性盆腔疾病的后果。本节仅介绍原发性痛经。

一、病因

原发性痛经的病因和病理生理并未完全明了，目前有以下几种解释。

（一）前列腺素合成与释放异常

目前已知前列腺素（PGs）可影响子宫收缩：$PGF_2\alpha$ 可刺激子宫平滑肌收缩，节律性增强，张力升高；PGE_2 能抑制子宫收缩，使宫颈松弛。黄体酮能促进子宫内膜合成前列腺素，分泌期子宫内膜 $PGF_2\alpha$ 的量高于 PGE_2，故引起子宫平滑肌过强收缩，甚至痉挛而出现痛经。因此，原发性痛经仅发生在有排卵的月经周期。$PGF_2\alpha$ 进入血循环可引起胃肠道、泌尿道和血管等处的平滑肌收缩，从而引发相应的全身症状。

（二）子宫收缩异常

子宫平滑肌不协调收缩及子宫张力变化可使子宫供血不足，导致子宫缺血和盆腔神经末梢对前列腺素、endoperoxides 的高度敏感，从而降低物理和化学刺激引起的疼痛阈值。

（三）其他

黄体退化时，黄体酮合成减少，细胞内溶酶体释放磷脂酶 A，后者水解磷脂产生花生四烯酸。花生四烯酸通过环氧化酶途径生成前列腺素；也可通过 5-脂氧化酶途径生成白三烯，后者可刺激子宫收缩。

垂体后叶加压素也可能导致子宫肌层的高敏感性,减少子宫血流,引起原发性痛经。还有研究表明原发性痛经的发生还受精神、神经因素的影响,另外与个体痛阈及遗传因素也有关。

二、临床表现

于月经来潮前数小时即感疼痛,经时疼痛逐步或迅速加剧,历时数小时至 2～3 天不等。疼痛常呈阵发性或痉挛性,通常位于下腹部,放射至腰骶部或大腿内侧。50% 患者有后背部痛、恶心呕吐、腹泻、头痛及乏力;严重病例可发生晕厥而急诊就医。一般妇科检查无异常发现。有时可见子宫发育不良,子宫过度前屈、后屈,以及子宫内膜呈管状脱落的膜样痛经等情况。

三、诊断与鉴别诊断

根据初潮后一段时间月经转规律后,出现经期下腹坠痛,基础体温测定证实痛经发生在排卵周期,妇科检查排除器质性疾病,临床即可诊断。须与子宫内膜异位症、子宫腺肌病、盆腔感染、黏膜下子宫肌瘤及宫腔粘连症等引起的痛经相鉴别。三合诊检查、子宫输卵管碘油造影、腹腔镜及宫腔镜有助于鉴别诊断。

四、治疗

主要目的是缓解疼痛及其伴随症状。

(一)一般治疗

应重视精神心理治疗,阐明月经期轻度不适是生理反应。必要时可给予镇痛、镇静、解痉治疗。

(二)药物治疗

1.抑制排卵药物

通过抑制下丘脑-垂体-卵巢轴,抑制排卵、抑制子宫内膜生长,降低前列腺素和加压素水平,从而缓解痛经程度。口服避孕药疗效可达 90% 以上。主要适用于要求避孕的患者。

2.抑制子宫收缩药物

(1)前列腺素合成酶抑制剂:通过抑制前列腺素合成酶的活性,减少 PG 的产生,防止过强子宫收缩和痉挛,降低子宫压力,从而达到治疗的目的,有效率 60%～90%。适用于不要求避孕或对口服避孕药效果不好的原发性痛经患者。月经来潮或痛经出现后连续服药 2～3 天。吲哚美辛栓剂 100 mg 肛塞或吲哚美辛片剂 25 mg,每天 3～4 次口服。布洛芬、酮洛芬、甲氯芬那酸、甲芬那酸是被美国食品和药品管理委员会(FDA)批准的用于治疗痛经的药物。布洛芬 200～400 mg,每天 3～4 次;或酮洛芬 50 mg,每天 3～4 次。该类药物的主要不良反应为胃肠道症状及变态反应。胃肠道溃疡者禁用。

(2)钙通道阻滞剂:可干扰钙离子通过细胞膜,并阻止钙离子由细胞释放,降低子宫肌细胞周围的钙离子浓度,使子宫收缩减弱。常用硝苯地平 10 mg,每天 3 次,痛时舌下含服。主要不良反应为血压下降,心动过速,血管扩张性头痛及面部潮红。

(三)手术治疗

1.宫颈管扩张术

适用于已婚宫颈狭窄的患者。用扩张棒扩张宫颈管至 6～8 号,利于经血流畅。

2.神经切除术

对顽固性痛经还可考虑经腹腔镜骶前神经切除手术治疗,效果良好,但手术有一定的并发症。

（张　丽）

第三节　闭　　经

闭经为月经从未来潮或异常停止。闭经可分生理性闭经和病理性闭经。本节仅介绍病理性闭经。

病理性闭经分为两类:原发性闭经和继发性闭经。原发性闭经是指女性年逾 14 岁,而无月经及第二性征发育,或年逾 16 岁,虽有第二性征发育,但无月经,约占 5%。继发性闭经为曾有月经,但现停经时间超过 6 个月,或≥原 3 个月经周期的时间,约占 95%。

病理性闭经是一种常见症状,可由多种原因所致,应仔细寻找病因,正确诊断和及时治疗。

一、分类

正常月经的建立和维持,有赖于下丘脑-垂体-卵巢轴的神经内分泌调节,以及子宫内膜(靶器官)对性激素的周期性反应和下生殖道通畅性,其中任何一个环节发生障碍均可导致闭经。

(一)按病变部位分类

可分为 4 种:①子宫性闭经。②卵巢性闭经。③垂体性闭经。④中枢神经-下丘脑性闭经。

(二)按促性腺激素水平分类

有高促性腺激素闭经和低促性腺激素闭经。由于两者性腺功能均处低落状态,故亦称高促性腺激素性腺功能低落和低促性腺激素性腺功能低落。

1.高促性腺激素性腺功能低落

指促性腺激素 FSH≥30 IU/L 的性腺功能低落者,提示病变环节在卵巢。

2.低促性腺激素性腺功能低落

指促性腺激素 FSH 和 LH 均<5 IU/L 的性腺功能低落者,提示病变环节在中枢(下丘脑或垂体)。

(三)按卵巢功能障碍的程度分类

将闭经分为两度闭经。

1.Ⅰ度闭经

子宫内膜已受一定量的雌激素作用,用孕激素后有撤退性子宫出血,提示卵巢具有分泌雌激素功能。

2.Ⅱ度闭经

子宫内膜未受雌激素影响,用孕激素后不出现撤退性子宫出血,提示卵巢分泌雌激素功能缺陷或停止。

二、病因和病理生理

原发性闭经多由先天性疾病和生殖道畸形,或功能失调及继发疾病发生于青春期前所致。继发性闭经常由器官功能障碍或肿瘤引起。本节按下丘脑-垂体-卵巢-子宫轴解剖部位介绍引起闭经的相关病变。

(一)中枢神经-下丘脑性闭经

它包括精神应激性、体重下降、神经性厌食、过度运动、药物等引起的下丘脑分泌 GnRH 功能失调或抑制;另外,尚有先天性疾病或脑发育畸形及肿瘤引起的下丘脑 GnRH 分泌缺陷。

1.精神应激性

环境改变、过度紧张或精神打击等应激引起的应激反应,最重要的是促肾上腺皮质激素释放激素(CRH)和可的松分泌的增加。CRH 可能通过增加内源性阿片肽分泌,抑制垂体促性腺激素分泌而导致闭经。

2.下丘脑多巴胺分泌下降

多巴胺为下丘脑分泌的垂体催乳激素抑制因子。下丘脑多巴胺分泌的下降可引起垂体催乳激素病理性分泌增加,从而产生对生殖轴的抑制。

3.体重下降、神经性厌食

神经性厌食起病于强烈惧怕肥胖而有意节制饮食;体重骤然下降将导致促性腺激素低下状态,原因未明。当体重降至正常体重的 15% 以上时,即出现闭经,继而出现进食障碍和进行性消瘦及多种激素改变;促性腺激素逆转至青春期前水平。此症多发生于 25 岁以下年轻女性,是一种威胁生命的疾病,病死率高达 9%。

4.运动性闭经

竞争性的体育运动及强运动和其他形式的训练,如芭蕾和现代舞蹈,可引起闭经,称运动性闭经,系因体内脂肪减少及应激本身引起下丘脑 GnRH 分泌受抑制。最近的研究还提示强运动的同时不适当地限制能量摄入(低能量摄入)比体脂减少更易引起闭经。现认为,体内脂肪下降及营养低下引起瘦素下降是生殖轴功能抑制的机制之一。

5.嗅觉缺失综合征

一种下丘脑 GnRH 先天性分泌缺陷,同时伴嗅觉丧失或嗅觉减退的低促性腺激素性腺功能低落,称嗅觉缺失综合征。临床表现为原发性闭经,性征发育缺如,伴嗅觉减退或丧失。

6.药物性闭经

口服避孕药或肌内注射甲羟孕酮避孕针引起继发性闭经,是由于药物对下丘脑 GnRH 分泌的抑制。另外,尚有一些药物如氯丙嗪、利血平等通过抑制下丘脑多巴胺使垂体分泌催乳激素增加引起闭经。药物性闭经是可逆的,但若在停药后 6 个月仍不能恢复月经者,应注意排除其他问题。

7.肿瘤

颅咽管瘤是最常见的下丘脑肿瘤,发生于蝶鞍上的垂体柄漏斗部前方。该肿瘤沿垂体柄生长可压迫垂体柄,影响下丘脑 GnRH 和多巴胺向垂体的转运,从而导致低促性腺激素闭经伴垂体催乳激素分泌增加。

(二)垂体性闭经

指垂体病变使促性腺激素分泌降低引起的闭经。有先天性和获得性两大类,先天性很少见。

常见的获得性垂体病变如下所述。

1.垂体肿瘤

位于蝶鞍内的腺垂体各种腺细胞均可发生肿瘤,最常见的是分泌催乳激素的腺瘤。若肿瘤压迫分泌促性腺激素的细胞可使促性腺激素分泌减少引起闭经。肿瘤过多分泌催乳激素使血循环中催乳激素升高,可激发下丘脑多巴胺而抑制 GnRH 分泌;同时,催乳激素的升高可降低卵巢对促性腺激素敏感性。闭经程度与催乳激素对下丘脑 GnRH 分泌的抑制程度呈正相关:微量的垂体催乳激素有时也可引起闭经。

2.空蝶鞍综合征

由于蝶鞍隔先天性发育不全或肿瘤及手术破坏蝶鞍隔,而使充满脑脊液的蛛网膜下腔向垂体窝(蝶鞍)延伸,使腺垂体逐渐被脑脊液压扁,蝶鞍被脑脊液充盈,称空蝶鞍。由于脑脊液对垂体柄的压迫使下丘脑 GnRH 和多巴胺经垂体门脉循环向垂体的转运受阻,临床表现为闭经,可伴溢乳。实验室检查催乳激素可高于正常。

3.希恩综合征

由于产后出血和休克导致腺垂体急性梗死和坏死,使腺垂体丧失正常功能引起一系列腺垂体功能低下的症状,包括产后无乳,脱发,阴毛腋毛脱落,低促性腺激素闭经,以及肾上腺皮质、甲状腺功能减退症状,如低血压、畏寒、嗜睡、胃纳差、贫血、消瘦等。

(三)卵巢性闭经

指卵巢先天性发育不全,或卵巢功能衰退或继发性病变所引起的闭经。

1.性腺先天性发育不全

性腺条索状或发育不全,性腺内卵泡缺如或少于正常。临床多表现为性征幼稚的原发性闭经,性腺发育不全者由于性激素分泌功能缺陷故促性腺激素升高,属高促性腺激素闭经。占原发性闭经的 35%,分为染色体正常和异常两类。性腺发育不全者,75% 患者存在染色体异常;25% 患者染色体正常。染色体正常的性腺体发育不全称单纯性性腺发育不全。原发性闭经性腺发育不全最常见的核型异常为 45,XO(50%);其次为 45,XO 的嵌合型(25%)和 46,XX(25%);少见的尚有 46,XY 单纯性腺发育不全和 45,XO/46,XY 嵌合型性腺发育不全。继发性闭经性腺发育不全最常见的核型为 46,XX,按发生频率尚有 45,XO 嵌合型、X 短臂和长臂缺失、47,XXX 及 45,XO。

45,XO 患者除性腺发育不全发生高促性腺激素低雌激素闭经外,尚具有一系列体格发育异常特征:如身材矮小(不足 150 cm),蹼颈,盾状胸,肘外翻,称 Turner 综合征。

46,XY 单纯性腺发育不全(Swyer 综合征):具有女性生殖系统,但无青春期性发育,表现为性幼稚型原发性闭经。性腺可在任何年龄发生肿瘤,因此一旦确诊必须切除性腺。

2.抵抗性卵巢综合征或称不敏感卵巢

特征为卵巢具有多数始基卵泡及初级卵泡,形态饱满,但对促性腺激素不敏感,故卵泡不分泌雌二醇,促性腺激素升高。临床表现为原发性闭经,但性征发育接近正常。其维持性征发育的雌激素来源于卵巢间质在高 LH 刺激下产生的雄烯二酮在外周组织的转化。

3.卵巢早衰

40 岁前由于卵巢内卵泡耗竭或被破坏,或因手术切除卵巢而发生的卵巢功能衰竭,称卵巢早衰。卵巢外观呈萎缩状。由于卵巢分泌性激素功能衰竭,促性腺激素升高,80% 以上患者有潮热等绝经过渡期症状。多数患者无明确诱因,属特发性。部分患者由自身免疫性疾病的自身免疫性卵巢炎所致。另外，盆腔放射及全身化疗对卵母细胞有损害作用，儿童期腮腺炎病毒可破坏卵巢卵母细胞可发生卵巢早衰。

(四)子宫性闭经

由先天性子宫畸形或获得性子宫内膜破坏所致闭经。

1.先天性无子宫

因双侧副中肾管形成子宫段未融合，退化所致，常合并无阴道。卵巢发育正常。

2.Asherman 综合征

Asherman 综合征是指子宫内膜破坏引起继发性闭经。一般发生于产后或流产后过度刮宫引起的子宫内膜基底层损伤和粘连；粘连可使宫腔、宫颈内口、宫颈管或上述多处部位部分或全部阻塞，从而引起子宫内膜不应性或阻塞性闭经，称 Asherman 综合征或宫腔粘连。

3.其他

子宫内膜结核可破坏子宫内膜引起闭经。此外，也有宫内节育器引起宫内感染发生闭经的报道。

(五)先天性下生殖道发育异常

处女膜无孔、阴道下 1/3 段缺如，均可引起经血引流障碍而发生闭经，其特点是周期性腹痛伴阴道积血和子宫积血或腹腔积血。此类患者一经发现，需做引流及矫治术。

三、诊断

(一)病史

病史包括月经史、婚育史、服药史、子宫手术史、家族史，以及发病可能起因和伴随症状，如环境变化、精神心理创伤、情感应激、运动性职业或过强运动、营养状况及有无头痛、溢乳等。原发性闭经者应了解青春期生长和第二性征发育进程。

(二)体格检查

体格检查包括智力、身高、体重，第二性征发育状况，有无体格发育畸形，甲状腺有无肿大，乳房有无溢乳，皮肤色泽及毛发分布。原发性闭经性征幼稚者还应检查嗅觉有无缺失，头痛或溢乳者还应行视野测定。

(三)妇科检查

内、外生殖器发育情况及有无畸形；外阴色泽及阴毛生长情况；已婚妇女可用阴道窥器暴露阴道和宫颈，通过检查阴道壁皱褶多少及宫颈黏液了解体内雌激素的水平。

(四)实验室辅助检查步骤

已婚妇女月经停止必须首先排除妊娠；通过病史及体格检查应对闭经病变环节及病因应有初步印象。辅助检查的目的是通过选择项目的检查以确定诊断。

1.评估雌激素水平以确定闭经程度

(1)宫颈评分法：根据宫颈黏液量、拉丝度、结晶及宫颈口开张程度评分；每项 3 分，共 12 分。见表 8-2。

表 8-2　Insler 宫颈雌激素作用程度评分法

项目	评分			
	0	1	2	3
黏液量	无	颈管内	颈管口见黏液	溢出宫颈口
拉丝度	无	达阴道 1/4	达阴道 1/2	达阴道口
结晶	无	少许细条结晶	羊齿结晶	典型结晶
宫颈口	无	裂隙	部分开张	开张(瞳孔样)

(2)阴道上皮脱落细胞检查:根据阴道上皮脱落细胞中伊红染色或角化细胞所占比例了解雌激素影响程度。

(3)孕激素试验:肌内注射黄体酮 100 mg(每天 20 mg,连用 5 天,或 100 mg 一次注射)。停药后有撤退流血者表明体内有一定内源性雌激素水平,为Ⅰ度闭经;停药后无撤退性流血者可能存在两种情况:①Ⅱ度闭经,内源性雌激素水平低落。②子宫病变所致闭经。

2.雌激素试验

每天口服己烯雌酚 1 mg 或妊马雌酮 1.25 mg 或雌二醇 2 mg,共服 20 天。最后 5～7 天口服甲羟孕酮,每天 10 mg。停药后有撤退性流血者可排除子宫性闭经;无撤退性流血者则应再重复上述用药方法,停药仍无撤退性流血者可确定子宫性闭经。但如病史及妇科检查已排除子宫性闭经及下生殖道发育异常,此步骤可省略。

3.激素测定

(1)催乳激素(PRL)的测定:①PRL 升高者,测定 TSH。TSH 升高者,为甲状腺功能减退所致闭经。TSH 正常,PRL>100 ng/mL 时应行头颅及蝶鞍部位磁共振显像(MRI)或 CT 以明确蝶鞍或蝶鞍以上部位肿瘤或空蝶鞍;MRI 对颅咽管肿瘤、蝶鞍肿瘤及肿瘤向蝶鞍以外部位延伸和空蝶鞍的检测优于 CT。②PRL 正常者,测定促性腺激素值。

(2)促性腺激素测定:以区分以下情况闭经。①孕激素试验阴性者:FSH<5 IU/L 为低促性腺激素性腺功能低落,提示病变环节在下丘脑或垂体。FSH>30 IU/L 为高促性腺激素性腺功能低落,提示病变环节在卵巢,应行染色体检查,明确遗传学病因。②孕激素试验阳性者:LH>FSH 且 LH/FSH 的比例>3 时提示多囊卵巢综合征。LH、FSH 正常范围者为下丘脑功能失调性闭经。

(3)垂体兴奋试验:又称 GnRH 刺激试验。通过静脉注射 GnRH 测定 LH 和 FSH,以了解垂体 LH 和 FSH 对 GnRH 的反应性。将戈那瑞林 25 μg 溶于生理盐水 2 mL,在静息状态下经肘静脉快速推入,注入后 30、90 分钟采血测定 LH 和 FSH。临床意义:①LH 正常反应型。注入后 30 分钟 LH 高峰值比基值升高 2～4 倍。②LH 无反应或低弱反应。注入后 30 分钟 LH 值无变化或上升不足 2 倍,提示垂体功能减退。如希恩综合征、垂体手术或放射线严重破坏正常组织时。③LH 反应亢进型。30 分钟时刻 LH 高峰值比基值升高 4 倍以上,此时须测定 FSH 反应型以鉴别多囊卵巢综合征与卵巢储备功能降低两种不同的生殖内分泌失调。多囊卵巢综合征时 LH 反应亢进,但 FSH 反应低下;30 分钟,90 分钟 FSH 峰值<10 IU/L。卵巢储备功能降低(卵巢功能衰退)时 LH、FSH 反应均亢进;30 分钟,90 分钟 FSH 峰值>20 IU/L。

(4)其他激素测定:肥胖或临床上存在多毛、痤疮等高雄激素体征时尚须测定胰岛素、雄激素(血睾酮,硫酸脱氧表雄酮;尿 17 酮等)和 17 羟孕酮,以确定是否存在胰岛素拮抗、高雄激素血症或先天性 21 羟化酶缺陷所致的青春期延迟或闭经。必要时还应行卵巢和肾上腺超声或 MRI 检查以排除肿瘤。

4.其他辅助检查

(1)基础体温测定:了解卵巢排卵功能。

(2)子宫内膜活检:了解子宫内膜有无增生性病变。

(3)子宫输卵管造影:了解有无子宫腔病变和宫腔粘连。

(4)宫腔镜检查:诊断宫腔粘连较子宫造影精确,且能发现轻度宫腔粘连。

(5)超声/腹腔镜检查:对诊断多囊卵巢综合征及卵巢肿瘤有价值。

四、治疗

确定闭经病因后,根据病因给予治疗。

(一)一般处理

疏导神经精神应激起因的精神心理,以消除患者精神紧张、焦虑及应激状态。低体重或因节制饮食消瘦致闭经者应调整饮食,加强营养,以期恢复标准体重。运动性闭经者应适当减少运动量及训练强度,必须维持运动强度者,应供给足够营养及纠正激素失衡。因全身性疾病引起闭经者应积极治疗。

(二)内分泌药物治疗

根据闭经的病因及其病理生理机制,采用天然激素及其类似物或其拮抗剂,补充机体激素不足或拮抗其过多,以恢复自身的平衡而达到治疗目的。

1.抑制垂体催乳激素过多分泌

(1)溴隐亭:为多巴胺激动剂,与多巴胺受体结合后,起到类似多巴胺作用,直接抑制垂体 PRL 分泌,从而降低循环中 PRL,恢复排卵。还可直接抑制垂体分泌 PRL 肿瘤细胞的生长和肿瘤细胞 PRL 的分泌。无肿瘤的功能性催乳激素分泌过多,口服剂量为每天 2.5～5 mg,一般在服药的第 5～6 周能使月经恢复。垂体肿瘤患者每天口服溴隐亭 5～7.5 mg,敏感患者在服药的后 3 个月可见肿瘤明显缩小。不良反应为胃肠道不适,应餐中服。不良反应重者,可经阴道给药(睡前),阴道给药较口服吸收完全,且避免药物肝脏首过效应,不良反应小。溴隐亭长效针剂,肌内注射,作用较口服迅速,适合于大肿瘤对视野有急性损害者。

(2)甲状腺片:适用于甲状腺功能减退所致的高催乳激素血症。

2.雌、孕激素替代治疗

(1)雌孕激素人工周期替代疗法:用于低雌激素性腺功能低落患者。其重要性:①维持女性生殖健康及全身健康,包括神经系统、心血管、骨骼(维持骨矿含量)和皮肤等。②维持性征和引起月经。③维持子宫发育为诱发排卵周期作受孕准备。方法:补佳乐 1 mg 或倍美力 0.625 mg,于月经期第 5 天口服,每晚 1 次,连服 21 天,至服药第 11～16 天,每天加用醋酸甲羟孕酮片 10 mg 口服,或地屈孕酮 10 mg,每天 2 次口服。停药后 3～7 天月经来潮,此为 1 个周期。

(2)孕激素后半周期疗法:适合于体内有一定内源性雌激素的 I 度闭经患者,以阻断雌激素对内膜持续作用引起的增生,并引起子宫内膜功能层剥脱性出血。于月经周期后半期(撤药性出血的第 16～25 天)口服地屈孕酮片 10 mg/d,每天 2 次,共 10 天,或微粒化孕酮 200～300 mg/d,5～7 天,或醋酸甲羟孕酮 10 mg/d,连用 10 天,或肌内注射黄体酮 20 mg/d,共 5 天。

(3)短效口服避孕药:适用于 I、II 度闭经、同时短期内无生育要求者。其机制是雌、孕激素联合可抑制垂体 LH 的合成和分泌,从而减少对卵巢的过度刺激。另外,避孕药中的雌激素(炔雌醇)具有升高循环中性激素结合蛋白的作用,从而降低循环中的游离雄激素。方法:去氧孕烯炔雌醇片(妈富隆)、复方孕二烯酮片(敏定偶)或复方醋酸环丙孕酮(达英-35),每天 1 片,计21 天

(三)手术治疗

针对器质性病因,采用相应的手术治疗。

1.生殖道畸形

经血引流障碍阻塞部位行切开术,并通过手术矫正(成形术)建立通道。

Asheman 综合征:手术分解宫颈及宫腔粘连,既往采用宫颈扩张器和刮宫术分解粘连,现采用宫腔镜下直视的机械性(剪刀)切割或激光切割粘连带,效果比盲目操作为佳。需生育者还应服用大剂量雌激素,每天口服结合雌激素 2.5 mg/d,连服 3 周后加用如地屈孕酮 10 mg/d 或甲羟孕酮 4~8 mg/d,共 10~12 天;连用 2~3 个周期。

2.肿瘤

卵巢肿瘤一经确诊应手术切除。颅内蝶鞍部位肿瘤应根据肿瘤大小、性质及是否有压迫症状决定治疗方案。垂体催乳激素肿瘤可口服溴隐亭,除非肿瘤过大产生急性压迫症状或对药物不敏感,一般不需手术治疗。颅咽管肿瘤属良性肿瘤,手术可能损伤下丘脑,无压迫症状者也不需手术,至于肿瘤对生殖轴功能的影响可采用激素替代治疗。高促性腺激素闭经、染色体含 Y者性腺易发生肿瘤,一经确诊应立即行性腺切除术。

(张　丽)

第四节　异常子宫出血

正常月经是下丘脑-垂体-卵巢轴生理调节控制下的周期性子宫内膜剥脱性出血。正常月经的周期、持续时间、月经量呈现明显的规律性和自限性。当机体受到内部和外部各种因素诸如精神过度紧张、情绪变化、环境气候改变、营养不良、贫血、代谢紊乱、甲状腺、肾上腺功能异常等影响时,均可通过中枢神经系统引起下丘脑-垂体-卵巢轴功能调节异常,导致月经失调。

异常子宫出血是由下丘脑-垂体-卵巢轴功能失调引起的。按发病机制可分无排卵性和排卵性异常子宫出血两大类,前者占 70%~80%,多见于青春期和绝经过渡期妇女;后者占 20%~30%,多见于育龄妇女。

一、无排卵性异常子宫出血

卵巢不排卵可导致孕激素缺乏,子宫内膜仅受雌激素的作用,可呈现不同程度的增殖改变。继后,可因雌激素量的不足,子宫内膜发生突破性出血;抑或因雌激素持续作用的撤退,子宫内膜发生出血自限机制异常,出现月经量增多或经期延长。常见于卵巢功能初现期和衰退期。

(一)病因和病理生理

无排卵性异常子宫出血主要包括青春期异常子宫出血和绝经过渡期异常子宫出血,育龄期少见。各期无排卵性异常子宫出血发病机制不同。

1.青春期异常子宫出血

青春期女性初潮后需要 1.5～6.0 年时间(平均 4.2 年)建立稳定的月经周期性调控机制。由于该时期下丘脑-垂体-卵巢轴尚未成熟,FSH 呈持续低水平,虽有卵泡生长,但不能发育为成熟卵泡,合成、分泌的雌激素量未能达到促使 LH 高峰(排卵必需)释放的阈值,故无排卵。此外,青春期少女正处于生理与心理的急剧变化期,情绪多变,感情脆弱,发育不健全的下丘脑-垂体-卵巢轴更易受到内、外环境的多因素影响,导致排卵障碍。

2.绝经过渡期异常子宫出血

该时期女性卵巢功能逐渐衰退,卵泡逐渐耗尽,剩余卵泡对垂体促性腺激素反应性降低,卵泡未能发育成熟,雌激素分泌量波动不能形成排卵前高峰,故不排卵。

3.生育期无排卵异常子宫出血

生育期妇女既可因内、外环境刺激,如劳累、应激、流产、手术和疾病等引起短暂的无排卵,也可因肥胖、多囊卵巢综合征、高催乳素血症等引起持续无排卵。

各种原因引起的无排卵均可导致子宫内膜受单纯雌激素影响,达到或超过雌激素的内膜出血阈值,而无孕激素对抗,从而发生雌激素突破性出血。雌激素突破性出血分为阈值雌激素水平和高雌激素水平突破性出血两种类型。突破性出血与雌激素浓度之间存在半定量关系。雌激素水平过低可无子宫出血;雌激素达到阈值水平可发生间断性少量出血,内膜修复慢,出血时间延长,临床上表现为出血淋漓不尽;雌激素超过阈值水平并维持较长时期,可引起一定时间的闭经,因无孕激素参与,内膜增厚但不牢固,易发生急性突破性出血,血量汹涌,犹如"血崩"。无排卵性异常子宫出血也可因雌激素持续作用撤退出血引起,子宫内膜在单纯雌激素的刺激下持续增生,此时可因一批卵泡闭锁导致雌激素水平下降,内膜失去支持而剥脱出血。

无排卵性异常子宫出血的子宫出血尚与子宫内膜出血的自限性机制缺陷有关:①子宫内膜组织脆性增加。因子宫内膜受单纯雌激素影响,腺体持续增生,间质因缺乏孕激素作用而反应不足,导致子宫内膜组织脆弱,易自发溃破出血。②子宫内膜脱落不全。正常月经前子宫内膜各部剥脱同步、完全、快速,无排卵性异常子宫出血子宫内膜由于雌激素的波动,脱落不规则和不完整,缺乏足够的功能层组织丢失而难以有效刺激内膜的再生和修复。③血管结构与功能异常。不规则的组织破损和多处血管断裂,以及小动脉螺旋化缺乏,收缩乏力,造成流血时间延长、流血量增多。④凝血与纤溶异常。多次子宫内膜组织的破损不断活化纤溶酶,导致局部纤维蛋白裂解增强,纤溶亢进,凝血功能异常。⑤血管舒缩因子异常。增殖期子宫内膜 PGE_2 含量高于 $PGF_2\alpha$,而在无排卵性异常子宫出血中,PGE_2 含量更高,血管易于扩张,出血增加。另外,前列环素具有促血管扩张和抑制血小板凝集作用,在无排卵性异常子宫出血患者,子宫肌层合成前列环素明显增加。

(二)子宫内膜病理改变

无排卵性异常子宫出血患者子宫内膜由于受雌激素持续影响而无孕激素拮抗,发生不同程度的增生性改变,少数亦可呈萎缩性改变。

1.子宫内膜增生症

根据世界卫生组织(WHO)制定的标准分型如下所述。

(1)单纯性增生:以前称腺囊型增生过长。组织学特点是内膜腺体和间质细胞增生程度超过正常周期的增殖晚期,常呈局部腺体密集、大小轮廓不规则、腺腔囊性扩大,犹如瑞士干酪样外观,故又称瑞士干酪样增生。腺上皮细胞为高柱状,呈假复层排列;间质细胞质少,排列疏松;螺旋动脉发育差、直竖。表面毛细血管和小静脉增多,常呈充血扩张。

(2)复杂性增生:以前称腺瘤型增生过长。内膜常增生,呈息肉状。腺体增生拥挤,结构复杂。子宫内膜腺体高度增生,呈出芽状生长,形成子腺体或突向腺腔,腺体数目明显增多,腺体背靠背,致使间质明显减少。腺上皮呈复层或假复层排列,细胞核大深染,位于中央,有核分裂象,胞质界限明显但无不典型性改变。

(3)不典型性增生:腺上皮出现异型性改变,表现为腺上皮细胞增生,层次增多,排列紊乱,细胞核大深染有异型性。

不论为单纯性或复杂性增生,只要腺上皮细胞出现不典型增生改变,都应归于不典型增生。此类改变已不属于异常子宫出血的范畴,属癌前期病变,10%～15%可转化为子宫内膜癌。

各型增生之间的关系 单纯性增生通常是单独存在,但有时也与复杂性增生或不典型增生同时存在。如果组织结构为单纯性增生,而细胞学上具有不典型改变,则为单纯性不典型增生。如果组织结构为复杂性增生,而细胞学上具有不典型改变,则为复杂性不典型增生。内膜不典型增生分为轻、中、重三度。

内膜不典型增生与无不典型增生的单纯性与复杂性增生有以下几点区别。

1)形态学上的不同:组织结构与细胞异型性有一定关系,往往是结构越复杂,细胞有不典型细胞的可能性越大。在不典型区域,腺上皮细胞排列紊乱,极性消失,细胞多形性,有的见多核细胞,筛状结构和"迷宫"样结构尤为明显。

2)组织计量学上的比较:不典型增生及无不典型增生的细胞体积,胞核的大小(包括面积、周长、短径和长径等),以及细胞形态等形态学测量提示,它们之间的区别主要在核的变化,不典型增生特别是重度不典型增生与分化好的腺癌无明显差异。

3)细胞 DNA 合成间期与细胞倍增时间:不典型增生与腺癌相似,而无不典型增生与正常增殖相似。

4)对黄体酮的反应:细胞无不典型增生者比细胞有不典型增生者对黄体酮的反应更明显。

2.增殖期子宫内膜

子宫内膜的形态表现与正常月经周期中的增殖期内膜无区别,只是在月经周期后半期甚至月经期,仍表现为增殖期形态。

3.萎缩性子宫内膜

子宫内膜萎缩菲薄,腺体少而小,腺管狭而直,腺上皮为单层立方形或低柱状细胞,间质少而致密,胶原纤维相对增多。

(三)临床表现

无排卵性异常子宫出血失去正常周期性和出血自限性,临床上最主要的症状是子宫不规则出血:出血间隔长短不一,短者几日,长者数月,常误诊为闭经;出血量多少不一,出血量少者仅为点滴出血,多者大量出血,不能自止,可能导致贫血甚至休克。出血期间一般无腹痛或其他不适。

(四)诊断

主要依据病史、体格检查及辅助检查做出诊断。

1.病史

详细了解异常子宫出血的表现(经期长短、经量多少、经血的性质)、发病时间、病程经过、目前出血情况、发病前有无停经史、以往治疗经过。应询问患者的年龄、月经史、婚育史、避孕措施、激素类药物使用史及全身与生殖系统有无相关疾病,如肝病、血液病、高血压及代谢性疾病如甲状腺功能亢进或减退、肾上腺或垂体疾病等。

2.体格检查

体格检查包括全身检查和妇科检查,以排除全身性及生殖系统器质性病变。

3.辅助检查

在排除器质性病变后,主要了解凝血功能、有无贫血、卵巢是否排卵和了解子宫内膜情况等。

(1)凝血功能测试:血小板计数,出、凝血时间,凝血酶原时间,活化部分凝血酶原时间等。

(2)血红蛋白、血红细胞计数及血细胞比容:了解患者贫血情况。

(3)妊娠试验:有性生活史者应行妊娠试验,以排除妊娠及妊娠相关疾病。

(4)超声检查:可了解子宫大小、形状,宫腔内有无赘生物,子宫内膜厚度等。

(5)诊断性刮宫(D&C):简称诊刮。其目的包括止血和取材做病理学检查。年龄>40 岁的生育期和绝经过渡期妇女、异常子宫出血病程超过半年者、子宫内膜厚度>12 mm 者,或药物治疗无效、具有子宫内膜癌高危因素患者,应采用诊断性刮宫,以了解子宫内膜有无其他病变。对未婚患者,若激素治疗无效或疑有器质性病变,也应经患者和其家属知情同意后考虑诊刮。不规则流血或大量出血者应及时刮宫,拟确定排卵或了解子宫内膜增生程度,宜在经前期或月经来潮后 6 小时内刮宫。刮宫要全面、特别注意两侧宫角部;注意宫腔大小、形态、宫壁是否光滑、刮出物性质和量。刮出物应全部送病理学检查。

(6)宫腔镜检查:在宫腔镜直视下选择病变区进行活检,较盲取内膜的诊断价值高,尤其可排除早期子宫内膜病变如子宫内膜息肉、子宫黏膜下肌瘤、子宫内膜癌等。

(7)基础体温测定(BBT):基础体温呈单相型,提示无排卵。

(8)激素测定:酌情检查 FSH、LH、E_2、P 及 PRL。为确定有无排卵,可于经前 1 周测定血清黄体酮。

(9)阴道脱落细胞涂片检查:一般表现为中、低度雌激素影响。

(10)宫颈黏液结晶检查:经前检查出现羊齿植物叶状结晶提示无排卵。

(11)宫颈细胞学检查:巴氏分类法或 TBS 报告系统,用于排除宫颈癌及其癌前病变。

(五)鉴别诊断

诊断异常子宫出血,必须排除以下病理原因的子宫出血。

(1)异常妊娠或妊娠并发症:如流产、异位妊娠、葡萄胎、子宫复旧不良,胎盘残留、胎盘息肉或滋养细胞病变等。常可通过仔细询问病史及血或尿 HCG 测定,B 超检查等协助鉴别。

(2)生殖器官肿瘤:如子宫内膜癌、宫颈癌、滋养细胞肿瘤、子宫肌瘤、卵巢肿瘤等。一般通过盆腔检查、B 超、诊刮及相关特殊检查等鉴别。

(3)生殖器官感染:如急性阴道炎或急、慢性子宫内膜炎、子宫肌炎等。妇科检查可有宫体压痛等。

(4)生殖道损伤:如阴道裂伤出血。

(5)性激素类药物使用不当、宫内节育器或异物引起的子宫不规则出血。

(6)全身性疾病:如血液病、肝肾衰竭、甲状腺功能亢进或减退等。可以通过查血常规、肝功能,以及根据甲状腺病变的临床表现和甲状腺激素的测定来作出鉴别诊断。

(六)治疗

1.一般治疗

贫血者应补充铁剂、维生素 C 和蛋白质,严重贫血者需输血。流血时间长者给予抗生素预防感染。出血期间应加强营养,避免过度劳累和剧烈运动,保证充分休息。

2.青春期及生育期无排卵性异常子宫出血的治疗

以止血、调整周期为治疗原则,有生育要求者需促排卵治疗。

(1)止血:首先采用大剂量雌激素或雌、孕激素联合用药。根据出血量采用合适的制剂和使用方法。①大量出血:要求 6～8 小时内见效,24～48 小时内出血基本停止,若 96 小时以上仍不止血,应考虑有器质性病变存在的可能。大剂量雌激素可迅速促使子宫内膜生长,短期内修复创面而止血,也称"子宫内膜修复法",适用于出血时间长、量多、血红蛋白<80 g/L 的患者。主要药物为苯甲酸雌二醇、结合雌激素及戊酸雌二醇。具体用法如下。a.苯甲酸雌二醇:初始剂量 3～4 mg/d,分 2～3 次肌内注射,若出血明显减少,则维持;若出血量未见减少,则加量,也可从 6～8 mg/d 开始,每天最大量一般不超过 12 mg。出血停止 3 天后开始减量,通常以每 3 天递减 1/3 量为宜。b.结合雌激素:25 mg,静脉注射,可 4～6 小时重复 1 次,一般用药 2～3 次;次日应给予结合雌激素(其他名称:倍美力)3.75～7.5 mg/d,口服,并按每 3 天递减 1/3 量为宜。也可在 24～48 小时内开始用口服避孕药。c.口服结合雌激素(倍美力)每次 1.25 mg 或戊酸雌二醇(补佳乐)每次 2 mg,每 4～6 小时 1 次,血止 3 天后按每 3 天递减 1/3 量为宜。大剂量雌激素止血对存在血液高凝状态或有血栓性疾病史的患者应禁用。血红蛋白增加至 90 g/L 以上后均必须加用孕激素,有利于停药后子宫内膜的完全脱落。若激素治疗无效或疑有器质性病变,应经患者和其家属知情同意后考虑诊刮。②少量出血:使用最低有效量激素,减少药物不良反应。采用孕激素占优势的口服避孕药,如去氧孕烯炔雌醇片(妈富隆)、复方孕二烯酮片(敏定偶)或复方醋酸环丙黄体酮(达英-35)。用法为每次 1～2 片,1 天 2～3 次,血止 3 天后逐渐减量至 1 天 1 片,维持至出血停止后 21 天周期结束。

(2)调整月经周期:血止后,需恢复正常的内分泌功能,以建立正常月经周期。①孕激素后半周期疗法:适用于有内源性雌激素的青春期或生育期异常子宫出血患者。于月经周期后半期(撤药性出血的第 16～25 天)口服地屈孕酮片 10 mg/d,每天 2 次,共 10 天,或微粒化孕酮 200～300 mg/d,5～77 天,或醋酸甲羟孕酮 10 mg/d,连用 10 天,或肌内注射黄体酮 20 mg/d,共5 天。②雌、孕激素序贯法(即人工周期):模拟月经周期中卵巢分泌的雌、孕激素变化,将雌、孕激素序贯应用,使子宫内膜发生相应变化。适用于青春期异常子宫出血或生育期异常子宫出血内源性雌激素较低者。补佳乐 1 mg 或倍美力 0.625 mg,于月经期第 5 天口服,每晚 1 次,连服 21 天,至服药第 11～16 天,每天加用醋酸甲羟孕酮片 10 mg 口服,或地屈孕酮 10 mg,每天 2 次口服。停药后 3～7 天月经来潮,此为 1 周期。连用 2～3 个周期后,部分患者能自发排卵。若正常月经仍未建立,应重复上述序贯疗法。③口服避孕药:此法开始即用孕激素以限制雌激素的促内膜生长作用,使撤药性出血逐步减少,其中雌激素可预防治疗过程中孕激素的突破性出血。口服避孕药可很好地控制周期,尤其适用于有避孕需求的生育期异常子宫出血患者。应注意口服避孕药潜在风险,不宜用于有血栓性疾病、心脑血管疾病高危因素及 40 岁以上吸烟的女性。

3.绝经过渡期异常子宫出血

以止血、调整周期、减少经量、防止子宫内膜病变为治疗原则。常采用性激素药物止血和调整月经周期。

年龄>40 岁的妇女、具有子宫内膜癌高危因素或子宫内膜厚度>12 mm 者,应首先采用诊断性刮宫,以排除子宫内膜其他病变。

(1)止血:主要采用孕激素,也称"内膜萎缩法"。合成孕激素止血的机制是使雌激素作用下持续增生的子宫内膜转化为分泌期,并有对抗雌激素作用,使内膜萎缩,从而达到止血目的。

急性出血:可选用炔诺酮(妇康片)5 mg 口服,每 6 小时 1 次,一般用药 4 次后出血量明显减少或停止,改为 8 小时 1 次,血止 3 天后按每 3 天减量 1/3,直至维持量每天 5 mg。

生命体征稳定,血红蛋白>80 g/L 的患者也可采用孕激素"内膜脱落法"或"药物刮宫":孕激素停药后,子宫内膜脱落较完全,从而达到止血效果。药物及用法如下:①黄体酮 20～40 mg,肌内注射,每天 1 次,共 5 天。②口服地屈孕酮片(达芙通)每次 10 mg,1 天 2 次,共 10 天。③口服微粒化孕酮(琪宁),每天 200～300 mg,5～7 天。④口服醋酸甲羟孕酮片 8～10 mg/d,共 10 天。

此外还可加用雄激素。雄激素有拮抗雌激素、增强子宫平滑肌及子宫血管张力的作用,减轻盆腔充血而减少出血量,但无止血作用,大出血时单独应用效果不佳。

(2)调整月经周期、减少经量:多应用口服妇康片周期治疗,4.375～5 mg/d,于月经期第 5 天口服,共 20 天。也可于月经第 16～25 天采用孕激素后半周期疗法,具体方法同上。

对于药物治疗效果不佳或不宜用药、无生育要求的患者,尤其是不易随访的年龄较大者及内膜病理为癌前病变或癌变者,应考虑手术治疗。手术治疗:①子宫内膜去除术。适用于激素等药物治疗无效或复发者。②子宫全切除术。

4.辅助治疗

抗纤溶药物和促凝药物,抗纤溶药物氨甲环酸(妥塞敏)静脉注射或静脉滴注:每次 0.25～0.5 g,1 天 0.75～2 g;口服,每次 500 mg,3 次/d;还可以用巴曲酶、酚磺乙胺、维生素 K 等。有减少出血量的辅助作用,但不能赖以止血。

二、排卵性异常子宫出血

排卵性异常子宫出血较无排卵性异常子宫出血少见,多发生于生育期妇女。患者虽有排卵,但黄体功能异常。常见有两种类型。

(一)黄体功能不足(LPD)

月经周期中有卵泡发育及排卵,但黄体期孕激素分泌不足或黄体过早衰退,导致子宫内膜分泌反应不良。

1.发病机制

足够水平的 FSH 和 LH、LH/FSH 比值及卵巢对 LH 良好的反应是黄体健全发育的必要前提。黄体功能不足有多种因素。

(1)卵泡发育不良:卵泡颗粒细胞数目和功能分化缺陷,特别是颗粒细胞膜上 LH 受体缺陷,引起排卵后颗粒细胞黄素化不良及分泌黄体酮量不足。神经内分泌调节功能紊乱可导致卵泡期 FSH 缺乏,卵泡发育缓慢,雌激素分泌减少,从而对下丘脑及垂体正反馈不足。

(2)LH 排卵高峰分泌不足:卵泡成熟时 LH 排卵峰分泌量不足,促进黄体形成的功能减弱,是黄体功能不足的常见原因。循环中雄激素水平偏高和垂体泌乳激素升高等因素都可抑制 LH 排卵峰。

(3)LH 排卵峰后低脉冲缺陷:LH 排卵峰后的垂体 LH 低脉冲分泌是维持卵泡膜黄体细胞功能的重要机制,若此分泌机制缺陷将导致黄体功能不足。

2.病理

子宫内膜形态表现为分泌期腺体呈分泌不良,间质水肿不明显或腺体与间质发育不同步,或在内膜各个部位显示分泌反应不均,如在血管周围的内膜,孕激素水平稍高,分泌反应接近正常,远离血管的区域则分泌反应不良。内膜活检显示分泌反应较实际周期日至少落后 2 天。

3.临床表现

一般表现为月经周期缩短,因此月经频发。有时月经周期虽在正常范围内,但卵泡期延长、黄体期缩短(<11 天)。在育龄妇女常可表现为不易受孕或在孕早期流产。

4.诊断

根据月经周期缩短、不孕或早孕时流产,妇科检查无引起异常子宫出血的生殖器官器质性病变;基础体温双相型,但排卵后体温上升缓慢,上升幅度偏低,高温期短于 11 天。经前子宫内膜活检显示分泌反应至少落后 2 天,可作出诊断。

5.治疗

(1)促进卵泡发育:针对其发生原因,调整性腺轴功能,促使卵泡发育和排卵,以利于正常黄体的形成。

促卵泡发育治疗:首选药物为氯米芬,适用于黄体功能不足卵泡期过长者。氯米芬可通过与内源性雌激素受体竞争性结合而促使垂体释放 FSH 和 LH,达到促进卵泡发育的目的。可于月经第 2～5 天开始每天口服氯米芬 50 mg,共 5 天。应用 3 个周期后停药并观察其恢复情况。疗效不佳,尤其不孕者,考虑每天口服氯米芬量增加至 100～150 mg 或采用 HMG-HCG 疗法,以促进卵泡发育和诱发排卵,促使正常黄体形成。

(2)促进月经中期 LH 峰形成:在监测到卵泡成熟时,使用绒促性素 5 000～10 000 U 肌内注射,以加强月经中期 LH 排卵峰,达到促进黄体形成和提高其分泌黄体酮的功能。

(3)黄体功能刺激疗法:于基础体温上升后开始,肌内注射 HCG 1 000～2 000 U 每周 2 次或隔天 1 次,共 2 周,可使血浆黄体酮明显上升。

(4)黄体功能替代疗法:一般选用天然黄体酮制剂。自排卵后或预期下次月经前 12～14 天开始,每天肌内注射黄体酮 10～20 mg,共 10～14 天;也可口服天然微粒化黄体酮,以补充黄体分泌黄体酮的不足。

(5)黄体功能不足合并高催乳素血症的治疗:使用溴隐亭每天 2.5～5 mg,可使催乳激素水平下降,并促进垂体分泌促性腺激素及增加卵巢雌、孕激素分泌,从而改善黄体功能。

(二)子宫内膜不规则脱落

月经周期中有卵泡发育及排卵,黄体发育良好,但萎缩过程延长,导致子宫内膜不规则脱落。

1.发病机制

由于下丘脑-垂体-卵巢轴调节功能紊乱或溶黄体机制异常引起黄体萎缩不全,内膜持续受孕激素影响,以致不能如期完全脱落。

2.病理

正常月经第 3～4 天时,分泌期子宫内膜已全部脱落,代之以再生的增殖期内膜。但在黄体萎缩不全时,月经第 5～6 天仍能见到呈分泌反应的子宫内膜。由于患者经期较长,使内膜失水,间质变致密,腺体皱缩,腺腔呈梅花状或星状,腺细胞透亮、核固缩,间质细胞大,间质中螺旋血管退化。此时刮宫,子宫内膜常表现为混合型子宫内膜,即残留的分泌期内膜与出血坏死组织及新增殖的内膜混合共存。有些区域内膜尚有出血,另一些区域已有新的增殖期内膜出现。

3.临床表现

表现为月经周期正常,但经期延长,长达 9～10 天,且出血量多,甚至淋漓数天方止。

4.诊断

临床表现为月经周期正常,经期延长,经量增多,基础体温呈双相型,但下降缓慢。在月经第5~6天行诊断性刮宫,病理检查仍能见到呈分泌反应的内膜,且与出血期及增殖期内膜并存。

5.治疗

(1)孕激素:通过下丘脑-垂体-卵巢轴的负反馈功能,使黄体及时萎缩,内膜按时完整脱落。方法:自排卵后第1~2天或下次月经前10~14天开始,每天口服甲羟孕酮10 mg,连服10天。有生育要求者可肌内注射黄体酮注射液或口服天然微粒化黄体酮。无生育要求者也可口服避孕药,月经第5天开始,每天1片,连续21天为1周期。

(2)绒促性素:用法同黄体功能不足,HCG有促进黄体功能的作用。

(张　敏)

第五节　高催乳激素血症

任何原因导致血清催乳激素(PRL)水平异常升高,超过其检测实验室标准上限数值者(一般>1.14 nmol/L,或25 μg/L)应视为高催乳激素血症。

一、病因

导致高催乳素血症的原因主要有以下病变和药物。

(一)分泌催乳素的垂体肿瘤

分泌催乳素的垂体肿瘤是高催乳激素血症最常见的原因。此类垂体肿瘤主要为催乳激素瘤。按催乳激素瘤直径大小分微腺瘤(<1 cm)和大腺瘤(≥1 cm)。多数催乳激素瘤患者血清PRL水平可达100 μg/L,并伴有溢乳。随着催乳激素瘤增大,其可压迫垂体柄,从而阻断下丘脑多巴胺的抑制作用。

(二)影响下丘脑激素神经递质生成、输送的病变

下丘脑分泌的催乳激素抑制因子(PIF)途经垂体柄至垂体,可抑制垂体PRL的分泌,PIF主要是多巴胺。空蝶鞍综合征、颅咽管瘤、神经胶质瘤、脑膜炎症、颅脑外伤、脑部放疗等影响PIF的分泌和传递,均可引起PRL的升高。下丘脑功能失调也可使PRL升高,如假孕。

(三)内分泌疾病

原发性甲状腺功能减退、多囊卵巢综合征都可引起PRL的升高。原发性甲状腺功能减退时,由于血清甲状腺素水平低下,引起TRH分泌增加,TRH可刺激垂体前叶的分泌促甲状腺素细胞和分泌催乳激素细胞,从而引起促甲状腺素和PRL增高。多囊卵巢综合征则通过雌激素的刺激,提高分泌催乳激素细胞的敏感性,引起PRL分泌增加。

(四)胸部疾病

如胸壁的外伤、手术、烧伤、带状疱疹等也可能通过反射引起PRL升高。

(五)其他

肾上腺瘤、异位性癌肿(如支气管癌、肾癌)也可能有PRL升高。肾功能不全、肝硬化影响到全身内分泌稳定时也会使PRL升高。手术切除卵巢及子宫后,PRL也可异常增高。

(六)特发性高催乳激素血症

PRL 多为 60~100 μg/L,无明确原因。诊断前需排除垂体微腺瘤。脑部 CT 检查发现许多此类疾病患者数年后常发展为垂体微腺瘤。

(七)药物影响

长期服用多巴胺受体阻断剂、儿茶酚胺耗竭类、鸦片类和抗胃酸类药物,以及避孕药等可使垂体分泌 PRL 增多。

二、临床表现

(一)溢乳

>50% 的高催乳激素血症患者伴有溢乳。在非妊娠和非哺乳期出现溢乳或挤出乳汁,或断奶数月仍有乳汁分泌,通常是乳白、微黄色或透明液体,非血性。部分患者 PRL 水平较高但无溢乳表现,可能与其分子结构有关。

(二)闭经或月经紊乱

高水平的 PRL 可影响垂体前叶促性腺激素的分泌,导致黄体期缩短或无排卵性月经失调;约 20% 的患者伴有月经稀发甚至闭经。后者与溢乳表现合称为闭经—溢乳综合征。

(三)不育或流产

卵巢排卵障碍或黄体功能不足可导致不孕或流产。

(四)头痛、眼花及视觉障碍

微腺瘤一般无明显症状;大腺瘤可压迫蝶鞍隔出现头痛、头胀等;当腺瘤向前侵犯或压迫视交叉或影响脑脊液回流时,也可出现头痛、呕吐和眼花,甚至视野缺损和动眼神经麻痹。

(五)性功能改变

部分患者因卵巢功能障碍,表现低雌激素状态,阴道壁变薄或萎缩,分泌物减少,性欲减低。

三、辅助检查

(一)血清学检查

血清 PRL 水平持续异常升高,>1.14 nmol/L(25 μg/L)。多囊卵巢综合征合并高催乳激素血症患者 LH 和雄激素可升高。

(二)影像学检查

当血清 PRL 水平高于 4.55 nmol/L(100 μg/L)时,应注意是否存在垂体肿瘤,CT 和 MRI 可明确下丘脑、垂体及蝶鞍情况,是有效的诊断方法。其中 MRI 对软组织的显影较 CT 清晰,因此对诊断空蝶鞍症最为有效,也可使视神经,海绵窦及颈动脉清楚显影。

(三)眼底、视野检查

垂体肿瘤增大可侵犯和/或压迫视交叉,引起视盘水肿;也可因肿瘤损伤视交叉不同部位而有不同类型视野缺损,因而眼底、视野检查有助于确定垂体肿瘤的部位和大小。

四、诊断

根据血清学检查 PRL 持续异常升高,同时出现溢乳、闭经及月经紊乱、不育、头痛、眼花、视觉障碍及性功能改变等临床表现,可诊断为高催乳素血症。诊断时应注意某些生理状态如妊娠、哺乳、夜间睡眠、长期刺激乳头乳房、性交、过饱或饥饿、运动和精神应激等都会导致 PRL 轻度升高。因此,临床测定 PRL 时应避免生理性影响,在 9～12 时取血测定较为合理。诊断高催乳激素血症后,根据病情做必要的辅助检查,以进一步明确发病原因及病变程度,便于治疗。在包括 MRI 或 CT 等各种检查后未能明确催乳激素异常增高原因的患者可诊断为特发性高催乳激素血症,但应注意对其长期随访,小部分患者甚至 10～20 年后出现垂体瘤。

五、治疗

根据病因而定。

(一)随访

对特发性高催乳素血症、PRL 轻微升高、月经规律、卵巢功能未受影响、无溢乳且未影响正常生活时,可不必治疗,应定期复查,观察临床表现和 PRL 的变化。

(二)药物治疗

1.溴隐亭

为非特异性多巴胺受体激动剂,可兴奋多巴胺 D1 和 D2 受体,抑制催乳素的合成分泌,是治疗高催乳激素血症最常用的药物。一般每天 2.5～5 mg 可降低 PRL 水平、抑制溢乳、恢复排卵,但少数患者需每天 12.5 mg 才见效。对无垂体肿瘤的高催乳激素血症者不必长期用药,一般 1 年后停药,观察 PRL 情况,再做处理。对于催乳激素腺瘤患者,应长期用药,可使部分腺瘤萎缩、退化或停止生长。

对有生育要求的患者应待 PRL 正常稳定一段时间后再妊娠为宜。尽管目前认为溴隐亭对妊娠是安全的,但仍主张一旦妊娠,应考虑停药。虽然,妊娠期催乳激素腺瘤增大情况少见,但仍应加强监测,定期复查视野(妊娠 20、28、38 周)。若有异常,应及时行 MRI 检查。溴隐亭不良反应主要有恶心、呕吐、眩晕、疲劳和直立性低血压等,用药数天后可自行消失,故治疗应从小剂量开始,逐渐增量至有效维持量,可在晚餐后或睡觉前服。新型溴隐亭长效注射剂克服了因口服造成的胃肠道功能紊乱,每次 50～100 mg,每28 天/次,是治疗大催乳激素腺瘤安全有效的方法,可长期控制肿瘤的生长并使瘤体缩小,不良反应较少,用药方便。

2.诺果宁

若溴隐亭不良反应无法耐受或无效时可改用诺果宁。本药是选择性多巴胺 D_2 受体激动剂,不良反应更少。

3.维生素 B_6

作为辅酶在下丘脑中多巴向多巴胺转化时加强脱羟及氨基转移作用,与多巴胺受体激动剂起协同作用。临床用量可达 60～100 mg,每天 2～3 次。

(三)手术治疗

垂体肿瘤如无视神经压迫症状不必手术。但垂体肿瘤产生明显压迫及神经系统症状或药物治疗无效时,应考虑手术治疗。经蝶窦手术是最为常用的方法,开颅手术少用。术前可用溴隐亭使肿瘤减小,减少术中出血。手术后应观察 PRL 水平和垂体的其他功能状况。

(四)放射治疗

放疗适用于药物治疗无效或不能坚持和耐受、不愿手术或因其他禁忌证不能手术,以及手术后患者的辅助治疗,一般不单独使用。近年兴起的 γ 刀技术也被应用于垂体肿瘤的治疗。放射治疗会影响瘤体周围的组织,从而有可能影响垂体功能,诱发其他肿瘤,损伤周围神经等。

(张　敏)

第六节　经前期综合征

经前期综合征（PMS）是指月经前周期性发生的影响妇女日常生活和工作、涉及躯体精神及行为的症候群，月经来潮后可自然消失。伴有严重情绪不稳定者称为经前焦虑障碍（PMDD）。

一、病因和发病机制

PMS 的病因尚无定论，目前有以下几种学说。

（一）脑神经递质学说

研究发现一些与应激反应及控制情感有关的神经递质，如 5-羟色胺、阿片肽、单胺类等，在月经周期中对性激素的变化敏感。雌、孕激素通过对神经递质的影响在易感人群中引起 PMS。

（二）卵巢激素学说

PMS 症状与月经周期黄体期黄体酮的撤退变化相平行，因而认为中、晚黄体期黄体酮水平的下降或雌/孕激素比值的改变可能诱发 PMS。但近年的研究并未发现 PMS 患者卵巢激素的产生与代谢存在异常。

（三）精神社会因素

临床上 PMS 患者对安慰剂的治愈反应高达 30%～50%，接受精神心理治疗者也有较好疗效，表明患者精神心理因素与 PMS 的发生有关。另外，个性及社会环境因素对 PMS 症状的发生也极为重要。PMS 患者病史中常有较明显的精神刺激，可能都是产生经前情绪变化的重要因素。

（四）前列腺素作用

前列腺素可影响钠潴留、精神行为、体温调节及许多 PMS 的有关症状，前列腺素合成抑制剂能改善 PMS 躯体症状，但对精神症状的影响尚不肯定。

（五）维生素 B_6 缺陷

维生素 B_6 是合成多巴胺和 5-羟色胺的辅酶，对减轻抑郁症状有效，因此认为 PMS 患者可能存在维生素 B_6 缺陷。

PMS 的病理生理存在多种因素的相互影响，卵巢激素是 PMS 的必要因素，但其本身不足以引起 PMS。PMS 的易感因素可能与患者本身的神经敏感体质或其他异常如维生素 B_6 缺陷等有关。在易感患者一些脑神经递质活性的改变是引起 PMS 的可能原因。

二、临床表现

典型 PMS 症状出现于经前 1～2 周，逐渐加重，至月经前最后 2～3 天最为严重，月经来潮后迅速减轻直至消失。有些患者症状消退时间较长，逐渐消退，直至月经开始后 3～4 天才完全消失。

本病多见于 25～45 岁妇女，主要表现为周期性出现的易怒、抑郁和疲劳，伴有腹部胀满、四肢水肿、乳房触痛。主要症状归纳为 3 方面：①躯体症状，表现为头痛、乳房胀痛、腹部胀满、肢体浮肿、体重增加、运动协调功能减退。②精神症状，易怒、焦虑、抑郁、情绪不稳定、疲乏，以及饮食、睡眠、性欲改变。③行为改变,思想不集中、工作效率低、意外事故倾向,易有犯罪行为或自杀意图。

三、诊断

根据经前期出现的周期性典型症状,PMS 的诊断多无困难。PMDD 的诊断可采用美国精神病协会推荐的标准。

对患者 2~3 个月周期所记录的症状作前瞻性评估。在黄体期的最后一个星期存在 5 种(或更多种)下述症状,并且在经后消失,其中至少有一种症状必须是(1),(2),(3)或(4)。

(1)明显的抑郁情绪,自我否定意识,感到失望。

(2)显焦虑、紧张,感到"激动"或"不安"。

(3)情感不稳定,比如突然伤感、哭泣或对拒绝增加敏感性。

(4)持续和明显易怒或发怒,或与他人的争吵增加。

(5)对平时活动(如工作、学习、友谊、嗜好)的兴趣降低。

(6)主观感觉注意力集中困难。

(7)嗜睡、易疲劳或能量明显缺乏。

(8)食欲明显改变,有过度摄食或产生特殊的嗜食渴望。

(9)失眠。

(10)主观感觉不安或失控。

(11)其他躯体症状,如乳房触痛或肿胀,头痛、关节或肌肉痛、肿胀感,体重增加。

这些失调务必是明显干扰工作或学习或日常的社会活动及与他人的关系(如逃避社会活动、生产力和工作学习效率降低),不是另一种疾病加重的表现(加重型抑郁症、恐慌症、恶劣心境或人格障碍)。

诊断 PMDD 的要求:连续 3 次月经前具有上述 11 种症状中的 5 种,月经来潮 4 天内缓解,无症状期持续到周期第 13 天;5 种症状中必须至少包括 1 种精神症状(如易怒、情绪波动、焦虑或抑郁);具有的多种躯体症状仅作为 1 种症状评估。

四、鉴别诊断

PMS 的症状为非特异性,需与其他疾病鉴别,包括各种精神病、心肝肾疾病引起的水肿、特发性水肿及经前期加重的疾病。周期性出现症状是 PMS 的典型特点,而精神病在整个月经周期中症状不变,严重程度也缺乏规律性。其次,经前期加重的疾病在卵泡期也有症状,经前期加重。而 PMS 卵泡期则无症状。有与 PMS 同时出现的精神障碍患者,均应首先由精神病学专家诊断,排除精神病后再按照 PMS 进行治疗。

五、治疗

先采用心理疏导及饮食治疗,若无效可给予药物治疗。

(一)心理疏导

帮助患者调整心理状态,认识疾病和建立勇气及自信心,这种精神安慰治疗对相当一部分患者有效。

（二）饮食

应选择：①高碳水化合物低蛋白饮食。②限制盐。③限制咖啡。④补充维生素 E、维生素 B_6 和微量元素镁。

（三）药物治疗

1.抗抑郁剂

可选用：①选择性 5-羟色胺再摄入抑制剂。对 PMS 有明显疗效，是治疗 PMS 的一线药物，如氟西汀 20 mg/d，整个月经周期服用，无明显不良反应。②三环类抗抑郁剂。氯丙咪嗪每天 25～75 mg，对控制 PMS 有效。

2.抗焦虑剂

适用于明显焦虑及易怒的患者。阿普唑仑经前用药，起始剂量为 0.25 mg，每天 2～3 次，逐渐递增，最大剂量为每天 4 mg，一直用至月经来潮的第 2～3 天。

3.前列腺素抑制剂

吲哚美辛 25 mg，每天 3 次。可缓解头痛、痛经。

4.促性腺激素释放激素类似剂（GnRH-a）

通过降调节抑制垂体促性腺激素分泌，造成低促性腺激素、低雌激素状态，缓解症状。有一定不良反应，不宜长期应用，且费用较高。

5.达那唑

每天 200 mg，能减轻乳房疼痛，对情感、行为改变有效。但有雄激素特性和肝功能损害作用，只用于其他治疗无效，且症状严重时。

6.溴隐亭

1.25～2.5 mg，每天 2 次，经前 14 天起服用，月经来潮时停药。主要对经前乳房疼痛有效。

7.醛固酮受体拮抗剂

螺内酯 25 mg，每天 2～3 次。不仅可减轻水、钠潴留症状，对精神症状也有效。

8.维生素 B_6

可调节自主神经系统与下丘脑-垂体-卵巢轴的关系，还可抑制催乳激素的合成。每天口服 100 mg 可改善症状。

（张　敏）

第七节　绝经综合征

绝经指永久性无月经状态，是因为卵巢功能停止所致。绝经的判断是回顾性的，停经后 12 个月随诊方可判定绝经。围绝经期是妇女自生育期的规律月经过渡到绝经的阶段，包括从出现与卵巢功能下降有关的内分泌、生物学和临床特征起，至最后一次月经后 1 年。绝经综合征（MPS）指妇女绝经前后出现的一系列绝经相关症状。

绝经可分为自然绝经和人工绝经两种。前者指卵巢内卵泡耗竭，或剩余的卵泡对促性腺激素丧失了反应，卵泡不再发育和分泌雌激素，不能刺激子宫内膜生长，导致绝经。后者是指手术切除双侧卵巢或用其他方法停止卵巢功能，如放射线治疗和化疗等。单独切除子宫而保留一侧或双侧卵巢者,不作为人工绝经。判定绝经,主要根据临床表现和激素的测定。人工绝经者更易发生绝经综合征。

中国北方城市妇女平均绝经年龄 49.5 岁,农村 47.5 岁;而中国南方妇女平均绝经年龄为 48.99 岁;美国中位绝经年龄 51.3(48～55)岁。绝经年龄与曾服用避孕药、营养、地区、环境、吸烟等因素有关,而与教育程度、体形、初潮年龄、妊娠次数、末次妊娠年龄等因素无明显关系。

一、围绝经期和绝经后的性激素分泌变化

围绝经期最早的变化是卵巢功能的衰退,继后下丘脑-垂体功能退化。

(一)雌激素

卵巢功能衰退的最早征象是卵泡对 FSH 敏感性降低;绝经过渡期早期的特征是雌激素水平波动很大,整个绝经过渡期雌激素不呈逐渐下降趋势,而是在卵泡生长发育停止时,雌激素水平才下降。

绝经后卵巢分泌雌激素极少,妇女体内低水平的雌激素主要是由来自肾上腺皮质及来自卵巢的睾酮和雄烯二酮经周围组织中芳香化酶转化的雌酮,转化的部位主要在肌肉和脂肪。肝、肾、脑等组织也可促进转化。此期血中雌酮水平高于雌二醇。

(二)黄体酮

在绝经过渡期,卵巢仍有排卵功能,故仍有黄体酮分泌,但因黄体功能不全,黄体酮量减少。绝经后卵巢不再排卵、分泌黄体酮,极少量黄体酮可能来自肾上腺。

(三)雄激素

卵巢产生的雄激素是睾酮和雄烯二酮。绝经前,血液中 50% 的雄烯二酮和 25% 的睾酮来自卵巢;绝经后雄烯二酮产生量约为绝经前的一半,其中 85% 来自肾上腺,15% 来自卵巢间质细胞。绝经后,卵巢主要产生睾酮,而且产量在绝经后早期较绝经前增多,系因卵巢间质细胞受到大量的促性腺激素刺激所致。

由于绝经后雌激素的显著降低,使循环中雄激素与雌激素的比例显著上升;性激素结合蛋白降低,使游离雄激素增高,因而绝经后有些女性出现轻度多毛。

(四)促性腺激素

绝经过渡期仍有排卵的妇女,其 FSH 在多数周期中升高,而 LH 还在正常范围,但 FSH/LH 仍<1。绝经后,FSH、LH 明显升高,FSH 升高更为显著,FSH/LH>1。自然绝经 1 年内,FSH 能上升 13 倍,而 LH 仅上升 3 倍,绝经 2～3 年内,FSH/LH 达最高水平,以后随年龄增长渐下降,但仍在较高水平。

(五)促性腺激素释放激素(GnRH)

围绝经期 GnRH 的分泌增加,并与 LH 相平行。

(六)抑制素

绝经后妇女血抑制素浓度下降,较雌二醇下降早且明显,可能成为反映卵巢功能衰退更敏感的标志。抑制素有反馈抑制垂体合成分泌 FSH 作用,并抑制 GnRH 对自身受体的升调节,因而抑制素浓度与 FSH 水平呈负相关。绝经后卵泡抑制素极低,而 FSH 升高。

二、临床表现

大多数绝经妇女出现雌激素缺乏相关症状是自然和普遍的。绝经早期主要是血管舒缩症

状、精神神经系统症状和一些躯体症状,绝经多年后逐渐出现泌尿生殖道萎缩性变化、代谢改变和心血管疾病、骨质疏松及认知功能下降等退行性变化或疾病。

(一)月经改变

月经周期改变是围绝经期出现最早的临床症状,大致分为3种类型。

(1)月经周期缩短,经量减少,最后绝经。

(2)月经周期不规则,周期和经期延长,经量增多,甚至大出血或出血淋漓不断,然后逐渐减少而停止。

(3)月经突然停止,较少见。

由于无排卵,雌激素水平波动,缺乏孕激素的对抗,易发生子宫内膜增殖症甚至子宫内膜癌。

(二)血管舒缩症状

主要表现为潮热、出汗,是血管舒缩功能不稳定的表现,是绝经期综合征最突出的特征性症状之一。潮热起自前胸,涌向头颈部,然后波及全身。少数妇女仅局限在头、颈和乳房。在潮红的区域患者感到灼热,皮肤发红,紧接着暴发性出汗。持续数秒至数分钟不等,发作频率每天数次至 30～50 次。夜间或应激状态易促发。此种血管功能不稳定可历时 1 年,有时长达 5 年或更长。

(三)精神神经症状

主要包括情绪、记忆及认知功能症状。围绝经期妇女往往出现激动易怒、焦虑、多疑、情绪低落、自信心降低、不能自我控制等情绪症状。记忆力减退及注意力不集中也较常见。睡眠障碍也是常见表现。

(四)泌尿生殖道症状

主要表现为泌尿生殖道萎缩症状,外阴瘙痒、阴道干燥疼痛,性交困难,性欲低下,子宫脱垂;膀胱、直肠膨出;尿频,尿急,压力性尿失禁,反复发作的尿路感染。

(五)代谢异常和心血管疾病

一些绝经后妇女血压升高或血压波动;心悸时心率不快,心律不齐,常为期前收缩,心电图常表现为房性期前收缩,或伴随轻度供血不足表现。绝经后妇女代谢的改变导致体重增加明显、糖脂代谢异常增加、冠心病发生率及心肌梗死的死亡率增加较快,并随年龄而增加。

(六)骨质疏松

妇女从围绝经期开始,骨质吸收速度大于骨质生成,促使骨质丢失而骨质疏松。骨质疏松症大约出现在绝经后 9～13 年,约 1/4 的绝经后妇女患有骨质疏松。绝经早期的骨量快速丢失和骨关节的退行性变可导致腰背、四肢疼痛,关节痛。骨质疏松症患者可出现驼背,严重者可致骨折,最常发生在椎体,其他如桡骨远端、股骨颈等都易发生骨折。

三、诊断和鉴别诊断

绝经期综合征症状复杂,对其主要症状应给予正确的估计,并能对器质性病变及早予以鉴别诊断。

(一)诊断

1.病史

仔细询问症状、月经史,绝经年龄;婚育史;既往史,是否切除子宫或卵巢,有无心血管疾病史、肿瘤史及家族史,以往治疗所用的激素、药物。

2.体格检查

全身检查和妇科检查。对 3 个月末行妇科检查复诊者,必须做妇科检查。

3.辅助检查

(1)激素测定:选择性激素测定有助于判断卵巢功能状态,以及其他相关内分泌腺功能。如 FSH ＞40 U/L,提示卵巢功能衰竭。

(2)B 超检查:阴道不规则流血者应排除子宫、卵巢肿瘤,了解子宫内膜厚度。

(3)分段诊刮及子宫内膜病理检查:疑有子宫内膜病变者,应行分段诊刮及子宫内膜病理检查。有条件者可在宫腔镜检查下进行。

(4)骨密度测定:确诊有无骨质疏松。

(二)鉴别诊断

妇女在围绝经期容易发生高血压、冠心病、肿瘤等,因此必须除外心血管疾病、泌尿生殖器官的器质性病变,也要与神经衰弱、甲亢等鉴别。

四、预防

目前尚未能预防或延迟自然绝经的来临。但围绝经期妇女可以加强自我保健,积极参加体力劳动,参加体育锻炼,积极防治绝经综合征的发生。

有关绝经前妇女切除子宫时,是否切除卵巢的临床问题,多数学者认为应尽可能避免过早切除卵巢,保留卵巢有其恶变和盆腔疼痛等风险,但其可能性极小,而保留卵巢的优点超过其危险性。

五、治疗

较多围绝经期妇女可出现症候群,但由于精神状态、生活环境各不相同,其轻重差异很大。有些妇女不需任何治疗;有些只需一般性治疗,就能使症状消失;有的妇女则需要激素替代治疗才能控制症状。

(一)一般处理和对症治疗

围绝经期妇女应了解围绝经期是自然的生理过程,应以积极的心态适应这一变化。心理治疗是围绝经期治疗的重要组成部分,可辅助使用自主神经功能调节药物,如谷维素 20 mg 口服,每天 3 次;如有睡眠障碍,影响生活质量,可夜晚服用艾司唑仑 2.5 mg。为预防骨质疏松,应鼓励妇女坚持体育锻炼,增加日晒时间,摄入足量蛋白质和含钙食物。潮热治疗可用选择性 5-羟色胺再吸收抑制剂,如文拉法辛、帕罗西汀及加巴喷丁。

(二)激素治疗

1.适应证

(1)绝经相关症状:潮热、盗汗、睡眠障碍、疲倦、情绪不振、易激动、烦躁和轻度抑郁。

(2)泌尿生殖道萎缩相关的问题:阴道干涩、疼痛、排尿困难、反复性阴道炎、性交后膀胱炎、夜尿、尿频和尿急。

(3)有骨质疏松症的危险因素(含低骨量)及绝经后骨质疏松症。缺乏雌激素的较年轻妇女和/或有绝经症状的妇女应该首选激素治疗。

2.治疗时机

在卵巢功能开始减退并出现相关症状后即可应用。

3.禁忌证

激素治疗的禁忌证:①已知或可疑妊娠、原因不明的阴道出血。②已知或可疑患有乳腺癌、与性激素相关的恶性肿瘤或脑膜瘤(禁用孕激素)等。③最近6个月内患有活动性静脉或动脉血栓栓塞性疾病、严重肝肾功能障碍、血卟啉症、耳硬化症、系统性红斑狼疮。

4.慎用者

子宫肌瘤、子宫内膜异位症、子宫内膜增生史、高催乳素血症、尚未控制的糖尿病及严重的高血压、血栓形成倾向、胆囊疾病、癫痫、偏头痛、哮喘、乳腺良性疾病、乳腺癌家族史者慎用。

5.激素治疗流程

(1)治疗前的评估:根据病史、妇科检查及相关辅助检查(根据需要选择,应注意乳腺和子宫内膜的检查),评估是否有应用激素治疗的适应证、禁忌证或慎用。

(2)权衡利弊:根据年龄、卵巢功能衰退情况(绝经过渡期、绝经早期或绝经晚期)和激素治疗前的评估结果进行综合评价,以确定应用激素治疗的必要性。若难以辨明临床症状与绝经的关系,但无禁忌证者,可给予短期的诊断性激素治疗。应告知患者激素治疗的利弊,使其知情后做出选择。

(3)个体化治疗:应根据患者年龄、子宫及卵巢功能情况(绝经过渡期、绝经早期或绝经晚期),以及是否有其他危险因素等,制定个体化的激素治疗方案。

(4)应用激素治疗过程中的监测及注意事项:激素治疗过程中,须注意判断激素治疗是否有效、有无不良反应、个体危险/受益比是否发生改变、评价是否需要继续激素治疗或调整方案。监测的指标和频度应根据患者的具体情况确定。

6.激素治疗方案、用药方法及用药途径

应用激素治疗时,应在综合评估治疗目的和风险的前提下,采用最低有效剂量。没有必要限制激素治疗的期限,但在应用激素治疗期间应至少于每年进行1次个体化危险/受益评估,应根据评估情况决定疗程的长短,并决定是否继续或长期应用。为预防血栓形成,因疾病或手术需要长期卧床者酌情停用。

(1)激素治疗的方案:可采用单纯雌激素、单纯孕激素及雌、孕激素联合应用的治疗方案。①单纯雌激素:适用于已切除子宫,不需要保护子宫内膜的妇女。目前,尚无足够证据表明,植物雌激素可以作为激素治疗的替代物。②单纯孕激素:周期使用,用于绝经过渡期,调整卵巢功能衰退过程中出现的月经问题。③雌、孕激素联合应用:适用于子宫完整的妇女。联合应用孕激素的目的在于对抗雌激素所致的子宫内膜过度生长,此外,对增进骨健康可能有协同作用。

(2)用药方法及用药途径。①需要保护子宫内膜患者:多采用雌、孕激素联合应用。雌、孕激素联合应用又分序贯和连续联合用药两种。a.序贯用药是模拟生理周期,在使用雌激素的基础上,每月加用孕激素10~14天,继后停药2~7天,期间有预期计划性出血。适用于年龄较轻,绝经早期或愿意有月经样定期出血的妇女。用法:序贯用药。a.结合雌激素(倍美力)0.3~0.625 mg/d或戊酸雌二醇(补佳乐)1~2 mg/d,连用21~28天,用药第10~14天加用醋酸甲羟孕酮(其他名称:安宫黄体酮)4~6 mg/d,共10~14天,停药2~7天后再开始新一周期。b.戊酸雌二醇片/雌二醇环丙孕酮片(其他名称:克龄蒙)为雌、孕激素复方制剂,该药是由11片2 mg的戊酸雌二醇(白色)和10片2 mg的戊酸雌二醇加1 mg醋酸环丙孕酮组成(浅橙色),每天1片,连用21天。b.连续联合用药是每天联合应用雌激素和孕激素,不停用。连续用药方案可避免周期性出血,适用于年龄较长或不愿意有月经样出血的绝经后妇女。但实施早期可能有难以预料的非计划性出血,通常发生在用药的 6 个月以内。用法:a.结合雌激素 0.3～0.625 mg/d 或戊酸雌二醇 0.5～1.5 mg/d,加用醋酸甲羟孕酮 1～3 mg/d,连用。b.替勃龙(具有雌、孕、雄激素 3 种活性):1.25 mg/d,连用。②子宫缺失患者:单纯雌激素治疗适用于子宫切除术后或先天性无子宫的卵巢功能低下女性。用法:a.口服单纯雌激素治疗可用结合雌激素(其他名称:倍美力)0.3～0.625 mg/d 或戊酸雌二醇(其他名称:补佳乐)0.5～2 mg/d,连用 21 天。b.经皮途径雌二醇(松奇贴)适用于尚未控制的糖尿病及严重的高血压、有血栓形成倾向、胆囊疾病、癫痫、偏头痛、哮喘、高催乳素血症者可采用。③以泌尿生殖道症系统状为主诉者可采用经阴道途径雌激素有结合雌激素(倍美力霜、葆丽软膏)、雌三醇(欧维婷霜)、普罗雌烯(更宝芬胶囊)。

7.不良反应及危险性

(1)子宫出血:用药期间的异常出血,多为突破性出血,应了解有无服药错误,B超检查内膜,必要时作诊刮排除子宫内膜病变。

(2)性激素不良反应:雌激素剂量过大时可引起乳房胀、白带多、头痛、水肿、色素沉着等,酌情减量可减少其不良反应。

(3)孕激素的不良反应:包括抑郁、易怒、乳房痛和浮肿,极少数患者甚至不耐受孕激素。改变孕激素种类可能减少其不良反应。少数妇女接受 HRT 后,可因为水、钠潴留造成短期内体重增加明显。

(4)子宫内膜癌:长期单独应用雌激素使子宫内膜癌和子宫内膜增生的危险增加 6～12 倍。雌激素替代治疗时,有子宫的妇女,必须加用孕激素,可以阻止子宫内膜单纯型和复杂型增生,内膜癌的相对危险性降至 0.2～0.4。

(5)乳腺癌:美国国立卫生研究院的"妇女健康倡议研究(WHI)"大型随机对照试验结果显示:有子宫的妇女随机给予雌孕激素联合治疗,平均随访 5.2 年,浸润性乳腺癌相对风险增加,对无子宫妇女给单一结合雌激素治疗平均 6 年浸润性乳癌的发病风险不增加。

(三)防治骨质疏松症的其他药物

除了 HRT,防治骨质疏松可选用以下药物。

1.钙剂

只有轻微的骨吸收抑制作用,通常作为各种药物治疗的辅助或基础用药。绝经后应用雌激素者妇女的适当钙摄入量为 1 000 mg/d,不用雌激素者为 1 500 mg/d,65 岁以后应为 1 500 mg/d。补钙方法首先是饮食补充,不能补足的部分以钙剂补充,临床应用的钙剂有碳酸钙、磷酸钙、氯酸钙、枸橼酸钙等制剂。

2.维生素 D

适用于围绝经期妇女缺少户外活动者,每天口服 400～500 U,与钙剂合用有利于钙的完全吸收。

3.降钙素

降钙素是作用很强的骨吸收抑制剂,用于骨质疏松症。有效制剂为鲑降钙素。用法,100 U 肌内或皮下注射,每天或隔天1次,2 周后改为 50 U,皮下注射,每月 2～3 次。

4.双磷酸盐类

可抑制破骨细胞,有较强的抗骨吸收作用,用于骨质疏松症。常用氨基双磷酸盐,预防剂量 5 mg/d,治疗剂量 10 mg/d;利塞膦酸钠,5 mg/d,必须空腹用白水送服,服药后保持直立和禁食至少 30 分钟。

(四)甲状旁腺素

特立帕肽每天皮下注射 20 μg。

(五)雷诺昔芬

雷诺昔芬是选择性雌激素受体调节剂,用法为 60 mg/d。

(张 敏)

第八节 多囊卵巢综合征

多囊卵巢综合征(PCOS)是一种以高雄激素血症、排卵障碍及多囊卵巢为特征的病变。1935 年 Stein 和 Leventhal 首次报道,故又称 Stein-Leventhal 综合征。至今,多囊卵巢综合征的定义和诊断标准尚未被广泛接受。因此,其发生率亦不相同。一般认为,多囊卵巢综合征在青春期及育龄期妇女中发生率均较高,为 5%~10%,无排卵性不孕妇女中约为 75%,多毛妇女可高达 85% 以上。

一、发病相关因素

病因至今尚不十分清楚,其发病相关因素仍以胰岛素抵抗为主。其他的相关因素有遗传学因素和非遗传学因素。

(一)胰岛素抵抗和高胰岛素血症

胰岛素促进器官、组织和细胞吸收、利用葡萄糖的效能下降时称胰岛素抵抗。为维持正常的血糖水平,机体代偿性分泌更多的胰岛素,形成高胰岛素血症。高水平的胰岛素可促进肾上腺和卵巢产生雄激素,另可使性激素结合球蛋白量下降,从而增加循环血中的有生物活性的雄激素,导致高雄激素血症。

(二)遗传因素

部分 PCOS 患者存在明显的家族聚集性,主要以常染色体显性遗传方式遗传。研究提示 PCOS 的候选基因位于 19p13.3,而位于 15q24.1 的 CYP11A1 基因可能与 PCOS 患者的高雄激素血症相关。此外 LH-β 基因突变也可能与 PCOS 有关。但临床上患 PCOS 的单卵双胎的同胞不一定患病,故 PCOS 的发病可能与遗传因素和必要的环境因素共同作用有关。

二、病理生理

PCOS 的发病机制非常复杂,有关研究仍在发展过程中。目前已认识到 PCOS 是涉及内分泌、代谢和遗传等许多因素的内分泌与代谢紊乱的疾病。PCOS 是高度异质性的临床症候群,不同患者的病理生理特征差异较大,包括高雄激素血症、胰岛素抵抗和高胰岛素血症、高 LH 水平伴有正常或低水平的 FSH、无周期性波动的雌激素水平且雌酮(E_1)＞雌二醇(E_2)等。

(一)胰岛素抵抗

胰岛素抵抗是指外周组织对胰岛素敏感性降低,使胰岛素的生物效能低于正常。胰岛素通过细胞内的信号传导途径发挥对卵巢的作用,包括调节葡萄糖代谢的促代谢途径和引起卵巢细胞分裂增殖作用的促分裂途径。胰岛素和胰岛素样生长因子通过共享细胞内蛋白激酶或信号蛋白机制,实现作用的相互交叉。40%~60% PCOS 患者(特别是肥胖者)存在胰岛素抵抗,其原因包括胰岛素受体丝氨酸残基的过度磷酸化从而减弱了信号传导,或胰岛素受体基因突变、受体底物-I(IRS-I)或受体后葡萄糖转运的缺陷。胰岛素抵抗因促代谢作用途径受损,机体代偿性升高胰岛素水平形成高胰岛素血症,细胞内胰岛素/类胰岛素样生长因子的促分裂途径的作用因而放大,导致卵泡膜细胞和间质细胞的过度增殖,生成更多的雄激素,加重高雄激素血症。高胰岛素血症又通过抑制肝脏的性激素结合球蛋白合成,使体内游离性激素增加,促进其生物学作用。而雄激素在外周组织转化为 E_1,更增加垂体 LH 的分泌,过多的 LH 和胰岛素共同刺激卵巢的卵泡膜细胞和间质细胞。促分裂作用的加强使卵泡的募集增加,而 FSH 的相对不足,卵泡发育停滞,卵泡的选择障碍,导致无排卵和多囊卵巢形成。

(二)下丘脑-垂体-卵巢轴调节功能紊乱

PCOS 患者的雄激素过多,其中的雄烯二酮在外周脂肪组织转化为 E_1,又由于卵巢内多个小卵泡而无主导卵泡形成,持续分泌较低水平的 E_2,因而 $E_1 > E_2$。外周循环这种失调的雌激素水平使下丘脑 GnRH 脉冲分泌亢进,主要使垂体分泌过量 LH,雌激素对 FSH 的负反馈使 FSH 相对不足,升高的 LH 刺激卵巢卵泡膜细胞和间质细胞产生过量的雄激素,进一步升高雄激素的水平,从而形成"恶性循环"。FSH 的相对不足及异常的激素微环境,使卵泡发育到一定程度即停滞,导致多囊卵巢形成,并出现 PCOS 患者特征性的生殖内分泌改变。高雄激素则导致多毛、痤疮等临床表现。

三、临床表现

PCOS 常发病于青春期,生育期,以无排卵、不孕和肥胖、多毛等典型临床表现为主;中老年则出现因长期的代谢障碍导致的高血压、糖尿病、心血管疾病等。因此,未得到恰当处理的 PCOS 可影响患者的一生。

(一)月经失调

患者的初潮年龄多为正常,但常在初潮后即出现月经失调,主要表现为月经稀发、经量少或闭经。临床上可见从月经稀发(周期逐渐延长)至闭经的发展过程。少数患者表现为月经过多或不规则出血。

(二)不孕

PCOS 患者由于持续的无排卵状态,导致不孕。异常的激素环境可影响卵子的质量、子宫内膜的容受性、甚至胚胎的早期发育,即使妊娠也易发生流产。

(三)男性化表现

在高雄激素的影响下,PCOS 女性呈现不同程度的多毛,发生率为 17%~18%。多毛以性毛(阴毛和腋毛)浓密为主,尤其是阴毛,分布呈男性型,甚至下延及肛周,上及腹股沟或腹中线。毛发也可分布于面部口周、乳周、下颌、大腿根部等处。多毛的程度与血雄激素升高并不平行,白种患者更为常见。过多的雄激素转化为活性更强的双氢睾酮后,刺激皮脂腺分泌过盛,可出现痤疮。痤疮多分布在额部、颧部及胸背部,伴有皮肤粗糙、毛孔粗大,具有症状重、持续时间长、顽固难愈、治疗反应差的特点。另外,还可有阴蒂肥大、乳腺萎缩等。极少数病例有男性化征象如声音低沉、喉结突出。

(四)肥胖

PCOS 患者中 40%~60% 的体重指数(BMI)≥25。可能是由于雄激素过多或长期的雌激素刺激,或其他内分泌、代谢紊乱和遗传特征,引起脂肪的堆积,不但腹壁,而且腹腔内脏器官间也出现脂肪堆积。后者的危害更大,更易导致代谢异常、心血管疾病等远期合并症。肥胖的发生与 PCOS 的发生发展存在相互促进的作用,肥胖患者的胰岛素抵抗及高胰岛素血症促进 PCOS 的发展。

(五)黑棘皮症

PCOS 患者可出现局部皮肤或大或小的天鹅绒样、片状、角化过度、呈灰棕色的病变,常分布在颈后、腋下、外阴、腹股沟等皮肤皱褶处,称黑棘皮症,与高雄激素和胰岛素抵抗及高胰岛素血症有关。

(六)卵巢增大

盆腔检查有时可触及一侧或双侧增大的卵巢。B 超检查可见一侧或双侧卵巢直径 $2 \sim 9$ mm 的卵泡≥12 个,和/或卵巢体积≥10 cm³。

(七)内分泌改变

1.雄激素水平高

血清 T、A 水平升高,少数患者 DHEA 和 DHEAS 升高,SHBG 水平降低。

2.雌激素改变

PCOS 分泌雌酮(E_1)明显增多,雌二醇(E_2)相当于早、中卵泡期水平。E_1 除了与 E_2 之间的相互转化外,大部分来自 A 在外周组织局部芳香化酶作用下的转化,无周期性变化,这些患者体内总体雌激素处于较高水平。

3.促性腺激素变化

LH 水平升高较恒定地维持在正常妇女月经周期中卵泡期上下水平,而 FSH 则相当于早卵泡期水平,因此 LH/FSH 比值多升高。

4.胰岛素抵抗及高胰岛素血症

50%～60%PCOS 患者呈现高胰岛素分泌和 IR,有发展为糖耐量受损和 2 型糖尿病的危险。

5.血清催乳素(PRL)水平升高

10%～15%PCOS 患者表现为轻度的高催乳素血症,其可能为雌激素持续刺激所致。明显的高催乳素血症或催乳素瘤是 PCOS 的鉴别诊断之一。

(八)远期合并症

1.肿瘤

持续的、无周期性的、相对偏高的雌激素水平和升高的雌酮与雌酮/雌二醇比值对子宫内膜的刺激,又无孕激素拮抗,可增加子宫内膜癌和乳腺癌发病率。

2.心血管疾病

血脂代谢紊乱易引起动脉粥样硬化,从而导致冠心病、高血压等。

3.糖尿病

胰岛素抵抗和高胰岛素血症、肥胖,易发展为隐性糖尿病或糖尿病。

四、诊断

不同专家组认可的诊断标准不一:美国 NIH 1990 年的诊断标准为高雄激素血症和月经稀发或闭经;2003 年欧洲人类生殖和胚胎与美国生殖医学学会的(ESHRE/ASRM)鹿特丹专家会

议诊断标准为月经稀发或闭经、高雄激素血症及超声检查诊断多囊卵巢3项指标中任何2项;而 Androgen Excess Society 2006 年指南为高雄激素血症加上月经稀发或闭经和超声检查诊断多囊卵巢2项指标中任何1项。但一致认为,诊断时首先需除外高雄激素血症的其他原因。

(一)推荐的诊断标准

目前,中华医学会妇产科分会推荐采用2003年欧洲人类生殖和胚胎与美国生殖医学学会的(ES HRE/ASRM)鹿特丹专家会议推荐的标准。

1.稀发排卵或无排卵

临床表现为闭经、月经稀发、初潮2～3年不能建立规律月经,以及基础体温呈现单相。有时,月经规律者却并非有排卵性月经。

2.高雄激素的临床表现和/或高雄激素血症

临床表现有痤疮、多毛。高雄激素血症者血清总睾酮、游离睾酮指数或游离睾酮高于检测单位实验室参考正常值。

3.卵巢多囊性改变

B超检查可见一侧或双侧卵巢直径2～9 mm的卵泡≥12个,和/或卵巢体积≥10 cm³。

符合上述3项中任何2项者,即可诊断 PCOS。

(二)辅助检查

2009 年美国妇产科医师协会(ACOG)建议,若疑及 PCOS 时,可采用以下辅助检查,以便正确诊断、恰当治疗。

1.体格检查

测定血压、确定 BMI、腰围,了解有无高血压和肥胖,确定肥胖类型。

2.实验室测定

了解是否存在生化高雄激素血症、代谢综合征及下丘脑性闭经。

(1)总睾酮、生物活性睾酮或游离睾酮、性激素结合蛋白测定:PCOS 患者血清睾酮、双氢睾酮、雄烯二酮水平升高,性激素结合蛋白(SHBG)水平下降,部分患者表现为血清总睾酮水平不高、但血清游离睾酮升高。由肾上腺产生的脱氢表雄酮或硫酸脱氢表雄酮正常或轻度升高。

(2)TSH、PRL,17-羟孕酮测定:以排除甲状腺功能异常和高催乳素血症引起的高雄激素血症。尿 17-酮皮质类固醇升高时提示肾上腺功能亢进。

(3)2 小时口服葡萄糖耐量试验:空腹血糖值:正常为<110 mg/dL;损害为 110～150 mg/dL;2 型糖尿病则>126 mg/dL。口服 75 mg 葡萄糖后 2 小时血糖值:正常糖耐量为<140 mg/dL;糖耐量损害为 140～199 mg/dL;2 型糖尿病则>200 mg/dL。

(4)空腹血脂、脂蛋白测定:正常者:高密度脂蛋白>50 mg,甘油三酯<150 mg。

根据患者情况,可选择以下测定。

(1)促性腺激素测定:PCOS 患者 FSH 正常或偏低,约 60% 的患者 LH 升高,LH/FSH≥2。如 LH/FSH≥3 以上,更有助于诊断。约 95% 患者的 LH/FSH 升高。GnRH 刺激后,LH 反应亢进,FSH 反应偏低。

(2)空腹胰岛素水平:年轻 PCOS 患者,接受促排卵治疗 PCOS 患者,以及具有胰岛素抵抗或高雄激素血症临床特征者应测定空腹胰岛素水平。

(3)24 小时尿游离皮质醇测定或低剂量地塞米松抑制试验:适用于晚发型 PCOS 患者或库欣综合征患者。

3.B超检查

卵巢多囊性改变为一侧或双侧卵巢中见≥12 个 2～9 mm 直径卵泡,卵巢＞10 cm³。一侧卵巢见上述改变也可诊断。阴道超声检查较为准确,无性生活史的患者应经直肠超声检查。宜选择在卵泡早期(月经规律者)或无优势卵泡状态下做超声检查。卵巢体积计算(cm³):0.5×长(cm)×宽(cm)×厚(cm);卵泡数目测量应包括横面与纵面扫描;若卵泡直径＜10 mm,则可取卵泡横径与纵径的平均数。

五、鉴别诊断

首先需与 PCOS 鉴别的主要疾病为引起高雄激素的疾病,如先天性肾上腺皮质增生、库欣综合征、雄激素分泌性肿瘤、高催乳素血症和甲状腺功能异常、外源性雄激素应用等。

(一)产生雄激素的卵巢肿瘤

如门细胞瘤、支持-间质细胞瘤,可产生大量雄激素,可出现男性化表现如喉结大、阴蒂增大、血雄激素水平较高,可行B超、CT 检查协助诊断。

(二)先天性肾上腺皮质增生(CAH)

一种常染色体隐性遗传病,分为早发型和迟发型,是由于皮质醇生物合成过程中有酶的缺陷,其中以 21-羟化酶缺陷最常见,可引起 17α-羟孕酮和雄激素水平增高,对 ACTH 兴奋试验反应亢进。

(三)库欣综合征

库欣综合征是由各种原因导致肾上腺皮质功能亢进,促使皮质醇及其中间产物雄激素的过量分泌所致。本病少见,典型表现有满月脸,水牛背,向心性肥胖,另外皮肤紫纹,多毛,痤疮,高血压,以及骨质疏松,糖耐量异常,皮肤色素沉着等。实验室检查发现血浆皮质醇正常的昼夜节律消失,尿游离皮质醇增高,过夜小剂量地塞米松抑制实验是筛选本病的简单方法。

(四)甲状腺功能异常

甲状腺功能异常可引起下丘脑-垂体-卵巢轴异常,从而引起持续不排卵。临床上可有月经失调或闭经,可检测血清 TSH 鉴别之。

六、治疗

PCOS 的治疗主要为调整月经周期,治疗高雄激素与胰岛素抵抗,以及有生育要求者的促排卵治疗。其次,无论有生育要求与否,均应进行生活方式调整,控制饮食、锻炼,以及戒烟、戒酒。

(一)调整月经周期

可采用口服避孕药和孕激素后半周期疗法,有助于调整月经周期、纠正高雄激素血症,改善高雄激素的临床表现。其周期性撤退性出血可改善子宫内膜状态,预防子宫内膜癌的发生。

1.口服避孕药作用及注意点

此法开始即用孕激素以限制雌激素的促内膜生长作用,使撤药性出血逐步减少,其中雌激素可预防治疗过程中孕激素的突破性出血。口服避孕药可很好地控制周期,尤其适用于有避孕需求的生育期患者。应注意口服避孕药潜在风险,不宜用于有血栓性疾病、心脑血管疾病高危因素及 40 岁以上吸烟的女性。PCOS 患者常有糖、脂代谢紊乱,用药期间应监测血糖、血脂变化。青春期女孩应用口服避孕药前,应做好充分的知情同意。

2.孕激素后半周期疗法

适用于无严重高雄症状和代谢紊乱的患者。于月经周期后半期（月经第 16～25 天）口服地屈孕酮片 10 mg/d，每天 2 次，共 10 天，或微粒化黄体酮 200～300 mg/d，5～7 天，或醋酸甲羟孕酮 10 mg/d，连用 10 天，或肌内注射黄体酮 20 mg/d，共 5 天。孕激素可能通过减慢 GnRH-LH 脉冲分泌频率，在一定程度上降低雄激素水平。

（二）多毛、痤疮及高雄激素治疗

可采用短效口服避孕药，首选复方醋酸环丙孕酮（达英-35）。

达英-35 作用机制、用法及注意事项：该药含有醋酸环丙孕酮（CPA）2 mg 和炔雌醇（EE）35 μg。炔雌醇可以升高 SHBG，以降低游离睾酮水平；醋酸环丙孕酮可抑制 P450c17/17-20 裂解酶活性，减少雄激素合成，并在靶器官与雄激素竞争结合受体，阻断雄激素的外周作用；通过抑制下丘脑-垂体 LH 分泌而抑制卵泡膜细胞高雄激素生成。痤疮治疗需用药 3 个月，多毛治疗需用药 6 个月，但停药后高雄激素症状将恢复。注意事项同口服避孕药。

（三）胰岛素抵抗的治疗

适用于肥胖或有胰岛素抵抗的患者，可采用二甲双胍治疗。

二甲双胍作用机制、用法及注意事项：二甲双胍可增强周围组织对葡萄糖的摄入、抑制肝糖产生并在受体后水平增强胰岛素敏感性、减少餐后胰岛素分泌，改善胰岛素抵抗，可预防代谢综合征的发生。用法：500 mg，每天 2 次或 3 次，3～6 个月复诊，了解月经和排卵恢复情况，有无不良反应，复查血胰岛素。若无月经，须加用孕激素调整月经。二甲双胍最常见的是胃肠道反应，餐中用药可减轻反应。初起可每次 250 mg，每天 2～3 次，2～3 周后可根据病情调整用量。严重的不良反应是可能发生肾功能损害和乳酸性酸中毒。须定期复查肾功能。

（四）促排卵治疗

适用于有生育要求患者。首选氯米芬治疗。若无效，可采用促性腺激素治疗，腹腔镜下卵巢打孔术，以及体外受精-胚胎移植。

1.氯米芬作用机制、用法及注意事项

氯米芬有弱的抗雌激素作用，可与下丘脑和垂体的内源性雌激素受体相竞争，解除对垂体分泌促性腺激素的抑制，促进 FSH 和 LH 的分泌，从而诱发排卵。氯米芬也能影响宫颈黏液，使精子不易生存与穿透；影响输卵管蠕动及子宫内膜发育，不利于胚胎着床。应用氯米芬时，也可于近排卵期适量加用戊酸雌二醇等天然雌激素，以减少其抗雌激素作用对子宫内膜及宫颈黏液的不良影响。用法：自然或人工诱发月经周期的第 5 天起，50～150 mg/d（可根据患者体重及以往治疗反应决定），共 5 天。如能应用 B 超监测卵泡发育，则更能确定是否排卵及卵泡发育情况。卵泡直径达 18～20 mm 时，可肌内注射 HCG 5 000～10 000 IU，以诱发排卵。治疗后排卵率为 60%～80%，妊娠率为 30%～40%。20%～25% 的患者治疗无效。

2.促性腺激素：尿促性素（HMG）

每支含 FSH、LH 各 75 IU，常规用法：自然月经来潮或黄体酮撤退出血第 5 天，每天肌内注射 HMG 1 支，根据 B 超监测卵泡发育情况增减用量，优势卵泡直径达 18 mm 时，肌内注射 HCG 5 000～10 000 IU，以诱发排卵。若有 3 个卵泡同时发育，应停用 HCG，以避免卵巢过度刺激综合征发生。HMG 也可和氯米芬联合应用，以促卵泡发育。尿促性素排卵率 70%～90%，单卵泡发育率 50%～70%，周期妊娠率 10%～20%，OHSS 发生率 0～5%。

3.腹腔镜下卵巢打孔术

主要适用于 BMI≤34,LH＞10 mIU/mL,游离睾酮高者,以及氯米芬和常规促排卵治疗无效的患者。现多采用激光或单极电凝将卵泡气化和电凝。许多妊娠发生在腹腔镜术后 1～6 个月。作用机制:破坏产生雄激素的卵巢间质,间接调节垂体-卵巢轴,血清 LH 及睾酮水平下降,增加妊娠机会,并可能降低流产的危险。其主要合并症为盆腔粘连,偶有卵巢萎缩。

(五)体外受精-胚胎移植

难治性 PCOS 患者(应用促排卵治疗 6 个周期无排卵者或有排卵,但未妊娠者)可采用体外受精、胚胎移植方法助孕。

(张　娟)

第九节　卵巢过度刺激综合征

卵巢过度刺激综合征(ovarian hyperstimulation syndrome,OHSS)是一种以促排卵为目的而进行卵巢刺激时,特别在体外受精(IVF)辅助生育技术中,所发生的医源性疾病,是辅助生殖技术最常见且最具潜在危险的并发症,严重时可危及生命,偶有死亡病例报道。

OHSS 为自限性疾病,多发生于超促排卵周期中的黄体期与早妊娠期,发病与 HCG 的应用密不可分。按发病时间分为早发型与晚发型两种;早发型多发生于 HCG 应用后的 3～9 天,其病情严重程度与卵泡数目、E_2 水平有关。如无妊娠,10 天后缓解,如妊娠则病情加重。晚发型多发生于 HCG 应用后 10～17 天,与妊娠尤其是多胎妊娠有关。

一、流行病学

大多数 OHSS 病例的发生与应用促性腺激素进行卵巢刺激有关,尤其发生在体外受精助孕技术应用促性腺激素进行卵巢刺激后;也有病例在应用克罗米酚后被观察到;非常个别的病例报道发生在未行卵巢刺激而自然受孕的早孕期,称为自发性 OHSS。

(一)OHSS 的高危因素

OHSS 的高危因素包括原发性高危因素和继发性高因素。

1.原发性高危因素

(1)年龄＜35 岁。

(2)身体瘦弱。

(3)PCOS 患者或 B 超下卵巢表现为"项链"征的患者。

(4)既往有 OHSS 病史。

2.继发性高危因素

(1)血 E_2＞3 000 pg/mL。

(2)取卵日卵泡数＞20 个。

(3)应用 HCG 诱导排卵与黄体支持。

(4)妊娠。

(二)发病率

OHSS 发病率的不同依赖于患者因素、监测方法与治疗措施。轻度 20%～33%;中度 3%～6%;重度 0.1%～2%。轻度病例的发生在用促性腺激素进行控制性卵巢刺激的 IVF 中将近30%或更多,但由于症状与体征的温和往往不被认识。通常 IVF 中少于 5%的患者将可能发展为中度症状,1%患者将发展为重度症状。妊娠患者的发病率是非妊娠患者的 4 倍。

二、病理生理学

OHSS 是在促排卵后卵泡过度反应的结果,但发生在黄体期 LH 峰后或外源性 HCG 应用后。其严重性与持续时间因为应用外源性 HCG 进行黄体支持及内源性 HCG 水平的升高而加重与延长。其病理生理机制于 1983 年由 Haning 等首次提出,现已认为促排卵后卵巢内生成一种或几种由黄体颗粒细胞分泌的血管活性因子,其释放入血,可以引起血管通透性升高、液体渗出,导致第三腔隙液体积聚,从而形成胸腔积液、腹水,继而导致血液浓缩与血容量减少,甚至血栓形成(图 8-1)。

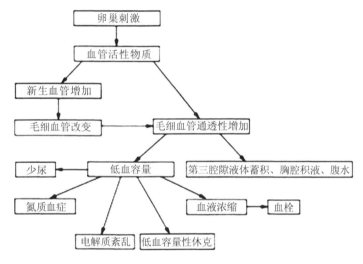

图 8-1 OHSS 的病生理改变

可能参与 OHSS 病理生理的因子目前研究认为有肾素-血管紧张素系统(RAS)中的活性肾素与血管紧张素Ⅱ、血管内皮生长因子(VEGF)、其他细胞因子家族与内皮素等。这些因子较多文献报道参与了卵泡与黄体生成的正常生理过程。促排卵后过多卵泡被刺激生长,HCG 应用后形成的黄体使这些血管活性因子生成量增加,它们直接或间接进入血循环甚至腹腔,引起广泛的血管内皮通透性增加从而形成胸腔积液与腹水,偶有严重者发生心包积液、全身水肿。胸腔、腹腔穿刺后这些物质的减少有助于毛细血管通透性的降低,临床上可改善病情。

文献报道表明血管紧张素Ⅱ在 OHSS 患者的血清、卵泡液中含量比促排卵未发生 OHSS 者显著升高,并且随着病情好转明显降低;免疫组化显示排卵前卵泡的颗粒细胞与黄体细胞内均存在血管紧张素Ⅱ与其两型受体 AT_1、AT_2;动物实验中应用 ACEI 阻断血管紧张素Ⅱ生成,降低了 OHSS 的发生率。因此我们的研究提示卵巢内 RAS 以自分泌的形式引起或参与了 OHSS 的发病。

与 OHSS 发生的相关因子还包括 VEGF。过多的 VEGF 引起的血管过度新生导致血管通透性增加。颗粒细胞生成的 VEGF 可被 HCG 升调节,血与腹水中非结合性 VEGF 的水平随 OHSS 的发展而升高,因此有学者认为非结合性 VEGF 的水平与 OHSS 的严重性相关。VEGF 的作用是通过 VEGFR-2 完成的,动物实验中应用 VEGFR-2 的特异抗体(SU5416)可以阻断 VEGFR-2 的细胞内磷酸化而致血管通透性降低,从而抑制 OHSS 的发展。

家族自发性 OHSS 可能是由于 FSH 受体的变异,导致其对 HCG 的过度敏感所致:因此本病多在同一患者重复发生,或同一家族中多人发病。发病与妊娠相关,其中最多一例患者 6 次妊娠均发病。与医源性 OHSS 不同,其发病时间多在妊娠 8~14 周,亦即内源性 HCG 升高之后,作用于变异的 FSH 受体,引发卵巢内窦卵泡生长发育,之后 HCG 又作用于 LH 受体,而致卵泡黄素化,启动 OHSS 的病理生理过程。

三、对母儿的影响

(一)OHSS 与妊娠

1.OHSS 对妊娠率的影响

OHSS 的发生与妊娠密切相关,妊娠是晚发型 OHSS 的发病因素之一,因此在 OHSS 人群妊娠率往往高于非 OHSS 人群。有资料显示 OHSS 患者妊娠率约 82.8%,明显高于非 OHSS 人群 32.5%,符合 OHSS 的发患者群的倾向性。但是对于早发型 OHSS 对移植后是否影响胚胎着床一直存在争议。有学者认为 OHSS 患者中过高的 E_2 水平及 P/E_2 比例的改变,尤其是后者对内膜的容受性产生影响,从而降低妊娠率;过高的细胞因子如 IL-6 也将降低妊娠率;OHSS 患者的卵子与胚胎质量较非 OHSS 患者差,从而影响妊娠率;但也有研究发现相反结论:OHSS 妊娠患者与未妊娠患者相比 E_2 水平反而略高;OHSS 患者虽高质量卵子比例低于非 OHSS 患者,但因其获卵数多,最终高质量胚胎数与非 OHSS 患者无差异。而也有学者观察到早发型 OHSS 患者移植后的妊娠率为 60.5%,较非 OHSS 人群 32.5%的妊娠率高,支持后者观点。

2.妊娠对 OHSS 的影响

有研究发现妊娠与晚发型 OHSS 密切相关,并影响了 OHSS 病程的长短;妊娠与病情轻重虽无显著性相关,但病情重者与多次腹腔穿刺患者均为妊娠患者,进一步说明了妊娠影响了 OHSS 病情的发展与转归。

(二)中重度 OHSS 对孕期流产的影响

中重度 OHSS 是否会增加妊娠流产率,文献报道较少。多数研究认为过高的 E_2 水平,血管活性因子包括肾素-血管紧张素、细胞因子、前列腺素水平改变,以及 OHSS 病程中的血流动力学变化、血液浓缩、低氧血症、肝肾功能异常等,都将增加早期妊娠流产率。有学者对同期 OHSS 与非 OHSS 患者进行了对比分析,两组总体流产率(早期流产＋晚期流产)相近,分别为 16.9% 与 18.7%,与 Mathur 的结果相同。我们同时观察到妊娠丢失与患者的继发妊娠所致病情加重、病程延长有一定的相关性,但并未改变总体流产率。这一点可能与我们在发病早期就积极进行扩容治疗有关,扩容后改变了原先的血液浓缩状态,甚至降低了妊娠期的血液浓缩状态,减轻了因高凝状态、低氧血症等对妊娠的不良影响,因此中度、病程短的患者妊娠丢失率降低,而病情越重、病程越长,引起的血液改变、肝功升高等持续时间延长,相应地增加了妊娠丢失。

(三)中重度 OHSS 对远期妊娠的影响

有文献报道 OHSS 患者因血液浓缩,血栓素与肾素-血管紧张素水平升高,孕期并发症如子痫前期与妊娠期糖尿病的发生率升高;但 Wiser 的研究显示 OHSS 患者中子痫前期与妊娠期糖尿病的发病率与对照组无差异。也有研究发现妊娠期并发症包括 PIH、GDM 与前置胎盘的发病率略高于对照组,但无统计学差异,支持后者观点;且与对照组相比正常分娩比例、出生缺陷率相同;早产与低体重儿比例略高于对照组,但无统计学差异,这点可能与 OHSS 组双胎率略高有关;发病早晚、病情轻重、病程长短也均未影响早产率与低体重儿比例,而双胎与早产、双胎与低体重儿均显著性相关,此结果与常规妊娠结局相同。因此我们认为 OHSS 的发生并未影响远期的妊娠发展,未增加妊娠期并发症,对妊娠的分娩结局(包括早产率与低体重儿率)也未产生不良影响。

四、临床表现

(一)胃肠道症状

轻度患者可有恶心、呕吐、腹泻,因卵巢增大与腹水增多腹胀逐渐加重。

(二)腹水

腹胀加重,腹部膨隆,难以平卧;腹壁紧绷即称为张力性腹水,有腹痛感;膈肌被压迫上抬可出现呼吸困难。

(三)胸腔积液

多数单独发生,30%患者合并有腹水;胸腔积液可单侧或双侧发生;表现为咳嗽,胸腔积液加重致肺组织萎缩出现呼吸困难。

(四)呼吸系统症状

胸腔积液与大量腹水可致胸闷、憋气、呼吸困难;发生肺栓塞或成人呼吸窘迫综合征(ARDS)时出现呼吸困难,并有低氧血症。

(五)外阴水肿

张力性腹水致腹部压力增大,特别是久坐或久立后,压迫下腔血管使其回流受阻,甚至引起整个大阴唇水肿。

(六)肝功异常

液体渗出可致肝水肿,约 25%患者出现肝酶升高,AST↑,ALT↑,ALP 往往处于正常值上限,肝功升高水平与 OHSS 病情轻重相关,并随病情的好转恢复正常。

(七)肾功能异常

血容量减少或因大量腹水致腹腔压力增大,导致肾灌注减少,出现少尿、低钠血症、高钾血症与酸中毒,严重时出现 BUN↑,Cr↑,也随病情好转恢复正常。

(八)电解质紊乱

液体渗出同时入量不足,出现少尿甚至无尿;另外可能出现低钠、高钾血症或酸中毒表现。

(九)低血容量性休克

液体渗出至第三腔隙,血容量减少可发生低血容量性休克。

(十)血栓

发病率在重度 OHSS 患者中约占 10%,多发生于下肢、脑、心脏与肺,出现相应部位症状,发病时间甚至出现在 OHSS 好转后的数周。血栓形成是 OHSS 没有得到及时正确的治疗而发生的极严重后果,危及患者生命,甚至可留下永久性后遗症,必须予以积极防治。

OHSS 具有自限性,如未妊娠它将在月经来潮时随着黄体溶解自然恢复。表现为腹水的进行性减少与尿量的迅速增多。如果妊娠,在排卵后的第 2 周,由于升高的内源性 HCG,症状与体征将进一步持续或加重,如果胚胎停育,OHSS 症状也可自行缓解。临床处理经常需要持续 2～4 周时间,一般在孕 6 周后逐渐改善。

五、诊断

依据促排卵史、症状与体征,结合 B 超下腹水深度与卵巢大小的测量,检测血细胞比容(HCT)、WBC、电解质、肝功能、肾功能等,以诊断 OHSS 及其分度,并确定病情严重程度。

六、临床分级

1989 年 Golan 等根据临床症状、体征、B 超及实验室检查将其分为轻、中、重三度及五个级别(表 8-3)。

Navot 等于 1992 年又将重度 OHSS 分为严重与危重 2 组,其依据更为重视实验室检查(表 8-4)。

表 8-3　OHSS 的 Golan 分级

	轻	中	重
I	仅有腹胀及不适		
II	I＋恶心、呕吐,腹泻卵巢增大 5～12 cm		
III		II＋B 超下有腹水	
IV			III＋临床诊断胸腔积液/腹水,呼吸困难
V			IV＋低血容量改变,血液浓缩,血液黏度增加,凝血异常,肾血流减少,少尿,肾功能异常,低血容量休克

表 8-4　OHSS 的 Navot 分级

重度症状	严重	危重
卵巢增大	≥12 cm	≥12 cm
腹水、呼吸困难	大量腹水伴或不伴呼吸困难	大量腹水致腹部胀痛伴或不伴呼吸困难
血液浓缩	Hct＞45％,WBC＞15×10^9/L	HCT＞55％,WBC＞25×10^9/L
少尿	少尿	少尿
血肌酐	0～133 μmol/L	≥1.6 mg/dL
重度症状	严重	危重
肌酐清除率	≥50 mL/min	＜50 mL/min
低蛋白血症	重度	重度
	肝功能异常	肾衰竭
	全身水肿	血栓
		AIDS

2010 年 Peter Humaidan 等根据 OHSS 各项客观与主观指标将其分为轻、中、重三度,这一分度临床应用似更简便、明晰(表 8-5)。

表 8-5　OHSS 的 Peter Humaidan 分级

	轻	中	重
客观指标			
直肠窝积液	√	√	√
子宫周围积液（盆腔）		√	√
肠间隙积液			√
Hct>45%		√a	√
WBC>15×10^9/L		±a	√
低尿量<600 mL/d		±a	√
Cr>133 μmol/L		±a	±
肝功能升高		±a	±
凝血异常			±c
胸腔积液			±c
主观指标			
腹胀	√	√	√
盆腔不适	√	√	√
呼吸困难	±b	±b	√
急性疼痛	±b	±b	±b
恶心、呕吐	±	±	±
卵巢增大	√	√	√
妊娠	±	±	√

注：±可有可无；a≥2 次，住院；b≥1 次，住院；c≥1 次，加强监护

七、治疗

（一）治疗原则

OHSS 为医源性自限性疾病，OHSS 的病情发展与体内 HCG 水平相关，未妊娠患者随着月经来潮病情好转；妊娠患者早孕期病情加重。

1.轻度 OHSS

被认为在超促排卵中几乎不可避免，患者无过多不适，可不予处理，但需避免剧烈活动以防止卵巢扭转，也应警惕长期卧床休息而致血栓。

2.中度 OHSS

可在门诊观察，记 24 小时尿量，称体重，测腹围。鼓励患者进食，多饮水，尿量应不少于 1 000 mL/d，2 000 mL/d 以上最佳，必要时可于门诊静脉滴注扩容。

3.重度 OHSS

早期与中度 OHSS 相同，可在门诊观察与治疗，适时监测血常规、电解质与肝功、肾功，静脉滴注扩容液体，必要时行腹腔穿刺；病情加重后应住院治疗。

（1）住院指征：①严重的腹痛与腹膜刺激征。②严重的恶心呕吐，以致影响每天食水摄入。③严重少尿（<30 mL/h）甚至无尿。④张力性腹水。⑤呼吸困难或急促。⑥低血压、头昏眼花

或晕厥。⑦电解质紊乱(低钠,血钠<135 mmol/L;高钾,血钾>5.5 mmol/L)。⑧血液浓缩(Hct>45%,WBC>15×10⁹/L)。⑨肝功异常。

(2)病情监护:每天监测 24 小时出入量、腹围、体重,监测生命体征,检查腹部或肺部体征;每天或隔天检测血细胞比容(HCT)、WBC、尿渗透压;每 3 天或 1 周监测电解质、肝功、肾功,B 超监测卵巢大小及胸腔积液及腹水变化,必要时监测 D-Dimer 或血气分析,以了解治疗效果,病情危重时随时复查。

(二)治疗方法

1.扩容

OHSS 因液体外渗第三腔隙致血液浓缩,扩容是最主要的治疗。扩容液体包括晶体液与胶体液。晶体液可选用 5% 葡萄糖、10% 葡萄糖、5% 葡萄糖盐或乳酸林格液,但避免使用盐林格液;一般晶体液用量 500~1 500 mL。只用晶体液不能维持体液平衡,因此需加用胶体液,如清蛋白、贺斯、低分子右旋糖酐、冰冻血浆等胶体液扩容。

(1)清蛋白:为低分子量蛋白质,由肝产生,75% 的胶体渗透压由其维持,50 g 的清蛋白可以使大约 800 mL 液体 15 分钟内回流至血循环中;同时可以结合并运送大分子物质如一些激素、脂肪酸、药物等,以减少血中血管活性物质的生物浓度。OHSS 患者因液体外渗,血中清蛋白浓度降低,因此最初选用清蛋白作为扩容药物,可用 10~20 g/d 静脉滴注,如病情加重,最大剂量可用至 50 g/d。但因清蛋白为血液制品,有传播病毒等风险,现在临床应用已严格控制,因此仅用于低蛋白血症的患者。

(2)羟乙基淀粉:平均分子量为 200 000,半衰期>12 小时,可有效降低血液黏度、血细胞比容,减少红细胞聚集;因其为糖原结构,在肝内分解,因此不影响肝肾功能,并可显著改善肌酐清除率;因无抗原性,是血浆代用品中变态反应率最低的一种。静脉滴注剂量为 500~1 000 mL/d,应缓慢静脉滴注以避免肺部充血。因其价格低于清蛋白,且为非血液制品,现已作为中重度 OHSS 时首选扩容药物。

(3)低分子右旋糖酐:可以增加肾灌注量、尿量,降低血液黏滞度,改善微循环,防止血栓形成;但低分子右旋糖酐有降低血小板黏附的作用,有出血倾向者禁用,个别患者存在变态反应,且有临床死亡病例报道;因此临床使用应慎重,一般应用剂量为 500 mL/d。

2.保肝治疗

肝功升高者需用保肝药物治疗,轻度升高者可用葡醛内酯 400~600 mg/d、维生素 C 2~3 g/d 静脉滴注;肝功升高,ALT>100 U/L 时,可加用古拉定 0.6~1.2 g/d 静脉滴注。经治疗后肝功一般不会进一步恶化,并随 OHSS 症状的好转而恢复。

3.胸腔、腹腔穿刺

适应证:①中等量以上胸腔积液伴明显呼吸困难。②重度腹水伴呼吸困难。③纠正血液浓缩后仍少尿(<30 mL/h)。④张力性腹水。但是在有腹腔内出血或血流动力学不稳定的情况下禁忌腹腔穿刺;腹腔穿刺放水可采用经腹与经阴道两途径。一般多采用经腹途径。穿刺应在扩容后进行,要在 B 超定位下施行,避免损伤增大的卵巢。穿刺不仅可以减少腹腔压力,增加肾血流灌注,从而增加尿量。同时减少了与发病相关的血管活性因子而缩短病程,腹水慢放至不能留出为止,有研究表明最多曾放至约 6 000 mL;穿刺后症状明显缓解,且不增加流产率。有学者认为穿刺后临床治疗效果好于扩容效果,故建议适应证适宜时尽早穿刺。

4.多巴胺

肾衰竭或扩容并腹腔穿刺后仍少尿的患者可应用低剂量多巴胺静脉滴注,用法为 20 mg＋5％葡萄糖 250 mL 静脉滴注,速度为 0.18 mg/(kg・h),(不影响血压和心率),同时监测中心静脉压、肺楔压。但应注意的是大剂量多巴胺静脉滴注作用于 α 受体,有收缩外周血管作用;而低剂量多巴胺作用于 β₁ 受体与 DA 受体,具有扩血管作用,特别是直接扩张肾血管,增加肾血流,同时抑制醛固酮释放,减少肾小管上皮细胞对水钠的重吸收,从而起到排钠利尿的作用。

也有文献报道口服多卡巴胺 750 mg/8 h,临床症状与腹水逐渐好转。也有人曾于腹腔穿刺时于腹腔内应用多巴胺,同样起到增加尿量作用。

5.利尿剂

已达到血液稀释仍少尿(Hct＜38％)的患者可静脉应用呋塞米 20 mg。血液浓缩、低血容量、低钠血症时禁用。过早、过多应用利尿剂,将加重血液浓缩与低血容量而致血栓,视为禁忌。

6.肝素

个人或家族血栓史或确诊血栓者可静脉应用肝素 5 000 U/12 h,另外也有学者认为 48 小时扩容后仍不能纠正血液高凝状态,也应该静脉滴注肝素。如妊娠则肝素用至早孕末,或依赖于 OHSS 病程及高危因素的存在与否。为了防止血栓栓塞综合征,对于各种原因需制动的患者,可以应用低剂量阿司匹林,但是腹腔穿刺时有出血风险。

7.卵巢囊肿抽吸

B 超下抽吸卵巢囊肿可以减少卵巢内血管活性物质的生成,但有引起囊肿破裂、出血可能,因此原则上不建议囊肿抽吸。促排卵后多个卵泡未破裂但妊娠的患者,如病情危重,卵巢＞12 cm,放腹水后病情无改善时,可行 B 超指引下卵巢囊肿抽吸,术后应严密观察有无腹腔内出血征象。

8.终止妊娠

合并严重并发症,如血栓、ARDS、肾衰竭或多脏器衰竭,在持续扩容并反复多次放腹水后仍不能缓解症状时,也可考虑终止妊娠。终止妊娠是 OHSS 不得已而行的有效治疗方法,随着 HCG 的下降,OHSS 症状迅速好转。终止妊娠的方法首选人工流产术,同时应监测中心静脉压、肺楔压、尿量、血肌酐,以及肌酐清除率、血气分析。

八、预防

(一)个体化刺激方案

首先确认 OHSS 高危人群。对于瘦小、年轻、有 PCO 卵巢表现的患者,以及既往发生过 OHSS 的高危人群,在刺激方案上应慎重。对于 PCO 患者多采用 r-FSH 75～150 U 起始,同时可用去氧孕烯炔雌醇片(妈富隆)等避孕药物抑制卵巢反应性。促排卵后一定要 B 超监测卵泡生长,并应根据个体对药物的敏感性不同及时调整药物剂量。需注意长方案、短方案与拮抗剂方案都可能发生 OHSS,即使氯米芬促排卵也有可能。

(二)HCG 的应用

因 OHSS 与 HCG 密切相关,故 HCG 的应用与否、应用剂量及使用时间与 OHSS 的发生密切相关。

1.不用 HCG 促卵子成熟

在高危人群中不用 HCG,可抑制排卵与卵泡黄素化,避免 OHSS 的发生;但是未应用

GnRH 激动剂降调节的患者,停用 HCG 并不能避免自发性 LH 峰的出现,不能完全防止 OHSS 的发生。

2.减少 HCG 量

HCG 剂量减至 5 000 U 甚至 3 000 U,与 10 000 U 相同,均可达到促卵泡成熟效果,并可减少 OHSS 的发病率并减轻病情,但不能完全避免 OHSS 的发生。

3.GnRH-a 替代 HCG 促排卵

对未用 GnRH 激动剂降调节患者,或应用 GnRH 拮抗剂的患者,可用短效 GnRH-a 代替 HCG 激发内源性 LH 峰,促卵泡成熟。因其作用持续时间明显短于 HCG,从而减少 OHSS 的发生。但 GnRH-a 有溶黄体作用,未避免临床妊娠率下降,应相应补充雌、孕激素,同时监测血中 E_2 与 P 水平,及时调整雌孕激素剂量,维持 $E_2 > 200$ pg/mL,$P > 20$ ng/mL,文献报道临床妊娠率较 HCG 组无显著性降低。也有文献报道在使用 GnRH-a 同时加用小剂量 HCG 1 000～2 000 U,使得临床妊娠率可不受影响。GnRH-a 可用 Triptorelin(商品名达菲林)0.2～0.4 mg,或 Buserelin 200 mg×3 次。

4.Coasting

对于 OHSS 高危人群,当有 30% 卵泡直径超过 15 mm,血 $E_2 > 3 000$ pg/mL,总卵泡数 > 20 个时,停止促性腺激素的使用,而继用 GnRH-a,此后每天测定血中 E_2 浓度,当 E_2 再次降到 3 000 pg/mL 以下时,再应用 HCG,可明显降低 OHSS 的发生率。其理论是根据 FSH 阈值学说,停用促性腺激素后,部分小卵泡因为"饥饿"而闭锁,但大卵泡生长不受影响,从而使得活性卵泡数量减少,以及生成血管活性因子的颗粒细胞数量减少,因而 OHSS 发生率降低。Coasting 的时间如过长则会影响卵母细胞质量、受精率、胚胎质量及妊娠率,因此一般不超过 3 天。

(三)GnRH 拮抗剂方案

对易发生 OHSS 高危人群,促排卵可采用 GnRH 拮抗剂方案,因为此方案可用短效 GnRH-a 代替 HCG 促卵泡成熟,以降低 OHSS 发生。

(四)黄体支持

HCG 的应用增加了 OHSS 的发病率,因而对于高危人群不用 HCG 支持黄体,仅用孕激素支持黄体,可降低 OHSS 发病率。

(五)静脉应用清蛋白

对于高危患者在取卵时静脉应用有渗透活性的胶体物质可以降低 OHSS 的危险与严重程度。对于雌激素峰值达到 3 000 pg/mL 的患者,或大量中小卵泡的患者,推荐在取卵时或取卵后即刻静脉应用清蛋白(25 g)。基于 meta 分析,估计每 18 个清蛋白治疗的患者,有 1 例患者将避免 OHSS。然而对高危患者预防性应用清蛋白仍存在争议,就像关于它的花费与安全性问题存在争议一样。

(六)静脉应用贺斯

取卵后应用贺斯 500～1 000 mL 替代清蛋白静脉滴注,同样可以减少 OHSS 的发生。在我们的随机对照研究中,取卵后静脉滴注贺斯 1 000 mL×3 d,与静脉滴注清蛋白 20 g×3 d,同样起到了减少 OHSS 发病的作用。因其为非生物制品,可避免应用清蛋白所致的感染问题。

(七)选择性一侧卵泡提前抽吸术(ETFA)

应用 HCG 后 10～12 小时行选择性一侧卵泡提前抽吸,可降低 OHSS 发生率,但因结果的不确定性并不过多推荐使用。

(八)多巴胺激动剂

文献报道 VEGF 是参与 OHSS 病理生理机制的重要血管活性因子,内皮细胞上的 VEGFR-2 是其引起血管通透性增加的作用受体;经研究证实多巴胺激动剂可以减少 VEGFR-2 酪氨酸位点的磷酸化,而磷酸化对于 VEGFR-2 的下游信号传导至关重要。因此,多巴胺激动剂通过抑制了 VEGF 的生物学活性而起到减少 OHSS 发病的作用。因此文献报道高危患者自 HCG 应用日开始使用多巴胺激动剂卡麦角林0.5 mg/d×8 d,OHSS 的发病率、腹水与血液浓缩显著性降低,而着床率与妊娠率并未受影响。

(九)二甲双胍

对于有胰岛素抵抗的 PCOS 患者,口服二甲双胍 1 500 mg/d,可以降低胰岛素与雄激素水平,相应地降低了 OHSS 发病率。

(十)腹腔镜 PCOS 患者卵巢打孔

对于 OHSS 高危的 PCOS 患者可以采用腹腔镜进行双侧卵巢打孔的方法,术后血中雄激素与 LH 水平下降,从而在超促排卵后 OHSS 的发病率得以下降,且妊娠率增加,流产率降低,打孔时应注意控制打孔操作的时间与电功率,避免过度损伤卵巢组织。

(十一)单囊胚移植

对于已有中度 OHSS 的患者可以观察到取卵后 5～6 天,如症状未加重,可行单囊胚移植,以避免多胎妊娠对 OHSS 发病的影响。

(十二)未成熟卵体外成熟培养(IVM)

此技术最早于 1991 年由 Cha 等提出并报道了妊娠个案。其将卵巢中不成熟卵母细胞取出,使之脱离高雄激素环境于体外培养,成熟后应用 ICSI 技术使之受精,从而避免了超排卵所致 OHSS 的发生。

(十三)冷冻胚胎

OHSS 高危者可冷冻胚胎,从而避免因妊娠产生的内源性 HCG 的作用,避免了晚发型 OHSS 的发生。虽然不可以完全避免早发型 OHSS 的发生,但因其避免了妊娠致病情的进一步加重,从而缩短了病程。

（张　娟）

第九章　子宫内膜异位症与子宫腺肌病

第一节　子宫内膜异位症

具有生长功能的子宫内膜组织(腺体和间质)出现在子宫腔(简称宫腔)被黏膜覆盖以外的部位时称为子宫内膜异位症。

子宫内膜异位症以痛经、慢性盆腔痛、不孕为主要表现,是育龄妇女的常见病,该病的发病率近年来有明显增高趋势,发病率占育龄妇女的 10%～15%,占痛经妇女的 40%～60%。在不孕患者中,30%～58%合并子宫内膜异位症,在子宫内膜异位症患者中不孕症的发病率为 25%～67%。

该病一般仅见于生育年龄妇女,以 25～45 岁妇女多见。绝经后或切除双侧卵巢后异位内膜组织可逐渐萎缩吸收,妊娠或使用性激素抑制卵巢功能可暂时阻止该病的发展,故子宫内膜异位症是激素依赖性疾病。

子宫内膜异位症虽为良性病变,但具有类似恶性肿瘤远处转移、浸润和种植的生长能力。异位内膜可侵犯全身任何部位,最常见的种植部位是盆腔脏器和腹膜,以侵犯卵巢和宫底韧带最常见,其次为子宫、直肠子宫陷凹、腹膜脏层、阴道直肠隔等部位,故有盆腔子宫内膜异位症之称。

一、发病机制

本病的发病机制尚未完全阐明,关于异位子宫内膜的来源,目前有多种学说。

(一)种植学说

妇女在经期时子宫内膜碎片可随经血倒流,经输卵管进入盆腔,种植于卵巢和盆腔其他部位,并在该处继续生长和蔓延,形成盆腔子宫内膜异位症。但已证实 90%以上的妇女可发生经血逆流,却只有 10%～15%的妇女患有子宫内膜异位症。剖宫产手术后所形成的腹壁瘢痕子宫内膜异位症,占腹壁瘢痕子宫内膜异位症的 90%左右,是种植学说的典型例证。

(二)淋巴或静脉播散

子宫内膜可通过淋巴或静脉播散,远离盆腔部位的器官(如肺、手或大腿的皮肤和肌肉)发生的子宫内膜异位症可能就是通过淋巴或静脉播散的结果。

(三)体腔上皮化生学说

卵巢表面上皮、盆腔腹膜都是由胚胎期具有高度化生潜能的体腔上皮分化而来,在反复经血逆流、炎症、机械性刺激、异位妊娠或长期持续的卵巢类固醇激素刺激下,易发生化生而成为具有生长功能的子宫内膜。

(四)免疫学说

免疫异常对异位内膜细胞的种植、黏附、增生具有直接和间接的作用,表现为免疫监视、免疫杀伤功能减弱,黏附分子作用增强,协同促进异位内膜的移植。以巨噬细胞为主的多种免疫细胞可释放多种细胞因子,促进异位内膜的种植、存活和增殖。子宫内膜异位症患者的细胞免疫和体液免疫功能均有明显变化,患者外周血和腹水中的自然杀伤细胞的细胞毒性明显降低。病变越严重者,自然杀伤细胞活性降低越明显。雌激素水平越高,自然杀伤细胞活性越低。在血清及腹水中,免疫球蛋白 IgG、IgA 及补体 C_3、C_4 水平均增高,还出现抗子宫内膜抗体和抗卵巢抗体等多种自身抗体。因此,个体的自身免疫能力对异位内膜细胞的抑制作用,在本病的发展中起关键作用。

(五)在位内膜决定论

中国学者提出的在位内膜决定论揭示了在位子宫内膜在子宫内膜异位症发病中的重要作用,在位内膜的组织病理学、生物化学、分子生物学及遗传学等特质,与子宫内膜异位症的发生、发展密切相关,其"黏附－侵袭－血管形成"过程,可以解释子宫内膜异位症的病理过程,还可以表达临床所见的不同病变。

二、病理

子宫内膜异位症最常见的发生部位为靠近卵巢的盆腔腹膜及盆腔器官的表面。根据其发生部位不同,可分为腹膜子宫内膜异位症、卵巢型子宫内膜异位症、子宫腺肌病等。

(一)腹膜子宫内膜异位症

腹膜和脏器浆膜面的病灶呈多种形态。无色素沉着型为早期细微的病变,具有多种表现形式,呈斑点状或小泡状突起,单个或数个呈簇,有红色火焰样病灶,为白色透明病变,可见黄褐色斑及圆形腹膜缺损。色素沉着型为典型的病灶,呈黑色或紫蓝色结节,肉眼容易辨认。病灶反复出血及纤维化后,与周围组织或器官发生粘连,直肠子宫陷凹常因粘连而变浅,甚至完全消失,使子宫后屈固定。

(二)卵巢型子宫内膜异位症

卵巢型子宫内膜异位症最多见,约 80% 的子宫内膜异位症位于卵巢。多数为一侧卵巢,部分波及双侧卵巢。初始病灶表浅,于卵巢表面可见红色或棕褐色斑点或小囊泡,随着病变发展,囊泡内因反复出血造成积血增多,而形成单个或多个囊肿,称为卵巢型子宫内膜异位症。因囊肿内含暗褐色黏糊状陈旧血,状似巧克力液体,故又称为巧克力囊肿,直径大多在 10 cm 以内。卵巢与周围器官或组织紧密粘连是卵巢型子宫内膜异位症的临床特征之一,并可借此与其他出血性卵巢囊肿相鉴别。

(三)子宫骶韧带、直肠子宫陷凹和子宫后壁下段的子宫内膜异位症

这些部位处于盆腔后部较低或最低处,与经血中的内膜碎屑接触机会最多,故为子宫内膜异位症的好发部位。在病变早期,子宫骶韧带、直肠子宫陷凹或子宫后壁下段有散在紫褐色出血点或颗粒状散在结节。病变伴有平滑肌和纤维组织增生,可形成坚硬的结节。病变向阴道黏膜发展时,在阴道后穹隆形成多个息肉样赘生物或结节样瘢痕。随着病变发展,子宫后壁与直肠前壁粘连,直肠子宫陷凹变浅,甚至完全消失。

(四)输卵管子宫内膜异位症

子宫内膜异位症直接累及黏膜较少,偶在其管壁浆膜层见到紫褐色斑点或小结节。输卵管常与周围病变组织粘连。

(五)子宫腺肌病

子宫腺肌病分为弥漫型与局限型两种类型。弥漫型的子宫呈均匀增大,质较硬,一般不超过妊娠3个月大小。剖面见肌层肥厚,增厚的肌壁间可见小的腔隙,直径多在5 mm以内。腔隙内常有暗红色陈旧积血。局限型的子宫内膜在肌层内呈灶性浸润生长,形成结节,但无包膜,故不能将结节从肌壁中剥出。结节内也可见陈旧出血的小腔隙,结节向宫腔突出似子宫肌瘤。偶见子宫内膜在肌瘤内生长,称为子宫腺肌瘤。

(六)恶变

子宫内膜异位症是一种良性疾病,但少数可发生恶变,恶变率为0.7%～1%,其恶变后的病理类型包括透明细胞癌、子宫内膜样癌、腺棘癌、浆液性乳头状癌、腺癌等。子宫内膜异位症恶变78%发生在卵巢,22%发生在卵巢外。卵巢外最常见的恶变部位是直肠阴道隔、阴道、结肠、盆腹膜、大网膜、脐部等。

三、临床表现

(一)症状

1.痛经

痛经是常见而突出的症状,多为继发性,占子宫内膜异位症的60%～70%。多于月经前1～2天开始,经期第1～2天症状加重,月经干净后疼痛逐渐缓解。疼痛多位于下腹深部及直肠区域,以盆腔中部为多,多随局部病变加重而逐渐加剧,但疼痛的程度与病灶的大小不成正比。

2.性交痛

性交痛多见于直肠子宫陷凹有异位病灶或因病变导致子宫后倾固定的患者。以月经来潮前性交痛最明显。

3.不孕

子宫内膜异位症不孕率为25%～67%。主要原因是腹水中的巨噬细胞影响卵巢的分泌功能和排卵功能,导致黄体功能不全、未破卵泡黄素化综合征、早孕自然流产等。子宫内膜异位症可使盆腔内组织和器官广泛粘连,输卵管变硬僵直,影响输卵管的蠕动,从而影响卵母细胞的拣拾和受精卵的输送;严重的卵巢周围粘连可妨碍卵子的排出。

4.月经异常

部分患者可因黄体功能不全或无排卵而出现月经期前后阴道少量出血、经期延长或月经紊乱。内在性子宫内膜异位症患者往往有经量增多、经期延长或经前点滴出血。

5.慢性盆腔痛

71%～87%的子宫内膜异位症患者有慢性盆腔痛,慢性盆腔痛患者中有83%活体组织检查(简称活检)确诊为子宫内膜异位症,常表现为性交痛、大便痛、腰骶部酸胀及盆腔器官功能异常等。

6.其他部位子宫内膜异位症症状

肠道子宫内膜异位症可出现腹痛、腹泻或便秘。泌尿系统子宫内膜异位症可出现尿路刺激症状等。肺部子宫内膜异位症可出现经前咯血、呼吸困难和/或胸痛。

(二)体征

典型的盆腔子宫内膜异位症在盆腔检查时,可发现子宫后倾固定,直肠子宫陷凹、子宫骶韧带或子宫颈(简称宫颈)后壁等部位扪及 1~2 个或更多触痛性结节,如绿豆或黄豆大小,肛诊更明显。有卵巢型子宫内膜异位症时,在子宫的一侧或双侧附件处扪到与子宫相连的囊性偏实的不活动包块(卵巢型子宫内膜异位症),往往有轻度压痛。若病变累及直肠阴道隔,病灶向后穹隆穿破时,可在阴道后穹隆处扪及甚至可看到隆起的紫蓝色出血点或结节,可随月经周期出血。内在性子宫内膜异位症患者往往子宫胀大,但很少超过 3 个月妊娠周期,多为一致性胀大,也可能感到某部位比较突出犹如子宫肌瘤。如直肠有较多病变时,可触及硬块,甚至误诊为直肠癌。

四、诊断

(一)病史

凡育龄妇女有继发性痛经进行性加重和不孕史、性交痛、月经紊乱等病史者,应仔细询问痛经出现的时间、程度、发展及持续时间等。

(二)体格检查

(1)妇科检查(三合诊)扪及子宫后位固定、盆腔内有触痛性结节或子宫旁有不活动的囊性包块,阴道后穹隆有紫蓝色结节等。

(2)其他部位的病灶如脐、腹壁瘢痕、会阴侧切瘢痕等处,可触及肿大的结节,经期明显。

临床上单纯根据典型症状和准确的妇检可以初步诊断 50% 左右的子宫内膜异位症,但大约有 25% 的病例无任何临床症状,需借助下列辅助检查,特别是腹腔镜检查和活检才能最后确诊。

(三)影像学检查

1.超声检查

超声检查可应用于各型子宫内膜异位症,通常用于 Ⅲ~Ⅳ 期的患者,是鉴别卵巢型子宫内膜异位症、直肠阴道隔子宫内膜异位症和子宫腺肌病的重要手段。卵巢型子宫内膜异位症一般直径为 5~6 cm,直径>10 cm 者较少,其典型的声像图特征如下。

(1)均匀点状型:囊壁较厚,囊壁为结节状或粗糙回声,囊内布满均匀细小颗粒状的反光点。

(2)混合型:囊内大部分为无回声区,可见片状强回声或小光团,但均不伴声影。

(3)囊肿型:囊内呈无回声的液性暗区,多孤立分布,但与卵巢单纯性囊肿难以区分。

(4)多囊型:包块多不规则,其间可见直肠阴道隔反射,分成多个大小不等的囊腔,各囊腔内回声不一致。

(5)实体型:内呈均质性低回声或弱回声。

2.磁共振成像(MRI)

MRI 对卵巢型、深部浸润型、特殊部位子宫内膜异位症的诊断和评估有意义,但在诊断中的价值有限。

(四)糖类抗原 125(CA125)值测定

血清 CA125 浓度变化与病灶的大小和病变的严重程度呈正相关,CA125 值≥35 U/mL 为诊断子宫内膜异位症的标准,临床上可以辅助诊断并可监测疾病的转归和评估疗效,由于 CA125 在不同的疾病间可发生交叉反应,使其特异性降低而不能单独作为诊断和鉴别诊断的指标。CA125 在监测子宫内膜异位症方面较诊断子宫内膜异位症更有价值。

在 Ⅰ~Ⅱ 期患者中,血清 CA125 水平正常或略升高;与正常妇女有交叉,提示 CA125 阴性者亦不能排除子宫内膜异位症。而在Ⅲ～Ⅳ期有卵巢型子宫内膜异位症、病灶侵犯较深、盆腔广泛粘连者,CA125值多升高,但一般不超过200 U/mL,腹腔液CA125的浓度可直接反映子宫内膜异位症病情,其浓度较血清高出100多倍,临床意义比血清CA125大。CA125结合抗子宫内膜抗体、B超、计算机体层显像(CT)或MRI可提高诊断准确率。

(五)抗子宫内膜抗体

子宫内膜异位症是一种自身免疫性疾病,在许多患者体内可以测出抗子宫内膜的自身抗体。抗子宫内膜抗体是子宫内膜异位症的标志抗体,其产生与异位子宫内膜的刺激及机体免疫内环境失衡有关。子宫内膜异位症患者血液中抗子宫内膜抗体水平升高,经促性腺激素释放激素激动剂治疗后,抗子宫内膜抗体水平明显降低。测定抗子宫内膜抗体对子宫内膜异位症的诊断与疗效观察有一定的帮助。

(六)腹腔镜检查

腹腔镜检查是诊断子宫内膜异位症的"金标准",特别是对盆腔检查和B超检查均无阳性发现的不孕或腹痛患者更是重要手段。在腹腔镜下对可疑病变进行活检,可以确诊和正确分期,对不孕的患者还可同时检查其他不孕的病因和进行必要的处理,如行盆腔粘连分解术、输卵管通液及输卵管造口术等。

五、子宫内膜异位症的分期

(一)美国生育协会子宫内膜异位症手术分期

目前,世界上公认并应用的子宫内膜异位症分期法是美国生育协会修订的分期,即按病变部位、大小、深浅、单侧或双侧、粘连程度及范围计算分值,定出相应期别。

(二)子宫内膜异位症的临床分期

1.Ⅰ期

不孕症未能找到不孕原因而有痛经者,或为继发痛经严重者。妇科检查后穹隆有粗糙不平滑感或骶韧带有触痛。B超检查无卵巢肿大。

2.Ⅱ期

后穹隆可触及<1 cm的结节,骶韧带增厚,有明显触痛。两侧或一侧可触及<5 cm肿块或经B超确诊卵巢增大者。附件与子宫后壁粘连,子宫后倾活动尚可。

3.Ⅲ期

后穹隆可触及>1 cm结节,骶韧带增厚或阴道直肠可触及结节,触痛明显,两侧或一侧附件可触及>5 cm肿块或经B超确诊附件肿物者。肿块与子宫后壁粘连较严重,子宫后倾活动受限。

4.Ⅳ期

后穹隆被块状硬结封闭,两侧或一侧附件可触及直径>5 cm肿块与子宫后壁粘连,子宫后倾活动受限,直肠或输尿管受累。

Ⅰ期、Ⅱ期患者选用药物治疗,如无效时再考虑手术治疗。Ⅲ期、Ⅳ期患者首选手术治疗。Ⅳ期患者行保守手术治疗预后较差,对此类不孕患者建议在术前药物治疗2～3个月再行手术,以期手术容易施行,并可彻底清除病灶。

六、子宫内膜异位症与不孕

在不孕患者中,30%～58%合并子宫内膜异位症,在子宫内膜异位症患者中不孕症的发病率为 25%～67%。子宫内膜异位症合并不孕的患者治疗后 3 年累计妊娠率低于无子宫内膜异位症者;患子宫内膜异位症的妇女因男方无精子行人工授精,成功率明显低于无子宫内膜异位症的妇女。子宫内膜异位症对生育的影响主要有以下因素。

(一)盆腔解剖结构改变

盆腔子宫内膜异位症所产生的炎性反应及其所诱发的多种细胞因子和免疫反应均可损伤腹膜表面,造成血管通透性增加,导致水肿、纤维素和血清血液渗出,经过一段时间后,发生盆腔内组织、器官粘连。其粘连的特点是范围大而致密,容易使盆腔内器官的解剖功能异常,一般子宫内膜异位症很少侵犯输卵管的肌层和黏膜层,故输卵管多通畅。但盆腔内广泛粘连可导致输卵管变硬、僵直,影响输卵管的蠕动,或卵巢与输卵管伞部隔离,从而影响卵母细胞的拣拾和受精卵的输送,严重者可导致输卵管阻塞。如卵巢周围的严重粘连或卵巢型子宫内膜异位症破坏正常卵巢组织,可妨碍卵子的排出。

(二)腹水对生殖过程的干扰

子宫内膜异位症患者腹水中的巨噬细胞数量增多且活力增强,不仅吞噬精子,还可释放白细胞介素-1、白细胞介素-2、肿瘤坏死因子等多种细胞因子,影响精子的功能和卵子的质量,不利于受精过程及胚胎着床。腹水中的巨噬细胞降低颗粒细胞分泌黄体酮的功能,干扰卵巢局部的激素调节作用,使黄体生成素(luteinizing hormore,LH)分泌异常、催乳素水平升高、前列腺素含量增加,影响排卵的正常进行,可能导致黄体功能不全、未破卵泡黄素化综合征、不排卵等。临床发现子宫内膜异位症患者体外受精-胚胎移植的受精率降低。盆腔液中升高的前列腺素可以干扰输卵管的运卵功能,并刺激子宫收缩,干扰着床和使自然流产率升高达 50%。

七、子宫内膜异位症治疗

世界子宫内膜异位症大会曾总结提出对于子宫内膜异位症,腹腔镜、卵巢抑制、三期疗法、妊娠、助孕是最好的治疗。中国学者又明确提出子宫内膜异位症的规范化治疗应达到 4 个目的:减灭和去除病灶、缓解和消除疼痛、改善和促进生育、减少和避免复发。

治疗时主要考虑的因素:①年龄;②生育要求;③症状的严重性;④既往治疗史;⑤病变范围;⑥患者的意愿。

(一)有生育要求的子宫内膜异位症治疗方案

有生育要求的子宫内膜异位症患者,应首先行子宫输卵管造影,输卵管通畅者,可先采用抑制子宫内膜异位病灶有效的药物,如避孕药、孕三烯酮或促性腺释放激素激动剂等药物 3～6 个周期,然后给予促排卵治疗。排卵正常但不能受孕者,应行腹腔镜检查以明确有无盆腔粘连或引起不孕的其他盆腔因素。若子宫输卵管造影提示病变累及输卵管影响输卵管通畅性或功能,则应行腹腔镜检查以确定病因,在检查的同时完成盆腔粘连分离、异位病灶去除及输卵管矫正手术。子宫内膜异位症患者手术后半年为受孕的黄金时期,术后 1 年以上获得妊娠的机会大大下降。

有学者认为对子宫内膜异位症Ⅰ～Ⅱ期不孕患者,首选手术治疗,在无广泛病变或经手术重建盆腔解剖结构后,此时期盆腔内环境最有利于受精,子宫内膜的容受性也最高,应积极促排卵,以便尽早妊娠,或促排卵后行宫腔内人工授精 3 个周期,仍未成功则行体外受精。Ⅲ～Ⅳ期子宫内膜异位症不孕患者手术后短期观察或促排卵治疗,如未妊娠,直接行体外受精或注射长效促性腺激素释放激素激动剂 2～3 支,再行体外受精-胚胎移植。病灶残留、子宫内膜异位症生育指数评分低者,术后可用促性腺激素释放激素激动剂治疗 3 周期后行体外受精。

(二)无生育要求的治疗方案

对于无生育要求的子宫内膜异位症患者,治疗并控制病灶,以最简便、最小的代价来提高生活质量。治疗方法可分为手术治疗、药物治疗、介入治疗、中药治疗等。手术是第一选择,腹腔镜手术为首选。手术可以明确诊断,确定病变程度、类型、活动状态,进行切除、减灭病变,分离粘连,减轻症状,减少或预防复发。

子宫腺肌病症状较严重者,一般需行次全子宫切除或全子宫切除术。年轻且要求生育者,如病灶局限,可考虑单纯切除病灶,以缓解症状、提高妊娠率,但子宫腺肌病的病灶边界不清又无包膜,故不宜将其全部切除。因此复发率较高。疼痛较轻者,可以行药物治疗。

(三)手术治疗

手术的目的是切除病灶、恢复解剖。手术分为保守性手术、半保守性手术及根治性手术。

1.保守性手术

保留患者的生育功能,手术尽量切除肉眼可见的病灶、剔除囊肿及分离粘连。适合年龄较轻、病情较轻又有生育要求者。

2.半保守性手术

切除子宫,但保留卵巢。主要适合无生育要求、症状重或者复发经保守手术或药物治疗无效,但年龄较轻,希望保留卵巢内分泌功能者。

手术后的复发率取决于病情的严重程度及手术切除是否彻底。彻底切除或剥除病灶后 2 年复发率大约为 21.5%,5 年复发率为 40%～50%。手术后使用促性腺激素释放激素激动剂可用于治疗切除不完全的子宫内膜异位症患者的疼痛,尤其是重度子宫内膜异位症者术后盆腔痛。术后想受孕的患者可以不使用该类药物,因为这并不能提高受孕率,还会因治疗耽搁怀孕。术后使用促排卵药物,争取术后早日怀孕。如果术后需要使用 GnRH-a,注射第 3 支后 28 天复查 CA125 及糖类抗原 19-9(CA19-9),CA125 降至 15 U/mL 以下,CA19-9 降至 20 U/mL 以下,待月经复潮后可行宫腔内精人工授精或体外受精-胚胎移植。

3.根治性手术

切除全子宫及双附件,以及肉眼可见的病灶。适合年龄 50 岁以上、无生育要求、症状重或者子宫内膜异位症复发经保守手术或药物治疗无效者。

(四)药物治疗

药物治疗的目的是改善妊娠环境,获得妊娠和止痛效果。常用药物有以下几种。

1.假孕疗法

长期持续口服高剂量的雌、孕激素,抑制垂体促性腺激素及卵巢性激素的分泌,造成无周期性的低雌激素状态,使患者产生高雄激素闭经的方法。其所发生的变化与正常妊娠相似,故称为假孕疗法。各种口服避孕药和孕激素均可用来诱发假孕。

(1)口服避孕药:低剂量高效孕激素和炔雌醇的复合片,抑制排卵,下调细胞增殖,加强在位子宫内膜细胞凋亡,可有效安全地治疗子宫内膜异位症患者的痛经。手术后长期、连续或循环地使用该类药物,可避免或减少复发。通过阴道环给予雌、孕激素的方式治疗子宫内膜异位症相关疼痛效果及依从性良好。近年来国外研究认为,避孕药疗效不差于促性腺激素释放激素激动剂,且经济、便捷、不良反应小,可作为术后的一类用药。

用法:每天 1 片,连续服 9～12 个月或 12 个月以上。服药期间如发生阴道突破性出血,每天增加 1 片直至闭经。

(2)孕激素类药物。①地诺孕素:地诺孕素是一种睾酮衍生物,仅结合于孕激素受体以避免雌激素、雄激素或糖皮质激素活性带来的不良反应。在改善子宫内膜异位症相关疼痛方面,地诺孕素与促性腺激素释放激素激动剂疗效相当。每天口服 2 mg,连续使用 52 周。对骨密度影响轻微。其安全性、耐受性很好,对血脂、凝血、糖代谢影响很小。给药方便,疗效优异,不良反应轻微。作为保守手术后的用药值得推荐。②炔诺酮 5～7.5 mg/d(每片 0.625 mg),或甲羟孕酮 20～30 mg/d(每片 2 mg),连服 6 个月。如用药期间出现阴道突破性出血,可每天加服戊酸雌二醇 1 mg,或己烯雌酚 0.25～0.5 mg。

由于炔诺酮、甲羟孕酮类孕激素疗效短暂,妊娠率低,复发率高,现临床上已较少应用。

2.假绝经疗法

使用药物阻断下丘脑促性腺激素释放激素激动剂和垂体促性腺激素的合成和释放,直接抑制卵巢激素的合成,以及有可能与靶器官性激素受体相结合,导致垂体促性腺激素(follicle-stimulating hormore,FSH)和 LH 值低下,从而使子宫内膜萎缩,导致短暂闭经。不像绝经期后 FSH 和 LH 升高,故名假绝经疗法。常用药物有达那唑、孕三烯酮等。

(1)达那唑:是一种人工合成的 17α-乙炔睾丸酮衍生物,抑制 FSH 和 LH 峰,产生闭经;并直接与子宫内膜的雄激素和孕激素的受体结合,导致异位内膜腺体和间质萎缩、吸收而痊愈。

用法:月经第 1 天开始口服,每天 600～800 mg,分 2 次口服,连服 6 个月。或使用递减剂量,从 300 mg/d 逐渐减至 100 mg/d 的维持剂量,作为促性腺激素释放激素激动剂治疗后的维持治疗,能有效维持盆腔疼痛的缓解。

达那唑宫内节育器能有效缓解子宫内膜异位症有关的疼痛症状,且无口服时的不良反应。达那唑阴道环给药系统有效治疗深部浸润型子宫内膜异位症的盆腔疼痛,不良反应非常少见,可以作为术后长期维持治疗。

(2)孕三烯酮:是 19-去甲睾酮衍生物,有雄激素和抗雌、孕激素作用,作用机制类似达那唑,疗效优于达那唑,不良反应较达那唑轻。其耐受性、安全性及疗效不如促性腺激素释放激素激动剂。

用法:月经第 1 天开始口服,每周 2 次,每次 2.5 mg,连服 6 个月。

3.其他药物

(1)他莫昔芬:是一种非甾体类的雌激素拮抗剂,可与雌激素竞争雌激素受体,降低雌激素的净效应,并可刺激孕激素的合成,而起到抑制雌激素作用,能使异位的子宫内膜萎缩,造成闭经,并能缓解因子宫内膜异位症引起的疼痛等症状。但他莫昔芬治疗中又可出现雌激素样作用,长期应用可引起子宫内膜的增生,诱发卵巢内膜囊肿增大。

用法:每天 20～30 mg,分 2～3 次口服,连服 3～6 个月。

(2)米非司酮:能与黄体酮受体及糖皮质激素受体结合,下调异位和在位内膜的孕激素受体含量并抑制排卵,造成闭经,促进子宫内膜异位症病灶萎缩,疼痛缓解。

用法:月经第 1 天开始口服,每天 10～50 mg,连服 6 个月。

(3)有前景的药物:芳香化酶抑制剂类,如来曲唑;基质金属蛋白酶抑制剂及抗血管生成治疗药物等。

4.免疫调节治疗

子宫内膜异位症是激素依赖性疾病,性激素抑制治疗已广泛应用于临床并取得了一定的短期疗效,包括达那唑、促性腺激素释放激素激动剂和口服避孕药等。但是其高复发率及长期使用产生的严重药物不良反应影响了后续治疗。研究表明,子宫内膜异位症的形成和发展有免疫系统的参与,包括免疫监视的缺失、子宫内膜细胞对凋亡和吞噬作用的抵抗及对子宫内膜细胞有细胞毒性作用的自然杀伤细胞活性的降低。因此,免疫调节为子宫内膜异位症治疗开辟了新的途径。目前,以下几种药物在子宫内膜异位症治疗研究中获得了初步疗效。

(1)己酮可可碱:己酮可可碱是一种磷酸二酯酶抑制剂,它既可以影响炎症调节因子的产生,也可以调节免疫活性细胞对炎症刺激的反应,近年来被认为可能对子宫内膜异位症有效而成为子宫内膜异位症免疫调节治疗的研究重点。己酮可可碱可以通过提高细胞内的环磷腺苷水平来减少炎症细胞因子的产生或降低其活性,如肿瘤坏死因子。此外还具有抑制 T 细胞和 B 细胞活化、降低自然杀伤细胞活性、阻断白细胞对内皮细胞的黏附等作用。研究发现己酮可可碱可以调节子宫内膜异位症患者腹膜环境的免疫系统功能,减缓子宫内膜移植物的生长,逆转过度活化的巨噬细胞,有效改善子宫内膜异位症相关的不孕。己酮可可碱不抑制排卵,对孕妇是安全的,适用于治疗与子宫内膜异位症相关的不孕症。

手术后使用己酮可可碱治疗轻度子宫内膜异位症,800 mg/d,12 个月的妊娠率从 18.5% 提高到 31%,可以明显减轻盆腔疼痛。但也有研究认为并不能明显改善轻度到重度子宫内膜异位症患者的妊娠率,不能降低术后复发率。

(2)抗肿瘤坏死因子治疗药物:肿瘤坏死因子是一种促炎症反应因子,是活化的巨噬细胞的主要产物,与子宫内膜异位症的形成和发展有关。子宫内膜异位症患者腹腔液中肿瘤坏死因子水平增高,并且其水平与子宫内膜异位症的严重程度相关。抗肿瘤坏死因子治疗除了阻断肿瘤坏死因子对靶细胞的作用外,还包括抑制肿瘤坏死因子的产生。该类药物有己酮可可碱、英夫利昔单抗、依那西普、重组人肿瘤坏死因子结合蛋白Ⅰ等。

(3)干扰素 α-2b:α 干扰素能刺激自然杀伤细胞毒性,并可促使 CD8 细胞表达。无论在体外试验或动物模型中,干扰素 α-2b 对于子宫内膜异位症的疗效均得以证实。

(4)白细胞介素-12:白细胞介素-12 的主要作用是调节免疫反应的可适应性。白细胞介素-12可以作用于 T 细胞和自然杀伤细胞,从而诱导其他细胞因子的产生。其中产生的 γ 干扰素可以进一步增强自然杀伤细胞对子宫内膜细胞的细胞毒性作用,并促进辅助性 T 细胞反应的产生。小鼠腹腔内注射白细胞介素-12明显减小异位子宫内膜病灶的表面积和总重量。但目前缺乏临床试验证实其疗效。

(5)中药:中医认为扶正固本类中药多有免疫促进作用,有促肾上腺皮质功能及增强网状内皮系统的吞噬作用,可增加 T 细胞的比值。活血化瘀类中药对体液免疫与细胞免疫均有一定的抑制作用,不仅能减少已生成的抗体,而且还抑制抗体形成,对已沉积的抗原抗体复合物有促进吸收和消除的作用,还有抗感染、降低毛细血管通透性等作用。由丹参、莪术、三七、赤芍等组方的丹莪妇康煎膏具有增强细胞免疫和降低体液免疫的双向调节作用,疗效与达那唑相似。由柴胡、丹参、赤芍、莪术、五灵脂组方的丹赤饮使 33% 的子宫内膜异位症患者局部体征基本消失,自然杀伤细胞活性升高。但是中药的具体免疫调节作用尚缺乏实验室证据的支持,且报道的临床疗效可重复性不强。

5.左炔诺孕酮宫内缓释节育系统

左炔诺孕酮宫内缓释节育系统直接减少病灶中的雌二醇受体,使雌二醇的作用减弱,导致异位的内膜萎缩、子宫动脉阻力增加,减少子宫血流量,减少子宫内膜中前列腺素的产生,明显减少月经量,改善子宫内膜异位症患者的盆腔疼痛,缓解痛经症状。与促性腺激素释放激素激动剂相比,左炔诺孕酮宫内缓释节育系统缓解子宫内膜异位症患者痛经疗效与之相当,可减少术后痛经复发。不增加心血管疾病风险,且降低血脂,不引起低雌激素症状,没有减少骨密度的严重不良反应,可长期应用。不规则阴道流血发生率高于促性腺激素释放激素激动剂。如果子宫内膜异位症患者需要长期治疗,可优先选择左炔诺孕酮宫内缓释节育系统,在提供避孕的同时,是治疗子宫内膜异位症、子宫腺肌病和慢性盆腔痛的有效、安全、便捷的治疗手段之一,尤其适用于合并有子宫腺肌病的子宫内膜异位患者长期维持治疗。

左炔诺孕酮宫内缓释节育系统含 52 mg 左炔诺孕酮,每天释放 20 μg,可有效使用 5 年。

放置左炔诺孕酮宫内缓释节育系统一般选择在月经的 7 天以内;如果更换新的左炔诺孕酮宫内缓释节育系统,可以在月经周期的任何时间。早孕流产后可以立即放置,产后放置应推迟到分娩后 6 周。

6.促性腺激素释放激素激动剂

促性腺激素释放激素激动剂是目前最受推崇、最有效的子宫内膜异位症治疗药物。连续使用促性腺激素释放激素激动剂可下调垂体功能,造成药物暂时性去势、体内促性腺激素水平下降及低雌激素状态。由于卵巢功能受抑制,产生相应低雌激素环境,使子宫内膜异位症病灶消退。目前常用的有长效制剂,如进口的曲普瑞林、戈舍瑞林、布舍瑞林等,国产的亮丙瑞林;短效制剂,如丙氨瑞林。

(1)用法:长效制剂于月经第 1 天开始注射,每 28 天注射 0.5～1 支,注射 3～6 支,最多不超过 6 支。

(2)不良反应:主要为雌激素水平降低所引起的类似围绝经期综合征的表现,如潮热、多汗、血管舒缩不稳定、乳房缩小、阴道干燥等反应,一般不影响继续用药。严重雌激素减少,雌二醇 <734 pmol/L,可增加骨中钙的吸收,而发生骨质疏松。

(3)反向添加疗法:指联合应用促性腺激素释放激素激动剂及雌、孕激素,使体内雌激素水平达到所谓"窗口剂量",即不影响子宫内膜异位症的治疗,又可最大限度地减轻低雌激素的影响。其目的是减少血管收缩症状及长期使用促性腺激素释放激素激动剂对于骨密度的损害。可以用雌、孕激素的联合或序贯方法。

用药方法:应用促性腺激素释放激素激动剂 3 个月后,联合应用以下药物。如:①促性腺激素释放激素激动剂＋戊酸雌二醇 1～2 mg/d＋甲羟孕酮 2～4 mg/d。②促性腺激素释放激素激动剂＋戊酸雌二醇 1～2 mg/d＋炔诺酮 5 mg/d。③GnRH-a＋替勃龙 2.5 mg/d。

雌二醇阈值窗口概念:血清雌二醇在 110～146 pmol/L 为阈值窗口,在窗口期内可不刺激子宫内膜异位症病灶生长,亦能满足骨代谢和血管神经系统对雌激素的需求,故可适当添加激素维持雌激素阈值水平,减少不良反应。适当的反加不影响促性腺激素释放激素激动剂疗效,且可有效减少不良反应,延长用药时间。

(4)促性腺激素释放激素激动剂反减治疗:以往采用促性腺激素释放激素激动剂先足量再减量的方法,近年来有更合理的长间歇疗法,延长 GnRH-a 用药间隔时间至 6 周 1 次,共用 4 次,亦能达到和维持有效低雌激素水平,是经济有效且减少不良反应的给药策略,但其远期复发率有待进一步研究。

(五)药物与手术联合治疗

手术治疗可恢复正常解剖关系,去除病灶并同时分离粘连,但严重的粘连使病灶不能彻底清除,显微镜下和深层的病灶无法看到,术后的并发症有时难以避免。手术后的粘连是影响手术效果、导致不孕的主要原因。药物治疗虽有较好的疗效,但停药后短期内病变可能复发,致密的粘连妨碍药物到达病灶内而影响疗效。根据病情程度在手术前、后行药物治疗。术前应用促性腺激素释放激素激动剂,在低雌激素作用下,腹腔内充血减轻,毛细血管充血和扩张均不明显,使粘连易于分离,卵巢异位的肿瘤易于剥离,有利于手术中的摘除,还可预防术后粘连形成。术后用1～2个月的药物,可以抑制手术漏掉的病灶,预防手术后的复发。

八、子宫内膜异位症的复发与处理

子宫内膜异位症复发指手术和规范药物治疗,病灶缩小或消失及症状缓解后,再次出现临床症状且恢复至治疗前水平或加重,或再次出现子宫内膜异位病灶。子宫内膜异位症总体的复发率高达50%以上。其作为一种慢性活动性疾病,无论给予什么治疗,患者总处于复发的危险之中,特别是年轻的、保守性手术者。实际上,难以区分疾病是再现或复发,还是再发展或持续存在,更难界定治疗后多长时间再出现复发。无论何种治疗很难将异位灶清除干净,尤其是药物治疗。复发的生物学基础是异位内膜细胞可以存活并有激素的维持。这种异位灶可以很顽强,经过全期妊娠已经萎缩的异位种植可能在产后1个月复发。亦有报道在经过卵巢抑制后3个星期,仅在激素替代3天即可再现病灶。复发的主要表现是疼痛及结节或包块的出现,80%于盆腔检查即可得知,超声扫描、血清CA125检查可帮助诊断,最准确的复发诊断是腹腔镜检查。一般以药物治疗的复发率为高,1年的复发率是51.6%。保守性手术的每年复发率是13.6%,5年复发率是40%～50%。

子宫内膜异位症复发的治疗基本遵循初次治疗原则,但应个体化。如药物治疗后痛经复发,应手术治疗。手术后子宫内膜异位症复发可先用药物治疗,仍无效者应考虑手术治疗。如年龄较大、无生育要求且症状严重者,可行根治性手术。对于有生育要求、未合并卵巢型子宫内膜异位症者,给予促性腺激素释放激素激动剂3个月后进行体外受精-胚胎移植。卵巢型子宫内膜异位症复发可进行手术或超声引导下穿刺,术后给予促性腺激素释放激素激动剂3个月后进行体外受精-胚胎移植。

(张　敏)

第二节　子宫腺肌病

子宫腺肌病是指子宫内膜向肌层良性浸润并在其中弥散性生长,其特征是在子宫肌层中出现异位的内膜和腺体,伴有周围肌层细胞的代偿性肥大和增生。本病20%～50%合并子宫内膜异位症,约30%合并子宫肌瘤。

目前子宫腺肌病的发病有逐渐增加的趋势,其治疗的方法日趋多样化,治疗方法的选择应在考虑患者年龄、生育要求、临床症状的严重程度、病变部位与范围、患者的意愿等的基础上确定。

一、临床特征

(一)病史特点

(1)详细询问相关的临床症状,如经量增多和进行性痛经。

(2)家族中有无相同病史。

(3)医源性因素所致子宫内膜创伤,如多次分娩、习惯性流产、人工流产、宫腔操作史。

(二)症状

子宫腺肌病的症状不典型,表现多种多样,没有特异性。约35%的子宫腺肌病无临床症状,临床症状与病变的范围有关。

1.月经过多

月经过多占40%～50%,一般出血与病灶的深度呈正相关,偶尔也有小病变致月经过多者。

2.痛经

逐渐加剧的进行性痛经,痛经常在月经来潮的前1周就开始,至月经结束。15%～30%的患者有痛经,疼痛的程度与病灶的多少有关,约80%痛经者为子宫肌层深部病变。

3.其他症状

部分患者可有未明原因的月经中期阴道流血及性欲减退,子宫腺肌病不伴有其他不孕疾病时,一般对生育无影响,伴有子宫肌瘤时可出现肌瘤的各种症状。

(三)体征

妇科检查可发现子宫呈均匀性增大或有局限性结节隆起,质地变硬,一般不超过孕12周子宫大小。近月经期检查,子宫有触痛;月经期由于病灶充血、水肿及出血,子宫可增大,质地变软,压痛较平时更为明显;月经期后再次妇科检查发现子宫有缩小。这种周期性出现的体征改变为诊断本病的重要依据之一。合并盆腔子宫内膜异位症时,子宫增大、后倾、固定,骶骨韧带增粗,或直肠子宫陷凹处有痛性结节等。

二、辅助检查

(一)实验室检查

1.血常规

明确有无贫血。

2.CA125

子宫腺肌病患者血CA125水平明显升高,阳性率达80%,CA125在监测疗效上有一定价值。

(二)影像学检查

1.B超

B超为子宫腺肌病的常规诊断手段。B超的图像特点如下。

(1)子宫呈均匀性增大,轮廓尚清晰。

(2)子宫内膜线可无改变或稍弯曲。

(3)子宫切面回声不均匀,有时可见大小不等的无回声区。

2.MRI

MRI为目前诊断子宫腺肌病最可靠的无创伤性诊断方法,可以区别子宫肌瘤和子宫腺肌病,并可诊断两者是否同时并存,对决定处理方法有较大帮助,在发达国家中应用广泛。图像表现如下。

(1)子宫增大,外缘尚光滑。

(2)T₂加权成像显示子宫的正常解剖形态扭曲或消失。

(3)子宫后壁明显增厚,结合带厚度>8 mm。

(4)T₂加权成像显示子宫壁内可见一类似结合带的低信号肿物,与稍高信号的子宫肌层边界不清,类似于结合带的局灶性或广泛性增宽,其中可见局灶性的大小不等的斑点状高信号区,即为异位的陈旧性出血灶或未出血的内膜岛。

(三)其他

1.宫腔镜检查

宫腔增大,有时可见异常腺体开口,并可除外子宫内膜病变。

2.腹腔镜检查

腹腔镜检查见子宫均匀增大,前后径增大明显,子宫较硬,外观呈灰白或暗紫色,有时浆膜面见突出紫蓝色结节。

3.肌层针刺活检

诊断的准确性依赖于取材部位的选择、取材次数及病灶的深度和广度,特异性较高,但敏感性较低,而且操作困难,在临床上较少应用。

三、诊断

子宫腺肌病的诊断一般并不难,最主要的困难在于与子宫肌瘤等疾病的鉴别诊断。子宫腺肌病与子宫肌瘤均是常见的妇科疾病,两种病变均发生在子宫,发病年龄相仿,多见于 30～50 岁的育龄妇女,临床上容易互相混淆。一般来说,子宫腺肌病突出的症状是继发性逐渐加重的痛经,子宫肌瘤的突出症状为月经过多及不规则出血,子宫腺肌病时子宫也有增大,但很少超过妊娠 3 个月子宫大小。

四、治疗

(一)治疗原则

由于子宫腺肌病的难治性,目前尚不能使每位患者均获得满意的疗效,应根据患者的年龄、生育要求和症状,实施个体化的多种手段的联合治疗策略。

(二)药物治疗

药物治疗子宫腺肌病近期疗效明显,但只是暂时性的,停药后症状、体征常很快复发,对年轻有生育要求、近绝经期或不接受手术治疗者可试用达那唑、孕三烯酮或促性腺激素释放激素激动剂等。

1.达那唑

达那唑适用于轻度及中度子宫腺肌病痛经患者。

用法:月经第 1 天开始口服 200 mg,2～3 次/天,持续用药 6 个月。若痛经不缓解或未闭经,可加至 4 次/天。疗程结束后约 90%的患者症状消失。停药后 4～6 周恢复月经及排卵。

不良反应:有恶心、头痛、潮热、乳房缩小、体重增加、性欲减退、多毛、痤疮、声音改变、皮脂增加、肌痛性痉挛等。但发生率低,且症状多不严重。

2.孕三烯酮

孕三烯酮为 19-去甲睾酮的衍生物,有抗雌激素和抗孕激素作用,不良反应同达那唑,但程度略轻。

用法:每周用药 2 次,每次 2.5 mg,于月经第 1 天开始服用,6 个月为 1 个疗程。因为用药量小,用药次数少,其应用近年来增多。孕三烯酮治疗轻症子宫肌腺症具有很好的效果,可达治愈目的,从而可防止其发展为重症子宫肌腺病,减少手术及术后并发症,提高患者生活质量。

3.促性腺激素释放激素激动剂

其为人工合成的十肽类化合物,能促进垂体细胞分泌 LH 和 FSH,长期应用对垂体产生降调作用,可使 LH 和 FSH 分泌急剧减少。有研究表明子宫腺肌病导致不孕与化学和免疫等因素有关,而促性腺激素释放激素激动剂有调节免疫活性的作用,且使子宫大小、形态恢复正常,从而改善妊娠率。但促性腺激素释放激素激动剂作用是可逆性的,故对子宫腺肌病合并不孕的治疗在停药后短期内不能自行受孕者,应选择辅助生殖技术。

4.其他药物

(1)孕激素受体阻滞剂:米非司酮为人工合成 19-去甲基睾酮衍生物,具有抗孕激素及抗皮质激素活性的作用。用法:米非司酮 10 mg 口服,1 次/天,连续 3 个月,治疗后患者停经,痛经消失,子宫体积明显缩小,不良反应少见。年轻患者停药后复发率高于围绝经期患者,复发者进行长期治疗仍有效。

(2)左炔诺孕酮:诺普兰为左炔诺孕酮皮下埋植剂,可治疗围绝经期子宫腺肌病,治疗后虽子宫体积无明显缩小,但痛经缓解率达 100%。有报道用左炔诺孕酮宫内缓释节育系统治疗子宫腺肌病痛经及月经过多有一定效果。

(3)短效口服避孕药:临床研究显示,长期服用短效避孕药可使子宫内膜和异位内膜萎缩,缓解痛经,减少经量,降低子宫内膜异位症的复发率。但是复方口服避孕药存在不良反应,服用后患者可出现点滴出血或突破性出血、乳房触痛、头痛、体重改变、恶心和呕吐等胃肠道反应,以及情绪改变等不良反应,长期应用有血栓性疾病和心血管疾病发病风险。因此,复方口服避孕药的使用应综合各方面情况进行个体化用药,以使患者获得最大益处。目前国内外还没有关于该疗法用于子宫腺肌病治疗效果大样本的评价。

(4)孕激素:孕激素作用基于子宫内膜局部高剂量的黄体酮,可引起蜕膜样变,上皮萎缩及产生直接的血管改变,使月经减少,甚至闭经。目前国外研究显示地屈孕酮是分子结构最接近天然黄体酮的一种孕激素,并具有更高的口服生物利用度。地屈孕酮是一种口服孕激素,可使子宫内膜进入完全的分泌相,从而可防止由雌激素引起的子宫内膜增生和癌变风险。地屈孕酮可用于内源性孕激素不足的各种疾病,它不产热,且对脂代谢无影响。极少数患者可出现突破性出血,一般增加剂量即可防止其发生。地屈孕酮也可能发生其他发生在孕激素治疗中的不良反应,如轻微出血、乳房疼痛,肝功能损害极为少见。目前国内外尚无使用地屈孕酮治疗子宫腺肌病的大型随机对照试验。

(三)手术治疗

药物治疗无效或长期剧烈痛经时,应行手术治疗。手术治疗包括根治手术(子宫切除术)和保守性手术。

1.子宫切除术

子宫切除术是主要的治疗方法,也是唯一循证医学证实有效的方法,可以根治痛经和/或月经过多,适用于年龄较大、无生育要求者。近年来,阴式子宫切除术应用日趋增多,单纯子宫腺肌病子宫体积多<12孕周子宫大小,行阴式子宫切除多无困难。若合并有子宫内膜异位症,有卵巢型子宫内膜异位症或估计有明显粘连,可行腹腔镜子宫切除术。虽然有研究表明子宫腺肌病的子宫有稍多于10%的病变可累及宫颈,但也有研究表明子宫腺肌病主要见于子宫体部,罕见于宫颈部位,只要保证切除全部子宫下段,仍可考虑行子宫次全切除术。

2.保守性手术

子宫腺肌病病灶挖除术、子宫内膜去除术和子宫动脉栓塞术都属于保留生育功能的方法。腹腔镜下子宫动脉阻断术和病灶消融术(使用电、射频和超声等能减少子宫腺肌病量),近年来的报道逐渐增多,但这些手术的效果均有待于循证医学研究证实。

(1)子宫腺肌病病灶挖除术:适用于年轻、要求保留生育功能的患者。子宫腺肌瘤一般能挖除干净,可以明显地改善症状、增加妊娠机会。对局限型子宫腺肌病,可以切除大部分病灶,缓解其症状。虽然弥散型子宫腺肌病做病灶大部分切除术后妊娠率较低,但仍有一定的治疗价值。术前使用促性腺激素释放激素激动剂治疗3个月,可以缩小病灶,利于手术操作。做病灶挖除术的同时还可做子宫神经去除术或子宫动脉阻断术以提高疗效。

(2)子宫内膜去除术:近年来,有报道在宫腔镜下行子宫内膜去除术治疗子宫腺肌病,术后患者月经量明显减少,甚至闭经,痛经好转或消失,对伴有月经过多的轻度子宫腺肌病可试用此方法。子宫内膜切除术虽可有效控制月经过多及痛经症状,但对深部病灶治疗效果较差。远期并发症常见的为宫腔粘连、宫腔积血、不孕、流产、早产等。

(3)子宫动脉栓塞术:近期效果明显,月经量减少约50%,痛经缓解率达90%以上,子宫及病灶体积缩小显著,彩色多普勒超声显示子宫肌层及病灶内血流信号明显减少,该疗法对要求保留子宫和生育功能的患者具有重大意义。但子宫动脉栓塞术治疗某些并发症尚未解决,远期疗效尚待观察,对日后生育功能的影响还不清楚,临床应用仍未普及,还有待于进一步积累经验。

(4)子宫病灶电凝术:通过子宫病灶电凝可引起子宫肌层内病灶坏死,以达到治疗的目的。但病灶电凝术中很难判断电凝是否完全,因此不如手术切除准确,子宫肌壁电凝术后病灶被瘢痕组织所代替,子宫壁的瘢痕宽大,弹性及强度降低,故术后子宫破裂风险增加。

(5)盆腔去神经支配治疗:近年来国外学者采用开腹或腹腔镜下骶前神经切除术及子宫神经切除术治疗原发性及继发性痛经,取得了较好效果。

(6)腹腔镜下子宫动脉阻断术:子宫动脉结扎治疗子宫腺肌病的灵感来源于子宫动脉栓塞治疗子宫腺肌病的成功经验,但该术式目前应用的病例不多。由于疼痛不能得到完全缓解,多数患者对手术效果并不满意。

五、预后与随访

(一)随访内容

通常包括患者主诉、疼痛评价、妇科检查、超声检查、血清CA125检测。如果是药物治疗者,需要检查与药物治疗相关的内容,如肝功能、骨密度等。

(二)预后

除非实施子宫切除术,否则子宫腺肌病容易复发。因残留的内膜腺体而发生恶变的较少见,与子宫腺肌病类似的疾病子宫内膜异位症,其恶变率国内报道为1.5%,国外报道为0.7%~1.0%,相比之下,子宫腺肌病发生恶变更为少见。

(张　敏)

第十章 女性生殖系统感染性疾病

第一节 非特异性外阴炎

非特异性外阴炎是由物理、化学等非病原体因素所致的外阴皮肤或黏膜炎症。

一、病因

外阴易受经血、阴道分泌物刺激,若患者不注意清洁,或粪瘘患者受到粪便污染刺激、尿瘘患者受到尿液长期浸渍等,均可引起非特异性炎症反应。长期穿紧身化纤内裤或经期长时间使用卫生用品所导致的物理化学刺激,如皮肤黏膜摩擦、局部潮湿、透气性差等,亦可引起非特异性外阴炎。

二、临床表现

外阴皮肤黏膜有瘙痒、疼痛、烧灼感,于活动、性交、排尿及排便时加重。急性炎症期检查见外阴充血、肿胀、糜烂,常有抓痕,严重者形成溃疡或湿疹;慢性炎症时检查可见外阴皮肤增厚、粗糙、皲裂,甚至苔藓样变。

三、治疗

治疗原则为消除病因,保持外阴局部清洁、干燥,对症治疗。

(一)病因治疗

寻找并积极消除病因,改善局部卫生。若发现糖尿病应及时治疗,若有尿瘘、粪瘘应及时进行修补。

(二)局部治疗

保持外阴局部清洁、干燥,大小便后及时清洁外阴。可用 0.1% 聚维酮碘液或 1:5 000 高锰酸钾液坐浴,每天 2 次,每次 15～30 分钟。坐浴后涂抗生素软膏或中成药药膏。也可选用中药水煎熏洗外阴部,每天 1～2 次。

(张 丽)

第二节　前庭大腺炎症

前庭大腺炎症由病原体侵入前庭大腺所致,可分为前庭大腺炎、前庭大腺脓肿和前庭大腺囊肿。生育期妇女多见,幼女及绝经后期妇女少见。

一、病原体

多为混合性细菌感染。主要病原体为葡萄球菌、大肠埃希菌、链球菌、肠球菌。随着性传播疾病发病率的升高,淋病奈瑟菌及沙眼衣原体也成为常见病原体。

病原体侵犯腺管,初期导致前庭大腺导管炎,腺管开口往往因肿胀或渗出物凝聚而阻塞,分泌物积存不能外流,感染进一步加重则形成前庭大腺脓肿。若脓肿消退后,腺管阻塞,脓液吸收后被黏液分泌物所替代,形成前庭大腺囊肿。前庭大腺囊肿可继发感染,形成脓肿,并反复发作。

二、临床表现

前庭大腺炎起病急,多为一侧。初起时局部产生肿胀、疼痛、灼热感,检查见局部皮肤红肿、压痛明显,患侧前庭大腺开口处有时可见白色小点。若感染进一步加重,脓肿形成并快速增大,直径可达 3.6 cm,患者疼痛剧烈,行走不便,脓肿成熟时局部可触及波动感。少数患者可能出现发热等全身症状,腹股沟淋巴结可呈不同程度增大。当脓肿内压力增大时,表面皮肤黏膜变薄,脓肿可自行破溃。若破孔大,可自行引流,炎症较快消退而痊愈;若破孔小,引流不畅,则炎症持续存在,并反复发作。

前庭大腺囊肿多为单侧,也可为双侧。若囊肿小且无急性感染,患者一般无自觉症状,往往于妇科检查时方被发现;若囊肿大,可感到外阴坠胀或性交不适。检查见患侧阴道前庭窝外侧肿大,在外阴部后下方可触及无痛性囊性肿物,多呈圆形、边界清楚。

三、治疗

(一)药物治疗
急性炎症发作时,需保持局部清洁,可取前庭大腺开口处分泌物做细菌培养,确定病原体。常选择使用喹诺酮或头孢菌素与甲硝唑联合抗感染。也可局部坐浴。

(二)手术治疗
前庭大腺脓肿需尽早切开引流,以缓解疼痛。切口应选择在波动感明显处,尽量靠低位以便引流通畅,原则上在内侧黏膜面切开,并放置引流条,脓液可送细菌培养。无症状的前庭大腺囊肿可随访观察;对囊肿较大或反复发作者可行囊肿造口术。

(张　丽)

第三节　外阴阴道假丝酵母病

外阴阴道假丝酵母病(vulvovaginal candidiasis,VVC)曾称念珠菌性阴道炎,是由假丝酵母引起的常见外阴阴道炎症。国外资料显示,约 75%妇女一生中至少患过 1 次 VVC,45%妇女经历过 2 次或2 次以上的发病。

一、病原体及诱发因素

80%~90%病原体为白假丝酵母,10%~20%为光滑假丝酵母、近平滑假丝酵母、热带假丝酵母等。假丝酵母适宜在酸性环境中生长,其阴道 pH 通常小于 4.5。假丝酵母对热的抵抗力不强,加热至 60 ℃,1 小时即死亡;但对干燥、日光、紫外线及化学制剂等因素的抵抗力较强。白假丝酵母为双相菌,有酵母相和菌丝相。酵母相为孢子,在无症状寄居及传播中起作用;菌丝相为孢子伸长形成假菌丝,具有侵袭组织的能力。10%~20%非孕妇女及 30%孕妇阴道中可能黏附有假丝酵母寄生,但菌量极少,呈酵母相,并不引起炎症反应;在宿主全身及阴道局部细胞免疫能力下降时,假丝酵母转化为菌丝相,大量繁殖生长侵袭组织,引起炎症反应。发病的常见诱因:长期应用广谱抗生素、妊娠、糖尿病、大量应用免疫抑制剂及接受大量雌激素治疗等,胃肠道假丝酵母感染者粪便污染阴道、穿紧身化纤内裤及肥胖使外阴局部温度与湿度增加,也是发病的影响因素。

二、传播途径

主要为内源性传染,假丝酵母作为机会致病菌,除阴道外,也可寄生于人的口腔、肠道,这3 个部位的假丝酵母可互相传染,也可通过性交直接传染。少部分患者通过接触感染的衣物间接传染。

三、临床表现

主要表现为外阴阴道瘙痒、阴道分泌物增多。外阴阴道瘙痒症状明显,持续时间长,严重者坐立不安,夜晚更加明显。部分患者有外阴部灼热痛、性交痛及排尿痛,尿痛是排尿时尿液刺激水肿的外阴所致。阴道分泌物的特征为白色稠厚,呈凝乳状或豆腐渣样。妇科检查可见外阴红斑、水肿,可伴有抓痕,严重者可见皮肤皲裂、表皮脱落。阴道黏膜红肿、小阴唇内侧及阴道黏膜附有白色块状物,擦除后露出红肿黏膜面,急性期还可见到糜烂及浅表溃疡。

外阴阴道假丝酵母病可分为单纯性 VVC 和复杂性 VVC,后者占 10%~20%。单纯性VVC 包括非孕期妇女发生的散发性、白假丝酵母所致的轻或中度 VVC;复杂性 VVC 包括非白假丝酵母所致的 VVC、重度 VVC、复发性 VVC、妊娠期 VVC 或其他特殊患者如未控制的糖尿病、免疫低下者所患 VVC。

四、诊断

对有阴道炎症症状或体征的妇女,若在阴道分泌物中找到假丝酵母的芽生孢子或假菌丝即可确诊。可用湿片法或革兰氏染色检查分泌物中的芽生孢子和假菌丝。湿片法多采用10%氢氧化钾溶液，可溶解其他细胞成分，提高假丝酵母检出率。对于有症状而多次湿片法检查为阴性或治疗效果不好的难治性VVC病例，可采用培养法同时行药敏试验。

VVC合并细菌性阴道病、滴虫性阴道炎是常见的阴道混合性感染的类型，实验室检查可见到两种或以上致病微生物。pH测定具有鉴别意义，若VVC患者阴道分泌物pH>4.5，需要特别注意存在混合感染的可能性，尤其是合并细菌性阴道病的混合感染。

本病症状及分泌物性状与细胞溶解性阴道病（cytolytic vaginosis，CV）相似，应注意鉴别。CV是主要由乳杆菌过度繁殖，pH过低，导致阴道鳞状上皮细胞溶解破裂而引起相应临床症状的一种疾病。常见临床表现为外阴瘙痒、阴道烧灼样不适，阴道分泌物性质为黏稠或稀薄的白色干酪样。两者主要通过实验室检查鉴别，VVC镜下可见到芽生孢子及假菌丝，而CV可见大量乳杆菌和上皮溶解后细胞裸核。

五、治疗

消除诱因，根据患者情况选择局部或全身抗真菌药物，以局部用药为主。

（一）消除诱因

及时停用广谱抗生素、雌激素等药物，积极治疗糖尿病。患者应勤换内裤，用过的毛巾等生活用品用开水烫洗。

（二）单纯性VVC

常采用唑类抗真菌药物。

1.局部用药

可选用下列药物放置于阴道深部：①克霉唑制剂，1粒（500 mg），单次用药；或每晚1粒（150 mg），连用7天。②咪康唑制剂，每晚1粒（200 mg），连用7天；或每晚1粒（400 mg），连用3天；或1粒（1 200 mg），单次用药。③制霉菌素制剂，每晚1粒（10万U），连用10～14天。

2.全身用药

对未婚妇女及不宜采用局部用药者，可选用口服药物。常用药物：氟康唑150 mg，顿服。

（三）复杂性VVC

1.重度VVC

在单纯性VVC治疗的基础上延长1个疗程的治疗时间。若为口服或局部用药一日疗法的方案，则在72小时后加用1次；若为局部用药3～7天的方案，则延长为7～14天。

2.复发性外阴阴道假丝酵母病（recurrent vulvovaginal candidiasis，RVVC）

1年内有症状并经真菌学证实的VVC发作4次或以上，称为RVVC。治疗重点在于积极寻找并去除诱因，预防复发。抗真菌治疗方案分为强化治疗与巩固治疗，根据培养和药物敏感试验选择药物。在强化治疗达到真菌学治愈后，给予巩固治疗半年。强化治疗方案即在单纯性VVC治疗的基础上延长1～2个疗程的治疗时间。巩固治疗目前国内外尚无成熟方案，可口服氟康唑150 mg，每周1次，连续6个月；也可根据复发规律，每月给予1个疗程局部用药，连续6个月。

在治疗前建议做阴道分泌物真菌培养，同时行药敏试验。治疗期间定期复查监测疗效，并注意药物不良反应，一旦出现肝功能异常等不良反应，立即停药，待不良反应消失更换其他药物。

3.妊娠期 VVC

以局部用药为主,以小剂量长疗程为佳,禁用口服唑类抗真菌药物。

(四)注意事项

无需对性伴侣进行常规治疗。有龟头炎症者,需要进行假丝酵母检查及治疗,以预防女性重复感染。男性伴侣包皮过长者,需要每天清洗,建议择期手术。症状反复发作者,需考虑阴道混合性感染及非白假丝酵母病的可能。

(五)随访

在治疗结束的 7～14 天,建议追踪复查。若症状持续存在或治疗后复发,可做真菌培养,同时行药敏试验。对 RVVC 患者在巩固治疗的第 3 个月及 6 个月时,建议进行真菌培养。

(张　丽)

第四节　滴虫性阴道炎

滴虫性阴道炎是由阴道毛滴虫引起的常见阴道炎症,也是常见的性传播疾病。

一、病原体

阴道毛滴虫生存力较强,适宜在温度 25～40 ℃、pH 5.2～6.6 的潮湿环境中生长,在 pH 5.0 以下环境中其生长受到抑制。月经前后阴道 pH 发生变化,月经后接近中性,隐藏在腺体及阴道皱襞中的滴虫得以繁殖,滴虫性阴道炎常于月经前后发作。滴虫能消耗或吞噬阴道上皮细胞内的糖原,阻碍乳酸生成,使阴道 pH 升高。滴虫能消耗氧,使阴道成为厌氧环境,易致厌氧菌繁殖,约 60% 患者同时合并细菌性阴道病。阴道毛滴虫还能吞噬精子,影响精子在阴道内存活。滴虫不仅寄生于阴道,还常侵入尿道或尿道旁腺,甚至膀胱、肾盂,可以引发多种症状。

二、传播方式

经性交直接传播是其主要传播方式。滴虫可寄生于男性的包皮皱襞、尿道或前列腺中,男性由于感染滴虫后常无症状,易成为感染源。也可经公共浴池、浴盆、浴巾、游泳池、坐式便器、衣物、污染的器械及敷料等间接传播。

三、临床表现

潜伏期为 4～28 天。25%～50% 患者感染初期无症状。主要症状是阴道分泌物增多及外阴瘙痒,间或出现灼热、疼痛、性交痛等。分泌物典型特点为稀薄脓性、泡沫状、有异味。分泌物灰黄色、黄白色呈脓性是因其中含有大量白细胞,若合并其他感染则呈黄绿色;呈泡沫状、有异味是滴虫无氧酵解碳水化合物,产生腐臭气体所致。瘙痒部位主要为阴道口及外阴。若合并尿道感染,可有尿频、尿痛的症状,有时可有血尿。检查见阴道黏膜充血,严重者有散在出血点,甚至宫颈有出血斑点,形成"草莓样"宫颈;部分无症状感染者阴道黏膜无异常改变。

四、诊断

根据典型临床表现容易诊断,阴道分泌物中找到滴虫即可确诊。最简便的方法是湿片法,取0.9%氯化钠温溶液1滴放于玻片上,在阴道侧壁取典型分泌物混于其中,立即在低倍光镜下寻找滴虫。显微镜下可见到呈波状运动的滴虫及增多的白细胞被推移。此方法的敏感性为60%～70%,阴道分泌物智能化检测系统及分子诊断技术可提高滴虫检出率。取分泌物前24～48小时避免性交、阴道灌洗或局部用药。取分泌物时阴道窥器不涂润滑剂,分泌物取出后应及时送检并注意保暖,否则滴虫活动力减弱,造成辨认困难。分泌物革兰氏染色涂片检查会使滴虫活动减弱,造成检出率下降。

本病应与需氧菌性阴道炎(aerobic vaginitis,AV)相鉴别,两者阴道分泌物性状相似,稀薄、泡沫状、有异味。主要通过实验室检查鉴别。滴虫性阴道炎湿片检查可见滴虫,而AV常见的病原菌为B族链球菌、葡萄球菌、大肠埃希菌及肠球菌等需氧菌,镜下可见大量中毒白细胞和大量杂菌,乳杆菌减少或消失,阴道分泌物中凝固酶和葡萄糖醛酸苷酶可呈阳性。

此外,因滴虫性阴道炎可合并其他性传播疾病,如HIV、黏液脓性宫颈炎等,诊断时需特别注意。

五、治疗

滴虫性阴道炎患者可同时存在尿道、尿道旁腺、前庭大腺多部位滴虫感染,治愈此病需全身用药,并避免阴道冲洗。主要治疗药物为硝基咪唑类药物。

(一)全身用药

初次治疗可选择甲硝唑2 g,单次口服;或替硝唑2 g,单次口服;或甲硝唑400 mg,每天2次,连服7天。口服药物的治愈率达90%～95%。服用甲硝唑者,服药后12～24小时内避免哺乳;服用替硝唑者,服药后3天内避免哺乳。

(二)性伴侣的治疗

滴虫性阴道炎主要由性行为传播,性伴侣应同时进行治疗,并告知患者及性伴侣治愈前应避免无保护性行为。

(三)随访及治疗失败的处理

由于滴虫性阴道炎患者再感染率很高,最初感染3个月内需要追踪、复查。若治疗失败,对甲硝唑2 g单次口服者,可重复应用甲硝唑400 mg,每天2次,连服7天;或替硝唑2 g,单次口服。对再次治疗后失败者,可给予甲硝唑2 g,每天1次,连服5天或替硝唑2 g,每天1次,连服5天。为避免重复感染,对密切接触的用品如内裤、毛巾等建议高温消毒。

(四)妊娠期滴虫性阴道炎的治疗

妊娠期滴虫性阴道炎可导致胎膜早破、早产及低出生体重儿等不良妊娠结局。妊娠期治疗的目的主要是减轻患者症状。目前对甲硝唑治疗能否改善滴虫性阴道炎的不良妊娠结局尚无定论。治疗方案为甲硝唑400 mg,每天2次,连服7天。甲硝唑虽可透过胎盘,但未发现妊娠期应用甲硝唑会增加胎儿畸形或机体细胞突变的风险。但替硝唑在妊娠期应用的安全性尚未确定,应避免应用。

(张　丽)

第五节　细菌性阴道炎

细菌性阴道炎(bacterial vaginosis,BV)是阴道内正常菌群失调所致的以带有鱼腥臭味的稀薄阴道分泌物增多为主要表现的混合感染。

一、病因

正常阴道菌群以乳杆菌占优势。若产生 H_2O_2 的乳杆菌减少,阴道 pH 升高,阴道微生态失衡,其他微生物大量繁殖,主要有加德纳菌,还有其他厌氧菌,如动弯杆菌、普雷沃菌、紫单胞菌、类杆菌、消化链球菌等,以及人型支原体感染,导致细菌性阴道炎。促使阴道菌群发生变化的原因仍不清楚,可能与频繁性交、反复阴道灌洗等因素有关。

二、临床表现

带有鱼腥臭味的稀薄阴道分泌物增多是其临床特点,可伴有轻度外阴瘙痒或烧灼感,性交后症状加重。分泌物呈鱼腥臭味,是厌氧菌产生的胺类物质(尸胺、腐胺、三甲胺)所致。10%～40%患者无临床症状。检查阴道黏膜无明显充血等炎症表现。分泌物呈灰白色、均匀一致、稀薄状,常黏附于阴道壁,但容易从阴道壁拭去。

三、诊断

主要采用 Amsel 临床诊断标准,下列 4 项中具备 3 项,即可诊断为细菌性阴道炎,多数认为线索细胞阳性为必备条件。

(1)线索细胞阳性:取少许阴道分泌物放在玻片上,加 1 滴 0.9% 氯化钠溶液混合,于高倍显微镜下寻找线索细胞。镜下线索细胞数量占鳞状上皮细胞比例大于 20%,可以诊断细菌性阴道炎。线索细胞即为表面黏附了大量细小颗粒的阴道脱落鳞状上皮细胞,这些细小颗粒为加德纳菌及其他厌氧菌,使得高倍显微镜下所见的鳞状上皮细胞表面毛糙、模糊、边界不清,边缘呈锯齿状。

(2)匀质、稀薄、灰白色阴道分泌物,常黏附于阴道壁。

(3)阴道分泌物 pH>4.5。

(4)胺试验阳性:取阴道分泌物少许放在玻片上,加入 10% 氢氧化钾溶液 1～2 滴,产生烂鱼肉样腥臭气味,系因胺遇碱释放氨所致。

四、治疗

治疗选用抗厌氧菌药物,主要有甲硝唑、替硝唑、克林霉素。甲硝唑可抑制厌氧菌生长而不影响乳杆菌生长,是较理想的治疗药物。

(一)全身用药

首选为甲硝唑 400 mg,口服,每天 2 次,共 7 天;其次为替硝唑 2 g,口服,每天 1 次,连服 3 天;或替硝唑 1 g,口服,每天 1 次,连服 5 天;或克林霉素 300 mg,口服,每天 2 次,连服 7 天。

不推荐使用甲硝唑 2 g 顿服。

(二)局部用药

甲硝唑制剂 200 mg,每晚 1 次,连用 7 天;或 2% 克林霉素软膏阴道涂抹,每次 5 g,每晚 1 次,连用 7 天。哺乳期以选择局部用药为宜。

(三)注意事项

(1)BV 可能导致子宫内膜炎、盆腔炎性疾病及子宫切除后阴道残端感染,准备进行宫腔手术操作或子宫切除的患者即使无症状也需要接受治疗。

(2)BV 与绒毛膜羊膜炎、胎膜早破、早产、产后子宫内膜炎等不良妊娠结局有关,有症状的妊娠期患者均应接受治疗。

(3)细菌性阴道炎复发者可选择与初次治疗不同的抗厌氧菌药物,也可试用阴道乳杆菌制剂恢复及重建阴道的微生态平衡。

(张　丽)

第六节　萎缩性阴道炎

萎缩性阴道炎为雌激素水平降低、局部抵抗力下降引起的、以需氧菌感染为主的阴道炎症。常见于自然绝经或人工绝经后的妇女,也可见于产后闭经、接受药物假绝经治疗者。

一、病因

绝经后妇女因卵巢功能衰退或缺失,雌激素水平降低,阴道壁萎缩,黏膜变薄,上皮细胞内糖原减少,阴道内 pH 升高(多为 5.0～7.0),嗜酸的乳杆菌不再为优势菌,局部抵抗力降低,以需氧菌为主的其他致病菌过度繁殖,从而引起炎症。

二、临床表现

主要症状为外阴灼热不适、瘙痒,阴道分泌物稀薄,呈淡黄色;感染严重者阴道分泌物呈脓血性。可伴有性交痛。检查时见阴道皱襞消失、萎缩、菲薄。阴道黏膜充血,有散在小出血点或点状出血斑,有时见浅表溃疡。

三、诊断

根据绝经、卵巢手术史、盆腔放射治疗史及临床表现,排除其他疾病,可以诊断。阴道分泌物镜检见大量白细胞而未见滴虫、假丝酵母等致病菌。萎缩性阴道炎患者因受雌激素水平低落的影响,阴道上皮脱落细胞量少且多为基底层细胞。对有血性阴道分泌物者,应与生殖道恶性肿瘤进行鉴别。对出现阴道壁肉芽组织及溃疡情况者,需行局部活组织检查,与阴道癌相鉴别。

四、治疗

治疗原则为补充雌激素,增加阴道抵抗力;使用抗生素抑制细菌生长。

（一）补充雌激素

补充雌激素主要是针对病因的治疗,以增加阴道抵抗力。雌激素制剂可局部给药,也可全身给药。局部涂抹雌三醇软膏,每天1～2次,连用14天。口服替勃龙2.5 mg,每天1次,也可选用其他雌孕激素制剂连续联合用药。

（二）抑制细菌生长

阴道局部应用抗生素如诺氟沙星制剂 100 mg,放于阴道深部,每天1次,7～10天为1个疗程。对阴道局部干涩明显者,可应用润滑剂。

（张　丽）

第七节　急性子宫颈炎

急性子宫颈炎指子宫颈发生急性炎症,包括局部充血、水肿,上皮变性、坏死,黏膜、黏膜下组织、腺体周围见大量中性粒细胞浸润,腺腔中可有脓性分泌物。急性子宫颈炎可由多种病原体引起,也可由物理因素、化学因素刺激或机械性子宫颈损伤、子宫颈异物伴发感染所致。

一、病因及病原体

急性子宫颈炎的病原体:①性传播疾病病原体。淋病奈瑟菌及沙眼衣原体,主要见于性传播疾病的高危人群。②内源性病原体。部分子宫颈炎发病与细菌性阴道病病原体、生殖支原体感染有关。但也有部分患者的病原体不清楚。沙眼衣原体及淋病奈瑟菌均感染子宫颈管柱状上皮,沿黏膜面扩散引起浅层感染,病变以子宫颈管明显。除子宫颈管柱状上皮外,淋病奈瑟菌还常侵袭尿道移行上皮、尿道旁腺及前庭大腺。

二、临床表现

大部分患者无症状。有症状者主要表现为阴道分泌物增多,呈黏液脓性,阴道分泌物刺激可引起外阴瘙痒及灼热感。此外,可出现经间期出血、性交后出血等症状。若合并尿路感染,可出现尿急、尿频、尿痛。妇科检查见子宫颈充血、水肿、黏膜外翻,有黏液脓性分泌物附着甚至从子宫颈管流出,子宫颈管黏膜质脆,容易诱发出血。若为淋病奈瑟菌感染,因尿道旁腺、前庭大腺受累,可见尿道口、阴道口黏膜充血、水肿,以及多量脓性分泌物。

三、诊断

出现两个特征性体征之一、显微镜检查子宫颈或阴道分泌物白细胞增多,可作出急性子宫颈炎症的初步诊断。子宫颈炎症诊断后,需进一步做沙眼衣原体和淋病奈瑟菌的检测。

（一）两个特征性体征

具备一个或两个同时具备:①于子宫颈管或子宫颈管棉拭子标本上,肉眼见到脓性或黏液脓性分泌物。②用棉拭子擦拭子宫颈管时,容易诱发子宫颈管内出血。

（二）白细胞检测

子宫颈管分泌物或阴道分泌物中白细胞增多,后者需排除引起白细胞增多的阴道炎症。

①子宫颈管脓性分泌物涂片做革兰氏染色,中性粒细胞＞30 个/高倍视野。②阴道分泌物湿片检查白细胞＞10 个/高倍视野。

(三)病原体检测

应作沙眼衣原体和淋病奈瑟菌的检测,以及有无细菌性阴道病及滴虫性阴道炎。检测淋病奈瑟菌常用的方法:①分泌物涂片革兰氏染色,查找中性粒细胞中有无革兰氏阴性双球菌,由于子宫颈分泌物涂片的敏感性、特异性差,不推荐用于女性淋病的诊断方法。②淋病奈瑟菌培养,为诊断淋病的"金标准"方法。③核酸检测,包括核酸杂交及核酸扩增,尤其核酸扩增方法诊断淋病奈瑟菌感染的敏感性、特异性高。

检测沙眼衣原体常用的方法:①衣原体培养,因其方法复杂,临床少用。②酶联免疫吸附试验检测沙眼衣原体抗原,为临床常用的方法。③核酸检测,包括核酸杂交及核酸扩增,尤以后者为检测沙眼衣原体感染敏感、特异的方法。但应做好质量控制,避免污染。

若子宫颈炎症进一步加重,可导致上行感染,因此对子宫颈炎患者应注意有无上生殖道感染。

四、治疗

主要为抗生素药物治疗。可根据不同情况采用经验性抗生素治疗及针对病原体的抗生素治疗。

(一)经验性抗生素治疗

对有以下性传播疾病高危因素的患者(如年龄小于 25 岁,多性伴或新性伴,并且为无保护性性交或性伴患性传播疾病),在未获得病原体检测结果前,可采用经验性抗生素治疗,方案为阿奇霉素 1 g 单次顿服;或多西环素 100 mg,每天 2 次,连服 7 天。

(二)针对病原体的抗生素治疗

对于获得病原体者,选择针对病原体的抗生素。

1.单纯急性淋病奈瑟菌性子宫颈炎

主张大剂量、单次给药,常用药物有头孢菌素及头霉素类药物。前者如头孢曲松钠 250 mg,单次肌内注射;或头孢克肟 400 mg,单次口服;也可选择头孢唑肟 500 mg,肌内注射;头孢噻肟钠 500 mg,肌内注射。后者如头孢西丁 2 g,肌内注射,加用丙磺舒 1 g 口服;另可选择氨基糖苷类抗生素中的大观霉素 4 g,单次肌内注射。

2.沙眼衣原体感染所致子宫颈炎

治疗药物主要如下:①四环素类,如多西环素 100 mg,每天 2 次,连服 7 天;米诺环素0.1 g,每天 2 次,连服 7~10 天。②大环内酯类,主要有阿奇霉素 1 g,单次顿服;克拉霉素0.25 g,每天 2 次,连服 7~10 天;红霉素 500 mg,每天 4 次,连服 7 天。③氟喹诺酮类,主要有氧氟沙星 300 mg,每天 2 次,连服 7 天;左氧氟沙星 500 mg,每天 1 次,连服 7 天;莫西沙星 400 mg,每天1次,连服 7 天。

由于淋病奈瑟菌感染带伴有衣原体感染,因此,若为淋菌性子宫颈炎,治疗时除选用抗淋病奈瑟菌药物外,同时应用抗衣原体感染药物。

3.合并细菌性阴道病

同时治疗细菌性阴道病,否则将导致子宫颈炎持续存在。

（三）性伴侣的治疗

若子宫颈炎患者的病原体为淋病奈瑟菌或沙眼衣原体，应对其性伴进行相应的检查及治疗。

（张　丽）

第八节　慢性子宫颈炎

慢性子宫颈炎指子宫颈间质内有大量淋巴细胞、浆细胞等慢性炎细胞浸润，可伴有子宫颈腺上皮及间质的增生和鳞状上皮化生。慢性子宫颈炎症可由急性子宫颈炎症迁延而来，也可为病原体持续感染所致，病原体与急性子宫颈炎相似。

一、病理

（一）慢性子宫颈管黏膜炎

由于子宫颈管黏膜皱襞较多，感染后容易形成持续性子宫颈黏膜炎，表现为子宫颈管黏液增多及脓性分泌物，反复发作。

（二）子宫颈息肉

子宫颈息肉是子宫颈管腺体和间质的局限性增生，并向子宫颈外口突出形成息肉。检查见子宫颈息肉通常为单个，也可为多个，红色，质软而脆，呈舌型，可有蒂，蒂宽窄不一，根部可附在子宫颈外口，也可在子宫颈管内。光镜下见息肉表面被覆高柱状上皮，间质水肿、血管丰富及慢性炎性细胞浸润。子宫颈息肉极少恶变，但应与子宫的恶性肿瘤鉴别。

（三）子宫颈肥大

慢性炎症的长期刺激导致腺体及间质增生。此外，子宫颈深部的腺囊肿均可使子宫颈呈不同程度肥大，硬度增加。

二、临床表现

慢性子宫颈炎多无症状，少数患者可有持续或反复发作的阴道分泌物增多，淡黄色或脓性，性交后出血，月经间期出血，偶有分泌物刺激引起外阴瘙痒或不适。妇科检查可发现黄色分泌物覆盖子宫颈口或从子宫颈口流出，或在糜烂样改变的基础上同时伴有子宫颈充血、水肿、脓性分泌物增多或接触性出血，也可表现为子宫颈息肉或子宫颈肥大。

三、诊断及鉴别诊断

根据临床表现可初步作出慢性子宫颈炎的诊断，但应注意将妇科检查所发现的阳性体征与子宫颈的常见病理生理改变进行鉴别。

（一）子宫颈柱状上皮异位和子宫颈鳞状上皮内病变

除慢性子宫颈炎外，子宫颈的生理性柱状上皮异位、子宫颈鳞状上皮内病变，甚至早期子宫颈癌也可表现为子宫颈糜烂样改变。生理性柱状上皮异位是阴道镜下描述子宫颈管内的柱状上皮生理性外移至子宫颈阴道部的术语，由于柱状上皮变薄，其下间质透出而呈肉眼所见的红色。曾将此种情况称为"宫颈糜烂"，并认为是慢性子宫颈炎最常见的病理类型之一。目前已明确"宫颈糜烂"并不是病理学上的上皮溃疡、缺失所致的真性糜烂,也与慢性子宫颈炎症的定义即间质中出现慢性炎细胞浸润并不一致。因此,"宫颈糜烂"作为慢性子宫颈炎症的诊断术语已不再恰当。子宫颈糜烂样改变只是一个临床征象,可为生理性改变,也可为病理性改变。生理性柱状上皮异位多见于青春期、生育期妇女雌激素分泌旺盛者、口服避孕药或妊娠期,由于雌激素的作用,鳞柱交界部外移,子宫颈局部呈糜烂样改变外观。此外,子宫颈鳞状上皮内病变及早期子宫颈癌也可使子宫颈呈糜烂样改变,因此对于子宫颈糜烂样改变者需进行子宫颈细胞学检查和/或HPV检测,必要时行阴道镜及活组织检查以除外子宫颈鳞状上皮内病变或子宫颈癌。

(二)子宫颈腺囊肿

子宫颈腺囊肿绝大多数情况下是子宫颈的生理性变化。子宫颈转化区内鳞状上皮取代柱状上皮过程中,新生的鳞状上皮覆盖子宫颈腺管口或伸入腺管,将腺管口阻塞,导致腺体分泌物引流受阻,潴留形成囊肿。子宫颈局部损伤或子宫颈慢性炎症使腺管口狭窄,也可导致子宫颈腺囊肿形成。镜下见囊壁被覆单层扁平、立方或柱状上皮。浅部的子宫颈腺囊肿检查见子宫颈表面突出单个或多个青白色小囊泡,容易诊断。子宫颈腺囊肿通常不需处理。但深部的子宫颈腺囊肿,子宫颈表面无异常,表现为子宫颈肥大,应与子宫颈腺癌鉴别。

(三)子宫恶性肿瘤

子宫颈息肉应与子宫颈的恶性肿瘤及子宫体的恶性肿瘤相鉴别,因后两者也可呈息肉状,从子宫颈口突出,鉴别方法行子宫颈息肉切除,病理组织学检查确诊。除慢性炎症外,内生型子宫颈癌尤其腺癌也可引起子宫颈肥大,因此对子宫颈肥大者,需行子宫颈细胞学检查,必要时行子宫颈管搔刮术进行鉴别。

四、治疗

(一)慢性子宫颈管黏膜炎

对持续性子宫颈管黏膜炎症,需了解有无沙眼衣原体及淋病奈瑟菌的再次感染、性伴是否已进行治疗、阴道微生物群失调是否持续存在,针对病因给予治疗。对病原体不清者,尚无有效治疗方法。对子宫颈呈糜烂样改变、有接触性出血且反复药物治疗无效者,可试用物理治疗。物理治疗注意事项:①治疗前,应常规行子宫颈癌筛查;②有急性生殖道炎症列为禁忌;③治疗时间应选在月经干净后3～7天进行;④物理治疗后有阴道分泌物增多,甚至有大量水样排液,术后1～2周脱痂时可有少许出血;⑤在创面尚未愈合期间(4～8周)禁盆浴、性交和阴道冲洗;⑥物理治疗有引起术后出血、子宫颈狭窄、不孕、感染的可能,治疗后应定期复查,观察创面愈合情况直到痊愈,同时注意有无子宫颈管狭窄。

(二)子宫颈息肉

行息肉摘除术,术后将切除息肉送组织学检查。

(三)子宫颈肥大

一般无需治疗。

(张　丽)

第九节 盆腔炎性疾病

盆腔炎性疾病指女性上生殖道的一组感染性疾病,主要包括子宫内膜炎、输卵管炎、输卵管卵巢脓肿、盆腔腹膜炎。炎症可局限于一个部位,也可同时累及几个部位,以输卵管炎、输卵管卵巢炎最常见。盆腔炎性疾病多发生在性活跃的生育期妇女,初潮前、无性生活和绝经后妇女很少发生盆腔炎性疾病,即使发生也常常是邻近器官炎症的扩散。盆腔炎性疾病若未能得到及时、彻底治疗,可导致不孕、输卵管妊娠、慢性盆腔痛,炎症反复发作,从而严重影响妇女的生殖健康,且增加家庭与社会经济负担。

一、女性生殖道的自然防御功能

女性生殖道的解剖、生理、生化及免疫学特点具有比较完善的自然防御功能,以抵御感染的发生;健康妇女阴道内虽有某些微生物存在,但通常保持生态平衡状态,并不引起炎症。

(一)解剖生理特点

(1)两侧大阴唇自然合拢,遮掩阴道口、尿道口。

(2)由于盆底肌的作用,阴道口闭合,阴道前后壁紧贴,可防止外界污染。阴道正常微生物群尤其是乳杆菌,可抑制其他细菌生长。

(3)子宫颈内口紧闭,子宫颈管黏膜为分泌黏液的单层高柱状上皮所覆盖,黏膜形成皱褶、峭突或陷凹,从而增加黏膜表面积;子宫颈管分泌大量黏液形成胶冻状黏液栓,成为上生殖道感染的机械屏障。

(4)生育期妇女子宫内膜周期性剥脱,也是消除宫腔感染的有利条件。

(5)输卵管黏膜上皮细胞的纤毛向宫腔方向摆动,以及输卵管的蠕动,均有利于阻止病原体侵入。

(二)生化特点

子宫颈黏液栓内含乳铁蛋白、溶菌酶,可抑制病原体侵入子宫内膜。子宫内膜与输卵管分泌液都含有乳铁蛋白、溶菌酶,清除偶尔进入宫腔及输卵管的病原体。

(三)生殖道黏膜免疫系统

生殖道黏膜如阴道黏膜、子宫颈和子宫聚集有不同数量的淋巴细胞,包括 T 细胞、B 细胞。此外,中性粒细胞、巨噬细胞、补体及一些细胞因子,均在局部有重要的免疫功能,发挥抗感染作用。

当自然防御功能遭到破坏,或机体免疫功能降低、内分泌发生变化或外源性病原体侵入,均可导致炎症发生。

二、病原体及其致病特点

盆腔炎性疾病的病原体有外源性及内源性两个来源,两种病原体可单独存在,但通常为混合感染,可能是外源性的衣原体或淋病奈瑟菌感染造成输卵管损伤后,容易继发内源性的需氧菌及厌氧菌感染。

(一)外源性病原体

主要为性传播疾病的病原体,如沙眼衣原体、淋病奈瑟菌。其他有支原体,包括人型支原体、生殖支原体及解脲支原体,其中以生殖支原体为主。

(二)内源性病原体

来自原寄居于阴道内的微生物群,包括需氧菌及厌氧菌,可以仅为需氧菌或仅为厌氧菌感染,但以需氧菌及厌氧菌混合感染多见。主要的需氧菌及兼性厌氧菌有金黄色葡萄球菌、溶血性链球菌、大肠埃希菌;厌氧菌有脆弱类杆菌、消化球菌、消化链球菌。厌氧菌感染的特点是容易形成盆腔脓肿、感染性血栓静脉炎,脓液有粪臭并有气泡。70%~80%盆腔脓肿可培养出厌氧菌。

三、感染途径

(一)沿生殖道黏膜上行蔓延

病原体侵入外阴、阴道后,或阴道内的病原体沿子宫颈黏膜、子宫内膜、输卵管黏膜,蔓延至卵巢及腹腔,是非妊娠期、非产褥期盆腔炎性疾病的主要感染途径。淋病奈瑟菌、沙眼衣原体及葡萄球菌等,常沿此途径扩散(图 10-1)。

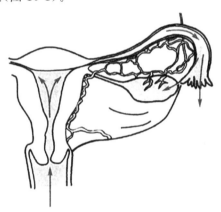

图 10-1　炎症经黏膜上行蔓延

(二)经淋巴系统蔓延

病原体经外阴、阴道、子宫颈及宫体创伤处的淋巴管侵入盆腔结缔组织及内生殖器其他部分,是产褥感染、流产后感染及放置宫内节育器后感染的主要感染途径。链球菌、大肠埃希菌、厌氧菌多沿此途径蔓延(图 10-2)。

(三)经血液循环传播

病原体先侵入人体的其他系统,再经血液循环感染生殖器,为结核分枝杆菌感染的主要途径(图 10-3)。

(四)直接蔓延

腹腔其他脏器感染后,直接蔓延到内生殖器,如阑尾炎可引起右侧输卵管炎。

四、高危因素

了解高危因素利于盆腔炎性疾病的正确诊断及预防。

(一)年龄

据美国资料,盆腔炎性疾病的高发年龄为 15~25 岁。年轻妇女容易发生盆腔炎性疾病可能与频繁性活动、子宫颈柱状上皮异位、子宫颈黏液机械防御功能较差有关。

（二）性活动

盆腔炎性疾病多发生在性活跃期妇女，尤其是初次性交年龄小、有多个性伴侣、性交过频及性伴侣有性传播疾病者。

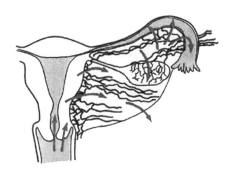

图 10-2 炎症经淋巴系统蔓延

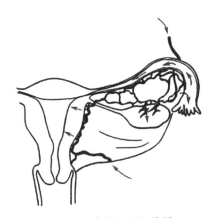

图 10-3 炎症经血行传播

（三）下生殖道感染

下生殖道感染如淋病奈瑟菌性子宫颈炎、沙眼衣原体性子宫颈炎及细菌性阴道病与盆腔炎性疾病的发生密切相关。

（四）子宫腔内手术操作后感染

如刮宫术、输卵管通液术、子宫输卵管造影术、宫腔镜检查等，由于手术所致生殖道黏膜损伤、出血、坏死，导致下生殖道内源性病原体上行感染。

（五）性卫生不良

经期性交、使用不洁月经垫等，均可使病原体侵入而引起炎症。此外，不注意性卫生保健、阴道冲洗者盆腔炎性疾病的发生率高。

（六）邻近器官炎症直接蔓延

如阑尾炎、腹膜炎等蔓延至盆腔，病原体以大肠埃希菌为主。

（七）盆腔炎性疾病再次急性发作

盆腔炎性疾病所致的盆腔广泛粘连、输卵管损伤、输卵管防御能力下降，容易造成再次感染，导致急性发作。

五、病理及发病机制

(一)急性子宫内膜炎及子宫肌炎

子宫内膜充血、水肿,有炎性渗出物,严重者内膜坏死、脱落形成溃疡。镜下见大量白细胞浸润,炎症向深部侵入形成子宫肌炎。

(二)急性输卵管炎、输卵管积脓、输卵管卵巢脓肿

急性输卵管炎症因病原体传播途径不同而有不同的病变特点。

1.炎症经子宫内膜向上蔓延

首先引起输卵管黏膜炎,输卵管黏膜肿胀、间质水肿及充血、大量中性粒细胞浸润,严重者输卵管上皮发生退行性变或成片脱落,引起输卵管黏膜粘连,导致输卵管管腔及伞端闭锁,若有脓液积聚于管腔内则形成输卵管积脓。淋病奈瑟菌及大肠埃希菌、类杆菌,以及普雷沃菌,除直接引起输卵管上皮损伤外,其细胞壁脂多糖等内毒素引起输卵管纤毛大量脱落,导致输卵管运输功能减退、丧失。因衣原体的热休克蛋白与输卵管热休克蛋白有相似性,感染后引起的交叉免疫反应可损伤输卵管,导致严重输卵管黏膜结构及功能破坏,并引起盆腔广泛粘连。

2.病原菌通过子宫颈的淋巴播散

通过宫旁结缔组织,首先侵及浆膜层,发生输卵管周围炎,然后累及肌层,而输卵管黏膜层可不受累或受累极轻。病变以输卵管间质炎为主,其管腔常可因肌壁增厚受压变窄,但仍能保持通畅。轻者输卵管仅有轻度充血、肿胀、略增粗;严重者输卵管明显增粗、弯曲,纤维素性脓性渗出物增多,造成与周围组织粘连。

卵巢很少单独发炎,白膜是良好的防御屏障,卵巢常与发炎的输卵管伞端粘连而发生卵巢周围炎,称为输卵管卵巢炎,习称附件炎。炎症可通过卵巢排卵的破孔侵入卵巢实质形成卵巢脓肿,脓肿壁与输卵管积脓粘连并穿通,形成输卵管卵巢脓肿。输卵管卵巢脓肿可为一侧或两侧,约半数是在可识别的急性盆腔炎性疾病初次发病后形成,另一部分是屡次急性发作或重复感染而形成。输卵管卵巢脓肿多位于子宫后方或子宫、阔韧带后叶及肠管间粘连处,可破入直肠或阴道,若破入腹腔则引起弥漫性腹膜炎。

(三)急性盆腔腹膜炎

盆腔内生殖器发生严重感染时,往往蔓延到盆腔腹膜,表现为腹膜充血、水肿,并有少量含纤维素的渗出液,形成盆腔脏器粘连。当有大量脓性渗出液积聚于粘连的间隙内,可形成散在脓肿;积聚于直肠子宫陷凹处形成盆腔脓肿,较多见。脓肿可破入直肠而使症状突然减轻,也可破入腹腔引起弥漫性腹膜炎。

(四)急性盆腔结缔组织炎

病原体经淋巴管进入盆腔结缔组织而引起结缔组织充血、水肿及中性粒细胞浸润。以宫旁结缔组织炎最常见,开始局部增厚,质地较软,边界不清,以后向两侧盆壁呈扇形浸润,若组织化脓形成盆腔腹膜外脓肿,可自发破入直肠或阴道。

(五)败血症及脓毒败血症

当病原体毒性强、数量多、患者抵抗力降低时,常发生败血症。发生盆腔炎性疾病后,若身体其他部位发现多处炎症病灶或脓肿者,应考虑有脓毒败血症存在,但需经血培养证实。

(六)肝周围炎(Fitz-Hugh-Curtis 综合征)

指肝包膜炎症而无肝实质损害的肝周围炎;淋病奈瑟菌及衣原体感染均可引起。由于肝包

膜水肿,吸气时右上腹疼痛。肝包膜上有脓性或纤维渗出物,早期在肝包膜与前腹壁腹膜之间形成松软粘连,晚期形成琴弦样粘连。5%~10%输卵管炎可出现肝周围炎,临床表现为继下腹痛后出现右上腹痛,或下腹疼痛与右上腹疼痛同时出现。

六、临床表现

可因炎症轻重及范围大小而有不同的临床表现。轻者无症状或症状轻微。常见症状为下腹痛、阴道分泌物增多。腹痛为持续性,活动或性交后加重。若病情严重可出现发热甚至高热、寒战、头痛、食欲缺乏。月经期发病可出现经量增多、经期延长。若有腹膜炎,出现消化系统症状如恶心、呕吐、腹胀、腹泻等。伴有泌尿系统感染可有尿急、尿频、尿痛症状。若有脓肿形成,可有下腹包块及局部压迫刺激症状;包块位于子宫前方可出现膀胱刺激症状,如排尿困难、尿频,若引起膀胱肌炎还可有尿痛等;包块位于子宫后方可有直肠刺激症状,出现腹泻、里急后重感和排便困难。若有输卵管炎的症状及体征,并同时有右上腹疼痛者,应怀疑有肝周围炎。

患者体征差异较大,轻者无明显异常发现,或妇科检查仅发现子宫颈举痛或宫体压痛或附件区压痛。严重病例呈急性病容,体温升高,心率加快,下腹部有压痛、反跳痛及肌紧张,甚至出现腹胀,肠鸣音减弱或消失。阴道可见脓性臭味分泌物;子宫颈充血、水肿,将子宫颈表面分泌物拭净,若见脓性分泌物从子宫颈口流出,说明子宫颈管黏膜或宫腔有急性炎症。子宫颈举痛;宫体稍大,有压痛,活动受限;子宫两侧压痛明显,若为单纯输卵管炎,可触及增粗的输卵管,压痛明显;若为输卵管积脓或输卵管卵巢脓肿,可触及包块且压痛明显,不活动;宫旁结缔组织炎时,可扪及宫旁一侧或两侧片状增厚,或两侧宫骶韧带高度水肿、增粗,压痛明显;若有盆腔脓肿形成且位置较低时,则后穹隆触痛明显,可在子宫直肠陷凹处触及包块,并可有波动感,三合诊检查更有利于了解盆腔脓肿的情况及与邻近器官的关系。

七、诊断

根据病史、症状、体征及实验室检查可作出初步诊断。由于盆腔炎性疾病的临床表现差异较大,临床诊断准确性不高(与腹腔镜相比,阳性预测值为65%~90%)。理想的盆腔炎性疾病诊断标准,既要敏感性高,能发现轻微病例,又要特异性强,避免非炎症患者应用抗生素。但目前尚无单一的病史、体征或实验室检查,既敏感又特异。由于临床正确诊断盆腔炎性疾病比较困难,而延误诊断又导致盆腔炎性疾病后遗症的发生。

最低诊断标准提示在性活跃的年轻女性或者具有性传播疾病的高危人群,若出现下腹痛,并可排除其他引起下腹痛的原因,妇科检查符合最低诊断标准,即可给予经验性抗生素治疗。

附加标准可增加最低诊断标准的特异性,多数盆腔炎性疾病患者有子宫颈黏液脓性分泌物,或阴道分泌物0.9%氯化钠溶液湿片中见到大量白细胞,若子宫颈分泌物正常并且阴道分泌物镜下见不到白细胞,盆腔炎性疾病的诊断需慎重,应考虑其他引起腹痛的疾病。阴道分泌物检查还可同时发现是否合并阴道感染,如细菌性阴道病及滴虫性阴道炎。

特异标准基本可诊断盆腔炎性疾病,但由于除超声检查及磁共振检查外,均为有创检查,特异标准仅适用于一些有选择的病例。腹腔镜诊断盆腔炎性疾病标准:①输卵管表面明显充血;②输卵管壁水肿;③输卵管伞端或浆膜面有脓性渗出物。腹腔镜诊断输卵管炎准确率高,并能直接采取感染部位的分泌物做细菌培养,但临床应用有一定局限性,如对轻度输卵管炎的诊断准确性较低、对单独存在的子宫内膜炎无诊断价值,因此并非所有怀疑盆腔炎性疾病的患者均需腹腔镜检查。

在作出盆腔炎性疾病的诊断后,需进一步明确病原体。子宫颈管分泌物及盾穹隆穿刺液的涂片、培养及核酸扩增检测病原体,虽不如通过剖腹探查或腹腔镜直接采取感染部位的分泌物做培养及药敏准确,但临床较实用,对明确病原体有帮助。涂片可做革兰氏染色,可以根据细菌形态为及时选用抗生素提供线索;培养阳性率高,并可做药敏试验。除病原体检查外,还可根据病史(如是否为性传播疾病高危人群)、临床症状及体征特点初步判断病原体。

八、鉴别诊断

盆腔炎性疾病应与急性阑尾炎、输卵管妊娠流产或破裂、卵巢囊肿蒂扭转或破裂等急症相鉴别。

九、治疗

主要为抗生素药物治疗,必要时手术治疗。抗生素治疗可清除病原体,改善症状及体征,减少后遗症。经恰当的抗生素积极治疗,绝大多数盆腔炎性疾病能彻底治愈。抗生素的治疗原则:经验性、广谱、及时和个体化。初始治疗往往根据病史、临床表现及当地的流行病学推断病原体,给予经验性抗生素治疗。由于盆腔炎性疾病的病原体多为淋病奈瑟菌、衣原体,以及需氧菌、厌氧菌的混合感染,需氧菌及厌氧菌又有革兰氏阴性及革兰氏阳性之分,故抗生素的选择应涵盖以上病原体,选择广谱抗生素或联合用药。根据药敏试验选用抗生素较合理,但通常需在获得实验室结果后才能给予。在盆腔炎性疾病诊断48小时内及时用药将明显降低后遗症的发生。具体选用的方案根据医院的条件、患者的病情及接受程度、药物有效性及性价比等综合考虑选择个体化治疗方案。

(一)门诊治疗

若患者一般状况好,症状轻,能耐受口服抗生素,并有随访条件,可在门诊给予非静脉应用(口服或肌内注射)抗生素。

(二)住院治疗

若患者一般情况差,病情严重,伴有发热、恶心、呕吐;或有盆腔腹膜炎;或输卵管卵巢脓肿;或门诊治疗无效;或不能耐受口服抗生素;或诊断不清,均应住院给予抗生素药物治疗为主的综合治疗。

1.支持疗法

卧床休息,半卧位有利于脓液积聚于直肠子宫陷凹而使炎症局限。给予高热量、高蛋白、高维生素流食或半流食,补充液体,注意纠正电解质紊乱及酸碱失衡。高热时采用物理降温。尽量避免不必要的妇科检查,以免引起炎症扩散,有腹胀者应行胃肠减压。

2.抗生素治疗

给药途径以静脉滴注收效快。

目前由于耐氟喹诺酮类药物淋病奈瑟菌株的出现,氟喹诺酮类药物不作为盆腔炎性疾病的首选药物。若存在以下因素如淋病奈瑟菌地区流行和个人危险因素低、有良好的随访条件、头孢菌素不能应用(对头孢菌素类药物过敏)等,可考虑应用氟喹诺酮类药物,但在开始治疗前,必须进行淋病奈瑟菌的检测。

3.手术治疗

手术治疗主要用于对抗生素控制不满意的输卵管卵巢脓肿或盆腔脓肿患者。手术指征如下。①脓肿经药物治疗无效：输卵管卵巢脓肿或盆腔脓肿经药物治疗 48～72 小时,体温持续不降,患者中毒症状加重或包块增大者,应及时手术,以免发生脓肿破裂。②脓肿持续存在:经药物治疗病情有好转,继续控制炎症数天(2～3 周),包块仍未消失但已局限化,可手术治疗。③脓肿破裂:突然腹痛加剧、寒战、高热、恶心、呕吐、腹胀,检查腹部拒按或有中毒性休克表现,应怀疑脓肿破裂。若脓肿破裂未及时诊治,死亡率高。因此,一旦怀疑脓肿破裂,需立即在抗生素治疗的同时行手术治疗。

手术可根据情况选择经腹手术或腹腔镜手术,也可行超声或 CT 引导下的穿刺引流。手术范围应根据病变范围、患者年龄、一般状态等全面考虑。原则以切除病灶为主。年轻妇女应尽量保留卵巢功能,以采用保守性手术为主;年龄大、双侧附件受累或附件脓肿屡次发作者,可行全子宫及双附件切除术;对极度衰弱危重患者的手术范围须按具体情况决定,可在超声或 CT 引导下采用经皮引流技术。若盆腔脓肿位置低、突向阴道后穹隆时,可经阴道切开排脓,同时注入抗生素。

十、性伴侣的治疗

对于盆腔炎性疾病患者出现症状前 60 天内接触过的性伴侣进行检查和治疗。如果最近一次性交发生在 6 个月前,则应对最后的性伴侣进行检查、治疗。在女性盆腔炎性疾病患者治疗期间应避免无保护性性交。

十一、随访

对于抗生素治疗的患者,应在 72 小时内随诊,明确有无临床情况的改善。若抗生素治疗有效,在治疗后的 72 小时内患者的临床表现应有改善,如体温下降,腹部压痛、反跳痛减轻,子宫颈举痛、子宫压痛、附件区压痛减轻。若此期间症状无改善,需进一步检查,重新进行评价,必要时腹腔镜或手术探查。无论其性伴侣接受治疗与否,建议沙眼衣原体和淋病奈瑟菌感染者治疗后 3 个月复查上述病原体。若 3 个月时未复查,应于治疗后 1 年内任意 1 次就诊时复查。

十二、盆腔炎性疾病后遗症

若盆腔炎性疾病未得到及时正确的诊断或治疗,可能会发生盆腔炎性疾病后遗症。主要病理改变为组织破坏、广泛粘连、增生及瘢痕形成,导致:①输卵管增生、增粗,输卵管阻塞;②输卵管卵巢粘连形成输卵管卵巢肿块;③若输卵管伞端闭锁、浆液性渗出物聚集形成输卵管积水或输卵管积脓或输卵管卵巢脓肿的脓液吸收,被浆液性渗出物代替形成输卵管积水或输卵管卵巢囊肿;④盆腔结缔组织表现为主、骶韧带增生、变厚,若病变广泛,可使子宫固定。

(一)临床表现

1.不孕

输卵管粘连阻塞可致不孕。盆腔炎性疾病后不孕发生率为 20%～30%。

2.异位妊娠

盆腔炎性疾病后异位妊娠发生率是正常妇女的 8～10 倍。

3.慢性盆腔痛

炎症形成的粘连、瘢痕,以及盆腔充血,常引起下腹部坠胀、疼痛及腰骶部酸痛,常在劳累、性交后及月经前后加剧。文献报道约 20% 急性盆腔炎发作后遗留慢性盆腔痛。慢性盆腔痛常发生在盆腔炎性疾病急性发作后的 4~8 周。

4.盆腔炎性疾病反复发作

由于盆腔炎性疾病造成的输卵管组织结构破坏,局部防御功能减退,若患者仍处于同样的高危因素,可造成再次感染,导致盆腔炎性疾病反复发作。有盆腔炎性疾病病史者,约 25% 将再次发作。

(二)妇科检查

若为输卵管病变,则在子宫一侧或两侧触到呈索条状增粗的输卵管,并有轻度压痛;若为输卵管积水或输卵管卵巢囊肿,则在盆腔一侧或两侧触及囊性肿物,活动多受限;若为盆腔结缔组织病变,子宫常呈后倾后屈,活动受限或粘连固定,子宫一侧或两侧有片状增厚、压痛,宫骶韧带常增粗、变硬,有触痛。

(三)治疗

盆腔炎性疾病后遗症需根据不同情况选择治疗方案。不孕患者,多需要辅助生殖技术协助受孕。对慢性盆腔痛尚无有效的治疗方法,对症处理或给予理疗等综合治疗,治疗前需排除子宫内膜异位症等其他引起盆腔痛的疾病。盆腔炎性疾病反复发作者,抗生素药物治疗的基础上可根据具体情况,选择手术治疗。输卵管积水者需行手术治疗。

十三、预防

(1)注意性生活卫生,减少性传播疾病。对沙眼衣原体感染高危妇女(如年龄<25岁、新的性伙伴、多个性伴侣、性伴侣有性传播疾病)筛查和治疗可减少盆腔炎性疾病发生率。

(2)及时治疗下生殖道感染。虽然细菌性阴道病与盆腔炎性疾病相关,但检测和治疗细菌性阴道病能否降低盆腔炎性疾病发生率,至今尚不清楚。

(3)公共卫生教育,提高公众对生殖道感染的认识及对预防感染的重视。

(4)严格掌握妇科手术指征,做好术前准备,术时注意无菌操作,预防感染。

(5)及时治疗盆腔炎性疾病,防止后遗症发生。

(张琰茹)

第十一章　女性生殖系统肿瘤

第一节　外阴肿瘤

一、外阴良性肿瘤

外阴良性肿瘤较少见。根据良性肿瘤的性状可划分为两大类:囊性或实质性。根据肿瘤的来源也可将其划分为四大类:①上皮来源的肿瘤;②上皮附件来源的肿瘤;③中胚叶来源的肿瘤;④神经源性肿瘤。本节将常见的外阴良性肿瘤按肿瘤的来源归类,介绍如下。

(一)上皮来源的肿瘤

1.外阴乳头瘤

外阴部鳞状上皮的乳头瘤较少见。病变多发生在大阴唇,也可见于阴阜、阴蒂和肛门周围。外阴乳头瘤多见于中老年妇女,发病年龄大多在 40～70 岁。

(1)病理特点。①大体所见:单发或多发的突起,呈菜花状或乳头状,大小可由数毫米至数厘米直径,质略硬。②显微镜下所见:复层鳞形上皮中的棘细胞层增生肥厚,上皮向表面突出形成乳头状结构,上皮脚变粗向真皮层伸展。但上皮细胞排列整齐,细胞无异型性。

(2)临床表现:常常无明显的症状,有一些患者有外阴瘙痒;如肿瘤较大,因反复摩擦,表面可溃破、出血和感染。有时,妇科检查时才发现外阴部有乳头状肿块,可单发或多发,质略硬。

(3)诊断和鉴别诊断:根据临床表现,可作出初步的诊断。确诊应根据活检后病理学结果。诊断时应与外阴尖锐湿疣进行鉴别。外阴尖锐湿疣系 HPV 病毒感染,在显微镜下可见典型的挖空细胞。据此,可进行鉴别。

(4)治疗:以局部切除为主要的治疗方法,在病灶外 0.5～1.0 cm 处切除整个肿瘤,切除物必须送病理组织学检查。

2.软垂疣

软垂疣有时也称为软纤维瘤、纤维上皮性息肉或皮垂,常常较小且软,多见于大阴唇。

(1)病理特点。①大体所见:外形呈球形,直径为 1～2 cm,可有蒂。肿瘤表面有皱襞,肿瘤质地柔软。②显微镜下所见:肿瘤由纤维结缔组织构成,表面覆盖较薄的鳞形细胞上皮层,无细胞增生现象。

(2)临床表现:通常无症状,当蒂扭转或破溃时出现症状,主要为疼痛、溃破、出血和感染。有时肿块受摩擦而有不适感。妇科检查时可见外阴部有肿块,质地偏软。

(3)诊断和鉴别诊断:根据临床表现,基本可作出诊断。如肿瘤表面皱襞较多,需与外阴乳头瘤进行鉴别,显微镜下检查可鉴别。

(4)治疗:如患者因肿瘤而担忧、有症状,或肿瘤直径超过 2 cm,则应予以切除。同样,切除物应送病理组织学检查。

(二)上皮附件来源的肿瘤

1.汗腺瘤

汗腺瘤是由汗腺上皮增生而形成的肿瘤,一般为良性,极少数为恶性。由于大汗腺在性发育成熟后才有功能,因此这种汗腺瘤发生于成年之后。生长部位主要在大阴唇。

(1)病理特点。①大体所见:肿块直径一般小于 1 cm,结节质地软硬不一。有时囊内的乳头状生长物可突出于囊壁。②显微镜下所见:囊性结节,囊内为乳头状结构的腺体和腺管,腺体为纤维小梁所分隔。乳头部分表面有两层细胞,近腔面为立方形或低柱状上皮,胞质淡伊红色、呈顶浆分泌状,核圆形、位于底部;其外为一层梭形或圆形、胞质透亮的肌上皮细胞。

(2)临床表现:汗腺瘤病程长短不一,有些汗腺瘤可长达十余年而无变化。汗腺瘤小而未破时,一般无症状,仅偶然发现外阴部有一肿块。有时患者有疼痛、刺痒、灼热等症状。如继发感染则局部有疼痛、溢液、出血等症状。

妇科检查时可发现外阴部肿块,肿块可为囊性、实质性或破溃而成为溃疡型。

(3)诊断和鉴别诊断:诊断常常需要根据病理组织学检查。因汗腺瘤易与皮脂腺囊肿、女阴癌、乳头状腺癌等混淆,若单凭肉眼观察,确实不易鉴别,故必须在活组织检查以后才能确诊。

(4)治疗:汗腺瘤一般为良性,预后良好,故治疗方法大都先做活组织检查,明确诊断后再做局部切除。

2.皮脂腺腺瘤

皮脂腺腺瘤为一圆形或卵圆形的肿块,发生于外阴者较少,一般为黄豆大小,单发或多发,稍隆起于皮肤。

(1)病理特点。①大体所见:肿块为黄色,直径为 1～3 cm,有包膜,表面光滑,质地偏硬。②显微镜下所见:镜下见皮脂腺腺瘤的细胞集合成小叶,小叶的大小轮廓不一。瘤细胞有三种:①成熟的皮脂腺细胞,细胞大呈多边形,胞质透亮空泡;②较小色深的鳞形样细胞,相当于正常皮脂腺的边缘部分细胞,即生发细胞;③介于两者之间的为成熟中的过渡细胞。

(2)临床表现:一般无症状。妇科检查时可发现肿块多发生于小阴唇,一般为单个,扪之质偏硬。

(3)诊断和鉴别诊断:诊断可根据临床表现而作出。有时需行切除术,术后病理检查才能确诊。

(4)治疗:一般可行手术切除。

(三)中胚叶来源的肿瘤

1.粒细胞成肌细胞瘤

粒细胞成肌细胞瘤可发生于身体的很多部位,其中 35% 发生于舌,30% 在皮肤及其邻近组织,7% 发生于外阴,其余的发生于其他部位,包括上呼吸道、消化道和骨骼肌等。

(1)病理特点。①大体所见:肿瘤直径一般为 0.5～3.0 cm,肿块质地中等,淡黄色。②显微镜所见:瘤细胞集合成粗条索状或巢状,为细纤维分隔,细胞大,胞质丰富,含有细伊红色颗粒,核或大或小,位于中央,核仁清晰。

特殊染色提示细胞质颗粒并非黏液,也不是糖原,但苏丹黑 B 染色结果为阳性,经 PAS 染色经酶消化后仍为阳性,说明细胞质颗粒很有可能是糖蛋白并有类脂物,这一点支持其为神经源性的组织来源学说。

(2)临床表现:一般无特异的症状,有时患者偶然发现外阴部的肿块,生长缓慢,无压痛,较常发生于大阴唇。妇科检查时可见外阴部肿块质地中等,常为单个,有时为多个,无压痛。

(3)诊断和鉴别诊断:一般需病理检查后才能确诊。同时,需与纤维瘤、表皮囊肿进行鉴别。

(4)治疗:治疗原则是要有足够的手术切除范围,一般在切除标本的边缘应做仔细的检查,如切缘有病变存在,则需再做扩大范围的手术切除。一般预后良好。

2.平滑肌瘤

平滑肌瘤发生于外阴部者还是很少见的。可发生于外阴的平滑肌、毛囊的立毛肌或血管的平滑肌组织中。外阴平滑肌瘤与子宫平滑肌瘤有相似的地方,如好发于生育年龄的妇女,如肌瘤小,可无任何症状。

(1)病理特点。①大体所见:肿块为实质性,表面光滑,切面灰白色,有光泽。②显微镜所见:平滑肌细胞排列成束状,内含胶原纤维,有时可见平滑肌束形成旋涡状结构,有时也可见肌瘤的变性。

(2)临床表现:患者一般无不适症状,有时会感到外阴不适,外阴下坠感,也有患者因自己发现外阴肿块而就诊。外阴平滑肌瘤常常发生在大阴唇,有时可位于阴蒂、小阴唇。妇科检查可见外阴部实质性肿块,边界清楚,可推动,无压痛。

(3)诊断和鉴别诊断:外阴平滑肌瘤的诊断并不困难,有时需与纤维瘤、肉瘤进行鉴别。纤维瘤质地较平滑,肌瘤更硬。而肉瘤边界一般不清,有时在术前鉴别困难。

(4)治疗:手术切除,如果肌瘤位于浅表,可行局部切除;如果位置较深,可打开包膜,将肌瘤剜出。切除之组织物送病理组织学检查。

3.血管瘤

血管瘤实际上是先天性血管结构异常形成的,所以,应该说它不是真正的肿瘤。本病多见于新生儿或幼儿。

(1)病理特点。①大体所见:肿块质地柔软,呈红色或暗红色。②显微镜下所见:常表现为两种结构。一种为无数毛细血管,有的血管腔不明,内皮细胞聚积在一起,有人称其为毛细血管瘤;另一种为腔不规则扩大,壁厚薄不一的海绵状血管瘤,管壁衬以单层扁平内皮细胞,扩大的腔内常有血栓形成,有人称此种血管瘤为海绵状血管瘤。

(2)临床表现:多见于婴幼儿,直径从数毫米至数厘米。常高出皮肤,色鲜红或暗红,质软,无压痛。有时因摩擦而出血。

(3)诊断和鉴别诊断:主要根据临床表现进行初步的诊断。有时需与色素痣进行鉴别诊断。

(4)治疗:如果血管瘤不大,可手术切除;如果面积大或部位不适合手术,则可用冷冻治疗,也可应用激光进行治疗。

(四)神经源性肿瘤

1.神经鞘瘤

发生于外阴部的神经鞘瘤常常为圆形,生长缓慢。目前一般认为它是来源于外胚层的雪旺鞘细胞,以往有人认为其来源于中胚层神经鞘。

（1）病理特点。①大体所见：肿块大小不等，一般中等大小，有完整的包膜。②显微镜所见：肿瘤组织主要由神经鞘细胞组成。此种细胞呈细长的梭形或星形，细胞质嗜酸，胞核常深染，大小一致，疏松排列成束状、螺旋状或漩涡状结构。

（2）临床表现：外阴部的神经鞘瘤常表现为圆形的皮下结节，一般无症状，质地偏实。

（3）诊断：根据临床表现，进行初步的诊断，确诊需要病理组织学检查结果。

（4）治疗：手术切除，切除物送病理组织学检查。

2.神经纤维瘤

外阴神经纤维瘤为孤立的肿块，常位于大阴唇。它主要由神经束衣、神经内衣和神经鞘细胞组成。此肿瘤为中胚层来源。

（1）病理特点。①大体所见：肿瘤无包膜，边界不清。②显微镜下所见：主要为细纤维，平行或交错排列，其中有鞘细胞和轴索的断面，还有胶原纤维。

（2）临床表现：一般无症状，检查发现肿块质地偏实，与周围组织分界不清。

（3）诊断：根据临床表现，进行初步的诊断，确诊需要病理组织学检查结果。

（4）治疗：手术切除，切除物送病理组织学检查。

二、外阴恶性肿瘤

外阴恶性肿瘤主要发生于老年妇女，尤其是 60 岁以上者。外阴恶性肿瘤占女性生殖系统恶性肿瘤的 3%～5%。外阴恶性肿瘤包括来自表皮的癌，例如外阴鳞状细胞癌、基底细胞癌、Paget 病、汗腺癌和恶性黑色素瘤；来自特殊腺体的腺癌，例如前庭大腺癌和尿道旁腺癌；来自表皮下软组织的肉瘤，例如平滑肌肉瘤、横纹肌肉瘤、纤维肉瘤和淋巴肉瘤。

（一）外阴鳞状细胞癌

外阴鳞状细胞癌是外阴最常见的恶性肿瘤，占外阴恶性肿瘤的 90%，好发于大、小阴唇和阴蒂。

1.发病因素

确切的病因不清，可能与下列因素有一定的关系。

（1）人乳头状瘤病毒感染：人乳头状瘤病毒感染与宫颈癌的发生有密切的关系。目前研究发现，人乳头状瘤病毒与外阴癌前病变及外阴癌也有相关性。

（2）外阴上皮内非瘤变：外阴上皮内非瘤变中的外阴鳞状上皮细胞增生及硬化性苔藓合并鳞状上皮细胞增生有一定的恶变率，其恶变率为 2%～5%。有时，对可疑病变需行活检以明确诊断。

（3）吸烟：吸烟抑制了人体的免疫力，导致人体的抵抗力下降，不能抵抗病毒等感染，可导致肿瘤的发生。

（4）与 VIN 关系密切：如 VIN 未及时发现和治疗，可缓慢发展至浸润癌，尤其是 VIN3 的患者。

（5）其他：性传播性疾病和性卫生不良也与此病的发生有一定的关系。

2.病理

大体检查：肿瘤可大可小，直径一般为 1～8 cm 大小，常为质地较硬的结节，常有破溃而成溃疡，周围组织僵硬。显微镜下可分：①角化鳞形细胞癌。细胞大而呈多边形，核大而染色深，在底部钉脚长短大小和方向不一，多而紊乱，侵入间质。癌细胞巢内有角化细胞和角化珠形成。②非角化鳞形细胞癌。癌细胞常为多边形大细胞,细胞排列紊乱,核质比例大,核分裂多,无角化珠,角化细胞偶见。③基底样细胞癌。由类似鳞形上皮基底层组成。癌细胞体积小,不成熟,核质比例很大。角化细胞偶见或见不到。

3.临床表现

(1)症状:最常见的症状是外阴瘙痒,外阴疼痛或排尿时灼痛,自己发现外阴肿块,肿瘤破溃出血和渗液;若肿瘤累及尿道,可影响排尿;偶尔患者扪及腹股沟肿大的淋巴结而就诊。

(2)体征:病灶可发生于外阴的任何部位,常见于大小阴唇。肿瘤呈结节状质硬的肿块,与周围分界欠清,可见破溃和出血。检查时,需注意有无腹股沟淋巴结的肿大,还须注意阴道和宫颈有无病变。

4.转移途径

以直接浸润和淋巴转移为主,晚期可血行转移。

(1)直接浸润:肿瘤在局部不断增殖和生长,体积逐渐增大,并向周围组织延伸和侵犯:向前方扩散可波及尿道和阴蒂,向后方扩散可波及肛门和会阴,向深部可波及脂肪组织和泌尿生殖膈,向内扩散至阴道。进一步还可累及到膀胱和直肠。

(2)淋巴转移:外阴淋巴回流丰富,早期单侧肿瘤的淋巴回流多沿同侧淋巴管转移,而位于中线部位的肿瘤,如近阴蒂和会阴处的淋巴回流多沿双侧淋巴管转移,一般先到达腹股沟浅淋巴结,再回流至腹股沟深淋巴结,然后进入盆腔淋巴结。若癌灶累及直肠和膀胱,可直接回流至盆腔淋巴结。

(3)血行转移:肿瘤细胞进入静脉,常播散至肺和脊柱,也可播散至肝脏。

5.诊断

(1)根据患者病史、症状和检查结果,初步得出结果。

(2)活组织检查:在病灶处取活检,送病理学检查。取活检时,需一定的组织,组织少,会给病理诊断造成困难;同时,也应避开坏死处活检。

(3)其他辅助检查:宫颈细胞学检查,CT 或 MRI 了解腹股沟和盆腔淋巴结的情况。必要时可行膀胱镜检查或直肠镜检查,了解有无膀胱黏膜或直肠黏膜的侵犯情况。

6.鉴别诊断

本病需与外阴鳞状上皮细胞增生、外阴尖锐湿疣和外阴良性肿瘤相鉴别,确诊需根据活检病理学检查结果。

7.治疗

外阴癌的治疗强调个体化和综合治疗,了解病史和体格检查,血常规、活检、影像学检查、麻醉下膀胱镜或直肠镜检查、戒烟或咨询、HPV 检测。对早期患者,在不影响预后的基础上,尽量缩小手术范围,以减少手术创伤和手术的并发症。对晚期的患者则采用手术＋化学治疗＋放射治疗,以改善预后,提高患者的生活质量。

(1)T_1,T_2(肿块≤4 cm),浸润深度≤1 mm,局部广泛切除。

(2)T_1,T_2(肿块≤4 cm),浸润深度>1 mm,离中线≥2 cm,根治性女阴切除和单侧腹股沟淋巴结评估或切除;中线型,根治性女阴切除和双侧腹股沟淋巴结评估或切除;切缘阴性,手术结束;切缘阳性,能切则继续切,不能切则手术结束,选择术后辅助治疗。

(3)肿块>4 cm 或累及尿道、阴道和肛门,影像学检查淋巴结无转移,可行腹股沟淋巴结切除,切除淋巴结有转移,针对原发肿瘤及腹股沟及盆腔淋巴结放化疗;切除淋巴结无转移可行针对原发肿瘤放化疗±腹股沟淋巴结放疗;影像学检查淋巴结疑转移,可行细针穿刺行活检,再针对原发肿瘤及腹股沟及盆腔淋巴结放化疗。

(4)远处转移,放化疗及支持治疗。

8.治疗注意点

(1)手术治疗。手术切口:目前一般采用三个切口的手术方式,即双侧腹股沟各一个切口,广泛外阴切除则为一个切口。也有双侧腹股沟淋巴结切除应用腔镜进行。若尿道口累及,则可以切除 1 cm 的尿道,一般不影响排尿。切缘距肿瘤边缘 1~2 cm,<8 mm 建议再切,但也需注意尿道、肛门的情况,以及淋巴结有无累及。影像学检查淋巴结有无转移,对治疗有一定的指导作用。

危险因素:淋巴血管浸润,切缘距肿瘤边缘<8 mm,肿瘤大小,浸润深度,浸润方式(spray 或 diffuse),淋巴结累及。

前哨淋巴结切除:由于淋巴结清扫增加了死亡率,增加伤口感染的机会,导致淋巴水肿,目前也推荐选择合适的患者行前哨淋巴结切除。

(2)放射治疗:外阴鳞状细胞癌对放射治疗敏感,但外阴皮肤不易耐受放疗。所以,放射治疗仅在下列情况下应用:肿块大,肿块位于特殊部位如近尿道口或肛门,腹股沟淋巴结有转移。放射治疗一般作为术前缩小病灶或术后辅助治疗。

(3)化学治疗:晚期患者可采用静脉或介入化学治疗。常用的药物有顺铂、博莱霉素及表柔比星等。

9.预后

预后和肿瘤的分期有密切关系:临床期别早,预后好;肿块小,无转移,预后好;淋巴结无转移,预后好;如有淋巴结转移,则转移的个数和包膜有无累及,均与预后相关。

(二)外阴恶性黑色素瘤

外阴恶性黑色素瘤发生率仅次于外阴鳞状细胞癌,最常发生的部位是小阴唇或阴蒂部。

1.临床表现

(1)症状:外阴瘙痒,以往的色素痣增大,破溃出血,周围出现小的色素痣。

(2)体征:病灶稍隆起,结节状或表面有溃破,黑色或褐色。仔细检查可见肿块周围有小的色素痣。

2.临床分期

FIGO 分期并不适合外阴恶性黑色素瘤,因为与恶性黑色素瘤预后相关的主要是肿瘤浸润的深度。目前常用的分期方法为 Clark 分期法或 Breslow 分期法(表 11-1)。

表 11-1　Clark 分期法、Breslow 分期法

级别	Clark	Breslow(浸润深度)
Ⅰ	局限在上皮层内(原位癌)	<0.76 mm
Ⅱ	侵入乳头状的真皮层	0.76~1.5 mm
Ⅲ	乳头状及网状真皮层交界处	1.51~2.25 mm
Ⅳ	侵犯网状真皮层	2.26~3.0 mm
Ⅴ	侵犯皮下脂肪层	>3.0 mm

也可参考美国癌症联合会(AJCC)和国际抗癌联盟(UICC)制定的皮肤黑色素瘤分期系统,见表 11-2。

表 11-2　UICC 皮肤黑色素瘤分期法

分期	肿瘤侵犯深度(mm)	区域淋巴结转移	远处转移
ⅠA 期	≤0.75	—	—
ⅠB 期	0.76~1.40	—	—
ⅡA 期	1.50~4.00	—	—
ⅡB 期	>4	—	—
Ⅲ 期		＋*	
Ⅳ 期			＋#

注:* 包括卫星转移;# 包括远处淋巴结或其他部位转移

3.诊断

根据临床表现及病理检查可明确诊断。建议外阴色素痣切除送病理,不建议激光气化。医师检查时需仔细观察有无卫星病灶。

4.治疗

外阴恶性黑色素瘤的治疗一般采用综合治疗。由于肿瘤病灶一般较小,故可行局部广泛切除,切除的边缘要求离病灶 1 cm。是否行腹股沟淋巴结清扫术目前仍有争议,有研究认为:如肿瘤侵犯深度超过 1~2 mm,则建议行腹股沟淋巴结清扫术。晚期肿瘤考虑给予化疗和免疫治疗。目前,应用免疫治疗恶性黑色素瘤有一些有效的报道,如 anti-CTLA 或 PD-1 也可考虑临床应用。

(三)外阴前庭大腺癌

外阴前庭大腺癌是一种较少见的恶性肿瘤,常发生于老年妇女。肿瘤既可以发生于腺体,也可以发生在导管。因此,可有不同的病理组织类型,可以为鳞状细胞癌及腺癌,也可以是移行细胞癌或腺鳞癌。

1.临床表现

(1)症状:患者可扪及肿块而就诊。早期常无症状,晚期肿瘤可发生出血和感染。

(2)体征:外阴的后方前庭大腺的位置可扪及肿块,早期边界尚清晰,晚期则边界不清。

2.诊断

早期肿瘤的诊断较困难,与前庭大腺囊肿难以鉴别,需将肿块完整剥出后送病理检查确诊。晚期肿瘤可根据肿瘤发生的部位及临床表现、经肿瘤活检而作出诊断。

3.治疗

治疗原则为外阴广泛切除术及腹股沟淋巴结清扫术。有研究发现,术后给予放射辅助治疗可降低局部的复发率,如淋巴结阳性,则可行腹股沟和盆腔的放射治疗。

4.预后

由于前庭大腺位置较深,诊断时临床病期相对较晚,预后较差。

(四)外阴基底细胞癌

外阴基底细胞癌为外阴少见的恶性肿瘤,常发生于老年妇女。病灶常见于大阴唇,也可发生于小阴唇或阴蒂。病理组织学显示:瘤组织自表皮的基底层长出,伸向真皮或间质,边缘部有一层栅状排列的基底状细胞。本病常发生局部浸润,较少发生转移,为低度恶性肿瘤。

1.临床表现

(1)症状:可扪及外阴局部肿块,伴局部的瘙痒或烧灼感。

(2)体征:外阴部肿块,边界可辨认,肿块为结节状,若发病时间长,肿块表面可溃破成溃疡。

2.诊断

根据肿瘤发生的部位及临床表现、肿瘤活检而作出诊断。

3.治疗

手术为主要治疗手段,可行局部广泛切除术,一般不需行腹股沟淋巴结切除。

4.预后

预后较好,若肿瘤复发,仍可行复发病灶的切除。

(张　丽)

第二节　阴道肿瘤

一、阴道良性肿瘤

阴道良性肿瘤相对少见。阴道壁主要是由鳞形上皮、结缔组织和平滑肌组织组成,鳞形上皮发生肿瘤则为乳头瘤;平滑肌组织增生成为平滑肌瘤;发生于结缔组织的有纤维瘤、神经纤维瘤、血管瘤等。若肿瘤较小,则患者可无不适,仅在妇科检查时发现。

(一)阴道乳头瘤

阴道乳头瘤,可见于阴道的任何部位,呈单灶性或多灶性生长。

1.临床表现

常无症状,合并感染时出现分泌物增多或出血。妇科检查可发现阴道壁有单灶性或多灶性乳头状突起、质中、大小不等,触之可有出血。

2.病理

(1)大体所见呈乳头状突起、质中、大小不等。

(2)显微镜下所见表面覆有薄层鳞形上皮,中心为纤维结缔组织。

3.诊断与鉴别诊断

根据临床表现可作出初步诊断。常常需与尖锐湿疣及阴道壁其他良、恶性肿瘤相鉴别,确诊需病理组织学检查。

4.处理

单纯手术切除,肿瘤需送病理组织学检查。

(二)阴道平滑肌瘤

阴道平滑肌瘤是良性实质性肿瘤,常发生于阴道前壁,呈单个生长。

1.病理

(1)大体所见:实质性肿块,常为球形,质地偏实。

(2)显微镜下所见:肿瘤由平滑肌细胞组成,中间由纤维结缔组织分隔。

2.临床表现

临床症状取决于肿瘤大小和生长部位。小的可无症状,大的可产生压迫症状,并有坠胀感或性交困难。妇科检查可扪及阴道黏膜下偏实质的肿块,常有一定的活动度。

3.诊断与鉴别诊断

根据临床表现可作出基本诊断,在临床上需与阴道纤维瘤、阴道平滑肌肉瘤等鉴别,确诊需病理组织学检查。

4.处理

行肿瘤摘除术,即切开阴道黏膜,将肌瘤剥出,并将肿瘤送病理组织学检查。

(三)其他少见的肿瘤

除上述两种良性的肿瘤外,尚可见其他良性肿瘤,例如纤维瘤、血管瘤、脂肪瘤、颗粒细胞成肌细胞瘤和神经纤维瘤等。此外阴道结节及肿瘤应与阴道内膜异位症相鉴别。总之,任何一种肿瘤,均应予以切除,并将切除之肿瘤送病理检查以明确诊断。

二、阴道恶性肿瘤

阴道恶性肿瘤约占女性生殖道恶性肿瘤的2%,包括原发性恶性肿瘤和继发性恶性肿瘤,后者发生率远多于前者。肿瘤扩散至宫颈阴道部,并且宫颈外口有肿瘤应归为宫颈癌。肿瘤仅在尿道内生长应归为尿道癌。肿瘤侵及外阴时应归为外阴癌。这些疾病都应通过组织学验证。

(一)原发性阴道恶性肿瘤

原发性阴道恶性肿瘤有鳞状细胞癌、透明细胞腺癌、恶性黑色素瘤和肉瘤。

1.原发性阴道鳞状细胞癌

大约90%的原发阴道癌为鳞状细胞癌,但总体发病率较外阴癌和宫颈癌低,国外学者估计阴道癌与宫颈癌之比为1∶45,与外阴癌之比为1∶3。据统计,每年阴道癌的发生率约为5/100万。

(1)确切的发病原因尚不清楚,可能与下列因素有关。

大多数阴道癌发生于绝经后或者老年女性,超过50%阴道癌患者为70岁以上女性。既往曾报道阴道癌的发生与老年女性放置子宫托或阴道脱垂导致阴道黏膜局部炎症有一定关系。目前阴道癌发生相关报道公认的因素还包括初次性行为年龄、终生性伴侣数目、吸烟、宫内己烯雌酚暴露等。

当发生于年轻女性时,从病因学上可能与宫颈肿瘤相关,因此与HPV感染相关。高达30%的原发阴道癌患者至少有5年以上的宫颈原位癌或浸润癌病史。虽然阴道上皮内瘤变(VAIN)的真正恶性潜能现在尚未明确,仍认为其为一部分阴道癌的癌前病变。

既往接受过盆腔放疗也被认为是阴道癌发生的可能的病因。

(2)病灶部位:阴道自处女膜环向上延伸至子宫颈。当肿瘤生长原发部位位于阴道内时,应当归类为阴道癌。阴道癌最常发生的部位是阴道上1/3处。

(3)病理。①大体所见:肿瘤可呈结节样、菜花样及硬块,有时可见溃疡。②显微镜下所见:原发性阴道癌可分为角化大细胞癌、非角化大细胞癌和低分化梭形细胞癌。以非角化大细胞癌多见。

(4)临床表现。①阴道流血:大约60%的患者主诉无痛性阴道流血,表现为点滴状阴道流血,有时也可有多量流血。20%的患者主诉阴道排液(伴或不伴阴道流血)、5%有疼痛、5%~10%患者在初次检查时无症状。70%的患者出现症状在6个月之内。

②阴道排液增多:这与肿瘤表面坏死组织感染或分泌物刺激有关。排液可为水样、米汤样或混有血液。有此症状的患者75%为晚期。

(5)诊断:确诊需病理组织学检查。检查时需注意如下事项。

1)用窥阴器及扪诊仔细地探查整个阴道黏膜,并记录发病的部位及病灶的大小。有时需在麻醉下行检查,做阴道镜和直肠镜检查对分期有帮助。同时应认真检查宫颈、外阴和尿道,如发现在上述部位有肿瘤,就不能作原发性浸润性阴道癌的诊断,而且还需要排除转移病灶。

2)双合诊对估计病变的范围是重要的,如病灶累及阴道周围组织的范围、直肠阴道隔的浸润、盆壁浸润等,肿瘤及其边缘和宫颈应常规行活检。

3)检查时还需注意双侧腹股沟淋巴结转移的可能性,应根据组织学检查结果才能确诊有无转移。

原发性阴道癌的诊断标准:①原发病灶在阴道;②宫颈活检未发现恶性肿瘤;③其他部位未发现肿瘤。

(6)临床分期:目前主要采用FIGO分期(表11-3)。

表11-3 原发性阴道癌的FIGO分期

分期	描述
Ⅰ	癌瘤局限于阴道壁
Ⅱ	癌瘤侵及阴道黏膜下组织,但尚未扩散到盆壁
Ⅲ	癌瘤扩散到盆壁
Ⅳ	肿瘤扩散超出真骨盆,或意见侵及膀胱或直肠黏膜;大泡样水肿则不能被归为Ⅳ期
ⅣA	癌瘤侵及膀胱和/或直肠黏膜,和/或直接扩散至真骨盆外
ⅣB	播散到远处器官

(7)转移途径:阴道癌的转移途径主要是直接浸润和淋巴转移。阴道壁组织血管及淋巴循环丰富,且黏膜下结缔组织疏松,使肿瘤易迅速增大并转移。

直接浸润:阴道前壁癌灶向前累及膀胱及尿道,后壁病灶向后可累及直肠及直肠旁组织,向上累及宫颈,向外累及外阴,向两侧累及阴道旁组织。

淋巴转移:阴道上2/3淋巴回流至盆腔淋巴结,与子宫动脉和阴道动脉并行至闭孔、下腹(髂内)和髂外淋巴结。阴道下1/3淋巴回流至腹股沟淋巴结。有些区域,尤其是阴道后壁的区域,可能通过直肠旁淋巴通道回流至骶前淋巴结。

(8)治疗:原发性阴道癌的治疗必须个体化。由于阴道位于膀胱和直肠中间,阴道壁很薄,很容易转移至邻近的淋巴和支持组织,以及应用放射治疗技术的困难性,如此种种,使阴道癌成为难以治疗的恶性肿瘤之一。

1)治疗方法的选择依据:①疾病的期别;②肿瘤的大小;③位于阴道的部位;④是否有转移;⑤如患者年轻应尽量考虑保存阴道功能。

2)手术治疗:根据肿瘤的期别及患者的具体情况,可选择不同的手术范围及方式。

手术适应证:①阴道任何部位的较浅表的病灶;②阴道上段较小的肿瘤;③局部复发病灶(尤其是放射治疗后);④腹股沟淋巴结转移病灶;⑤近阴道口较小的病灶;⑥晚期肿瘤放射治疗后病灶缩小,可考虑行手术治疗。

手术范围及方式:①阴道后壁上部受累的Ⅰ期患者,如果子宫无下垂,可行广泛子宫切除、阴道上部切除,达肿瘤外至少 1 cm,可同时行盆腔淋巴结清扫。如果子宫已切除,或可行阴道上部广泛切除及盆腔淋巴结清扫。②Ⅳa 期患者,尤其是患者有直肠阴道瘘或膀胱阴道瘘,合适的治疗是全盆腔清除术,可同时行盆腔淋巴结切除术或者行术前放疗。当阴道下 1/3 受累时,应考虑行双侧腹股沟淋巴结切除术。③放射治疗后中央型复发的患者需切除复发灶,可同时给予全盆腔清除术。④一些年轻的需行放射治疗的患者,治疗前行开腹或腹腔镜手术可行卵巢移位手术,或者对有选择手术的病例,行手术分期和可疑阳性的淋巴结切除。⑤近阴道口较小的病灶,可行广泛外阴切除术＋腹股沟深、浅淋巴结清除术。

手术注意点:①严格掌握手术适应证;②根据病变范围选择合适的手术范围;③年轻患者如希望保留阴道功能可行皮瓣重建阴道术;④年龄大、病期晚的患者行广泛手术需慎重。

手术并发症:除一般的手术并发症外,由于阴道的解剖、组织学特点、与直肠、尿道的密切关系,使阴道手术较其他手术更容易损伤尿道及直肠,形成膀胱阴道瘘或尿道阴道瘘、直肠阴道瘘。术后阴道狭窄也可能影响年轻患者的性功能。

3)放射治疗:放射治疗有以下特点。①全身危险性较小;②有可能保存膀胱、直肠及阴道;③治愈率与宫颈和子宫内膜癌的放射治疗效果相似。所以,对于大多数阴道癌患者来说,放疗是常用的治疗方式,而且通常需要综合体外放疗和腔内或间隙内近距离照射。

对于病灶小的Ⅰ期(甚至Ⅱ期)肿瘤患者,尽管有些研究者提倡可仅行近距离放疗,但联合体外放疗和近距离放疗可降低局部复发的风险。对于较大的肿瘤,体外放疗的量为 45～50 Gy,可减小肿瘤体积并同步治疗盆腔淋巴结。

腔内照射和外照射联合方案可改善治疗效果。根据放射的质量及病灶大小及部位选择不同的放射源。

放射治疗常见轻微并发症包括阴道和宫旁组织纤维化、放射性膀胱炎和直肠炎、尿道狭窄、局部坏死。6%～8%患者可出现一些严重的并发症,如直肠、阴道狭窄和直肠阴道瘘,膀胱阴道瘘及盆腔脓肿。最严重的并发症常常发生于晚期患者,并且与肿瘤进展有关。放射治疗Ⅰ～Ⅳ期的 5 年存活率为 50%。

随着肿瘤期别的增加死亡率上升。Ⅰ期死亡率大约为 10%,Ⅱ期为 50%,Ⅲ期加Ⅳ期约80%。Ⅰ期复发 80%发生于 48 个月内,Ⅱ期为 30 个月,Ⅲ期和Ⅳ期为 18 个月内。

因此,原发性阴道鳞形细胞癌期别对预后有重要的意义,直接影响患者的生存率和复发率。由此,也说明了肿瘤早期诊断及治疗的重要性。

2.阴道透明细胞腺癌

发生于阴道的透明细胞癌约占原发阴道恶性肿瘤的 10%。大多数阴道透明细胞腺癌患者的发病年龄为 18～24 岁。一般认为患者在胚胎期暴露于己烯雌酚,尤其是孕 18 周以前。大约70%的阴道透明细胞癌患者其母亲孕期曾服用雌激素,阴道腺病与阴道透明细胞癌有一定的关系。

(1)病理:大体检查可见肿瘤呈息肉状或结节状,有的呈溃疡;显微镜下可见癌细胞胞质透亮,细胞结构排列呈实质状,可呈腺管状、囊状、乳头状及囊腺型。

(2)临床表现:20%的患者无自觉症状,一旦出现症状,常主诉异常阴道流血,量时多时少,常被误诊为无排卵性异常子宫出血而未予重视。白带增多也是常见的症状。在窥视检查时可见息肉样、结节状或乳头状赘生物、表面常有溃疡、大小不一,甚至有 10 cm 直径大小的肿块。常向腔内生长,深部浸润不常见,最常发生于上 1/3 阴道前壁。应用窥阴器检查时,必须旋转 90°,以便看清整个阴道壁的情况。阴道镜检查是有效的辅助诊断方法,确诊需根据病理检查结果。

(3)治疗:目前尚无有效的治疗方案,必须考虑能否保留阴道功能和卵巢功能。因此,如病灶侵犯阴道上段,应行广泛子宫切除、部分阴道切除和盆腔淋巴结清扫术,卵巢正常者可以保留。晚期病例,放射治疗也是有一定效果的,应行全盆腔外照射及腔内放射治疗。年轻患者如需行全阴道切除术,应同时考虑重建阴道,阴道重建可应用厚皮瓣建立。近年来有采用化学治疗的报道,但因例数较少,很难判断疗效。常用药物有 CTX、VCR、5-FU、MTX、黄体酮制剂等。

(4)预后:与疾病的期别、组织学分级、病灶大小、盆腔淋巴结是否转移有关,其中以疾病的期别最为重要。复发及死亡常发生于淋巴结转移的患者。

3.阴道恶性黑色素瘤

阴道恶性黑色素瘤少见,而且几乎所有的病例均发生于白人女性。最常见的发病部位为阴道远端,尤其是阴道前壁。

(1)发病原因:关于恶性黑色素瘤的来源有三种意见。①来自原有的痣,尤其为交界痣是恶性黑色素瘤的主要来源。②来自恶性前期病变(恶性雀斑)。③来自正常皮肤。

至于恶变的原因尚有争论,一般认为与内分泌和刺激有密切关系。文献报道恶性黑色素瘤的发病与种族、免疫系统状态及遗传有关。有人认为免疫系统状态是一个附加因素,将决定一个除了有遗传倾向的人是否最后发生恶性黑色素瘤,任何免疫缺陷都可能是一个触发因素。一些恶性黑色素瘤具有遗传性,称为遗传性黑色素瘤或家族性恶性黑色素瘤。恶性黑色素瘤患者的近亲中恶性黑色素瘤的发生率尤其高。

(2)病理。①大体所见:在黏膜表面形成黑色或棕黑色肿块,肿块大小不定,有时在肿块表面有溃疡,仔细检查可发现在主要肿瘤的四周有多个小的子瘤,为瘤组织向外浸润所致。②显微镜下所见:瘤细胞形状不一,呈圆形、多角形及梭形。并呈各种排列,成串、假腺泡样或成片,细胞质较透明,内含黑素颗粒,以及表皮真皮交界处上皮细胞团生长活跃现象都有助于诊断。如无黑素,可用特殊染色来检测,包括 Fontana 组化染色、新鲜组织做多巴反应及酪氨酸酶反应、免疫组织化学以 HMB45 来检测。

(3)临床表现。①症状:常为阴道流血(65%),阴道异常分泌物(30%)和阴道肿块(20%)。阴道肿块易发生溃疡,常常导致感染及分泌物混浊。如出现坏死,则患者的阴道分泌物中有异常组织并含有污血。其他的症状有疼痛、解尿不畅、排便不畅、下腹部不适及腹股沟扪及肿块。自出现症状到诊断明确平均时间约为 2 个月。②体征:阴道黑色素瘤可发生于阴道的任何部位,最常见发生于下 1/3 的阴道前壁。肿瘤常呈乳头状及息肉样生长,可伴溃疡及坏死。肿瘤表面通常为蓝黑色或黑色,仅 5% 表面为无色素。病灶周围常常有小的卫星病灶。Morrow 等报道,初次检查时 70% 肿瘤的直径>2 cm。必须彻底检查生殖道或生殖道外的原发部位,因为较多的阴道黑色素瘤是转移性的而不是原发的。

(4)治疗:阴道恶性黑色素瘤的治疗原则首选手术。

手术治疗:手术范围应根据病灶的部位、大小、深浅而决定。对可疑病例一定要做好广泛手术的准备工作,然后做局部切除送冰冻检查。根据冷冻检查结果决定手术范围。如病灶位于阴道上段,除切除阴道外,还需做广泛子宫切除及双侧盆腔淋巴结清除术。如病灶位于阴道下段,在阴道口附近,则需做阴道切除术及双侧腹股沟淋巴结清扫术。如病变晚、浸润深,则可能需行更广泛的手术,如前、后或全盆腔清扫术。

放射治疗:阴道恶性黑色素瘤对放射治疗不十分敏感,因此,放射治疗不宜作为首选的治疗方法。转移及复发的患者可采用放射治疗,可以起到姑息及延长生命的作用。

化学治疗:作为手术治疗后的辅助治疗,起到消除残存病灶的作用,以提高生存率。

免疫治疗:近年来,免疫治疗恶性黑色素瘤取得较好的疗效。应用 γ-干扰素或白细胞介素治疗,也有应用非特异的免疫治疗如卡介苗。

(5)预后:阴道恶性黑色素瘤的预后较差,肿瘤生长非常迅速,短期内肿瘤可发生腹股沟淋巴结转移,5 年生存率 15%～20%。

(二)继发性阴道恶性肿瘤

由于发生于阴道的继发性肿瘤远多于原发性肿瘤,因此,如诊断为阴道恶性肿瘤,首先需排除转移性肿瘤的可能。继发性阴道恶性肿瘤可由宫颈或外阴肿瘤直接扩散;或由淋巴或血管转移而来,如子宫内膜癌和妊娠滋养细胞疾病;亦可由非生殖系统肿瘤转移或直接扩散至阴道,如来自膀胱、尿道、尿道旁腺、直肠等部位;极少数来源于乳腺、肺,以及其他部位。

(张　丽)

第三节　子　宫　颈　癌

子宫颈癌(简称宫颈癌)是最常见的妇科恶性肿瘤。我国每年新增宫颈癌病例约 13.5 万,占全球发病数量的 1/3。宫颈癌以鳞状细胞癌为主,高发年龄为 50～55 岁。近 40 年由于宫颈细胞学筛查的普遍应用,使宫颈癌和癌前病变得以早期发现和治疗,宫颈癌的发病率和病死率已有明显下降。但是,近年来宫颈癌发病有年轻化的趋势。

一、组织发生和发展

宫颈转化区为宫颈癌好发部位。目前认为宫颈癌的发生、发展是由量变到质变,由渐变到突变的过程。在转化区形成过程中,宫颈上皮化生过度活跃,加上外来物质刺激(如人乳头瘤病毒感染、精液组蛋白及其他致癌物质),未成熟的化生鳞状上皮或增生的鳞状上皮细胞可出现间变或不典型的表现,即不同程度的不成熟或分化不良,核异常有丝分裂象增加,形成宫颈上皮内病变。随着宫颈上皮内病变的继续发展,突破上皮下基底膜,浸润间质,则形成宫颈浸润癌。一般从宫颈上皮内病变发展为浸润癌需 10～15 年,但约 25%在 5 年内发展为浸润癌。

二、病理

(一)宫颈鳞状细胞癌

宫颈鳞状细胞癌占宫颈癌的 80%～85%,以具有鳞状上皮分化(即角化)、细胞间桥,而无腺体分化或黏液分泌为病理诊断要点。多数起源于鳞状上皮和柱状上皮交接处移行带区的非典型增生上皮或原位癌。老年妇女宫颈鳞癌可位于宫颈管内。

1.巨检

镜下早期浸润癌及极早期宫颈浸润癌肉眼观察常类似宫颈糜烂,无明显异常。随病变发展,可有以下 4 种类型。

(1)外生型:最常见,癌灶向外生长呈乳头状或菜花样,组织脆,易出血。癌瘤体积较大,常累及阴道,较少浸润宫颈深层组织及宫旁组织。

(2)内生型:癌灶向宫颈深部组织浸润,宫颈表面光滑或仅有轻度糜烂,宫颈扩张、肥大变硬,呈桶状;常累及宫旁组织。

(3)溃疡型:上述两型癌组织继续发展合并感染坏死,脱落后形成溃疡或空洞,似火山口状。

(4)颈管型:指癌灶发生于宫颈管内,常侵入宫颈及子宫下段供血层或转移至盆腔淋巴结。

2.显微镜检

(1)镜下早期浸润癌:指在原位癌基础上镜检发现小滴状,锯齿状癌细胞团突破基底膜,浸润间质。

(2)宫颈浸润癌:指癌灶浸润间质范围已超出镜下早期浸润癌,多呈网状或团块状浸润间质。根据癌细胞分化程度可分以下几级。①Ⅰ级:高分化鳞癌(角化性大细胞型),大细胞,有明显角化珠形成,可见细胞间桥,瘤细胞异型性较轻,少或无不正常核分裂($<2/\mathrm{HPF}$)。②Ⅱ级:中分化鳞癌(非角化性大细胞型),大细胞,少或无角化珠,细胞间桥不明显,异型性明显,核分裂象较多($2\sim4/\mathrm{HPF}$)。③Ⅲ级:低分化鳞癌即小细胞型,多为未分化小细胞,无角化珠及细胞间桥,细胞异型性明显,核分裂多见($>4/\mathrm{HPF}$),常需作免疫组织化学检查(如细胞角蛋白等)及电镜检查确诊。

(二)宫颈腺癌

宫颈腺癌占宫颈癌 $15\%\sim20\%$,近年来其发病率有上升趋势。

1.巨检

大体形态与宫颈鳞癌相同。来自宫颈管内,浸润管壁;或自颈管内向宫颈外口突出生长;常可侵犯宫旁组织;病灶向宫颈管内生长时,宫颈外观可正常但因宫颈管向宫体膨大,宫颈管形如桶状。

2.显微镜检

主要组织学类型有 3 种。

(1)黏液腺癌:最常见,来源于宫颈管柱状黏液细胞,镜下可见腺体结构,腺上皮细胞增生呈多层,异型性明显,可见核分裂象,腺癌细胞可呈乳突状突入腺腔。可分为高、中、低分化腺癌,随分化程度降低腺上皮细胞和腺管异型性增加,黏液分泌量减少,低分化腺癌中癌细胞呈实性巢、索或片状,少或无腺管结构。

(3)宫颈恶性腺瘤:又称微偏腺癌(MDC),属高分化宫颈内膜腺癌。腺上皮细胞无异型性,但癌性腺体多,大小不一形态多变,呈点状突起伸入宫颈间质深层,常伴有淋巴结转移。

(三)宫颈腺鳞癌

宫颈腺鳞癌较少见,占宫颈癌 $3\%\sim5\%$。是由储备细胞同时向腺癌和鳞状上皮非典型增生鳞癌发展而形成。癌组织中含有腺癌和鳞癌两种成分。两种癌成分的比例及分化程度均可不同,低分化者预后极差。

(四)其他病理类型

少见病理类型如神经内分泌癌、未分化癌、混合性上皮/间叶肿瘤、间叶肿瘤、黑色素瘤、淋巴瘤等。

三、转移途径

转移途径主要为直接蔓延及淋巴转移,血行转移少见。

(一)直接蔓延

直接蔓延最常见。癌组织局部浸润,向邻近器官及组织扩散。向下累及阴道壁,向上由宫颈管累及宫腔;癌灶向两侧扩散可累及主韧带及阴道旁组织直至骨盆壁;晚期可向前、后蔓延侵及膀胱或直肠,形成癌性膀胱阴道瘘或直肠阴道瘘。癌灶压迫或侵及输尿管时,可引起输尿管阻塞及肾积水。

(二)淋巴转移

癌灶局部浸润后累及淋巴管,形成瘤栓,并随淋巴液引流进入局部淋巴结经淋巴引流扩散。淋巴转移一级组包括宫旁、宫颈旁、闭孔、髂内、髂外、髂总、骶前淋巴结,二级组为腹股沟深浅、腹主动脉旁淋巴结。

(三)血行转移

极少见,晚期可转移至肺、肝或骨骼等。

四、分期

子宫颈癌的分期是临床分期,国际妇产科联盟(FIGO)的分期见表 11-4。分期应在治疗前进行,治疗后分期不再更改。

表 11-4 宫颈癌的临床分期

期别	肿瘤范围
Ⅰ期	癌灶局限在宫颈(包括累及宫体)
ⅠA	肉眼未见癌灶,仅在显微镜下可见浸润癌
ⅠB	肉眼可见癌灶局限于宫颈,或显微镜下可见病变大于ⅠA2期
ⅠB1	肉眼可见癌灶最大径线≤4 cm
ⅠB2	肉眼可见癌灶最大径线>4 cm
Ⅱ期	病灶已超出子宫颈,但未达骨盆壁。癌累及阴道,但未达阴道下 1/3
ⅡA	无宫旁浸润
ⅡA1	肉眼可见病灶最大径线≤4 cm
ⅡA2	肉眼可见病灶最大径线>4 cm
ⅡB	有宫旁浸润,但未扩展至盆壁
Ⅲ期	癌肿扩展到骨盆壁和/或累及阴道下 1/3,导致肾盂积水或无功能肾
ⅢA	癌累及阴道下 1/3,但未达骨盆壁
ⅢB	癌已达骨盆壁和/或引起肾盂积水或无功能肾
Ⅳ期	癌播散超出真骨盆或癌浸润膀胱黏膜或直肠黏膜
ⅣA	癌扩散至邻近盆腔器官
ⅣB	远处转移

五、临床表现

早期宫颈癌常无症状和明显体征,宫颈可光滑或与慢性宫颈炎无区别;宫颈管癌患者,宫颈外观正常亦易漏诊或误诊。病变发展后可出现以下症状和体征。

(一)症状

1.阴道流血

早期多为接触性出血,发生在性生活后或妇科检查后;后期则为不规则阴道流血。出血量多少根据病灶大小、侵及间质内血管情况而变化;晚期因侵蚀大血管可引起大出血。年轻患者也可表现为经期延长,经量增多;老年患者则常以绝经后出现不规则阴道流血就诊。一般外生型癌出血较早,量多;内生型癌则出血较晚。

2.阴道排液

多数有阴道排液增多,可为白色或血性,稀薄如水样或米泔状,有腥臭。晚期因癌组织坏死伴感染,可有大量泔水样或脓性恶臭白带。

3.晚期症状

根据癌灶累及范围,可出现不同的继发症状。邻近组织器官及神经受累时,可出现尿频尿急、便秘、下肢肿胀、疼痛等症状;癌肿压迫或累及输尿管时可引起输尿管梗阻,肾积水及尿毒症;晚期患者可有贫血、恶病质等全身衰竭症状。

(二)体征

宫颈上皮内病变和镜下早期浸润癌肉眼观局部均无明显病灶,宫颈光滑或为轻度糜烂。随宫颈浸润癌生长发展可出现不同体征。外生型者宫颈可见息肉状、菜花状赘生物,常伴感染,质脆易出血;内生型表现为宫颈肥大,质硬,颈管膨大;晚期癌组织坏死脱落形成溃疡或空洞伴恶臭。阴道壁受累时可见阴道穹隆消失及赘生物生长;宫旁组织受累时,三合诊检查可扪及宫颈旁组织增厚、缩短、结节状、质硬或形成冷冻盆腔。

六、诊断

根据病史和临床表现,尤其有接触性阴道出血者,通过"三阶梯"诊断程序,或对宫颈肿物直接进行活体组织检查可以明确诊断。病理检查确诊为宫颈癌后,应由两名有经验的妇科肿瘤医师通过详细全身检查和妇科检查,确定临床分期。根据患者具体情况进行 X 线胸片检查、静脉肾盂造影、膀胱镜及直肠镜检查、超声检查和 CT、MRI、PET 等影像学检查评估病情。

(一)宫颈细胞学检查

宫颈细胞学检查是宫颈癌筛查的主要方法,应在宫颈转化区取材,行染色和镜检。临床宫颈细胞学诊断的报告方式主要为巴氏五级分类法和 The Bethesda System(TBS)系统分类。巴氏五级分类法是1943 年由 G.N.Papanicolaou 提出,曾作为宫颈细胞学的常规检查方在我国部分基层医院细胞室沿用至今,是一种分级诊断的报告方式。TBS 系统是近年来提出的描述性细胞病理学诊断的报告方式,也是世界卫生组织和美国细胞病理学家积极提倡的规范细胞学诊断方式。巴氏Ⅲ级及以上或 TBS 分类中有上皮细胞异常时,均应重复刮片检查并行阴道镜下宫颈活组织检查。

(二)人乳头瘤病毒(human papilloma virus,HPV)检测

因 HPV 感染是导致宫颈癌的主要病因,目前国内外已经将检测 HPV 感染作为宫颈癌的一种筛查手段。其作为初筛手段可浓缩高危人群,比通常采用的细胞学检测更有效。

(三)碘试验

正常宫颈阴道部鳞状上皮含丰富糖原,碘溶液涂染后呈棕色或深褐色,不能染色区说明该处上皮缺乏糖原,可为炎性或有其他病变区。在碘不染色区取材行活检,可提高诊断率。

（四）阴道镜检查

宫颈细胞学检查巴氏Ⅱ级以上、TBS 分类上皮细胞异常，均应在阴道镜下观察宫颈表面病变状况，选择可疑癌变区行活组织检查，提高诊断准确率。

（五）宫颈和宫颈管活组织检查

宫颈和宫颈管活组织检查为宫颈癌及其癌前病变确诊的依据。宫颈无明显癌变可疑区时，可在移行区 3、6、9、12 点 4 处取材或行碘试验、阴道镜观察可疑病变区取材作病理检查；所取组织应包括一定间质及邻近正常组织。若宫颈有明显病灶，可直接在癌变区取材。宫颈细胞学阳性但宫颈光滑或宫颈活检阴性，应用小刮匙搔刮宫颈管，刮出物送病理检查。

（六）宫颈锥切术

宫颈细胞学检查多次阳性，而宫颈活检阴性；或活检为高级别宫颈上皮内病变需确诊者，均应做宫颈锥切送病理组织学检查。宫颈锥切可采用冷刀切除、环状电凝切除（LEEP）或冷凝电刀切除术；宫颈组织应作连续病理切片（24～36 张）检查。

七、鉴别诊断

应与有临床类似症状或体征的各种宫颈病变鉴别，主要依据是活组织病理检查。①宫颈良性病变：宫颈柱状上皮异位、息肉、宫颈内膜异位、宫颈腺上皮外翻和宫颈结核性溃疡等；②宫颈良性肿瘤：宫颈黏膜下肌瘤、宫颈管肌瘤、宫颈乳头瘤；③宫颈转移性肿瘤：子宫内膜癌宫颈转移应与原发性宫颈癌相鉴别，同时应注意原发性宫颈癌可与子宫内膜癌并存。

八、处理

应根据临床分期、年龄、全身情况结合医院医疗技术水平及设备条件综合考虑，制订治疗方案，选用适宜措施，重视首次治疗及个体化治疗。主要治疗方法为手术、放疗及化疗，应根据具体情况配合应用。

（一）手术治疗

主要用于ⅠA～ⅡA 的早期患者，其优点是年轻患者可保留卵巢及阴道功能。①ⅠA1 期：对于无淋巴管脉管浸润者无生育要求可选用筋膜外全子宫切除术，对要求保留生育功能者可行宫颈锥形切除术（术后病理应注意检查切缘）；有淋巴管脉管浸润者无生育要求建议行改良广泛性子宫切除术和盆腔淋巴结清扫术±腹主动脉旁淋巴结取样术，有生育要求者则建议行锥切术或广泛性宫颈切除术及盆腔淋巴结清扫术±腹主动脉旁淋巴结清扫术。②ⅠA2～ⅡA 期：选用广泛性子宫切除术及盆腔淋巴结清扫术，必要时行腹主动脉旁淋巴清扫或取样，年轻患者卵巢正常者可予保留。近年来，对ⅠA1～ⅠB1 期，肿瘤直径＜2 cm 的未生育年轻患者可选用广泛子宫颈切除术及盆腔淋巴结清扫术，保留患者的生育功能。

（二）放射治疗

适用于ⅡB 晚期、Ⅲ、Ⅳ期患者，或无法手术患者。包括近距离放疗及体外照射。近距离放疗采用后装治疗机，放射源为 ^{137}Cs、^{192}Ir 等；体外照射多用直线加速器、^{60}Co 等。近距离放疗用以控制局部原发病灶；腔外照射则以治疗宫颈旁及盆腔淋巴结转移灶。早期病例以局部近距离放疗为主，体外照射为辅；晚期则体外照射为主，近距离放疗为辅。

（三）手术及放疗联合治疗

对于局部病灶较大，可先作放疗待癌灶缩小后再手术。手术治疗后有盆腔淋巴结阳性，宫旁组织阳性或手术切缘阳性等高危因素者,可术后补充盆腔放疗＋顺铂同期化疗±阴道近距离放疗;阴道切缘阳性者,阴道近距离放疗可以增加疗效。

(四)化疗

化疗主要用于:①宫颈癌灶＞4 cm 的手术前化疗,目的是使肿瘤缩小,便于手术切除。②与放疗同步化疗,现有的临床试验结果表明,以铂类为基础的同步放化疗较单纯放疗能明显改善IB～ⅣA期患者的生存期,使宫颈癌复发危险度下降了 40%～60%,死亡危险度下降了 30%～50%。③不能耐受放疗的晚期或复发转移的患者姑息治疗。常用的一线抗癌药物有顺铂、卡铂、紫杉醇、吉西他滨、托泊替康。常用联合化疗方案有顺铂＋紫杉醇,卡铂＋紫杉醇,顺铂＋托泊替康和顺铂＋吉西他滨。用药途径可采用静脉或动脉灌注化疗。

九、预后

预后与临床期别、病理类型及治疗方法密切相关。ⅠB与ⅡA期手术与放疗效果相近。有淋巴结转移者预后差。宫颈腺癌放疗疗效不如鳞癌,早期易有淋巴转移,预后差。晚期死亡主要原因有尿毒症、出血、感染及全身恶病质。

十、随访

宫颈癌治疗后复发 50% 在 1 年内,75%～80% 在 2 年内;盆腔局部复发占 70%,远处为30%。随访内容应包括盆腔检查、阴道涂片细胞学检查(保留宫颈者行宫颈细胞学检查)和高危型 HPV 检查、胸片及血常规等。治疗后 2 年内每 3 月复查 1 次,3～5 年内每 6 月 1 次,第 6 年开始每年复查 1 次。

十一、预防

(1)普及防癌知识,开展性卫生教育,提倡晚婚少育。

(2)注意及重视高危因素及高危人群,有异常症状者应及时就医。

(3)积极治疗性传播疾病;早期发现及诊治鳞状上皮内病变患者,阻断浸润性宫颈癌发生。

(4)健全及发挥妇女防癌保健网的作用,开展宫颈癌普查普治,做到早期发现,早期诊断,早期治疗。30 岁以上妇女初诊均应常规作宫颈刮片检查和 HPV 检测,异常者应进一步处理。

(5)HPV 疫苗目前已用于 HPV 感染及癌前病变的预防,是目前世界上第一个用于肿瘤预防的疫苗,但其效果和安全性有待进一步评价确定。

(张　敏)

第四节　子宫肌瘤

子宫肌瘤是女性生殖器最常见的良性肿瘤,由平滑肌及结缔组织组成。常见于 30～50 岁妇女。据尸检统计,30 岁以上妇女约 20% 有子宫肌瘤。因肌瘤多无或很少有症状,临床报道发病率远低于肌瘤真实发病率。

一、发病相关因素

确切病因尚未明了。因肌瘤好发于生育年龄,青春期前少见,绝经后萎缩或消退,提示其发生可能与雌、孕激素相关。目前认为,肌瘤的形成可能是因单平滑肌细胞的突变,如染色体 12 号和 14 号易位、7 号染色体部分缺失等,从而导致肌瘤中促生长的细胞因子增多,如 TGF-β、EGF、IGF-1,2 等;雌激素受体(ER)和孕激素受体(PR)高表达。

此外,与种族及遗传可能相关。

二、分类

(一)按肌瘤生长部位

按生长部位分为子宫体肌瘤(90%)和子宫颈肌瘤(10%)。

(二)按肌瘤与子宫肌壁的关系

按肌瘤与子宫肌壁的关系分为 3 类。

1.肌壁间肌瘤

肌壁间肌瘤占 60%～70%,肌瘤位于子宫肌壁间,周围均被肌层包围。

2.浆膜下肌瘤

浆膜下肌瘤约占 20%,肌瘤向子宫浆膜面生长,并突出于子宫表面,肌瘤表面仅由子宫浆膜覆盖。若瘤体继续向浆膜面生长,仅有一蒂与子宫相连,称为带蒂浆膜下肌瘤,营养由蒂部血管供应。若血供不足肌瘤可变性坏死。若蒂扭转断裂,肌瘤脱落形成游离性肌瘤。若肌瘤位于宫体侧壁向宫旁生长突出于阔韧带两叶之间称阔韧带肌瘤。

3.黏膜下肌瘤

黏膜下肌瘤占 10%～15%。肌瘤向宫腔方向生长,突出于宫腔,仅为黏膜层覆盖。黏膜下肌瘤易形成蒂,在宫腔内生长犹如异物,常引起子宫收缩,肌瘤可被挤出宫颈外口而突入阴道。

随着宫腔镜技术的发展,部分黏膜下肌瘤也可在宫腔镜辅助下切除。2011 年 FIGO 将黏膜下肌瘤分为三型:0 型,完全突出于子宫腔内(仅以蒂相连);Ⅰ型,不足 50% 的瘤体位于子宫肌层内;Ⅱ型,大于(或含)50% 的瘤体位于子宫肌层内。

子宫肌瘤常为多个,大于等于两个各种类型的肌瘤发生在同一子宫,称多发性子宫肌瘤。

三、病理

(一)巨检

肌瘤为实质性球形肿块,表面光滑,质地较子宫肌层硬,压迫周围肌壁纤维形成假包膜,肌瘤与假包膜间有一层疏松网状间隙,故易剥出。肌瘤切面呈灰白色,可见旋涡状或编织状结构。肌瘤颜色和硬度与纤维组织多少有关。

(二)镜检

肌瘤主要由梭形平滑肌细胞和纤维结缔组织构成。肌细胞大小均匀,排列成旋涡状或棚状,核为杆状。极少情况下尚有一些特殊的组织学类型,如富细胞性、奇异型、上皮样平滑肌瘤及静脉内和播散性腹膜平滑肌瘤等,这些特殊类型平滑肌瘤的性质及恶性潜能与细胞有丝分裂象多少或组织的坏死类型密切相关。

四、肌瘤变性

肌瘤变性是肌瘤失去了原有的典型结构。常见的变性如下。

(一)玻璃样变

玻璃样变又称透明变性,最常见。肌瘤剖面漩涡状结构消失为均匀透明样物质取代。镜下见病变区肌细胞消失,为均匀透明无结构区。

(二)囊性变

子宫肌瘤玻璃样变继续发展,肌细胞坏死液化即可发生囊性变,此时子宫肌瘤变软,肌瘤内出现大小不等的囊腔,腔内含清亮无色液体,也可凝固成胶冻状。镜下见囊腔为玻璃样变的肌瘤组织构成,内壁无上皮覆盖。

(三)红色样变

红色样变多见于妊娠期或产褥期,为肌瘤的一种特殊类型坏死,发生机制不清,可能与肌瘤内小血管退行性变引起血栓及溶血,血红蛋白渗入肌瘤内有关。患者可有剧烈腹痛伴恶心呕吐、发热,白细胞计数升高,检查发现肌瘤迅速增大、压痛。肌瘤剖面为暗红色,如半熟的牛肉,有腥臭味,质软,漩涡状结构消失。镜检见组织高度水肿,假包膜内大静脉及瘤体内小静脉血栓形成,广泛出血伴溶血,肌细胞减少,细胞核常溶解消失,并有较多脂肪小球沉积。

(四)肉瘤样变

肉瘤样变少见,仅为 0.4%～0.8%,常见于绝经后伴疼痛和出血的患者,瘤组织变软且脆,切面灰黄色,似生鱼肉状,与周围组织界限不清。镜下见平滑肌细胞增生,排列紊乱,漩涡状结构消失,细胞有异型性。

(五)钙化

钙化多见于蒂部细小血供不足的浆膜下肌瘤,以及绝经后妇女。

五、临床表现

(一)症状

本病多无明显症状,仅在体检时偶然发现。症状与肌瘤部位、有无变性相关,而与肌瘤大小、数目关系不大。常见症状如下。

1.经量增多及经期延长

多见于大的肌壁间肌瘤及黏膜下肌瘤者,肌瘤使宫腔增大子宫内膜面积增加,并影响子宫收缩可有经量增多、经期延长等症状。黏膜下肌瘤伴坏死感染时,可有不规则阴道流血或血样脓性排液。长期经量增多可继发贫血。

2.下腹肿块

肌瘤初起时腹部摸不到肿块,当肌瘤逐渐增大使子宫超过了 3 个月妊娠大小较易从腹部触及。肿块居下腹正中部位,实性、可活动、无压痛、生长缓慢。巨大的黏膜下肌瘤脱出阴道外,患者可因外阴脱出肿物来就医。

3.白带增多

肌壁间肌瘤使宫腔面积增大,内膜腺体分泌增多,并伴有盆腔充血致使白带增多;子宫黏膜下肌瘤一旦感染可有大量脓样白带,如有溃烂、坏死、出血时可有血性或脓血性有恶臭的阴道溢液。

4.压迫症状

子宫前壁下段肌瘤可压迫膀胱引起尿频、尿急,子宫颈肌瘤可引起排尿困难、尿潴留,子宫后壁肌瘤(峡部或后壁)可引起下腹坠胀不适、便秘等症状。阔韧带肌瘤或宫颈巨型肌瘤向侧方发展嵌入盆腔内压迫输尿管使上泌尿路受阻,形成输尿管扩张甚至发生肾盂积水。

5.其他

常见下腹坠胀、腰酸背痛,经期加重。黏膜下和引起宫腔变形的肌壁间肌瘤可引起不孕或流产。

(二)体征

体征与肌瘤大小,位置,数目及有无变性相关。大肌瘤可在下腹部扪及实质性不规则肿块。妇科检查子宫增大,表面不规则单个或多个结节状突起。浆膜下肌瘤可扪及单个实质性球状肿块与子宫有蒂相连。黏膜下肌瘤位于宫腔内者子宫均匀增大;黏膜下肌瘤脱出子宫颈外口,检查即可看到子宫颈口处有肿物,粉红色,表面光滑,宫颈四周边缘清楚,如伴感染时可有坏死、出血及脓性分泌物。

六、诊断及鉴别诊断

根据病史及体征诊断多无困难。超声是常用的辅助检查手段,能区分子宫肌瘤与其他盆腔肿块。MRI可准确判断肌瘤大小、数目和位置。如有需要,还可选择宫腔镜、腹腔镜、子宫输卵管造影等协助诊断。

子宫肌瘤应与下列疾病鉴别。

(一)妊娠子宫

应注意肌瘤囊性变与妊娠子宫先兆流产鉴别。妊娠时有停经史,早孕反应,子宫随停经月份增大变软,借助尿或血 HCG 测定、超声可确诊。

(二)卵巢肿瘤

多无月经改变,呈囊性位于子宫一侧。注意实质性卵巢肿瘤与带蒂浆膜下肌瘤鉴别,肌瘤囊性变与卵巢囊肿鉴别。注意肿块与子宫的关系,可借助超声协助诊断,必要时腹腔镜检查可明确诊断。

(三)子宫腺肌病

局限型子宫腺肌病类似子宫肌壁间肌瘤,质硬,亦可有经量增多等症状。但子宫腺肌病有继发性渐进性痛经史,子宫多呈均匀增大,超声检查可有助于诊断。有时两者可以并存。

(四)子宫恶性肿瘤

1.子宫肉瘤

子宫肉瘤好发于围绝经期妇女,生长迅速。多有腹痛、腹部肿块及不规则阴道流血,超声及磁共振检查有助于鉴别。

2.子宫内膜癌

子宫内膜癌以绝经后阴道流血为主要症状,好发于老年妇女,子宫呈均匀增大或正常,质软。应注意更年期妇女肌瘤可合并子宫内膜癌。诊刮有助于鉴别。

3.宫颈癌

宫颈癌有不规则阴道流血及白带增多或异常阴道排液等症状。可借助于超声检查、宫颈细胞学刮片检查、宫颈活组织检查及分段诊刮等鉴别。

(五)其他

盆腔炎性肿块、子宫畸形等可根据病史、体征及超声检查鉴别。

七、处理

处理应根据患者年龄、生育要求、症状及肌瘤的部位、大小综合考虑。

子宫肌瘤的处理：随访观察、药物治疗及手术治疗。

(一)随访观察

无症状的肌瘤患者一般不需治疗，每3～6个月随访一次。若肌瘤明显增大或出现症状可考虑相应的处理。

(二)药物治疗

主要用于减轻症状或术前缩小肌瘤体积。

1.减轻症状的药物

雄激素：可对抗雌激素，使子宫内膜萎缩，作用于子宫平滑肌增强收缩减少出血，每月总量不超过300 mg。

2.术前缩小肌瘤体积的药物治疗

(1)促性腺激素释放激素类似物(gonadotropin-releasing hormone agonist,GnRHa)：采用大剂量连续或长期非脉冲式给药可产生抑制 FSH 和 LH 分泌作用，降低雌二醇到绝经水平，可缓解症状并抑制肌瘤生长；但停药后又逐渐增大到原来大小，而且可产生绝经期综合征，骨质疏松等不良反应，故其主要用于：①术前缩小肌瘤，降低手术难度，或使经阴道或腹腔镜手术成为可能；控制症状、有利于纠正贫血；②对近绝经妇女，提前过渡到自然绝经，避免手术。

(2)其他药物：米非司酮可作为术前用药或提前绝经使用，但不宜长期应用。此外，某些中药制剂也可以用于子宫肌瘤的药物治疗。

(三)手术治疗

手术治疗主要用于有严重症状的患者。手术方式包括肌瘤切除术和子宫切除术。手术途径可采用开腹、经阴道、宫腔镜或腹腔镜辅助下手术。

1.肌瘤切除术

肌瘤切除术适用于希望保留生育功能的患者。多开腹或腹腔镜辅助下切除；黏膜下肌瘤，尤其是0型和Ⅰ型者，多采用宫腔镜辅助下切除。

2.子宫切除术

不要求保留生育功能或疑有恶变者，可行子宫切除术，必要时可于术中行冷冻切片组织学检查。术前应行宫颈细胞学筛查，排除宫颈上皮内病变或宫颈癌。发生于围绝经期的子宫肌瘤要注意排除合并子宫内膜癌。

(四)其他治疗

1.子宫动脉栓塞术

子宫动脉栓塞术通过阻断子宫动脉及其分支，减少肌瘤的血供，从而延缓肌瘤的生长，缓解症状。但其可能引起卵巢功能减退并增加潜在的妊娠并发症的风险，故仅选择性地用于部分患者，一般不建议用于有生育要求的患者。

2.磁共振引导聚焦超声

超声波能量产生的焦点热量可使肌瘤蛋白质变性和细胞坏死，从而缩小肌瘤，适用于无生育要求者。

（张　敏）

第五节 子宫内膜癌

子宫内膜癌是发生于子宫内膜的一组上皮性恶性肿瘤,为女性生殖道三大恶性肿瘤之一,占女性全身恶性肿瘤的 7%,占女性生殖道恶性肿瘤的 20%～30%。

一、发病相关因素

病因不十分清楚。目前认为子宫内膜癌可能有两种发病机制。

Ⅰ型为雌激素依赖型,其发生可能是在无孕激素拮抗的雌激素长期作用下,发生子宫内膜增生症(单纯型或复杂型,伴或不伴不典型增生),继而癌变。该类型占子宫内膜癌的大多数,均为内膜样腺癌,肿瘤分化较好,雌孕激素受体阳性率高,预后好。患者较年轻,常伴有肥胖、高血压、糖尿病、不孕或不育及绝经延迟。大约 20% 内膜癌患者有家族史。大于 50% 的病例有 *PTEN* 基因突变或失活。

Ⅱ型为非雌激素依赖性型,发病与雌激素无明确关系,与基因突变有关,如抑癌基因 *P53* 突变,抑癌基因 *P16* 失活、*E-cadherin* 失活及 *Her2/neu* 基因过表达等。这类子宫内膜癌的病理形态属少见类型,如子宫内膜浆液性腺癌、透明细胞癌、黏液腺癌等。多见于老年体瘦妇女,在癌灶周围可以是萎缩的子宫内膜,肿瘤恶性度高,分化差,雌孕激素受体多呈阴性,预后不良。

二、病理

(一)巨检

1.弥散型

子宫内膜大部分或全部为癌组织侵犯,并突向宫腔,常伴有出血、坏死,较少有肌层浸润。晚期癌灶可侵及深肌层或宫颈,若阻塞宫颈管可引起宫腔积脓。

2.局灶型

局灶型多见于宫腔底部或宫角部,癌灶小,呈息肉或菜花状,易浸润肌层。

(二)镜检及病理类型

1.内膜样腺癌

内膜样腺癌占 80%～90%,内膜腺体高度异常增生,上皮复层,并形成筛孔状结构。癌细胞异型明显,核分裂活跃,分化差的腺癌腺体少,腺结构消失,成实性癌块。按腺癌分化程度分为Ⅰ级(高分化 G_1),Ⅱ级(中分化 G_2),Ⅲ级(低分化 G_3)。分级愈高,恶性程度愈高。

2.黏液性腺癌

黏液性腺癌占 1%～9%。有大量黏液分泌,腺体密集,间质少,腺上皮复层。癌细胞异型明显,有间质浸润,大多为宫颈黏液细胞分化。

3.浆液性腺癌

浆液性腺癌占 1%～9%。癌细胞异型性明显,多为不规则复层排列,呈乳头状或簇状生长,1/3 可伴砂粒体。恶性程度高,易有深肌层浸润和腹腔、淋巴及远处转移,预后极差。无明显肌层浸润时,也可能发生腹腔播散。

4.透明细胞癌

透明细胞癌多呈实性片状,腺管样或乳头状排列,癌细胞胞质丰富、透亮,核呈异型性,或靴钉状,恶性程度高,易早期转移。

5.其他病理类型

其他病理类型包括神经内分泌癌、混合细胞腺癌、未分化癌等。

癌肉瘤曾在 2010 年 NCCN 病理分类及 2012 年 FIGO 妇癌报告中被列入子宫内膜癌特殊类型,但在 2014 年世界卫生组织和国际妇科病理协会的分类标准中该种病理类型被归入上皮-间叶细胞混合性肿瘤。

三、转移途径

多数子宫内膜癌生长缓慢,局限于内膜或宫腔内时间较长,部分特殊病理类型和低分化癌可发展很快,短期内出现转移。

(一)直接蔓延

癌灶初期沿子宫内膜蔓延生长,向上可沿子宫角延至输卵管,向下可累及宫颈管及阴道。若癌瘤向肌壁浸润,可穿透子宫肌壁,累及子宫浆肌层,广泛种植于盆腹膜,直肠子宫陷凹及大网膜。

(二)淋巴转移

淋巴转移为子宫内膜癌主要转移途径。转移途径与癌肿生长部位有关:宫底部癌灶常沿阔韧带上部淋巴管网,经骨盆漏斗韧带转移至卵巢,向上至腹主动脉旁淋巴结。子宫角或前壁上部病灶沿圆韧带淋巴管转移至腹股沟淋巴结。子宫下段或已累及子宫颈癌灶,其淋巴转移途径与宫颈癌相同,可累及宫旁、闭孔、髂内外及髂总淋巴结。子宫后壁癌灶可沿宫骶韧带转移至直肠淋巴结。约 10% 的子宫内膜癌经淋巴管逆行引流累及阴道前壁。

(三)血行转移

晚期患者经血行转移至全身各器官,常见部位为肺、肝、骨等。

四、分期

子宫内膜癌的分期现采用国际妇产科联盟(FIGO)制定的手术-病理分期,见表 11-5。

表 11-5　子宫内膜癌手术-病理分期

期别	范围
Ⅰ期[a]	肿瘤局限于子宫体
ⅠA[a]	无或 1/2 肌层浸润
ⅠB[a]	≥1/2 肌层浸润
Ⅱ期[a]	癌累及子宫颈间质,但未扩散至宫外[b]
Ⅲ期[a]	局部和/或区域扩散
ⅢA[a]	癌累及子宫体浆膜层和/或附件[c]
ⅢB[a]	阴道和/或宫旁受累[c]
ⅢC[a]	癌瘤转移至盆腔和/或腹主动脉旁淋巴结[c]
ⅢC1[a]	癌瘤转移至盆腔淋巴结

续表

期别	范围
ⅢC2[a]	癌瘤转移至腹主动脉旁淋巴结,有/无盆腔淋巴结转移
Ⅳ期[a]	癌瘤累及膀胱和/或肠黏膜;或远处转移
ⅣA[a]	癌瘤累及膀胱和/或肠道黏膜
ⅣB[a]	远处转移,包括腹腔转移及(或)腹股沟淋巴结转移

注:[a]可以是 G_1、G_2、G_3;[b]宫颈管腺体累及为Ⅰ期,不再认为是Ⅱ期;[c]腹水细胞学阳性应当单独报告,但不改变分期

五、临床表现

(一)症状

1.阴道流血

主要表现为绝经后阴道流血,量一般不多。尚未绝经者可表现为月经增多、经期延长或月经紊乱。

2.阴道排液

阴道排液多为血性液体或浆液性分泌物,合并感染则有脓血性排液,恶臭。

3.下腹疼痛及其他

若癌肿累及宫颈内口,可引起宫腔积脓,出现下腹胀痛及痉挛样疼痛。晚期浸润周围组织或压迫神经可引起下腹及腰骶部疼痛。晚期可出现贫血、消瘦及恶病质等相应症状。

(二)体征

早期子宫内膜癌妇科检查可无异常发现。晚期可有子宫明显增大,合并宫腔积脓时可有明显触痛,宫颈管内偶有癌组织脱出,触之易出血。癌灶浸润周围组织时,子宫固定或在宫旁触及不规则结节状物。

六、诊断

除根据临床表现及体征外,病理组织学检查是确诊的依据。诊断步骤见图 11-1。

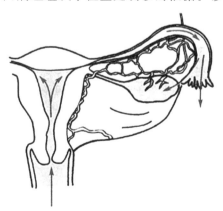

图 11-1 子宫内膜癌诊断步骤

(一)病史及临床表现

对于绝经后阴道流血、绝经过渡期月经紊乱均应排除内膜癌后再按良性疾病处理。对以下情况妇女要密切随诊：①有子宫内膜癌发病高危因素者如肥胖、不育、绝经延迟者；②多囊卵巢综合征、有长期应用雌激素、他莫昔芬或雌激素增高疾病史者；③有乳腺癌、子宫内膜癌家族史者。

(二)超声检查

经阴道超声检查可了解子宫大小、宫腔形状、宫腔内有无赘生物、子宫内膜厚度、肌层有无浸润及深度，为临床诊断及处理提供参考。

(三)诊断性刮宫

诊断性刮宫是最常用最有价值的诊断方法，其优点是能获得子宫内膜的组织标本进行病理诊断。

(四)其他辅助诊断方法

1.子宫内膜活检

目前已有行子宫内膜活检的吸管或一次性刮匙，无需麻醉及扩张宫颈。但由于需要专用器械，国内尚未广泛开展。

2.宫腔镜检查

宫腔镜检查可直接观察宫腔及宫颈管内有无癌灶存在，大小及部位，直视下取材活检，减少对早期子宫内膜癌的漏诊。但是否有可能促进癌细胞的扩散存在争议。

3.其他

MRI、CT、PET-CT等检查及血清CA125测定可协助判断病变范围，有子宫外癌肿播散者其血清CA125值可升高。

七、鉴别诊断

(一)绝经过渡期异常子宫出血

绝经过渡期异常子宫出血以月经紊乱，如经量增多、经期延长及不规则阴道流血为主要表现。妇科检查无异常发现，病理组织学检查是鉴别诊断的主要依据。

(二)老年性阴道炎

老年性阴道炎主要表现为血性白带，检查时可见阴道黏膜变薄、充血或有出血点、分泌物增加等表现，治疗后可好转，必要时可先作抗感染治疗后再作诊断性刮宫排除子宫内膜癌。

(三)子宫黏膜下肌瘤或内膜息肉

子宫黏膜下肌瘤或内膜息肉有月经过多或经期延长症状，可行超声检查，宫腔镜及诊刮来确定诊断。

(四)子宫颈管癌、子宫肉瘤及输卵管癌

子宫颈管癌、子宫肉瘤及输卵管癌均可有阴道排液增多，或不规则流血。宫颈活检、诊刮及影像学检查可协助鉴别诊断。

八、治疗

治疗原则是以手术为主，辅以放疗、化疗和激素治疗等综合治疗。应根据患者年龄、全身情况、癌变累及范围及组织学类型选用和制订适宜的治疗方案。

(一)手术分期

开腹后取腹水或腹腔冲洗液进行细胞学检查并单独报告,全面探查,对可疑病变部位取样作冷冻切片检查。行筋膜外全子宫及双附件切除术,剖视宫腔,确定肿瘤生长部位、累及范围,并取癌组织带子宫肌层做冷冻切片了解浸润深度。对浆液性腺癌、透明细胞癌患者常进行大网膜活检或切除。盆腔淋巴结切除术是手术分期的一个重要步骤,但满足以下低危淋巴结转移因素的患者,可以考虑不行淋巴结切除术:①肌层浸润深度<1/2;②肿瘤直径<2 cm;③G_1或G_2。此外,有深肌层浸润、子宫内膜样腺癌G_3、浆液性腺癌、透明细胞癌等高危因素的患者,还需行腹主动脉旁淋巴结切除术。手术切除的标本应常规进行病理学检查,癌组织还应行雌、孕激素受体检测,作为术后选用辅助治疗的依据。

(二)放疗

分腔内照射及体外照射。腔内照射多用后装腔内照射,高能放射源为^{60}Co或^{137}Cs。体外照射常用^{60}Co或直线加速器。

单纯放疗仅用于有手术禁忌证或无法手术切除的晚期内膜癌患者。对Ⅰ期G_1,不能接受手术治疗者可选用单纯腔内照射,其他各期均应采用腔内腔外照射联合治疗。

术前放疗主要是为控制、缩小癌灶创造手术机会或缩小手术范围。

术后放疗是对手术-病理分期后具有复发高危因素患者重要的辅助治疗,或作为手术范围不足的补充治疗。

(三)激素治疗

(1)孕激素治疗:仅用于晚期或复发患者。以高效、大剂量、长期应用为宜,至少应用12周以上方可评定疗效。可延长患者的疾病无进展生存期,对生存率无影响。常用药物:口服甲羟孕酮200~400 mg/d;己酸孕酮500 mg,肌内注射每周2次。

(2)抗雌激素制剂治疗:适应证与孕激素相同。他莫昔芬常用剂量为20~40 mg/d,可先用他莫昔芬2周使孕激素受体含量上升后再用孕激素治疗,或与孕激素同时应用。

(3)近年来亦有采用芳香化酶抑制剂或选择性雌激素受体调节剂(SERM)行激素治疗的报道,如雷洛昔芬。

(四)化疗

为晚期或复发子宫内膜癌的综合治疗措施之一;也可用于术后有复发高危因素患者的治疗以期减少盆腔外的远处转移。常用化疗药物有顺铂、阿霉素、紫杉醇、卡铂、环磷酰胺,氟尿嘧啶等,多为联合应用。子宫内膜浆液性腺癌术后应给予化疗,方案同卵巢上皮癌。

(五)保留生育功能治疗

病例选择尚无统一标准,可按以下标准进行:年龄<40岁;渴望保留生育功能要求,同意承担治疗风险;病灶局限在内膜、高分化;孕激素受体(+);血清CA125<35 kU/L。保留生育功能治疗风险大,目前仍处于探索阶段。治疗前应充分告知患者保留生育功能治疗的利弊,3个月进行一次诊断性刮宫,判断疗效以决定后续治疗。

九、预后

影响预后的因素:①病理类型、组织学分级、肌层浸润深度、淋巴转移及子宫外病灶等;②患者全身状况;③治疗方案选择。

十、随访

治疗后应定期随访,75%～95%复发在术后2～3年内。随访内容应包括详细病史(包括新的症状)、盆腔检查(三合诊)、阴道细胞学涂片、X线胸片、血清CA125检测等,必要时可作CT及MRI检查。一般术后2～3年内每3个月随访一次,3年后每6个月1次,5年后每年1次。

十一、预防

预防措施:①普及防癌知识,定期体检;②重视绝经后妇女阴道流血和围绝经期妇女月经紊乱的诊治;③正确掌握雌激素应用指征及方法;④对有高危因素的人群应进行密切随访或监测。

(张　敏)

第十二章 异常妊娠

第一节 早 产

满 28 周至不足 37 周(196～258 天)间分娩者称早产。此时娩出的新生儿称早产儿,出生体重多在 2 500 g 以下,由于各器官发育尚不够健全,易于死亡,出生孕周越小,体重越轻,预后越差。早产儿死亡率在发达国家与发展中国家有较大差异,国内报道为 12.7%～20.8%。早产占分娩总数的 5%～15%。近年来由于早产儿治疗学及监护手段的进步,早产儿的生存率明显提高。

一、原因

(一)感染

绒毛膜羊膜炎是早产的重要原因。感染的来源是宫颈及阴道的微生物,部分来自宫内感染。病原微生物包括需氧菌及厌氧菌、沙眼衣原体、支原体等。

(二)胎膜早破

胎膜早破是造成早产的重要原因。在早产的产妇中,约 1/3 并发胎膜早破。

(三)子宫过度膨胀

双胎或多胎,羊水过多等均可使宫腔内压力升高,以至提早临产而发生早产。

(四)生殖器官异常

生殖器官异常如子宫畸形、宫颈内口松弛、子宫肌瘤等。

(五)妊娠并发症

常见的有流感、肺炎、病毒性肝炎、急性肾盂肾炎、慢性肾炎、严重贫血、急性阑尾炎等。有时因医源性因素,必须提前终止妊娠,如妊娠期高血压疾病、妊娠期肝内胆汁淤积症、前置胎盘及胎盘早剥、心脏病、母儿血型不合等。

(六)其他

其他如外伤、过劳、性生活不当、每天吸烟≥10 支、酗酒等。

二、临床表现

早产的主要临床表现是先有不规律宫缩,伴少量阴道血性分泌物,以后可发展为规律宫缩,其过程与足月分娩过程相似。若胎膜早破则出现阴道流水,往往不能继续妊娠。

三、诊断

早产的主要临床表现是子宫收缩,最初为不规则宫缩,常伴有少许阴道流血或血性分泌物,以后可发展为规则宫缩,其过程与足月临产相似,胎膜早破较足月临产多。宫颈管先逐渐消退,然后扩张。妊娠满 28 周至不足 37 周出现至少 10 分钟一次的规则宫缩,伴宫颈管缩短,可诊断先兆早产。妊娠满 28 周至不足 37 周出现规则宫缩(20 分钟≥4 次,或 60 分钟≥8 次),伴宫颈缩短≥80%,宫颈扩张 1 cm 以上,诊断为早产临产。部分患者可伴有少量阴道流血或阴道流液。以往有晚期流产、早产史及产伤史的孕妇容易发生早产。诊断早产一般并不困难,但应与妊娠晚期出现的生理性子宫收缩相区别。生理性子宫收缩一般不规则、无痛感,且不伴有宫颈管消退和宫口扩张等改变。

四、预防

预防早产是降低围产儿死亡率的重要措施之一。

(1)加强营养,避免精神创伤,保持身心健康。妊娠晚期禁止性交。

(2)注意休息,宜侧卧位,一般取左侧卧位,可减少子宫自发性收缩,并增加子宫胎盘血流量,改善胎儿的氧气和营养供给。

(3)宫颈内口松弛者应在 14~18 周时做宫颈内口环扎术。

(4)加强对高危妊娠的管理,积极治疗妊娠并发症。

(5)加强产前保健,及早诊断和治疗产道感染。

(6)减少人工流产和宫腔操作的次数,进行宫腔操作时,也要避免对宫颈内口的损伤。

五、处理

根据不同情况决定处理方法。

对先兆早产及早产临产孕妇中无继续妊娠禁忌证、胎膜未破、初产妇宫颈扩张在 2 cm 以内、胎儿存活、无宫内窘迫,应设法抑制宫缩,尽可能使妊娠继续维持。除卧床休息外,给予宫缩抑制剂为主的药物。

(一)β-肾上腺受体兴奋剂

此类药物作用于子宫平滑肌的 β_2 受体,抑制子宫平滑肌收缩,减少子宫的活动而延长妊娠期。但心血管不良反应较为突出,如心跳加快、血压下降、血糖增高、恶心、出汗、头痛等。故有糖尿病、心血管器质性病变、心动过速者禁用或慎用。目前常用药物有利托君:近年该药渐成为国内首选、有效药物,100 mg 加于 5%葡萄糖液 500 mL 静脉滴注,初始剂量为 5 滴/分,根据宫缩调节,每 10 分钟增加 5 滴,最大量至 35 滴/分,待宫缩抑制后持续滴注 12 小时,停止静脉滴注前 30 分钟改为口服 10 mg,每 4~6 分钟一次。用药过程中宜左侧卧位,减少低血压危险,同时密切注意孕妇主诉及心率、血压、宫缩变化,并限制静脉输液量(每天不超过 2 000 mL),以防肺水肿。如患者心率>120 次/分,应减滴数,如心率>140 次/分,应停药;如出现胸痛,应立即停药并行心电监护。长期用药者应监测血钾、血糖、肝功能和超声心动图。

(二)硫酸镁

镁离子对促进子宫收缩的钙离子有拮抗作用,从而抑制子宫收缩。一般采用 25%硫酸镁

16 mL加于5％葡萄糖液100～250 mL中,在30～60分钟内缓慢静脉滴注,然后维持硫酸镁1～2 g/h滴速至宫缩＜6次/小时,每天总量不超过30 g。用药过程中膝腱反射存在,呼吸≥16次/分及尿量≥17 mL/h或≥400 mL/24h。因抑制宫缩所需的血镁浓度与中毒浓度接近,故肾功能不良、肌无力、心脏病患者禁用或慎用。

(三)前列腺素合成酶抑制剂

前列腺素有刺激子宫收缩、软化宫颈和维持胎儿动脉导管开放的作用。前列腺素合成酶抑制剂可抑制前列腺素合成酶、减少前列腺素的合成或抑制前列腺素的释放以抑制宫缩。常用药物有吲哚美辛、阿司匹林等。由于吲哚美辛可通过胎盘,可能引起动脉导管过早关闭,使用时间仅在孕32周前短期使用,最好不超过1周。此类药物目前已较少使用。

(四)镇静剂

镇静剂不能有效抑制宫缩,却能抑制新生儿呼吸,故临产后忌用。仅在孕妇紧张时作为辅助用药。

初产妇宫口开大2 cm以上,胎膜已破,早产已不可避免时,应尽力设法提高早产儿成活率。①给予氧气吸入。②妊娠＜34周,分娩前给予地塞米松6 mg肌内注射,每12小时1次,共4次。③为减少新生儿颅内出血发生率,生产时适时作会阴切开,缩短第二产程。④分娩时慎用吗啡、哌替啶等抑制新生儿呼吸中枢的药物。

(张 娟)

第二节 流 产

一、概述

妊娠不足28周、胎儿体重不足1 000 g而终止者,称为流产。妊娠12周前终止者,称为早期流产,妊娠12周至不足28周终止者,称为晚期流产。流产分为自然流产和人工流产。自然流产占妊娠总数的10％～15％,其中早期流产占80％以上。

二、病因

(一)胚胎因素

染色体异常是早期流产最常见的原因。半数以上与胚胎染色体异常有关。染色体异常包括数目异常和结构异常。数目异常以三体居首位,其次为X单体,三倍体及四倍体少见。结构异常主要是染色体易位、嵌合体等,染色体倒置、缺失和重叠也有报道。除遗传因素外,感染、药物等因素也可引起胚胎染色体异常。若发生流产,多为空孕囊或已退化的胚胎。少数至妊娠足月可能娩出畸形儿,或有代谢及功能缺陷。

(二)母体因素

1.全身性疾病

孕妇患全身性疾病(如严重感染、高热等)刺激子宫强烈收缩导致流产,引发胎儿缺氧(如严重贫血或心力衰竭)、胎儿死亡(如细菌毒素和某些病毒,如巨细胞病毒、单纯疱疹病毒经胎盘进入胎儿血液循环)或胎盘梗死(如孕妇患慢性肾炎或高血压)均可导致流产。

2.生殖器官异常

子宫畸形(如子宫发育不良、双子宫、子宫纵隔等)、子宫肿瘤(如黏膜下肌瘤等)均可影响胚胎着床发育而导致流产。宫颈重度裂伤、宫颈内口松弛引发胎膜早破而发生晚期自然流产。

3.内分泌异常

黄体功能不足、甲状腺功能减退、严重糖尿病血糖未能控制等,均可导致流产。

4.强烈应激与不良习惯

妊娠期无论严重的躯体(如手术、直接撞击腹部、性交过频)或心理(过度紧张、焦虑、恐惧、忧伤等精神创伤)的不良刺激均可导致流产。孕妇过量吸烟、酗酒、饮咖啡、吸食二醋吗啡(海洛因)等毒品,均可导致流产。

(三)免疫功能异常

胚胎及胎儿属于同种异体移生物。母体对胚胎及胎儿的免疫耐受是使胎儿在母体内得以生存的基础。若孕妇于妊娠期间对胎儿免疫耐受降低可致流产,如父方的人白细胞抗原(HLA)、胎儿抗原、母胎血型抗原不合、母体抗磷脂抗体过多、抗精子抗体存在、封闭抗体不足等,均可引发流产。已知调节性 T 细胞(Tr)与效应性 T 细胞(Te)的平衡是维系免疫反应的关键所在。某些特发性流产与调节性 T 细胞功能相对或绝对低下存在明显的相关性,可能是导致孕妇对胎儿免疫耐受性降低的主要原因。

(四)环境因素

过多地接触放射线和砷、铅、甲醛、苯、氯丁二烯、氧化乙烯等化学物质,均可能引起流产。

三、临床表现

临床表现主要是停经后阴道流血和腹痛。

(一)孕 12 周前的早期流产

开始时绒毛与蜕膜剥离,血窦开放,出现阴道流血,剥离的胚胎和血液刺激子宫收缩,排出胚胎或胎儿,产生阵发性下腹部疼痛。胚胎或胎儿及其附属物完全排出后,子宫收缩,血窦闭合,出血停止。

(二)孕 12 周后的晚期流产

晚期流产的临床过程与早产和足月产相似,胎儿娩出后胎盘娩出,出血不多。

可以看出,早期流产的临床全过程表现为先出现阴道流血,而后出现腹痛。晚期流产的临床全过程表现为先出现腹痛(阵发性子宫收缩),而后出现阴道流血。

四、实验室检查

(一)血、尿绒毛膜促性腺激素含量测定

低于正常参考值表示未孕或胚胎死亡。

(二)尿中雌激素含量测定

先兆流产、不可避免流产和习惯性流产,黄体酮、雌二醇低于正常,雌三醇仍在正常范围,先兆流产和习惯性流产,雌二醇排出量一般在参考值低限,但必须连续测定才有诊断价值,一般认为,雌二醇 24 小时尿值低于 15.6 μmol/L,则可能有 95% 的孕妇将流产。

（三）胎盘泌乳素（HPL）测定

测定孕妇血中 HPL 含量,可迅速反映胎盘功能状态,在血浆 HPL 连续测定时,若发现 HPL 急剧上升,预示胎儿即将死亡,如下降为 4 μg/L 以下,则常有胎儿宫内窒息,可能导致流产。

五、治疗

（一）先兆流产

卧床休息,禁性生活,必要时给予对胎儿危害小的镇静剂。黄体功能不足者可给予黄体酮 10～20 mg,每天或隔天肌内注射 1 次,或 HCG 2 000～3 000 U 隔天肌内注射 1 次。其次,维生素 E 及小剂量甲状腺片也可应用。经过治疗,如阴道流血停止,B 超提示胚胎存活,可继续妊娠。若临床症状加重,B 超发现胚胎发育不良,HCG 持续不长或下降表明流产不可避免,应终止妊娠。

（二）难免流产

一旦确诊,应尽早使胚胎及胎盘组织完全排出。早期流产应及时行刮宫并对刮出物仔细检查,并送病理检查。晚期流产时,子宫较大,出血较多,可用缩宫素 10～20 U 加入 5‰葡萄糖液 500 mL 中静脉滴注,促进子宫收缩。当胎儿及胎盘排出后检查是否完全,必要时刮宫清除宫腔内残留的妊娠物。

（三）不全流产

一经确诊,应及时行刮宫术或钳刮术,以清除宫腔内残留组织。出血多或伴有休克者应同时输血输液,并给予抗生素预防感染。

（四）完全流产

症状消失,B 超检查宫腔内无残留物,如无感染、一般不需特殊处理。

（五）稽留流产

处理较困难。处理前应检查血常规、出凝血时间、血小板计数、血纤维蛋白原、凝血酶原时间、凝血块收缩试验及血浆鱼精蛋白副凝试验等,并做好输血准备。口服炔雌醇 1 mg 每天 2 次,或己烯雌酚 5 mg 每天 3 次,连用 5 天以提高子宫肌对缩宫素的敏感性。子宫<12 周者,可行刮宫术,术中肌内注射缩宫素,若胎盘机化并与宫壁粘连较紧,手术应特别小心,防止子宫穿孔,一次不能刮净,可于 5 天后再次刮宫。如凝血功能障碍,应尽早使用肝素、纤维蛋白原及输新鲜血等,待凝血功能好转后,再行引产或刮宫。

（六）习惯性流产

染色体异常夫妇应于孕前进行遗传咨询,确定是否可以妊娠,在孕前应进行卵巢功能检查、夫妇双方染色体检查与血型鉴定及其丈夫的精液检查,女方尚需进行生殖道检查,包括有无肿瘤、宫腔粘连,并作子宫输卵管造影或（及）宫腔镜检查,以确定子宫有无畸形与病变,有无宫颈内口松弛等。子宫有纵隔的患者,可于宫腔镜下行子宫纵隔切除术;有宫腔粘连者可用探针横向钝性分离粘连;宫颈内口松弛者应在妊娠前行宫颈内口修补术,或于孕 14～18 周行宫颈内口环扎术,术后定期随诊,提前住院,待分娩发动前拆除缝线,若环扎术后有流产征象,应及时拆除缝线,以免造成宫颈撕裂;黄体功能不足或原因不明的习惯性流产妇女当有怀孕征兆时,可按黄体功能不足给以黄体酮治疗,每天 10～20 mg 肌内注射,或 HCG 3 000 U,隔天肌内注射 1 次,确诊妊娠后继续给药直至妊娠 10 周或超过以往发生流产的月份,并嘱其卧床休息,禁性生活,补充维生素 E,注意心理疏导,稳定患者情绪。对不明原因的习惯性流产患者,可予免疫治疗。

(七)流产感染

治疗原则为积极控制感染,尽快清除宫内残留物。若阴道流血不多,应用广谱抗生素 2～3 天,待控制感染后再刮宫。若阴道流血量多,静脉滴注抗生素及输血的同时,用卵圆钳将宫腔内残留组织夹出,使出血减少,切不可用刮匙全面搔刮宫腔,以免造成感染扩散,术后应继续给予广谱抗生素,待感染控制后再行彻底刮宫。若已合并感染性休克者,在抗感染同时,应积极抢救休克。若感染严重或腹盆腔有脓肿形成,应手术引流,必要时切除子宫。

(张　娟)

第三节　胎膜早破

在临产前绒毛膜及羊膜破裂称为胎膜早破,它是常见的分娩并发症。我国的流行病学研究表明,胎膜早破的发生率为 3.0%～21.9%,是早产及围产儿死亡的常见原因之一。

一、胎膜早破的原因

目前胎膜早破的病因尚不清楚,一般认为胎膜早破的病因与下述因素有关。

(一)感染

妊娠期阴道内的致病菌并非都引起胎膜早破,其感染条件为菌量增加和局部防御能力低下。宫颈黏液中的溶菌酶、局部抗体等抗菌物质是局部防御屏障的首要环节,如其抗菌活性低下,则细菌易感染胎膜。研究表明,细菌感染和细胞因子参与前列腺素的合成,细菌感染后,胎膜变性、坏死、张力低下,各种细胞因子及多形核白细胞产生的溶酶体酶使绒毛膜、羊膜组织破坏,引起胎膜早破。

(二)胎膜异常

正常胎膜的绒毛膜与羊膜之间有一层较疏松的组织,二者之间有错动的余地,以增加胎膜的抗拉力及韧性,当二层膜之间的组织较致密时,可致胎膜早破;支撑组织弹性的成分是胶原蛋白和弹性蛋白,羊膜中缺乏弹性蛋白,其韧性主要由胶原蛋白决定,当构成胎膜的胶原结缔组织缺乏时,胎膜抗拉力下降;存在于人体中的颗粒性弹性蛋白酶和胰蛋白酶能选择性地分解胶原蛋白,使胎膜弹性降低,脆性增加,易发生胎膜早破。

(三)羊膜囊内压力不均或增大

胎位不正及头盆不称、臀位、横位及骨盆狭窄时常因先露部不能与骨盆入口衔接,使羊膜囊内压力不均;羊水过多、双胎、过重的活动等各种原因造成的腹内压升高,可使宫腔内压力长时间或短暂的升高,引起胎膜早破。

(四)宫颈病变

宫颈松弛可使前羊膜囊受长时间牵拉、张力增高,且容易受阴道内病原体的感染,导致羊膜早破,子宫颈的重度裂伤、瘢痕等可使胎膜所受压力及拉力不均,造成胎膜早破。

(五)创伤

腹部受外力撞击或摔倒,阴道检查或性交时,胎膜受外力作用,可发生破裂。

(六)其他

孕妇年龄较大及产次较多,孕妇营养不良时,胎膜也易发生破裂。

二、对孕产妇和胎儿的影响

若无头盆不称及胎位异常,且妊娠已足月,胎膜早破对母体及胎儿一般无不良影响,反而有利于产程的进展。但如果妊娠未达足月时,往往会出现严重的并发症。

(一)对孕产妇的影响

1.感染

子宫内膜有急性炎症,肌层有细胞损伤,病变程度与破膜时间有关。而临床并非都有感染表现。破膜时间越长,感染发生率越高。

2.脐带脱垂

胎膜早破时羊水流出的冲力可将脐带滑入阴道内,使脐带脱垂的发生率增高,尤其表现在未足月和胎头浮动的胎膜早破孕妇中,可严重威胁胎儿生命。

3.难产

胎膜早破是难产最早出现的一个并发症,因为胎膜早破常有胎位不正或头盆不称。羊水流尽时宫壁紧裹胎体,继发不协调宫缩或阻碍胎头正常机转,使产程延长,手术率增加。

4.产后出血

胎膜早破时产后出血的发生率升高。

(二)对胎儿的影响

1.早产

是胎膜早破的常见并发症。

2.胎儿窘迫

胎膜早破,羊水流出,宫缩直接作用于胎儿,压迫脐带,影响胎盘血液循环,以及胎膜破裂时间较长,出现绒毛膜炎时组织缺氧均可造成胎儿窘迫。

3.臀位与围产儿死亡

越是早产,臀位发生率越高,围产儿死亡率亦越高。

4.新生儿感染

新生儿肺炎、败血症、硬肿症发生率升高,破膜时间越长,感染机会越大。

三、临床表现及诊断

(一)病史

孕妇可突感液体自阴道流出,并有阵发性或持续性阴道流液,时多时少,无其他不适。

(二)体检

肛查时触不到胎囊,如上推胎头可有羊水流出,即可诊断。但对需保守治疗者,应禁肛查和阴道检查,以减少感染机会。

(三)辅助检查

当胎膜破口较小或较高(高位破膜)时,破口被肢体压迫,往往阴道流液较少,且时有时无,肛查时仍有羊膜囊感觉,上推先露也无羊水流出增多。不易与尿失禁、宫颈黏液相鉴别,难于诊断时,可作如下特殊检查。

1.阴道酸碱度检查

常用 pH 试纸阴道内的酸碱度。胎膜未破时阴道内环境为酸性(pH 4.5～5.5),破膜后羊水流入阴道,由于羊水呈碱性(pH 7～7.5),试纸变色,但尿液、血液某些消毒液及肥皂水等都呈碱性,所以易造成检查的假阳性。

2.阴道窥器或羊膜镜检查

严格消毒下观察,胎膜早破时可见有液体自宫颈口流出或见阴道后穹隆有液池,或配合 pH 试纸检查,其阳性率可达 95%以上。

3.羊水内容物检查

吸取后穹隆液体,镜下观察胎膜早破时可找到胎脂、毳毛、胎儿上皮细胞等;液体涂片镜检可见有羊齿植物状结晶,也可见少量十字状透明结晶;苏丹Ⅲ染色可将胎脂滴及羊膜细胞染成橘黄色,5%的尼罗蓝染色可将胎儿上皮细胞染成橘黄色。

4.棉球吸羊水法

用消毒纱布将棉球裹成直径 4 cm 的球形,置于后穹隆,3 小时后取出,若挤出液体>2 mL,pH>7,涂片镜检有羊水结晶。三项均阳性时诊断符合率 100%。

5.早孕试条法

用无菌棉拭子从阴道后穹隆蘸取阴道液,将棉拭子全部浸湿后取出,投入盛有 1 mL 生理盐水的干净小试管中,用力振荡 1 分钟后,取其混合液。持早孕试条将有标志线。3 分钟后取出平放,若 5 分钟内出现两条明显红色带者为阳性,即为胎膜早破。

6.其他

经上述步骤均不能确诊,可行下列检查:如流水数天,B 超检查可以发生羊水平段下降,同时可确定胎龄及胎盘定位;B 超羊水穿刺检查后,注射靛胭脂或亚甲蓝于羊膜腔内,在阴道外 1/3 处放纱布一块,如有蓝色液体污染纱布则可确诊;会阴放置消毒垫,观察 24 小时变化。

四、处理

(一)绝对卧床休息

取臀高位,抬高床脚 30°,防止脐带脱垂。放置外阴消毒垫,尽量避免肛诊,以减少感染发生的机会。

(二)注意听胎心音,加强胎心监护

未临产时每 2～4 小时听 1 次,每天试体温及数脉 3 次,注意感染迹象。

(三)破膜 12 小时未临产者

破膜 12 小时未临产者给抗生素预防感染。

(四)妊娠足月破水 24 小时未临产者

妊娠足月破水 24 小时未临产者静脉滴注催产素引产。

(五)妊娠近足月者

估计胎儿体重,如在 2 500 g 以上测定胎肺成熟度(羊水泡沫试验或 L/S 试验),如提示胎肺成熟,则处理同足月妊娠。

(六)妊娠未足月者

如孕周<35 周,胎肺不成熟处理如下。

(1)体温正常,积极保胎。

（2）每天检查白细胞计数及分类 3 天,如正常改为每周查 2 次。

（3）给予抗生素预防感染,用药 3 天后无感染迹象可停药观察。

（4）如正式临产,宫口已开大 3 cm,不应继续保胎。羊水化验胎肺未成熟时,给产妇肌内注射地塞米松 6 mg,2 次/天,共 2 天。

（5）保胎过程中有感染表现时应及时终止妊娠。在临床上对宫腔内感染的诊断可根据以下几项：①母体体温≥38 ℃或是 37.5 ℃持续 12 小时以上。②羊水有味。③下腹部子宫壁压痛。④母体脉率≥120 次/分,胎心率≥160 次/分。⑤母体白细胞计数≥15×10^9/L,或在有宫缩时≥18×10^9/L。⑥母体血中 C 反应蛋白的测定≥0.02 g/L(2 mg/dL)。⑦血沉≥50 mm,IgG、IgM 值异常上升。⑧羊水或胎儿血的培养阳性。⑨胎盘组织病理所见炎性反应阳性。

(七)终止妊娠

取决于对感染的控制,对胎儿成熟度的判定,分娩方式则与足月妊娠处理方法相同,原则是经阴道分娩。为了预防早产儿的低氧血症,头颅产伤,颅内出血等发生,早产儿分娩以选择性剖宫产为宜,尤其是臀位早产儿更应首选此种方法。

胎膜早破行剖宫产术时应注意：由于胎膜早破病例绝大多数都存在着绒毛膜羊膜炎,故行剖宫产术时应用碘酒涂宫腔,为避免病原体进入腹腔,术式应选择腹膜外剖宫产术,取胎儿前尽量吸尽羊水以减少羊水栓塞的发生率,另外,胎膜早破多伴有胎位异常或早产,所以子宫壁切口两端斜向上剪成弧形,以利胎头娩出。

由于早产时胎膜早破的发生率明显高于足月产,在处理时要考虑到立即分娩围产儿死亡率高,而保胎治疗又可增加羊膜腔及胎儿感染的危险性,因此其具体处理比较复杂,应予以重视。

妊娠达到或超过 36 周,按足月妊娠处理。妊娠 33～36 周胎膜早破,应促进胎儿肺成熟,如予以地塞米松,可明显降低新生儿肺透明膜病的发生。

妊娠 28～33 周,若促胎儿肺成熟并等待 16～72 小时,虽然新生儿肺透明膜病的发生率降低,但是围生儿死亡率仍很高。若孕妇要求保胎,而患者又无羊膜腔感染的证据且羊水流出较慢较少、无胎儿宫内窘迫的表现,则可行保守治疗,包括预防感染,促进胎儿生长及胎儿成熟。对于羊水偏少且要求保守治疗的孕妇,可经腹腔穿刺羊膜腔内注入生理盐水或平衡液,可减轻脐带受压,改善胎儿在宫腔内的环境,有利于胎儿的生长与成熟,但应注意严格无菌操作,防止感染发生。保守治疗过程中,应定期检查胎儿肺成熟度及胎儿的生长情况,若胎儿治疗后无明显增长或有羊膜腔感染可能时应终止妊娠。不足 28 周,估计胎儿体重不足 750 g 者应及时终止妊娠。

（张　娟）

第四节　胎盘早剥

20 周以后或分娩期正常位置的胎盘在胎儿娩出前部分或全部从子宫壁剥离,称为胎盘早剥。胎盘早剥是妊娠晚期严重并发症,具有起病急、发展快特点,若处理不及时可危及母儿生命。胎盘早剥的发病率：国外为 1%～2%,国内为 0.46%～2.1%。

一、病因

胎盘早剥确切的原因及发病机制尚不清楚,可能与下述因素有关。

(一)孕妇血管病变

孕妇患严重妊娠期高血压疾病、慢性高血压、慢性肾脏疾病或全身血管病变时,胎盘早剥的发生率增高。妊娠合并上述疾病时,底蜕膜螺旋小动脉痉挛或硬化,引起远端毛细血管变性坏死甚至破裂出血,血液流至底蜕膜层与胎盘之间形成胎盘后血肿,致使胎盘与子宫壁分离。

(二)机械性因素

外伤尤其是腹部直接受到撞击或挤压;脐带过短(<30 cm)或脐带围绕颈、绕体相对过短时,分娩过程中胎儿下降牵拉脐带造成胎盘剥离;羊膜穿刺时刺破前壁胎盘附着处,血管破裂出血引起胎盘剥离。

(三)宫腔内压力骤减

双胎妊娠分娩时,第一胎儿娩出过速;羊水过多时,人工破膜后羊水流出过快,均可使宫腔内压力骤减,子宫骤然收缩,胎盘与子宫壁发生错位剥离。

(四)子宫静脉压突然升高

妊娠晚期或临产后,孕妇长时间仰卧位,巨大妊娠子宫压迫下腔静脉,回心血量减少,血压下降。此时子宫静脉淤血、静脉压增高、蜕膜静脉床淤血或破裂,形成胎盘后血肿,导致部分或全部胎盘剥离。

(五)其他一些高危因素

如高龄孕妇、吸烟、可卡因滥用、孕妇代谢异常、孕妇有血栓形成倾向、子宫肌瘤(尤其是胎盘附着部位肌瘤)等与胎盘早剥发生有关。有胎盘早剥史的孕妇再次发生胎盘早剥的危险性比无胎盘早剥史者高 10 倍。

二、分类及病理变化

胎盘早剥主要病理改变是底蜕膜出血并形成血肿,使胎盘从附着处分离。按病理类型,胎盘早剥可分为显性、隐性及混合性 3 种(图 12-1)。若底蜕膜出血量少,出血很快停止,多无明显的临床表现,仅在产后检查胎盘时发现胎盘母体面有凝血块及压迹。若底蜕膜继续出血,形成胎盘后血肿,胎盘剥离面随之扩大,血液冲开胎盘边缘并沿胎膜与子宫壁之间经过颈管向外流出,称为显性剥离或外出血。若胎盘边缘仍附着于子宫壁或由于胎先露部固定于骨盆入口,使血液积聚于胎盘与子宫壁之间,称为隐性剥离或内出血。由于子宫内有妊娠产物存在,子宫肌不能有效收缩以压迫破裂的血窦而止血,血液不能外流,胎盘后血肿越积越大,子宫底随之升高。当出血达到一定程度时,血液终会冲开胎盘边缘及胎膜外流,称为混合型出血。偶有出血穿破胎膜溢入羊水中成为血性羊水。

胎盘早剥发生内出血时,血液积聚于胎盘与子宫壁之间,随着胎盘后血肿压力的增加,血液浸入子宫肌层,引起肌纤维分离、断裂甚至变性,当血液渗透至子宫浆膜层时,子宫表面现紫蓝色瘀斑,称为子宫胎盘卒中,又称为库弗莱尔子。有时血液还可渗入输卵管系膜、卵巢生发上皮下、阔韧带内。子宫肌层由于血液浸润、收缩力减弱,造成产后出血。

严重的胎盘早剥可以引发一系列病理生理改变。从剥离处的胎盘绒毛和蜕膜中释放大量组织凝血活酶,进入母体血液循环,激活凝血系统,导致弥散性血管内凝血(DIC),肺、肾等脏器的毛细血管内微血栓形成,造成脏器缺血和功能障碍。胎盘早剥持续时间越长,促凝物质不断进入母血,激活纤维蛋白溶解系统,产生大量的纤维蛋白原降解产物(FDP),引起继发性纤溶亢进。发生胎盘早剥后,消耗大量凝血因子,并产生高浓度 FDP,最终导致凝血功能障碍。

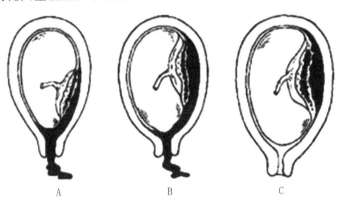

图 12-1 胎盘早剥类型
A.显性剥离;B.隐性剥离;C.混合性剥离

三、临床表现

根据病情严重程度,Sher 将胎盘早剥分为 3 度。

(一)Ⅰ度

Ⅰ度多见于分娩期,胎盘剥离面积小,患者常无腹痛或腹痛轻微,贫血体征不明显。腹部检查见子宫软,大小与妊娠周数相符,胎位清楚,胎心率正常。产后检查见胎盘母体面有凝血块及压迹即可诊断。

(二)Ⅱ度

胎盘剥离面为胎盘面积 1/3。主要症状为突然发生持续性腹痛、腰酸或腰背痛,疼痛程度与胎盘后积血量成正比。无阴道流血或流血量不多,贫血程度与阴道流血量不相符。腹部检查见子宫大于妊娠周数,子宫底随胎盘后血肿增大而升高。胎盘附着处压痛明显(胎盘位于后壁则不明显),宫缩有间歇,胎位可扪及,胎儿存活。

(三)Ⅲ度

胎盘剥离面超过胎盘面积 1/2。临床表现较Ⅱ度重。患者可出现恶心、呕吐、面色苍白、四肢湿冷、脉搏细数、血压下降等休克症状,且休克程度大多与阴道流血量不成正比。腹部检查见子宫硬如板状,宫缩间歇时不能松弛,胎位扪不清,胎心消失。

四、处理原则

纠正休克、及时终止妊娠是处理胎盘早剥的原则。患者入院时,情况危重、处于休克状态,应积极补充血容量,及时输入新鲜血液,尽快改善患者状况。胎盘早剥一旦确诊,必须及时终止妊娠。终止妊娠的方法根据胎次、早剥的严重程度、胎儿宫内状况及宫口开大等情况而定。此外,对并发症如凝血功能障碍、产后出血和急性肾衰竭等进行紧急处理。

（张　娟）

第五节 前 置 胎 盘

妊娠 28 周后,胎盘附着于子宫下段,甚至胎盘下缘达到或覆盖宫颈内口,其位置低于胎先露部,称为前置胎盘。前置胎盘是妊娠晚期严重并发症,也是妊娠晚期阴道流血最常见的原因。其发病率国外报道 0.5%,国内报道 0.24%~1.57%。

一、病因

目前尚不清楚,高龄初产妇(年龄>35 岁)、经产妇及多产妇、吸烟或吸毒妇女为高危人群。其病因可能与下述因素有关。

(一)子宫内膜病变或损伤

多次刮宫、分娩、子宫手术史等是前置胎盘的高危因素。上述情况可损伤子宫内膜,引起子宫内膜炎或萎缩性病变,再次受孕时子宫蜕膜血管形成不良、胎盘血供不足,刺激胎盘面积增大延伸到子宫下段。前次剖宫产手术瘢痕可妨碍胎盘在妊娠晚期向上迁移,增加前置胎盘的可能性。据统计发生前置胎盘的孕妇,85%~95%为经产妇。

(二)胎盘异常

双胎妊娠时胎盘面积过大,前置胎盘发生率较单胎妊娠高 1 倍;胎盘位置正常而副胎盘位于子宫下段接近宫颈内口;膜状胎盘大而薄,扩展到子宫下段,均可发生前置胎盘。

(三)受精卵滋养层发育迟缓

受精卵到达子宫腔后,滋养层尚未发育到可以着床的阶段,继续向下游走到达子宫下段,并在该处着床而发育成前置胎盘。

二、分类

根据胎盘下缘与宫颈内口的关系,将前置胎盘分为 3 类(图 12-2)。

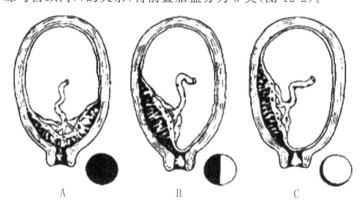

图 12-2 前置胎盘的类型

A.完全性前置胎盘;B.部分性前置胎盘;C.边缘性前置胎盘

(1)完全性前置胎盘又称中央性前置胎盘,胎盘组织完全覆盖宫颈内口。

（2）部分性前置胎盘宫颈内口部分为胎盘组织所覆盖。

（3）边缘性前置胎盘胎盘附着于子宫下段，胎盘边缘到达宫颈内口，未覆盖宫颈内口。

胎盘位于子宫下段，与胎盘边缘极为接近，但未达到宫颈内口，称为低置胎盘。胎盘下缘与宫颈内口的关系可因宫颈管消失、宫口扩张而改变。前置胎盘类型可因诊断时期不同而改变，如临产前为完全性前置胎盘，临产后因口扩张而成为部分性前置胎盘。目前临床上均依据处理前最后一次检查结果来决定其分类。

三、临床表现

（一）症状

前置胎盘的典型症状是妊娠晚期或临产时，发生无诱因、无痛性反复阴道流血。妊娠晚期子宫下段逐渐伸展，牵拉宫颈内口，宫颈管缩短；临产后规律宫缩使宫颈管消失成为软产道的一部分。宫颈外口扩张，附着于子宫下段及宫颈内口的胎盘前置部分不能相应伸展而与其附着处分离，血窦破裂出血。前置胎盘出血前无明显诱因，初次出血量一般不多，剥离处血液凝固后，出血自然停止；也有初次即发生致命性大出血而导致休克的。由于子宫下段不断伸展，前置胎盘出血常反复发生，出血量也越来越多。阴道流血发生的迟早、反复发生次数、出血量多少与前置胎盘类型有关。完全性前置胎盘初次出血时间早，多在妊娠 28 周，称为"警戒性出血"。边缘性前置胎盘出血多发生于妊娠晚期或临产后，出血量较少。部分性前置胎盘的初次出血时间、出血量及反复出血次数，介于两者之间。

（二）体征

患者一般情况与出血量有关，大量出血呈现面色苍白、脉搏增快微弱、血压下降等休克表现。腹部检查：子宫软，无压痛，大小与妊娠周数相符。由于子宫下段有胎盘占据，影响胎先露部入盆，故胎先露高浮，易并发胎位异常。反复出血或一次出血量过多，使胎儿宫内缺氧，严重者胎死宫内。当前置胎盘附着于子宫前壁时，可在耻骨联合上方听到胎盘杂音。临产时检查见宫缩为阵发性，间歇期子宫完全松弛。

四、处理原则

处理原则是抑制宫缩、止血、纠正贫血和预防感染。根据阴道流血量、有无休克、妊娠周数、胎位、胎儿是否存活、是否临产及前置胎盘类型等综合做出决定。

（一）期待疗法

应在保证孕妇安全的前提下尽可能延长孕周，以提高围生儿存活率。此法适用于妊娠＜34 周、胎儿体重＜2 000 g、胎儿存活、阴道流血量不多、一般情况良好的孕妇。

尽管国外有资料证明，前置胎盘孕妇的妊娠结局住院与门诊治疗并无明显差异，但我国仍应强调住院治疗。住院期间密切观察病情变化，为孕妇提供全面优质护理是期待疗法的关键措施。

（二）终止妊娠

1.终止妊娠指征

孕妇反复发生多量出血甚至休克者，无论胎儿成熟与否，为了母亲安全应终止妊娠；期待疗法中发生大出血或出血量虽少，但胎龄达孕 36 周以上，胎儿成熟度检查提示胎儿肺成熟者；胎龄未达孕 36 周，出现胎儿窘迫征象，或胎儿电子监护发现胎心异常者；出血量多，危及胎儿；胎儿已死亡或出现难以存活的畸形，如无脑儿。

2.剖宫产

剖宫产可在短时间内娩出胎儿,迅速结束分娩,对母儿相对安全,是处理前置胎盘的主要手段。剖宫产指征:完全性前置胎盘,持续大量阴道流血;部分性和边缘性前置胎盘出血量较多,先露高浮,短时间内不能结束分娩;胎心异常。术前应积极纠正贫血、预防感染等,备血,做好处理产后出血和抢救新生的准备。

3.阴道分娩

边缘性前置胎盘、枕先露、阴道流血不多、无头盆不称和胎位异常,估计在短时间内能结束分娩者,可予试产。

(张　娟)

第六节　母儿血型不合

母儿血型不合是孕妇与胎儿之间因血型不合而产生的同种血型免疫性疾病,发生在胎儿期和新生儿早期,是胎儿新生儿溶血性疾病中重要的病因。胎儿的基因,一半来自母亲,一半来自父亲。从父亲遗传来的红细胞血型抗原为其母亲所缺乏时,此抗原在某种情况下可通过胎盘进入母体刺激产生相应的免疫抗体。再次妊娠时,抗体可通过胎盘进入胎儿体内,与胎儿红细胞上相应的抗原结合发生凝集、破坏,出现胎儿溶血,导致流产、死胎或新生儿发生不同程度的溶血性贫血或核黄疸后遗症,造成智能低下、神经系统及运动障碍等后遗症。母儿血型不合主要有ABO型和Rh型两大类;ABO血型不合较为多见,危害轻,常被忽视;Rh血型不合在我国少见,但病情重。

一、发病机制

(一)胎儿红细胞进入母体

血型抗原、抗体反应包括初次反应,再次反应及回忆反应。抗原初次进入机体后,需经一定的潜伏期后产生抗体,但量不多,持续时间也短。一般是先出现IgM,数周至数月消失,继IgM之后出现IgG,当IgM接近消失时IgG达到高峰,在血中维持时间长,可达数年。IgA最晚出现,一般在IgM、IgG出现后2～8周方可检出,持续时间长;相同抗原与抗体第二次接触后,先出现原有抗体量的降低,然后IgG迅速大量产生,维持时间长,可比初次反应时多几倍到几十倍,IgM则很少增加;抗体经过一段时间后逐渐消失,如再次接触抗原,可使已消失的抗体快速增加。

母胎间血液循环不直接相通,中间存在胎盘屏障,但这种屏障作用是不完善的,在妊娠期微量的胎儿红细胞持续不断的进入母体血液循环中,且这种运输随着孕期而增加,有学者对16例妊娠全过程追踪观察:妊娠早、中、晚期母血中有胎儿红细胞发生率分别为6.7%、15.9%、28.9%。足月妊娠时如母儿ABO血型不合者,在母血中存在胎儿红细胞者占20%,而ABO相合者可达50%。大多数孕妇血中的胎儿血是很少的,仅0.1～3.0 mL,如反复多次小量胎儿血液进入母体,则可使母体致敏。早期妊娠流产的致敏危险是1%,人工流产的致敏危险是20%～25%,在超声引导下进行羊水穿刺的致敏危险是2%,绒毛取样的危险性可能高于50%。

（二）ABO 血型不合

99％发生在 O 型血孕妇,自然界广泛存在与 A(B)抗原相似的物质(植物、寄生虫、接种疫苗),接触后也可产生抗 A(B)IgG 抗体,故新生儿溶血病有 50％发生在第一胎。另外,A(B)抗原的抗原性较弱,胎儿红细胞表面反应点比成人少,故胎儿红细胞与相应抗体结合也少。孕妇血清中即使有较高的抗 A(B)IgG 滴定度,新生儿溶血病病情却较轻。

（三）Rh 血型不合

Rh 系统分为 3 组:Cc、Dd 和 Ee,有无 D 抗原决定是阳性还是阴性。孕妇为 Rh 阴性,配偶为 Rh 阳性,再次妊娠时有可能发生新生儿 Rh 溶血病。Rh 抗原特异性强,只存在 Rh 阳性的红细胞上,正常妊娠时胎儿血液经胎盘到母血液循环中大多数不足 0.1 mL,虽引起母体免疫,但产生的抗 Rh 抗体很少,第一胎常因抗体不足而极少发病。随着妊娠次数的增加,母体不断产生抗体而引起胎儿溶血的聚会越多,甚至屡次发生流产或死胎,但如果母亲在妊娠前输过 Rh(＋)血,则体内已有 Rh 抗体,在第一胎妊娠时即可发病,尤其是妊娠期接受 Rh(＋)输血,对母子的危害更大。虽然不知道引起 Rh 阴性母体同种免疫所需的 Rh 阳性细胞确切数,但临床及实验均已证明 0.03～0.07 mL 的胎儿血就可以使孕妇致敏而产生抗 Rh 抗体。致敏后,再次妊娠时极少量的胎儿血液渗漏都会使孕妇抗 Rh 抗体急剧上升。

（四）ABO 血型对 Rh 母儿血型不合的影响

Levin 曾首次观察到胎儿血型为 Rh(＋)A 或 B 型与 Rh(－)O 型母亲出现 ABO 血型不合时,则 Rh 免疫作用发生率降低。其机制不清楚,有人认为由于母体中含有抗 A 或抗 B 自然抗体,因而进入母体的胎儿红细胞与这些抗体发生凝集,并迅速破坏,从而防止 Rh 抗原对母体刺激,保护胎儿以免发生溶血。

二、诊断

（一）病史
凡过去有不明原因的死胎、死产或新生儿溶血病史孕妇,可能发生血型不合。

（二）辅助检查
1.血型检查
孕妇血型为 O 型,配偶血型为 A、B 或 AB 型,母儿有 ABO 血型不合可能;孕妇为 Rh 阴性,配偶为 Rh 阳性,母儿有 Rh 血型不合可能。

2.孕妇血液 ABO 和 Rh 抗体效价测定
孕妇血清学检查阳性,应定期测定效价。孕 28～32 周,每 2 周测定一次,32 周后每周测定一次。如孕妇 Rh 血型不合,效价在 1：32 以上,ABO 血型不合,抗体效价在 1：512 以上,提示病情严重,结合过去有不良分娩史,要考虑终止妊娠;但是 ABO 母儿血型不合孕妇效价的高低并不与新生儿预后明显相关。

3.羊水中胆红素测定
用分光光度计做羊水胆红素吸光度分析,吸光度值差(△94 A450)＞0.06 为危险值,0.03～0.06为警戒值,＜0.03 为安全值。

4.B 超检查
在 RH 血型不合的患者,需要定期随访胎儿超声,严重胎儿贫血患儿可见羊水过多、胎儿皮肤水肿、胸腹水、心脏扩大、心胸比例增加、肝脾肿大及胎盘增厚等。胎儿大脑中动脉血流速度的收缩期的峰值(peak systolic velocity,PSV)升高可判断胎儿贫血的严重程度。

三、治疗

(一)妊娠期治疗

1.孕妇被动免疫

在 RhD(−)的孕妇应用抗 D 的免疫球蛋白主要的目的是预防下一胎发生溶血。指征:在流产或分娩后 72 小时内注射抗 D 免疫球蛋白 300 μg。

2.血浆置换法

Rh 血型不合孕妇,在妊娠中期(24～26 周)胎儿水肿未出现时,可进行血浆置换术,300 mL血浆可降低一个比数的滴定度,此法比直接胎儿宫内输血,或新生儿换血安全,但需要的血量较多,疗效相对较差。

3.口服中药

口服中药如三黄汤或茵陈蒿汤。如果抗体效价下降缓慢或不下降,可一直服用至分娩。但目前中药治疗母儿血型不合的疗效缺乏循证依据。

4.胎儿输血

死胎和胎儿水肿的主要原因是重度贫血,宫内输血的目的在于纠正胎儿的贫血,常用于 Rh血型不合的患者。宫内输血的指征:根据胎儿超声检查发现胎儿有严重的贫血可能,主要表现为胎儿大脑中动脉的血流峰值升高,胎儿水肿、羊水过多等;输血前还需要脐带穿刺检查胎儿血红蛋白进一步确定胎儿 Hb<120 g/L。输血的方法有脐静脉输血和胎儿腹腔内输血两种方式。所用血液满足以下条件:不含相应母亲抗体的抗原;血细胞比容为 80%;一般用 Rh(−)O 型新鲜血。在 B 型超声指导下进行,经腹壁在胎儿腹腔内注入 Rh 阴性并与孕妇血不凝集的浓缩新鲜血每次 20～110 mL,不超过 20 mL/kg。腹腔内输血量可按下列公式计算:(孕周−20)×10 mL。输血后需要密切监测抗体滴度和胎儿超声,可反复多次宫内输血。

5.引产

妊娠近足月抗体产生越多,对胎儿威胁也越大,故于 36 周以后,遇下列情况可考虑引产。①抗体效价:Rh 血型不合,抗体效价达 1∶32 以上;而对于 ABO 母儿血型不合一般不考虑提前终止妊娠;考虑效价高低以外,还要结合其他产科情况,综合决定。②死胎史,特别是前一胎死因是溶血症者。③各种监测手段提示胎儿宫内不安全,如胎动改变、胎心监护图形异常,听诊胎心改变。④羊膜腔穿刺:羊水深黄色或胆红素含量升高。

(二)分娩期治疗

(1)争取自然分娩,避免用麻醉药、镇静剂,减少新生儿窒息的机会。

(2)分娩时做好抢救新生儿的准备,如气管插管、加压给氧,以及换血准备。

(3)娩出后立即断脐,减少抗体进入婴儿体内。

(4)胎盘端留脐血送血型、胆红素,抗人球蛋白试验及特殊抗体测定,并查红细胞、血红蛋白、有核红细胞与网织红细胞计数。

(三)新生儿处理

多数 ABO 血型不合的患儿可以自愈,严重的患者可出现病理性黄疸、核黄疸等。黄疸明显者,根据血胆红素情况予以蓝光疗法每天 12 小时,分 2 次照射;口服苯巴比妥 5～8 mg/(kg·d);血胆红素高者予以人血清蛋白静脉注射 1 g/(kg·d),使与游离胆红素结合,以减少核黄疸的发生;25% 的葡萄糖液注射;严重贫血者及时输血或换血治疗。

(张　娟)

第七节　多 胎 妊 娠

一次妊娠宫腔内同时有两个或两个以上胎儿时,称为多胎妊娠。多胎妊娠与家族史及辅助生育技术有关。近年来多胎妊娠发生率升高可能与人工辅助生殖技术广泛使用有关,多胎妊娠较易出现妊娠期高血压疾病等并发症,孕产妇及围生儿死亡率增高。多胎妊娠以双胎最常见,本节主要讨论双胎妊娠。

一、分类

(一)双卵双胎

两个卵子分别受精而成,占双胎的 70%。胎儿的遗传基因不完全相同,性别和血型可以不同,外貌和指纹等表型不同。胎盘可为两个或一个,但胎盘的血液循环各自独立,胎儿分别位于自己的胎囊中,两胎囊之间的中隔由两层羊膜和两层绒毛膜组成,两层绒毛膜有时融合为一层。

(二)单卵双胎

一个受精卵分裂而成,占双胎的 30%。原因不明。胎儿的遗传基因完全相同,性别、血型、表型等也完全相同。根据受精卵分裂时间不同而形成双羊膜囊单绒毛膜单卵双胎、双羊膜囊双绒毛膜单卵双胎、单羊膜囊单绒毛膜单卵双胎及极罕见的联体双胎四种类型;胎儿畸形儿发生率相对较高。

二、临床表现及诊断

(一)病史及临床表现

多有双胎妊娠家族史或人工助孕史(如使用促排卵药、移植多个胚胎等),临床表现主要为早孕反应较重,中期妊娠后体重及腹部迅速增加、下肢水肿等压迫症状明显,妊娠晚期常有呼吸困难、心悸、行动不便等。

(二)产科检查

子宫大小超过同孕龄的单胎妊娠子宫:妊娠中晚期腹部可触及多个肢体和两个胎头。在子宫不同部位听到两个节律不同的胎心,两个胎心音之间间隔一个无音区或两个胎心率差异>10 次/分,产后检查胎盘胎膜有助于判断双胎类型。

(三)超声检查

(1)妊娠早期在子宫内见到两个孕囊、两个原始心管搏动。

(2)判断双胎类型:胎儿性别不同可确诊双卵双胎。胎儿性别相同,应测量两个羊膜囊间隔厚度,间隔厚度达到或超过 2 mm,尤其是两个胎盘部位不同,提示双绒毛膜;间隔厚度<2 mm则提示单绒毛膜。妊娠早期超声检测有助于确定绒毛膜性。

(3)筛查胎儿结构畸形。

(4)确定胎位。

三、并发症

(一)孕产妇并发症

1.妊娠期高血压疾病

妊娠期高血压疾病发病率40%以上发病早、程度重、易出现主要器官并发症。

2.妊娠期肝内胆汁淤积综合征

妊娠期肝内胆汁淤积综合征发生率高于单胎妊娠。常伴随胎盘功能不良而导致围生儿死亡率升高。

3.贫血

贫血发生率40%以上,与机体对铁及叶酸的需求量增加有关,可引起孕妇多系统损害及胎儿生长发育障碍等。

4.羊水过多

羊水过多羊水过多发生率约12%,多见于单卵双胎,尤其是双胎输血综合征、胎儿畸形胎膜早破。

5.胎膜早破

胎膜早破发生率约14%,可能与宫腔压力增高有关。

6.胎盘早剥

胎盘早剥是双胎妊娠产前出血的主要原因,可能与妊娠期高血压疾病、羊水过多突然破膜、双胎之第一胎娩出后宫腔压力骤减相关。

7.宫缩乏力

宫缩乏力与子宫肌纤维过度伸展有关。

8.产后出血

产后出血与宫缩乏力及胎盘附着面积增大有关。

9.流产

流产发生率高于单胎妊娠,可能与畸形、胎盘发育异常、胎盘血供障碍、宫内溶剂相对狭窄有关。

(二)围生儿并发症

1.早产

早产发生率约50%,与胎膜早破、宫腔压力过高及严重母儿并发症相关。

2.胎儿生长受限

一般认为,胎儿数量越多,胎儿生长受限越严重。胎儿生长受限可能与胎儿拥挤、胎盘占蜕膜面积相对较小有关。两胎儿大小不一致可能与胎盘血液灌注不均衡,双胎输血综合征,以及一些胎儿畸形有关。应建立多胎妊娠胎儿生长发育生理曲线。

3.双胎输血综合征

双胎输血综合征见于双羊膜囊单绒毛膜单卵双胎,发生率10%～20%。两个胎儿体重差别>20%、血红蛋白差别>50 g/L提示双胎输血综合征可能。

4.脐带异常

脐带异常主要是脐带脱垂和脐带互相缠绕、扭转,后者常见于单羊膜囊双胎。

5.胎头碰撞和胎头交锁

胎头碰撞发生于两个胎儿均为头先露且同时入盆。胎头交锁发生于第一胎儿臀先露头未娩出、第二胎儿头先露头已入盆。

6.胎儿畸形

胎儿畸形是单胎的 2 倍,联体双胎、无心畸形等为单卵双胎特有畸形。

四、处理

(一)妊娠期处理

1.一般处理

注意休息和营养,预防贫血及妊娠期高血压疾病等。

2.预防早产

孕龄 34 周前出现产兆者应测量阴道后穹隆分泌物中的胎儿纤维连接蛋白及宫颈长度,胎儿纤维连接蛋白阳性且超声测量宫颈长度<3 cm 者近期早产可能性较大,应预防性使用宫缩抑制剂及糖皮质激素。

3.及时防治妊娠期并发症

注意血压及尿蛋白、血胆汁酸、肝功能等。

4.监护胎儿发育状况及胎位

动态超声及胎儿电子监测观察胎儿生长发育状况、宫内安危及胎位,发现胎儿致死性畸形应及时人工终止妊娠,发现 TTTS 可在胎儿镜下激光凝固胎盘表面可见血管吻合支,胎位异常一般不予处理。

5.终止妊娠指征

合并急性羊水过多伴随明显的压迫症状、胎儿致死性畸形、孕妇严重并发症、预产期已到尚未临产、胎盘功能减退等。

(二)分娩期处理

1.阴道分娩注意事项

(1)保持体力。

(2)观察胎心变化。

(3)注意宫缩和产程进展。

(4)必要时行会阴后,侧切开术。

(5)第一个胎儿娩出后由助手扶正并固定第二个胎儿为纵产式。

(6)第一个胎儿娩出后立即钳夹脐带以预防胎儿失血或继续受血。

(7)第一胎儿娩出后 15 分钟仍无宫缩可行人工破膜并静脉滴注催产素。

(8)一旦出现脐带脱垂、胎盘早剥等严重并发症应立即行阴道助产结束快速娩出第二胎儿。

2.剖宫产指征

(1)第一胎儿为肩先露或臀先露。

(2)孕龄 26 周以上的联体双胎。

(3)其他:同单胎妊娠。

3.积极防治产后出血

临产时备血,其余见产后出血。

(闫艳荣)

287

第八节 腹 腔 妊 娠

一、概述

腹腔妊娠是指位于输卵管、卵巢及阔韧带以外的腹腔内妊娠,是极为罕见的一种异位妊娠,据报道发生率为 $1:15\ 000\sim1:30\ 000$,占异位妊娠的 0.003%,孕产妇的死亡率极高,为 $5\%\sim20\%$。围生儿死亡率 $75\%\sim95\%$,先天畸形率高达 50%。腹腔妊娠的早期诊断和及时干预有助于降低孕产妇死亡率。

二、病因与分类

腹腔妊娠受精卵可以种植在腹膜、肠系膜、大网膜、盆壁、肠管、子宫直肠凹陷等处,少有种植在肝脏、脾脏及横结肠脾曲的报道。腹腔妊娠好发于既往有不孕史、人工流产史、盆腔炎症史、子宫内膜异位症、吸毒的患者,或是 IVF-ET 患者。

腹腔妊娠分为原发性和继发性两种类型,以后者多见。原发性腹腔妊娠是指卵子在腹腔内受精、种植及生长发育。

原发性腹腔妊娠诊断需要符合 3 个条件。

(1)双侧输卵管、卵巢正常,无近期妊娠的表现。

(2)无子宫腹膜瘘。

(3)妊娠只存在腹腔内,而且妊娠期短,足以排除输卵管妊娠。但第三点常不易鉴别。

继发性腹腔妊娠绝大部分是输卵管妊娠破裂或流产后,孕囊落入腹腔种植在某一部位继续发育,小部分是来源于卵巢妊娠;或宫内妊娠而子宫存在缺陷导致子宫破裂后孕囊落入腹腔中继续发育造成的,如子宫瘢痕处破裂、子宫憩室自然破裂、宫角妊娠破裂后等。

三、病理生理

促使受精卵原发种植于腹膜的因素有 2 种。

(1)体腔上皮具有转化的能力,可以发展为类似副中肾管上皮的组织,子宫后腹膜表面常可见蜕膜反应是证明体腔上皮有转化可能的依据。

(2)子宫内膜种植在腹膜表面有利于受精卵的种植。继发性腹腔妊娠较原发性为多见。指输卵管妊娠流产或破裂,妊娠物流入腹腔内,种植在腹膜或其他脏器表面,或未完全脱离输卵管而继续得以血供在腹腔内生长发育。继发性腹腔妊娠也可继发于卵巢内或子宫内的妊娠。因子宫上有缺损(如剖宫产、剖宫取胎、子宫肌瘤剥除术之瘢痕)而自发破裂或子宫腹膜瘘,子宫憩室或始基子宫发育欠佳等自然破裂,妊娠物经破口或瘘口被挤压流入腹腔内。继续生长发育为腹腔妊娠。

四、临床表现

腹腔妊娠一般无特异性的临床表现。

早期腹腔妊娠多数有停经史、腹痛、阴道流血等一般异位妊娠表现,也可能伴有恶心、呕吐、嗳气、便秘等非特异性症状,难以与输卵管妊娠鉴别。有资料显示约 50%的误诊率,多是在手术中确诊。若胚胎早期死亡,与腹腔组织粘连形成包块,则有可能误诊为卵巢肿瘤、附件包块等。

中晚期腹腔妊娠患者常感到腹部不适、腹痛,尤其是在胎动时,无伴有阴道流血,有部分患者有嗳气、便秘,随着孕周增加、胎儿长大,症状逐渐加重。腹部体查:子宫轮廓不清,但易触及胎儿肢体,胎先露高浮,位于骨盆入口上方,胎位异常(以肩先露多见),可以在患者下腹听到母体血管杂音,胎心音清晰。阴道检查:宫颈位置高,腹部触及胎儿外,触及另一实性包块,实为子宫,较妊娠周数小,但有时不易触及。接近孕足月时则不规律宫缩,假临产表现,但宫颈条件不改善,宫颈口不扩张,经宫颈管不能触及胎儿先露部。

若胎儿死亡,妊娠反应消失,粘连的脏器及大网膜包裹死胎,软组织吸收,仅遗留胎儿骨骼,形成石胎或干尸化,有可能误诊为腹部包块。若继发感染,形成脓肿,胎儿骨骼有可能向腹壁、肠管、阴道、膀胱形成窦道排出体外。胎儿死亡后长期稽留体内,有可能引起凝血功能障碍的表现。

若孕囊或胎盘种植引起大出血或母体脏器破裂,则出现剧烈腹痛、腹腔内出血、贫血、休克等症状。

五、诊断

符合上述的临床表现,另外,孕期反复或持续腹痛,多种方法引产失败,应警惕腹腔妊娠存在。结合辅助检查,有助于诊断。越早诊断,越有利于治疗,将危害减低。

B 超是目前诊断腹腔妊娠的较为广泛的应用方法,可以较清晰地显示子宫大小、宫外孕囊、胎儿及胎盘及它们与腹腔周围脏器的关系,而且费用低,可以重复进行。约 30%的术前诊断由 B 超诊断,但是仍有较高漏诊率。建议早孕期使用阴道 B 超,因子宫后倾、肥胖、腹部瘢痕可能影响经腹 B 超的准确性。阴道 B 超分辨率高,距离近,可以更清晰地显示宫内内容物和其与宫颈/阴道的关系。

B 超显示:①子宫均匀增大,宫腔回声线条状,居中,无孕囊或胎体的反射。②羊水无回声区,液性暗区接近体表,若宫内放置一探条更有助于诊断。③胎儿发育受限,胎位异常,伴有羊水过少,部分合并先天畸形注意排除腹腔妊娠,另外正常妊娠患者一般无腹水,合并腹水的患者也要注意。也有报道提出由于腹腔妊娠诊断有一定的难度,但可根据其发生特点,对腹痛者在超声检查时除观察胎儿及附属物外应仔细扫查子宫轮廓,观察有无浆膜层中断,有剖宫产史者还应仔细观察切口处情况。

腹部 X 线光片:未见正常增大的子宫及胎盘阴影。胎儿紧贴母体的脊柱部位。

MRI 检查:目前诊断腹腔妊娠的新方法。无 CT 电离辐射影响,与 B 检查相比对软组织分辨率更高,不受母体结构中骨骼、脂肪、气体的影响,可以多方位成像,除了显示胎儿位于腹腔内增大的子宫外,还可见胎儿的脏器发育情况,有无畸形,胎盘的位置、血供、发育情况,与周围什么脏器粘连,可以准确评估子宫、胎儿、胎盘与盆腹腔脏器的关系,为明确诊断与制订手术方案提供依据。而且它快速成像,使患者可以短时间内屏气,图像不受干扰,同时时间短不受胎动的影响,但是在胎儿器官发生期使用仍需谨慎。另外,其费用高昂及设备有限限制了它的应用。

有研究发现腹腔妊娠的患者血清中甲胎蛋白升高。

六、鉴别诊断

（一）输卵管妊娠

同样有停经史、腹痛、阴道流血等表现，孕早期两者术前难以鉴别，多在术中发现。

（二）卵巢囊肿

一般胎儿死亡，粘连的脏器及大网膜包裹死胎，形成类似卵巢囊肿包块，手术探查时确诊。

七、治疗

对于腹腔妊娠的处理，没有绝对一致的意见，但原则上一旦确诊，应立即手术治疗终止妊娠。具体手术方式因孕期长短、胎盘情况而异。

（一）早孕期的处理

早期的腹腔妊娠有妊娠组织物小，胎盘尚未形成，附着部位较容易止血，但附着部位具有多样化。处理与一般异位妊娠相似。以往手术方式多为开腹手术，但现在腹腔妊娠不再是腹腔镜的手术禁忌证，并具有优势。腹腔镜可以将腹腔妊娠周围组织放大数倍，彻底地清除残留的绒毛组织。创面出血采用双极电凝止血，尽可能地减少对周围组织的损伤。手术的关键是依据探查的情况，以及孕周、孕囊或绒毛种植部位和面积等决定手术方式。有报道认为。

（1）如孕囊或绒毛种植面积小，仅种植在子宫后壁或阔韧带表面、宫骶韧带、大网膜上，而子宫动脉及卵巢未被波及，且能结扎止血，则可以行电凝切除法或内套圈套扎后切除法完整切除孕囊或绒毛（电凝法是电凝腹腔妊娠的基底部后用腹腔镜组织剪沿电凝部位剪除腹腔妊娠；内套圈套扎后切除法系用腹腔镜内套圈沿腹腔妊娠的周围组织套扎，然后在套扎线以上 0.5 cm 处用腹腔镜组织剪除腹腔妊娠组织）。若创面渗血，则加用立止血与生物纤维蛋白原喷涂在创面上止血，避免过度损伤腹腔妊娠覆着的组织。

（2）如孕囊或绒毛种植面积宽、种植部位特殊、无法完全切除时，可适当在靠近孕囊或绒毛处结扎后电凝切除，术后辅助化疗，以便杀灭残留的绒毛组织。

（3）若切除孕囊或绒毛可能引起大出血或被迫切除孕囊或绒毛附着器官时（例如肠管），则应慎重选择术式，必要时与腔镜外科合作共同完成相应器官的手术。

（二）中期腹腔妊娠（孕 12～28 周）处理

不考虑胎儿情况，一旦确诊尽快手术终止妊娠。

（三）晚期腹腔妊娠处理

（1）孕 28～34 周胎儿存活者，无腹痛及其他不适，胎儿发育良好，无明显畸形，胎盘位于下腹部，母亲一般情况良好，如患者及家属强烈要求保留胎儿，充分知情同意，有在医院内严密监护及随时手术、输血的医疗条件下，可适当延长孕周，促胎肺成熟后终止妊娠，可改善新生儿预后。但期待治疗对母胎有风险，胎儿突然死亡及腹腔大出血概率增加。

（2）孕周＞34 周胎儿存活者，尽快剖腹取胎。术前必须准备充足的血源，开放中心静脉，取纵切口，手术前请相关科室会诊，评估手术风险。若条件不足，应转上级医院处理。未娩出胎儿前尽量避免触动胎盘导致大出血。

中晚期腹腔妊娠的手术治疗中的关键是对胎盘的处理。这必须根据胎盘种植部位、胎儿是否死亡及死亡时间长短来个体化决定。注意切除胎盘有可能引起大出血、脏器穿孔而被迫切除胎盘附着器官，尤其胎盘长入脏器中或者广泛影响脏器无法切除时，有可能导致患者休克甚至死亡。如果胎盘种植面积小,仅种植于子宫后壁、输卵管、阔韧带或大网膜等表面,子宫动脉及卵巢未被波及,且能结扎止血,则可以考虑一期切除胎盘。胎盘附着于腹膜、肠系膜等血管丰富处,胎儿存活或死亡不久(<4 周),则不能触动胎盘,在紧贴胎盘处结扎切断脐带取出胎儿,将胎盘留在腹腔内,约需半年逐渐自行吸收。若术中发现胎儿死亡已久,胎盘循环停止,胎盘与腹腔脏器粘连不牢固时则可以尝试剥离胎盘,有困难时仍建议胎盘留于腹腔内,一般不做胎盘部分切除,以免造成严重失血性休克。若术中发现胎盘已经部分剥离,出血多,此时无论保留或剥离胎盘都有困难,压迫止血是唯一选择。对于胎盘已有剥离的腹腔妊娠,如果胎盘面积小,应迅速取出胎盘后立即压迫出血部位,出血可能会减少。而对于胎盘较大的腹腔妊娠,一般保留胎盘。

术中保留胎盘者,术后发生腹腔感染、肠梗阻、迟发性的出血及凝血功能障碍等并发症的概率增加。

目前,对腹腔妊娠术中保留胎盘者,多数文献建议术后使用甲氨蝶呤治疗,但仍存争议。甲氨蝶呤可以破坏滋养细胞,减少胎盘血供和促进胎盘吸收。但也有学者认为使用甲氨蝶呤后可以导致胎盘大面积坏死,可能成为细菌的良好培养基而诱发严重腹腔感染,甚至脓毒血症导致患者死亡,选择不使用甲氨蝶呤待胎盘自行吸收萎缩。

保留胎盘术后预防感染治疗,定期复查血 HCG 水平、血常规及凝血功能,注意体温、腹部体征并动态 B 超监测及时发现异常。若胎盘未吸收而发生感染、肠梗阻、迟发性的出血等,则再度剖腹探查酌情切除胎盘或做引流处理。

围生儿预后:围生儿先天畸形率高,常见畸形包括面部两侧不对称、斜颈、肘或膝蹼化关节变形、肺发育不全,因羊水过少、长期压迫所致。

八、预防

对公众进行性传播疾病危害的教育,严格规范辅助生育技术的使用有助于降低其发生率。

(闫艳荣)

第九节　过期妊娠

凡平时月经周期规则,妊娠达到或超过 42 周尚未临产者,称为过期妊娠。其发生率占妊娠总数的 3%~15%。

一、诊断要点

(一)计算预产期,准确核实孕周

(1)据末次月经推算预产期,详细询问平时月经变异情况,如果末次月经记不清楚或难以确定可根据:①基础体温推算出排卵日,再加 256~270 天。②根据早孕反应(孕 6 周时出现)时间加以估计。③妊娠早期曾做妇科检查者,按当时子宫大小推算。④孕妇初感胎动的周数×2,为预计可达足月分娩的周数(达 37 周)为足月。

(2)辅助检查:①连续 B 超下胎儿双顶径的测量及股骨长度以推测孕周。②宫颈黏液增多时间等。③妊娠初期血、尿 HCG 增高的时间推算孕周。

（二）胎儿情况及胎盘功能检查

1.胎儿储备里检查

（1）胎动计数：胎动计数＞30 次/12 小时为正常，12 小时内胎动次数累计少于 10 次或逐日下降超过 50%，提示胎儿缺氧。

（2）胎儿电子监护仪检测：NST 或 OCT 实验。若胎心基线伴有轻度加速、早期减速、偶发变异减速，表示宫内缺氧，但胎儿有一定储备，如出现重度以上的加速表示宫内缺氢严重，低储备。

2.胎盘功能检查

（1）尿雌三醇（E_3）的连续测定：24 小时尿雌三醇的值为 25 mg，即使过期仍可继续妊娠；＞15 mg，胎儿多数健康；＜10 mg，胎盘功能减退；2～6 mg，胎儿濒临死亡。

（2）B 超检查：观察胎动、胎儿肌张力、胎儿呼吸运动及羊水量。胎盘成熟度Ⅲ级，羊水指数＜8 mm，胎儿活动呈现保护性抑制。

（3）羊水形状检查：羊水量少，羊水指数＜8 mm，羊水浑浊，羊水脂肪细胞计数＜50%。阴道细胞涂片出现核致密的表层细胞。临产时胎儿头皮血 pH、PCO_2、PO_2、BE 的测定。

（4）胎盘病理检查：25%～30%绒毛和血管正常，15%～20%仅有血管形成不足，但无缺血影响，另有 40%血液灌注不足而导致缺血，供氧不足。

3.了解宫颈成熟

了解宫颈成熟对预测引产能否成功起重要作用。

二、治疗要点

应力求避免过期妊娠的发生，争取在妊娠足月时处理。确诊过期妊娠后要及时终止妊娠。终止妊娠的方法应酌情而定。

孕妇妊娠 41 周应入院，严密观察胎心、胎动，检查胎盘功能，若无异常情况，待促宫颈成熟后引产。

（一）引产

对确诊过期妊娠而无胎儿窘迫、无明显头盆不称、无妊娠并发症者，可引产。

（1）促宫颈成熟：妊娠满 41 周后，应常规行阴道检查进行 Bishop 评分，如＜7 分，可用催产素 2.5 U＋5%葡萄糖注射液 500 mL 静脉点滴，每天 1 次，连用 3 天，从 6～8 滴开始，逐渐增加滴速，调至 10 分钟内有 3 次宫缩；或用普拉睾酮 200 mg 溶于 5%葡萄糖注射液 20 mL，静脉缓慢注射，每天 1 次，连用 3 天，促宫颈成熟。

（2）引产：对宫颈成熟，Bishop 评分＞7 分者引产成功率高。宫口未开或＜2 cm 可人工破膜，形成前羊膜囊刺激宫缩。

（3）进入产程后，应间断吸氧、左侧卧休息。行胎心监护，注意羊水性状，如有胎儿窘迫，应及时做相应处理。

（二）剖宫产

剖宫产指征如下。

（1）胎盘功能不良，胎儿储备力差，不能耐受宫缩者；引产失败。

（2）产程长，胎先露下降不满意或胎头定位异常。

（3）产程中出现胎儿窘迫。

（4）头盆不称。

(5)巨大胎儿。

(6)臀先露伴骨盆轻度狭窄。

(7)破膜后羊水少、黏稠、粪染,不能在短时间内结束分娩者。

(8)高龄初产妇。

(9)存在妊娠并发症及合并症,如糖尿病、重度子痫前期、慢性肾炎等。

（三）新生儿抢救

过期妊娠时,由于胎儿在宫内排出胎粪的概率较高。因此,在分娩时要做好抢救准备,胎儿娩出后立即在直接喉镜指引下行气管插管吸出气管内容物,以减少胎儿胎粪吸入综合征的发生。过期儿病率和死亡率均增高,应及时发现和处理新生儿窒息、脱水、低血容量及代谢性酸中毒等并发症,因此,在分娩时,必须要求新生儿科医师一同行新生儿复苏抢救。

（闫艳荣）

第十节　羊水量异常

正常妊娠时羊水的产生与吸收处于动态平衡中,正常情况下,羊水量从孕 16 周时的 200 mL 逐渐增加至 34～35 周时为 980 mL,以后羊水量又逐渐减少,至孕 40 周时约为 800 mL。到妊娠 42 周时减少为 540 mL。任何引起羊水产生与吸收失衡的因素均可造成羊水过多或过少的病理状态。

一、羊水过多

妊娠期间,羊水量超过 2 000 mL 者称羊水过多,发生率为 0.9%～1.7%。

羊水过多可分为急性和慢性两种,孕妇在妊娠中晚期时羊水量超过 2 000 mL,但羊水量增加缓慢,数周内形成羊水过多,往往症状轻微,称慢性羊水过多;若羊水在数日内迅速增加而使子宫明显膨胀,并且压迫症状严重,称为急性羊水过多。

（一）病因

羊水过多的病因复杂,部分羊水过多发生的原因是可以解释的,但是大部分病因尚不明了,根据 Hill 等报道,约有 2/3 羊水过多为特发性,已知病因多可能与胎儿畸形及妊娠合并症、并发症有关。

1.胎儿畸形

是引起羊水过多的主要原因。羊水过多孕妇中,18%～40%合并胎儿畸形。羊水过多伴有以下高危因素时,胎儿畸形率明显升高:①胎儿发育迟缓;②早产;③发病早,特别是发生在 32 周之前;④无法用其他高危因素解释。

(1)神经管畸形:最常见,约占羊水过多畸形的 50%,其中主要为开放性神经管畸形。当无脑儿、显性脊柱裂时,脑脊膜暴露,脉络膜组织增生,渗出增加,以及中枢性吞咽障碍加上抗利尿激素缺乏等,使羊水形成过多,回流减少导致羊水过多。

(2)消化系统畸形:主要是消化道闭锁,如食管、十二指肠闭锁,使胎儿吞咽羊水障碍,引起羊水过多。

(3)腹壁缺损:腹壁缺损导致的脐膨出、内脏外翻,使腹腔与羊膜腔之间仅有菲薄的腹膜,导致胎儿体液外渗,从而发生羊水过多。

(4)膈疝:膈肌缺损导致腹腔内容物进入胸腔使肺和食道发育受阻,胎儿吞咽和吸入羊水减少,导致羊水过多。

(5)遗传性假性低醛固酮症(pseudohypoaldosteronism,PHA):这是一种先天性低钠综合征,胎儿对醛固酮的敏感性降低,导致低钠血症、高钾血症、脱水、胎尿增加、胎儿发育迟缓等症状,往往伴有羊水过多。

(6)VATER 先天缺陷:VATER 是一组先天缺陷,包括脊椎缺陷,肛门闭锁、气管食管瘘及桡骨远端发育不良,常常同时伴有羊水过多。

2.胎儿染色体异常

18-三体、21-三体、13-三体胎儿可出现胎儿吞咽羊水障碍,引起羊水过多。

3.双胎异常

约 10% 的双胎妊娠合并羊水过多,是单胎妊娠的 10 倍以上。单卵单绒毛膜双羊膜囊时,两个胎盘动静脉吻合,易并发双胎输血综合征,受血儿循环血量增多、胎儿尿量增加,引起羊水过多。另外双胎妊娠中一胎为无心脏畸形者必有羊水过多。

4.妊娠期糖尿病或糖尿病合并妊娠

羊水过多中合并糖尿病者较多,占 10%～25%。母体高血糖致胎儿血糖增高,产生渗透性利尿,以及胎盘胎膜渗出增加均可导致羊水过多。

5.胎儿水肿

羊水过多与胎儿免疫性水肿(母儿血型不合溶血)及非免疫性水肿(多由宫内感染引起)有关。

6.胎盘因素

胎盘增大,胎盘催乳素(HPL)分泌增加,可能导致羊水量增加。胎盘绒毛血管瘤是胎盘常见的良性肿瘤,往往也伴有羊水过多。

7.特发性羊水过多

特发性羊水过多约占 30%,不合并孕妇、胎儿及胎盘异常,原因不明。

(二)对母儿的影响

1.对孕妇的影响

急性羊水过多引起明显的压迫症状,妊娠期高血压疾病的发病风险明显增加,是正常妊娠的 3 倍。由于子宫肌纤维伸展过度,可致宫缩乏力、产程延长及产后出血增加;若突然破膜可使宫腔内压力骤然降低。导致胎盘早剥、休克。此外,并发胎膜早破、早产的可能性增加。

2.对胎儿的影响

常并发胎位异常、脐带脱垂、胎儿窘迫及因早产引起的新生儿发育不成熟,加上羊水过多常合并胎儿畸形,故羊水过多者围生儿病死率明显增高,约为正常妊娠的 7 倍。

(三)临床表现

临床症状与羊水过多有关,主要是增大的子宫压迫邻近的脏器产生的压迫症状,羊水越多,症状越明显。

1.急性羊水过多

急性羊水过多多在妊娠 20～24 周发病,羊水骤然增多,数日内子宫明显增大,产生一系列压迫症状。患者感腹部胀痛、腰酸、行动不便,因横膈抬高引起呼吸困难,甚至发绀,不能平卧。子宫压迫下腔静脉,血液回流受阻,下腹部、外阴、下肢严重水肿。检查可见腹部高度膨隆、皮肤张力大、变薄,腹壁下静脉扩张,可伴外阴部静脉曲张及水肿;子宫大于妊娠月份、张力大,胎位检查不清、胎心音遥远或听不清。

2.慢性羊水过多

慢性羊水过多常发生在妊娠28～32周。羊水在数周内缓慢增多,出现较轻微的压迫症状或无症状,仅腹部增大较快。检查见子宫张力大、子宫大小超过停经月份,液体震颤感明显,胎位尚可查清或不清、胎心音较遥远或听不清。

(四)诊断

根据临床症状及体征诊断并不困难。但常需采用下列辅助检查,估计羊水量及羊水过多的原因。

1.B型超声检查

B型超声检查为羊水过多的主要辅助检查方法。目前临床广泛应用的有两种标准:一种是以脐横线与腹白线为标志,将腹部分为四个象限,各象限最大羊水暗区垂直径之和为羊水指数(amniotic fluid index,AFI);另一种是以羊水最大深度(maximum vertical pocket depth,MVP或 amniotic fluid volume,AFV)为诊断标准。国外 Phelan JP 等以羊水指数>18 cm 诊断为羊水过多;Schrimmer DB 等以羊水最大深度为诊断标准,目前均已得到国内外的公认。MVP 8～11 cm 为轻度羊水过多,12～15 cm 为中度羊水过多≥16 cm 为重度羊水过多。B型超声检查还可了解胎儿结构畸形如无脑儿、显性脊柱裂、胎儿水肿及双胎等。

2.其他

(1)羊水甲胎蛋白测定(AFP):开放性神经管缺陷时,羊水中 AFP 明显增高,超过同期正常妊娠平均值加 3 个标准差以上。

(2)孕妇血糖检查:尤其慢性羊水过多者,应排除糖尿病。

(3)孕妇血型检查:如胎儿水肿者应检查孕妇 Rh、ABO 血型,排除母儿血型不合溶血引起的胎儿水肿。

(4)胎儿染色体检查:羊水细胞培养或采集胎儿血培养作染色体核型分析,或应用染色体探针对羊水或胎儿血间期细胞真核直接原位杂交,了解染色体数目、结构异常。

(五)处理

主要根据胎儿有无畸形、孕周及孕妇压迫症状的严重程度而定。

1.羊水过多合并胎儿畸形

一旦确诊胎儿畸形、染色体异常,应及时终止妊娠,通常采用人工破膜引产。破膜时需注意的如下。

(1)高位破膜,即以管状的高位破膜器沿宫颈管与胎膜之间上送 15 cm,刺破胎膜,使羊水缓慢流出,宫腔内压逐渐降低,在流出适量羊水后,取出高位破膜器然后静脉滴注缩宫素引产。若无高位破膜器或为安全亦可经腹穿刺放液,待宫腔内压降低后再行依沙吖啶引产。亦可选用各种前列腺素制剂引产,一般在 24～48 小时内娩出。尽量让羊水缓慢流出,避免宫腔内压突然降低而引起胎盘早剥。

(2)羊水流出后腹部置沙袋维持腹压,以防休克。

(3)手术操作过程中,需严密监测孕妇血压、心率变化。

（4）注意阴道流血及宫高变化，以及早发现胎盘早剥。

2.羊水过多合并正常胎儿

对孕周不足 37 周，胎肺不成熟者，应尽可能延长孕周。

（1）一般治疗：低盐饮食、减少孕妇饮水量。卧床休息，取左侧卧位，改善子宫胎盘循环，预防早产。每周复查羊水指数及胎儿生长情况。

（2）羊膜穿刺减压：对压迫症状严重，孕周小，胎肺不成熟者，可考虑经腹羊膜穿刺放液，以缓解症状，延长孕周。放液时注意：①避开胎盘部位穿刺；②放液速度应缓慢，每小时不超过 500 mL，一次放液不超过 1 500 mL，以孕妇症状缓解为度，放出羊水过多可引起早产；③有条件应在 B 型超声监测下进行；④密切注意孕妇血压、心率、呼吸变化；⑤严格消毒，防止感染，酌情用镇静药预防早产；⑥放液后 3～4 周如压迫症状重，可重复放液以减低宫腔内压力。

（3）前列腺素合成酶抑制剂治疗：常用吲哚美辛，其作用机制是抑制利尿作用，期望能抑制胎儿排尿减少羊水量。常用剂量：吲哚美辛 2.2～2.4 mg/（kg·d），分 3 次口服。应用过程中应密切随访羊水量（每周 2 次测 AFI）、胎儿超声心动图（用药后 24 小时一次，此后每周一次），吲哚美辛的最大问题是可使动脉动脉导管狭窄或提前关闭，主要发生在 32 周以后，所以应限于应用在 32 周以前，同时加强超声多普勒检测。一旦出现动脉导管狭窄立即停药。

（4）病因治疗：若为妊娠期糖尿病或糖尿病合并妊娠，需控制孕妇过高的血糖；母儿血型不合溶血，胎儿尚未成熟，而 B 型超声检查发现胎儿水肿，或脐血显示 Hb＜60 g/L，应考虑胎儿宫内输血。

（5）分娩期处理：自然临产后，应尽早人工破膜，除前述注意事项外，还应注意防止脐带脱垂。若破膜后宫缩仍乏力，可给予低浓度缩宫素静脉滴注，增强宫缩，密切观察产程进展。胎儿娩出后应及时应用宫缩剂，预防产后出血。

二、羊水过少

妊娠晚期羊水量少于 300 mL 者称羊水过少，发生率为 0.5%～5.5%，较常见于足月妊娠。羊水过少出现越早，围产儿的预后越差，因其对围生儿预后有明显的不良影响，近年受到越来越多的重视。

（一）病因

羊水过少的病因目前尚未完全清楚。许多产科高危因素与羊水过少有关，可分为胎儿因素、胎盘因素、孕妇因素和药物因素四大类。另外，尚有许多羊水过少不能用以上的因素解释，称为特发性羊水过少。

1.胎儿缺氧

胎儿缺氧和酸中毒时，心率和心排血量下降，胎儿体内的血液重新分布，心、脑、肾上腺等重要脏器血管扩张，血流量增加；肾脏、四肢、皮肤等外周脏器的血管收缩，血流量减少，进一步导致尿量减少。妊娠晚期胎尿是羊水的主要来源，胎儿长期的慢性缺氧可导致羊水过少。所以羊水过少可以看做胎儿在宫内缺氧的早期表现。

2.孕妇血容量改变

现有研究发现羊水量与母体血浆量之间有很好的相关性，如母体低血容量则可出现羊水量过少，反之亦然。如孕妇脱水、血容量不足，血浆渗透压增高等，可使胎儿血浆渗透压相应增高，胎盘吸收羊水增加，同时胎儿肾小管重吸收水分增加，尿形成减少。

3.胎儿畸形及发育不全

在羊水过少中,合并胎儿先天性发育畸形的很多,但以先天性泌尿系统异常最常见。

(1)先天性泌尿系统异常:先天性肾缺如,又名 Potter 综合征,是以胎儿双侧肾缺如为主要特征的综合征,包括肺发育不良和特殊的 Potter 面容,发生率为 1∶(2 500~3 000),原因至今不明。本病可在产前用 B 超诊断即未见肾形成。尿路梗阻亦可发生羊水过少,如输尿管梗阻、狭窄、尿道闭锁及先天性肾发育不全。肾小管发育不全(renal tubular dysgenesis,RTD),RTD 是一种以新生儿肾衰竭为特征的疾病,肾脏的大体外形正常,但其组织学检查可见近端肾小管缩短及发育不全。常发生于有先天性家族史、双胎输血综合征及目前摄入血管紧张素转换酶抑制剂者。这些疾病因胎儿无尿液生成或生成的尿液不能排入羊膜腔致妊娠中期后严重羊水过少。

(2)其他畸形:并腿畸形、梨状腹综合征(prune belly syndrome,PBS)、隐眼-并指(趾)综合征、泄殖腔不发育或发育不良、染色体异常等均可同时伴有羊水过少。

4.胎膜早破

羊水外漏速度大于再产生速度,常出现继发性羊水过少。

5.药物影响

吲哚美辛是一种前列腺素合成酶抑制剂,并有抗利尿作用,可以应用于治疗羊水过多,但使用时间过久,除可以发生动脉导管提前关闭外,还可以发生羊水过少。另外应用血管紧张素转换酶抑制剂也可导致胎儿低张力、无尿、羊水过少、生长受限、肺发育不良及肾小管发育不良等不良反应。

(二)对母儿的影响

1.对胎儿的影响

羊水过少是胎儿危险的重要信号,围生儿发病率和病死率明显增高。与正常妊娠相比,轻度羊水过少围生儿病死率增高 13 倍,而重度羊水过少围生儿病死率增高 47 倍。主要死因是胎儿缺氧及畸形。妊娠中期重度羊水过少的胎儿畸形率很高,可达 50.7%。其中先天性肾缺如所致的羊水过少,可引起典型 Potter 综合征(胎肺发育不良、扁平鼻、耳大位置低、肾及输尿管不发育,以及铲形手、弓形腿等),病死率极高。而妊娠晚期羊水过少,常为胎盘功能不良及慢性胎儿宫内缺氧所致。羊水过少又可引起脐带受压,加重胎儿缺氧。羊水过少中约 1/3 新生儿、1/4 胎儿发生酸中毒。

2.对孕妇的影响

手术产几率增加。

(三)诊断

1.临床表现

胎盘功能不良者常有胎动减少;胎膜早破者有阴道流液。腹部检查:宫高、腹围较小,尤以胎儿宫内生长受限者明显,有子宫紧裹胎儿感。临产后阴道检查时发现前羊水囊不明显,胎膜与胎儿先露部紧贴。人工破膜时发现羊水极少。

2.辅助检查

(1)B 型超声检查:是羊水过少的主要辅助诊断方法。妊娠晚期最大羊水池深度≤2 cm,或羊水指数≤5 cm,可诊断羊水过少;羊水指数<8 cm 为可疑羊水过少。妊娠中期发现羊水过少时,应排除胎儿畸形。B 型超声检查对先天性肾缺如、尿路梗阻、胎儿宫内生长受限有较高的诊断价值。

（2）羊水直接测量：破膜后，直接测量羊水，总羊水量＜300 mL，可诊断为羊水过少。

（3）其他检查：妊娠晚期发现羊水过少，应结合胎儿生物物理评分、胎儿电子监护仪检查、尿雌三醇、胎盘生乳素检测等，了解胎盘功能及评价胎儿宫内安危，及早发现胎儿宫内缺氧。

（四）治疗

根据导致羊水过少的不同的病因结合孕周采取不同的治疗方案。

1.终止妊娠

对确诊胎儿畸形，或胎儿已成熟、胎盘功能严重不良者，应立即终止妊娠。对胎儿畸形者，常采用依沙吖啶羊膜腔内注射的方法引产；而妊娠足月合并严重胎盘功能不良或胎儿窘迫，估计短时间内不能经阴道分娩者，应行剖宫产术；对胎儿贮备力尚好，宫颈成熟者，可在密切监护下破膜后行缩宫素引产。产程中连续监测胎心变化，观察羊水性状。

2.补充羊水期待治疗

若胎肺不成熟，无明显胎儿畸形者，可行羊膜腔输液补充羊水，尽量延长孕周。

（1）经腹羊膜腔输液：常在中期妊娠羊水过少时采用。主要有两个目的：①帮助诊断，羊膜腔内输入少量生理盐水，使 B 型超声扫描清晰度大大提高，有利于胎儿畸形的诊断；②预防胎肺发育不良，羊水过少时，羊膜腔压力低下［≤0.1 kPa（1 mmHg）］，肺泡与羊膜腔的压力梯度增加，导致肺内液大量外流，使肺发育受损。羊膜腔内输液，使其压力轻度增加，有利于胎肺发育。具体方法：常规消毒腹部皮肤，在 B 型超声引导下避开胎盘行羊膜穿刺，以 10 mL/min 速度输入 37 ℃的 0.9％氯化钠液 200 mL 左右，若未发现明显胎儿畸形，应用宫缩抑制剂预防流产或早产。

（2）经宫颈羊膜腔输液：常在产程中或胎膜早破时使用。适合于羊水过少伴频繁胎心变异减速或羊水Ⅲ度粪染者。主要目的是缓解脐带受压，提高阴道安全分娩的可能性，以及稀释粪染的羊水，减少胎粪吸入综合征的发生。具体方法：常规消毒外阴、阴道，经宫颈放置宫腔压力导管进羊膜腔，输入加温至 37 ℃的 0.9％氯化钠液 300 mL，输液速度为 10 mL/min。如羊水指数达 8 cm，并解除胎心变异减速，则停止输液，否则再输 250 mL。若输液后 AFI 已≥8 cm，但胎心减速不能改善亦应停止输液，按胎儿窘迫处理。输液过程中 B 型超声监测 AFI、间断测量宫内压，可同时胎心内监护，注意无菌操作。

（张琰茹）

第十一节　胎 儿 窘 迫

胎儿在宫内有缺氧征象危及胎儿健康和生命者，称为胎儿窘迫。胎儿窘迫是一种由于胎儿缺氧而表现的呼吸、循环功能不全综合征，是当前剖宫产的主要适应证之一。胎儿窘迫主要发生在临产过程，以第一产程末及第二产程多见，也可发生在妊娠后期。发病率各家报道不一，一般在 10.0％～20.5％。产前及产时胎儿窘迫是围产儿死亡的主要原因。

一、病因

通过子宫胎盘循环，母体将氧输送给胎儿，CO_2 从胎儿排入母体，在输送交换过程中某一环节出现障碍，均可引起胎儿窘迫。

(一)母体血氧含量不足

母体血氧含量不足:如产妇患严重心肺疾病或心肺功能不全、妊娠期高血压疾病、高热、重度贫血、失血性休克、仰卧位低血压综合征等,均使母体血氧含量降低,影响对胎儿的供氧。导致胎儿缺氧的母体因素:①微小动脉供血不足。如妊娠期高血压疾病等。②红细胞携氧量不足。如重度贫血、一氧化碳中毒等。③急性失血。如前置胎盘、胎盘早剥等。④各种原因引起的休克与急性感染发热。⑤子宫胎盘血运受阻。急产或不协调性子宫收缩乏力等,缩宫素使用不当引起过强宫缩;产程延长,特别是第二产程延长;子宫过度膨胀,如羊水过多和多胎妊娠;胎膜早破等。

(二)胎盘、脐带因素

脐带和胎盘是母体与胎儿间氧及营养物质的输送传递通道,其功能障碍必然影响胎儿获得所需氧及营养物质。常见胎盘功能低下:妊娠期高血压疾病、慢性肾炎、过期妊娠、胎盘发育障碍(过小或过大)、胎盘形状异常(膜状胎盘、轮廓胎盘等)和胎盘感染、胎盘早剥等。常见有脐带血运受阻:如脐带脱垂、脐带绕颈、脐带打结引起母儿间循环受阻。

(三)胎儿因素

严重的心血管疾病、呼吸系统疾病、胎儿畸形、母儿血型不合、胎儿宫内感染、颅内出血、颅脑损伤等。

二、病理生理

胎儿血氧降低、二氧化碳蓄积出现呼吸性酸中毒。初期通过自主神经反射,兴奋交感神经,肾上腺儿茶酚胺及皮质醇分泌增多,血压上升及心率加快。若继续缺氧,则转为兴奋迷走神经,胎心率减慢。缺氧继续发展,刺激肾上腺增加分泌,再次兴奋交感神经,胎心由慢变快,说明胎儿已处于代偿功能极限,提示为病情严重。无氧糖酵解增加,导致丙酮酸、乳酸等有机酸增加,转为代谢性酸中毒,胎儿血 pH 下降,细胞膜通透性加大,胎儿血钾增加,胎儿在宫内呼吸运动加强,导致混有胎粪的羊水吸入,出生后延续为新生儿窒息及吸入性肺炎。肠蠕动亢进,肛门括约肌松弛,胎粪排出。若在孕期慢性缺氧情况下,可出现胎儿发育及营养不正常,形成胎儿宫内发育迟缓,临产后易发生进一步缺氧。

三、临床表现

根据胎儿窘迫发生速度可分为急性胎儿窘迫及慢性胎儿窘迫两类。

(一)慢性胎儿窘迫

多发生在妊娠末期,往往延续至临产并加重。其原因多因孕妇全身性疾病或妊娠期疾病引起胎盘功能不全或胎儿因素所致。临床上除可发现母体存在引起胎盘供血不足的疾病外,还发生胎儿宫内发育受限。孕妇体重、宫高、腹围持续不长或增长很慢。

(二)急性胎儿窘迫

主要发生在分娩期,多因脐带因素(如脐带脱垂、脐带绕颈、脐带打结)、胎盘早剥、宫缩强且持续时间长及产妇低血压,休克引起。

四、诊断

根据病史、胎动变化及有关检查可以做出诊断。

五、辅助检查

(一)胎心率变化

胎心率是了解胎儿是否正常的一个重要标志,胎心率的改变是急性胎儿窘迫最明显的临床征象。①胎心率>160 次/分,尤其是>180 次/分,为胎儿缺氧的初期表现(孕妇心率不快的情况下);②随后胎心率减慢,胎心率<120 次/分,尤其是<100 次/分,为胎儿危险征;③胎心监护仪图像出现以下变化,应诊断为胎儿窘迫:出现频繁的晚期减速,多为胎盘功能不良。重度可变减速的出现,多为脐带血运受阻表现,若同时伴有晚期减速,表示胎儿缺氧严重,情况紧急。

(二)胎动计数

胎动减少是胎儿窘迫的一个重要指标,每天监测胎动可预知胎儿的安危。妊娠近足月时,胎动>20 次/24 小时。胎动消失后,胎心在 24 小时内也会消失。急性胎儿窘迫初期,表现为胎动过频,继而转弱及次数减少,直至消失,也应予以重视。

(三)胎心监护

首先进行无负荷试验(NST),NST 无反应型需进一步行宫缩应激试验(CST)或催产素激惹试验(OCT),CST 或 OCT 阳性高度提示存在胎儿宫内窘迫。

(四)胎儿脐动脉血流测定

胎儿脐动脉血流速度波形测定是一项胎盘功能试验,对怀疑有慢性胎儿窘迫者可行此监测。通过测定收缩期最大血流速度与舒张末期血流速度的比值(S/D)表示胎儿胎盘循环的阻力情况,反映胎盘的血流灌注。脐动脉舒张期血流缺失或倒置,提示胎儿严重胎儿窘迫,应该立即终止妊娠。

(五)胎盘功能检查

测定血浆 E_3 测定并动态连续观察,若急骤减少 30%～40%,表示胎儿胎盘功能减退,胎儿可能存在慢性缺氧。

(六)生物物理象监测

在 NST 监测的基础上应用 B 型超声仪监测胎动、胎儿呼吸、胎儿张力及羊水量,综合评分了解胎儿在宫内的安危状况。Manning 评分 10 分为正常,≤8 分可能有缺氧,≤6 分可疑有缺氧,≤4 分可以有缺氧,≤2 分为缺氧。

(七)羊水胎粪污染

胎儿缺氧,兴奋迷走神经,肠蠕动亢进,肛门括约肌松弛,胎粪排入羊水中,羊水呈绿色,黄绿色,浑浊棕黄色,即羊水Ⅰ度、Ⅱ度、Ⅲ度污染。破膜可直接观察羊水性状及粪染程度。未破膜经羊膜镜窥检,透过胎膜了解羊水性状。羊水Ⅰ度污染无肯定的临床意义;羊水Ⅱ度污染,胎心音好者,应密切监测胎心,不一定是胎儿窘迫;羊水Ⅲ度污染,应及早结束分娩。

(八)胎儿头皮血测定

头皮血气测定应在电子胎心监护异常的基础上进行。头皮血 pH7.20～7.24 为病理前期,可能存在胎儿窘迫,应立即进行宫内复苏,间隔 15 分钟复查血气值;pH7.15～7.19 提示胎儿酸中毒及窘迫,应立即复查,如仍≤7.19,除外母体酸中毒后应在 1 小时内结束分娩;pH<7.15 是严重胎儿窘迫的危险信号,须迅速结束分娩。

六、鉴别诊断

对于胎儿窘迫,主要是综合考虑判断是否确实存在胎儿窘迫。

七、治疗

(一)慢性胎儿窘迫

应针对病因处理,视孕周、有无胎儿畸形、胎儿成熟度和窘迫的严重程度决定处理。

(1)定期做产前检查者,估计胎儿情况尚可,应嘱孕妇取侧卧位减少下腔静脉受压,增加回心血流量,使胎盘灌注量增加,改善胎盘血供应,延长孕周数。每天吸氧提高母血氧分压;静脉注射50%葡萄糖 40 mL 加维生素 C 2 g,每天 2 次;根据情况作 NST 检查;每天胎动计数。

(2)情况难以改善:接近足月妊娠,估计在娩出后胎儿生存机会极大者,为减少宫缩对胎儿的影响,可考虑行剖宫产。如胎肺尚未成熟,可在分娩前 48 小时静脉注射地塞米松 10 mg 促进胎儿肺泡表面活性物质的合成,预防呼吸窘迫综合征的发生。如果孕周小,胎儿娩出后生存可能性小,将情况向家属说明,做到知情选择。

(二)急性胎儿窘迫

(1)若宫内窘迫达严重阶段必须尽快结束分娩,其指征:①胎心率低于 120 次/分或高于180 次/分,伴羊水Ⅱ~Ⅲ度污染;②羊水Ⅲ度污染,B 型超声显示羊水池<2 cm;③持续胎心缓慢达 100 次/分以下;④胎心监护反复出现晚期减速或出现重度可变减速,胎心 60 次/分以下持续 60 秒以上;⑤胎心图基线变异消失伴晚期减速。

(2)积极寻找原因并排除如心衰、呼吸困难、贫血、脐带脱垂等。改变体位左或右侧卧位,以改变胎儿脐带的关系,增加子宫胎盘灌注量。①持续吸氧提高母体血氧含量,以提高胎儿的氧分压。静脉注射 50%葡萄糖 40 mL 加维生素 C 2 g。②宫颈尚未完全扩张,胎儿窘迫情况不严重,可吸氧、左侧卧位,观察 10 分钟,若胎心率变为正常,可继续观察。若因使用缩宫素宫缩过强造成胎心率异常减缓者,应立即停止滴注或用抑制宫缩的药物,继续观察是否能转为正常。若无显效,应行剖宫产术。施术前做好新生儿窒息的抢救准备。③宫口开全,胎先露已达坐骨棘平面以下 3 cm,吸氧同时尽快助产经阴道娩出胎儿。

(张琰茹)

第十二节　胎儿畸形

广义的胎儿畸形指胎儿先天异常,包括胎儿各种结构畸形、功能缺陷、代谢及行为发育的异常。又细分为代谢障碍异常、组织发生障碍异常、先天畸形和先天变形。

狭义的胎儿畸形即胎儿先天畸形,是指由于内在的异常发育而引起的器官或身体某部位的形态学缺陷,又称为出生缺陷。

据美国 2006 年全球出生缺陷报告,全球每年大约有 790 万的出生缺陷儿出生,占出生总人口的 6%。已被确认的出生缺陷有 7 000 多种,其中全球前五位的常见严重出生缺陷占所有出生缺陷的 25%,依次为先天性心脏病(104 万)、神经管缺陷(32.4 万)、血红蛋白病(地中海贫血,30.8 万)、唐氏综合征(21.7 万)和 G-6PD(17.7 万)。我国每年有 20 万~30 万肉眼可见的先天畸形儿出生,加上出生后数月和数年才显现的缺陷,先天残疾儿童总数高达 80~120 万,占每年出生人口总数的 4%~6%。据全国妇幼卫生监测办公室和中国出生缺陷监测中心调查,我国主要出生缺陷 2007 年排前五位的是先天性心脏病、多指(趾)、总唇裂、神经管缺陷和脑积水。

一、病因

导致胎儿畸形的因素目前认为主要由遗传、环境因素,以及遗传和环境因素共同作用所致。遗传原因(包括染色体异常和基因遗传病)占 25%;环境因素(包括放射、感染、母体代谢失调、药物及环境化学物质等)占 10%;两种原因相互作用及原因不明占 65%。

(一)遗传因素

目前已经发现有 5 000 多种遗传病,究其病因,主要分为单基因遗传病、多基因遗传病和染色体病。

单基因病是由于一个或一对基因异常引起,可表现为单个畸形或多个畸形。按遗传方式分为常见常染色体显性遗传病[多指(趾)、并指(趾)、珠蛋白生成障碍性贫血、多发性家族性结肠息肉、多囊肾、先天性软骨发育不全、先天性成骨发育不全、视网膜母细胞瘤等]、常染色体隐性遗传病(白化病、苯丙酮尿症、半乳糖血症、黏多糖病、先天性肾上腺皮质增生症等)、X 连锁显性遗传病(抗维生素 D 佝偻病、家族性遗传性肾炎等)和 X 连锁隐性遗传病(血友病、色盲、进行性肌营养不良等)。

多基因遗传病是由于两对以上基因变化,通常仅表现为单个畸形。多基因遗传病的特点是:基因之间没有显、隐性的区别,而是共显性,每个基因对表型的影响很小,称为微效基因,微效基因具有累加效应,常常是遗传因素与环境因素共同作用。常见多基因遗传病有先天性心脏病、小儿精神分裂症、家族性智力低下、脊柱裂、无脑儿、少年型糖尿病、先天性肥大性幽门狭窄、重度肌无力、先天性巨结肠、气道食管瘘、先天性腭裂、先天性髋脱位、先天性食管闭锁、马蹄内翻足、原发性癫痫、躁狂抑郁精神病、尿道下裂、先天性哮喘、睾丸下降不全、脑积水等。

染色体数目或结构异常(包括常染色体和性染色体)均可导致胎儿畸形,又称染色体病,如 21-三体综合征、18-三体综合征、13-三体综合征、TURNER 综合征等。

(二)环境因素

环境因素包括放射、感染、母体代谢失调、药物及环境化学物质、毒品等环境中可接触的物质。环境因素致畸与其剂量-效应、临界作用,以及个体敏感性吸收、代谢、胎盘转运、接触程度等有关。20 世纪 40 年代广岛长崎上空爆炸原子弹诱发胎儿畸形,50 年代甲基汞污染水体引起先天性水俣病,以及 60 年代反应停在短期内诱发近万例海豹畸形以来,环境因素引起先天性发育缺陷受到了医学界的高度重视。风疹病毒可引起胎儿先天性白内障、心脏异常,梅毒也可引起胎儿畸形。另外,环境因素常常参与多基因遗传病的发生。

二、胎儿畸形的发生易感期

在卵子受精后 2 周,孕卵着床前后,药物及周围环境毒物对胎儿的影响表现为"全"或"无"效应。"全"表示胚胎受损严重而死亡,最终流产;"无"指无影响或影响很小,可以经其他早期的胚胎细胞的完全分裂代偿受损细胞,胚胎继续发育,不出现异常。"致畸高度敏感期"在受精后 3~8 周,亦即停经后的 5~10 周,胎儿各部开始定向发育,主要器官均在此时期内初步形成。如神经在受精后 15~25 天初步形成,心脏在 20~40 天,肢体在 24~26 天。该段时间内受到环境因素影响,特别是感染或药物影响,可能对将发育成特定器官的细胞发生伤害,胚胎停育或畸变。8 周后进入胎儿阶段,致畸因素作用后仅表现为细胞生长异常或死亡,极少导致胎儿结构畸形。

三、常见胎儿畸形

(一)先天性心脏病

由多基因遗传及环境因素综合致病。发病率为 8‰,妊娠糖尿病孕妇胎儿患先天性心脏病的概率升高。环境因素中妊娠早期感染,特别是风疹病毒感染容易引起发病。

先天性心脏病种类繁多,有法络四联症、室间隔缺损、左心室发育不良、大血管转位、心内膜垫缺损、Ebstein 畸形、心律失常等。由于医学超声技术水平的提高,绝大多数先天性心脏病可以在妊娠中期发现。

1.法络四联症

法络四联症指胎儿心脏同时出现以下四种发育异常室间隔缺损、右心室肥大、主动脉骑跨和肺动脉狭窄。占胎儿心脏畸形的 6%～8%,属于致死性畸形,一旦确诊,建议终止妊娠。

2.室间隔缺损

室间隔缺损是最常见的先天性心脏病,占 20%～30%,可分为三种类型。①漏斗部:又称圆锥间隔,室间隔的 1/3;②膜部室间隔:面积甚小,直径不足 1.0 cm;③肌部间隔:面积占 2/3。膜部间隔为占缺损好发部位,肌部间隔缺损最少见。各部分缺损又分若干亚型:①漏斗部缺损分干下型(缺损位于肺动脉瓣环下,主动脉右与左冠状瓣交界处之前),嵴上(内)型缺损(位于室上嵴之内或左上方);②膜部缺损分嵴下型(位于室上嵴右下方),单纯膜部缺损,隔瓣下缺损(位于三尖瓣隔叶左下方);③肌部缺损可发生在任何部位,可单发或多发。大部分室间隔缺损出生后需要手术修补。

3.左心室发育不良

左心室发育不良占胎儿心脏畸形的 2%～3%,左心室狭小,常合并有二尖瓣狭窄或闭锁、主动脉发育不良。属致死性心脏畸形。

4.大血管转位

大血管转位占胎儿心脏畸形的 4%～6%,发生于孕 4～5 周,表现为主动脉从右心室发出,肺动脉从左心室发出,属复杂先天畸形。出生后需要手术治疗。首选手术方式是动脉调转术动脉调转术,但因需冠状动脉移植、肺动脉瓣重建为主动脉瓣、血管转位时远段肺动脉扭曲、使用停循环技术等,术后随访发现患儿存在冠状动脉病变、主动脉瓣反流、神经发育缺陷、肺动脉狭窄等并发症。

5.心内膜垫缺损

心内膜垫缺损占胎儿心脏畸形的 5%,其中 60%合并有其他染色体异常。心内膜垫是胚胎的结缔组织,参与形成心房间隔、心室间隔的膜部,以及二尖瓣和三尖瓣的瓣叶和腱索。心内膜垫缺损又称房室管畸形,主要病变是房室环上、下方心房和心室间隔组织部分缺失,且可伴有不同程度的房室瓣畸形。出生后需手术治疗,合并染色体异常时,预后不良。

6.Ebstein 畸形

Ebstein 畸形占胎儿心脏畸形的 0.3%,属致死性心脏畸形。1866 年 Ebstein 首次报道,又名三尖瓣下移畸形。三尖瓣隔瓣和/或后瓣偶尔连同前瓣下移附着于近心尖的右室壁上,将右室分为房化右室和功能右室,异位的瓣膜绝大多数关闭不全,也可有狭窄。巨大的房化右室和严重的三尖瓣关闭不全影响患者心功能,有报道 48%胎死宫内,35%出生后虽经及时治疗仍死亡。

7.胎儿心律失常

胎儿心律失常占胎儿的 10％～20％,主要表现为期外收缩(70％～88％)、心动过速(10％～15％)和心动过缓(8％～12％)。胎儿超声心动图是产前检查胎儿心律失常的可靠的无创性影像技术,其应用有助于早期检出并指导心律失常胎儿的处理。大多数心律失常的胎儿预后良好,不需要特殊治疗,少部分合并胎儿畸形或出现胎儿水肿,则预后不良,可采用宫内药物(如地高辛)治疗改善预后。

除上述胎儿心脏畸形外,还有永存动脉干、心室双流出道、心肌病、心脏肿瘤等。必须提出的是,心脏畸形常常不是单独存在,有的是某种遗传病的一种表现,需要排查。

(二)多指(趾)

临床分为 3 种类型:①单纯多余的软组织块或称浮指;②具有骨和关节正常成分的部分多指;③具有完全的多指。超过 100 多种异常或遗传综合征合并有多指(趾)表现,预后也与是否合并有其他异常或遗传综合征有关。单纯多指(趾)具有家族遗传性,手术效果良好。目前国内很多医院没有将胎儿指(趾)形状和数量观察作为常规筛查项目。

(三)总唇裂

包括唇裂和腭裂。发病率为 1‰,再发危险为 4％。父为患者,后代发生率 3％;母为患者,后代发生率 14％。单纯小唇裂出生后手术修补效果良好,但严重唇裂同时合并有腭裂时,影响哺乳。B 型超声妊娠中期筛查有助诊断,但可能漏诊部分腭裂,新生儿预后与唇腭裂种类、部位、程度,以及是否合并有其他畸形或染色体异常有关。孕前 3 个月开始补充含有一定叶酸的多种维生素可减少唇腭裂的发生。

(四)神经管缺陷

神经管在胚胎发育的 4 周前闭合。孕早期叶酸缺乏可引起神经管关闭缺陷。神经管缺陷包括无脑儿、枕骨裂、露脑与脊椎裂。各地区的发病率差异较大,我国北方地区高达 6‰～7‰,占胎儿畸形总数的 40％～50％,而南方地区的发病率仅为 1‰。

1.无脑儿

颅骨与脑组织缺失,偶见脑组织残基,常伴肾上腺发育不良及羊水过多。属致死性胎儿畸形。孕妇血清甲胎蛋白(AFP)异常升高,B 型超声检查可以确诊,表现为颅骨不显像,双顶径无法测量。一旦确诊,建议终止妊娠。即使妊娠足月,约 75％在产程中死亡,其他则于产后数小时或数天死亡。无脑儿外观颅骨缺失、双眼暴突、颈短。

2.脊柱裂

脊柱裂是指由于先天性的椎管闭合不全,在脊柱的背或腹侧形成裂口,可伴或不伴有脊膜、神经成分突出的畸形。脊柱裂可分为囊性脊柱裂和隐性脊柱裂,前者根据膨出物与神经、脊髓组织的病理关系分为脊膜膨出、脊髓脊膜膨出和脊髓裂。囊性脊柱裂的病儿于出生后即见在脊柱后纵轴线上有囊性包块突起,呈圆形或椭圆形,大小不等,有的有细颈或蒂,有的基底部较大无颈。脊髓脊膜膨出均有不同程度神经系统症状和体征,患儿下肢无力或足畸形,大小便失禁或双下肢呈完全弛缓性瘫痪。脊髓裂生后即可看到脊髓外露,局部无包块,有脑脊液漏出,常并有严重神经功能障碍,不能存活。囊性脊柱裂几乎均须手术治疗。隐性脊柱裂为单纯骨性裂隙,常见于腰骶部第五腰椎和第一骶椎。病变区域皮肤大多正常,少数显示色素沉着、毛细血管扩张、成肤凹陷、局部多毛现象。在婴幼儿无明显症状;长大以后可出现腰腿痛或排尿排便困难。

孕期孕妇血清甲胎蛋白(AFP)异常升高,B 型超声排畸筛查可发现部分脊柱排列不规则或有不规则囊性物膨出,常伴有 lemon 征(双顶径测定断面颅骨轮廓呈柠檬状)和 banana 征(小脑测定断面小脑呈香蕉状)。孕前 3 个月起至孕后 3 个月补充叶酸,可有效预防脊柱裂发生。

(五)脑积水

脑积水与胎儿畸形、感染、遗传综合征、脑肿瘤等有关。最初表现为轻度脑室扩张,处于动态变化过程。单纯轻度脑室扩张无严重后果,但当脑脊液大量蓄积,引起颅压升高、脑室扩张、脑组织收受压,颅腔体积增大、颅缝变宽、囟门增大时,则会引起胎儿神经系统后遗症,特别是合并其他畸形或遗传综合征时,则预后不良。孕期动态 B 型超声检查有助于诊断。对于严重脑室扩张伴有头围增大时,或合并有 Dandy-Walker 综合征等其他异常时,建议终止妊娠。

(六)唐氏综合征

唐氏综合征又称 21-三体综合征或先天愚型,是最常见的染色体异常。发病率为 1/800。根据染色体核型的不同,唐氏综合征分为三种类型,即单纯 21-三体型、嵌合型和易位型。唐氏综合征的发生起源于卵子或精子发生的减数分裂过程中随机发生的染色体的不分离现象,导致 21 号染色体多了一条,破坏了正常基因组遗传物质间的平衡,造成患儿智力低下,颅面部畸形及特殊面容,肌张力低下,多并发先天性心脏病,患者白血病的发病率增高,为普通人群的 10~20 倍。生活难以自理,患者预后一般较差,50% 于 5 岁前死亡。目前对唐氏综合征缺乏有效的治疗方法。

通过妊娠早、中期唐氏综合征母体血清学检测(早期 PAPP-A、游离 β-hCG,中期 AFP、β-hCG 和 uE_3 等),结合 B 超检查,可检测 90% 以上的唐氏综合征。对高风险胎儿,通过绒毛活检或羊水穿刺或脐血穿刺等技术做染色体核型分析可以确诊。一旦确诊,建议终止妊娠。

多数单纯 21-三体型唐氏综合征患者的产生是由于配子形成中随机发生的,其父母多正常,没有家族史,与高龄密切相关。因此,即使夫妇双方均不是唐氏综合征患者,仍有可能怀有唐氏综合征的胎儿。易位型患者通常由父母遗传而来,对于父母一方为染色体平衡易位时,所生子女中,1/3 正常,1/3 为易位型患者,1/3 为平衡易位型携带者。如果父母之一为 21/21 平衡易位携带者,其活婴中全部为 21/21 易位型患者。

四、辅助检查

随着母胎医学的发展,现在很多胎儿畸形可以在产前发现或干预,采用的手段有以下几方面。

(一)产科 B 超检查

除早期 B 超确定宫内妊娠、明确孕周、了解胚胎存活发育情况外,早期妊娠和中期妊娠遗传学超声筛查,可以发现 70% 以上的胎儿畸形。

(二)母体血清学筛查

母体血清学筛查可用于胎儿染色体病特别是唐氏综合征的筛查。早孕期检测 PAPPA 和 β-HCG,中孕期检测 AFP、β-HCG 和 uE_3,是广泛应用的组合。优点是无创伤性,缺点是只能提供风险率,不能确诊。

(三)侵入性检查

孕早期绒毛吸取术,孕中期羊膜腔穿刺术和孕中晚期脐带穿刺术可以直接取样,进行胎儿细胞染色体诊断。

(四)胎儿镜

胎儿镜有创、直观,对发现胎儿外部畸形(包括一些 B 超不能发现的小畸形)优势明显,但胎儿高流失率阻碍其临床广泛应用。

(五)孕前及孕期母血 TORCH 检测

孕前及孕期母血 TORCH 检测有助于了解胎儿畸形的风险与病因。

(六)分子生物学技术

从孕妇外周血中富集胎儿来源的细胞或遗传物质,联合应用流式细胞仪、单克隆抗体技术、聚合酶链反应技术进行基因诊断,是胎儿遗传疾病产前诊断的发展方向。

五、预防和治疗

预防出生缺陷应实施三级预防。一级预防是通过健康教育、选择最佳生育时机、遗传咨询、孕前保健、合理营养、避免接触放射线和有毒有害物质、预防感染、谨慎用药、戒烟戒酒等孕前阶段综合干预,减少出生缺陷的发生。二级预防是通过孕期筛查和产前诊断识别胎儿严重先天缺陷,早期发现,早期干预,减少缺陷儿的出生。三级预防是指对新生儿疾病的早期筛查、早期诊断、及时治疗,避免或减轻致残,提高患儿生活质量和生存概率。

建立、健全围生期保健网,向社会广泛宣传优生知识,避免近亲婚配或严重的遗传病患者婚配,同时提倡适龄生育,加强遗传咨询和产前诊断,注意环境保护,减少各种环境致畸因素的危害,可有效地降低各种先天畸形儿的出生率。

对于无脑儿、严重脑积水、法络四联症、唐氏综合征等致死性或严重畸形,一经确诊应行引产术终止妊娠;对于有存活机会且能通过手术矫正的先天畸形,分娩后转有条件的儿科医院进一步诊治。宫内治疗胎儿畸形国内外有一些探索并取得疗效,如双胎输血综合征的宫内激光治疗,胎儿心律失常的宫内药物治疗等。对于胎儿畸形的宫内外科治疗,争议较大,需要进一步研究探索。

(张琰茹)

第十三节　巨　大　胎　儿

巨大胎儿是一个描述胎儿过大的非常不精确的术语。国内外尚无统一的标准,有多种不同的域值标准,如 3.8 kg、4 kg、4.5 kg、5.0 kg。1991 年,美国妇产科协会提出新生儿出生体重 $\geqslant$ 4 500 g 者为巨大胎儿,我国以 $\geqslant$ 4 000 g 为巨大胎儿。生活水平提高,更加重视孕期营养,巨大儿的出生率越来越高。上海市普陀区 1989 年巨大儿的发生率为 5.05%,1999 年增加到 8.62%。有学者报道山东地区 1995—1999 年巨大儿发生率为 7.46%。Stotland 等报道美国 1995—1999 年巨大儿发生率为 13.6%。20 世纪 90 年代比 70 年代的巨大儿增加一倍。若产道、产力及胎位均正常,仅胎儿巨大,即可出现头盆不称而发生分娩困难,如肩难产。

一、高危因素

巨大胎儿是多种因素综合作用的结果,很难用单一的因素解释。临床资料表明仅有 40% 的巨大胎儿存在各种高危因素,其他 60% 的巨大胎儿无明显的高危因素存在。根据 Williams 产科学的描述,巨大胎儿常见的因素有糖尿病、父母肥胖(尤其是母亲肥胖)、经产妇、过期妊娠、孕妇年龄、男胎、上胎巨大胎儿、种族和环境等。

(一)孕妇糖尿病

孕妇糖尿病包括妊娠合并糖尿病和妊娠糖尿病,甚至糖耐量受损,巨大胎儿的发病率均明显升高。在胎盘功能正常的情况下,孕妇血糖升高,通过胎盘进入胎儿血液循环,使胎儿的血糖浓度升高,刺激胎儿胰岛 β 细胞增生,导致胎儿胰岛素分泌反应性升高,胎儿高糖血症和高胰岛素血症,促进糖原、脂肪和蛋白质合成,使胎儿脂肪堆积,脏器增大,体重增加,故胎儿巨大。糖尿病孕妇巨大胎儿的发病率可达 26%,而正常孕妇中巨大胎儿的发生率仅为 5%。但是,并不是所有糖尿病孕妇的巨大胎儿的发病率升高。当糖尿病合并妊娠的 White 分级在 B 级以上时,由于胎盘血管的硬化,胎盘功能降低,反而使胎儿生长受限的发病率升高。

(二)孕前肥胖及孕期体重增加过快

当孕前体重指数>30 kg/m²、孕期营养过剩、孕期体重增加过快时,巨大胎儿发生率均明显升高。有学者对 588 例体重>113.4 kg(250 磅)及 588 例体重<90.7 kg(200 磅)妇女的妊娠并发症比较,发现前者的妊娠糖尿病、巨大胎儿及肩难产的发病率分别为 10%、24%和 5%,明显高于后者的 0.7%、7%和 0.6%。当孕妇体重>136 kg(300 磅)时,巨大胎儿的发生率高达 30%。可见孕妇肥胖与妊娠糖尿病、巨大胎儿和肩难产等均有密切的相关性。这可能与能量摄入大于能量消耗导致孕妇和胎儿内分泌代谢平衡失调有关。

(三)经产妇

有资料报道胎儿体重随分娩次数增加而增加,妊娠 5 次以上者胎儿平均体重增加 80~120 g。

(四)过期妊娠

与巨大胎儿有明显的相关性。孕晚期是胎儿生长发育最快时期,过期妊娠而胎盘功能正常者,子宫胎盘血供良好,持续供给胎儿营养物质和氧气,胎儿不断生长,以至孕期越长,胎儿体重越大,过期妊娠巨大胎儿的发生率是足月儿的 3~7 倍,肩难产的发生率比足月儿增加 2 倍。有学者报道>41 周巨大胎儿的发生率是 33.3%。也有学者报道孕 40~42 周时,巨大胎儿的发生率是 20%,而孕 42~42 周末时发生率升高到 43%。

(五)孕妇年龄

高龄孕妇并发肥胖和糖尿病的机会增多,因此分娩巨大胎儿的可能性增大。Stotland 等报道孕妇 30~39 岁巨大儿发生率最高,为 15.3%;而 20 岁以下发生率最低,为 8.4%。

(六)上胎巨大胎儿

曾经分娩过超过 4 000 g 新生儿的妇女与无此病史的妇女相比,再次分娩超过 4 500 g 新生儿的概率增加 5~10 倍。

(七)羊水过多

巨大胎儿往往与羊水过多同时存在,两者的因果关系尚不清楚。

(八)遗传因素

遗传基因是决定胎儿生长的前提条件,它控制细胞的生长和组织分化。但详细机制还不清楚。遗传因素包括胎儿性别、种族及民族等。在所有有关巨大胎儿的资料中都有男性胎儿发生率增加的报道,通常占 60%~65%。这是因为在妊娠晚期的每一孕周男性胎儿的体重比相应的女性胎儿重 150 g。身材高大的父母其子女为巨大胎儿的发生率高;不同种族、不同民族巨大胎儿的发生率各不相同。有学者报道排除其他因素的影响,原为加拿大民族的巨大胎儿发生率明显高于加拿大籍的外民族人群的发生率。也有学者报道美国白种人巨大胎儿发生率为16％,而非白种人(包括黑色人种、西班牙裔和亚裔)为11％。

(九)环境因素

高原地区由于空气中氧分压低,巨大胎儿的发生率较平原地区低。

二、对母儿的影响

分娩困难是巨大胎儿主要的并发症。由于胎儿体积的增大,胎头和胎肩是分娩困难主要部位。难产率明显增高,带来母儿的一系列并发症。

(一)对母体的影响

有学者报道新生儿体重＞3 500 g母体的并发症开始增加,且随出生体重增加而增加,在新生儿体重4 000 g时肩难产和剖宫产率明显增加,4 500 g时再次增加。其他并发症增加缓慢而平稳(图12-3)。

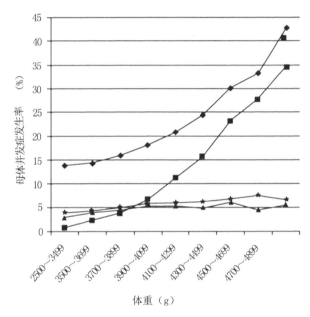

图12-3 母体并发症与胎儿出生体重的关系

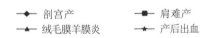

1.产程延长或停滞

由于巨大胎儿的胎头较大,造成孕妇的骨盆相对狭窄,头盆不称的发生率增加。在胎头双顶径较大者,直至临产后胎头始终不入盆,若胎头搁置在骨盆入口平面以上,称为骑跨征阳性,表现为第一产程延长;若双顶径相对小于胸腹径,胎头下降受阻,易发生活跃期延长、停滞或第二产程延长。由于产程延长易导致继发性宫缩乏力;同时巨大胎儿的子宫容积较大,子宫肌纤维的张力较高,肌纤维的过度牵拉,易发生原发性宫缩乏力;宫缩乏力反过来又导致胎位异常、产程延长。巨大胎儿双肩径大于双顶径,尤其是糖尿病孕妇的胎儿,若经阴道分娩,易发生肩难产。

2.手术产发生率增加

巨大儿头盆不称的发生率增加,容易产程异常,因此手术产概率增加,剖宫产率增加。

3.软产道损伤

由于胎儿大,胎儿通过软产道时可造成宫颈、阴道、会阴裂伤,严重者可裂至阴道穹隆、子宫下段甚至盆壁,形成腹膜后血肿或阔韧带内血肿。如果梗阻性难产未及时发现和处理,可以导致子宫破裂。

4.尾骨骨折

由于胎儿大、儿头硬,当通过骨盆出口时,为克服阻力或阴道助产时可能发生尾骨骨折。

5.产后出血及感染

巨大胎儿子宫肌纤维过度牵拉,易发生产后宫缩乏力,或因软产道损伤引起产后出血,甚至出血性休克。上述各种因素造成产褥感染率增加。

6.生殖道瘘

由于产程长甚至滞产,胎儿头长时间压于阴道前壁、膀胱、尿道和耻骨联合之间,导致局部组织缺血坏死形成尿瘘,或直肠受压坏死形成粪瘘;或因手术助产直接损伤所致。

7.盆腔器官脱垂

产后可因分娩时盆底组织过度伸长或裂伤,发生子宫脱垂或阴道前后壁膨出。

(二)对新生儿的影响

1.新生儿产伤

巨大胎儿肩难产率增高,据统计肩难产的发生率为 $0.15\% \sim 0.60\%$,体重 $\geqslant 4\,000$ g 巨大儿肩难产的发生为 $3\% \sim 12\%$, $\geqslant 4\,500$ g 者为 $8.4\% \sim 22.6\%$ 。有学者报道当出生体重 $>4\,000$ g,肩难产发生率为 13% 。加上巨大儿手术产发生率增加,新生儿产伤发生率高。如臂丛神经损伤及麻痹、颅内出血、锁骨骨折、胸锁乳突肌血肿等。

2.胎儿窘迫、新生儿窒息

胎头娩出后胎肩以下部分嵌顿在阴道内,胎儿不能自主呼吸导致胎儿窘迫、新生儿窒息,如脐带停止搏动或胎盘早剥可引起死胎。

三、诊断

(一)病史及临床表现

多有巨大胎儿分娩史、糖尿病史,产次较多的经产妇。在妊娠后期出现呼吸困难,自觉腹部沉重及两胁部胀痛。

(二)腹部检查

视诊腹部明显膨隆,宫高 >35 cm。触诊胎体大,先露部高浮,胎心正常但位置稍高,当子宫高加腹围 $\geqslant 140$ cm 时,巨大胎儿的可能性较大。

(三)B 型超声检查

胎头双顶径长 >98 mm,股骨长 $\geqslant 78$ mm,腹围 >330 mm,应考虑巨大胎儿,同时排除双胎、羊水过多及胎儿畸形。

四、处理

(一)妊娠期

检查发现胎儿大或既往分娩巨大儿者,应检查孕妇有无糖尿病。若为糖尿病孕妇,应积极治疗,必要时予以胰岛素治疗控制胎儿的体重增长,并于妊娠 36 周后,根据胎儿成熟度、胎盘功能检查及糖尿病控制情况,择期引产或剖宫产。不管是否存在妊娠糖尿病,有巨大胎儿可能的孕妇均要进行营养咨询合理调节膳食结构,每天摄入的总能量以 8 790~9 210 kJ(2 100~2 200 kcal)为宜,适当降低脂肪的摄入量。同时适当的运动可以降低巨大胎儿的发病率。

(二)分娩期

估计非糖尿病孕妇胎儿体重≥4 500 g,糖尿病孕妇胎儿体重≥4 000 g,即使骨盆正常,为防止母儿产时损伤应行剖宫产。临产后,不宜试产过久。若产程延长,估计胎儿体重>4 000 g,胎头停滞在中骨盆也应剖宫产。若胎头双顶径已达坐骨棘下 3 cm,宫口已开全者,应作较大的会阴后侧切开,予产钳助产,同时做好处理肩难产的准备工作。分娩后应行宫颈及阴道检查,了解有无软产道损伤,并预防产后出血。若胎儿已死,行穿颅术或碎胎术。

(三)新生儿处理

新生儿应预防低血糖发生,生后 1~2 小时开始喂糖水,及早开奶;积极治疗高胆红素血症,多选用蓝光治疗;新生儿易发生低钙血症,多用 10% 葡萄糖酸钙 1 mL/kg 加入葡萄糖液中静脉滴注补充钙剂。

(张琰茹)

第十四节　胎儿生长受限

胎儿生长受限(fetal growth restriction,FGR)指胎儿体重低于其孕龄平均体重第 10 百分位数或低于其平均体重的 2 个标准差。

将新生儿的出生体重按孕龄列出百分位数,取 10 百分位数及 90 百分位数二根曲线,在 10 百分位以下者称小于胎龄儿(small for gestational age,SGA),在 90 百分位以上称大于胎龄儿(large for gestational age,LGA),在 90 和 10 百分位之间称适于胎龄儿(appropriate for gestational age,AGA)。20 世纪 60 年代后上海地区将小于胎龄儿统称为小样儿,分为早产小样儿、足月小样儿及过期小样儿。但并不是出生体重低于第 10 百分位数的婴儿都是病理性生长受限,有些偏小是因为体质因素,仅仅是小个子。1992 年 Gardosi 等认为,有 25%~60% 婴儿诊断为小于胎龄儿,但如果排除如母体的种族、孕产次及身高等影响出生体重的因素,这些婴儿实际上是适于胎龄儿。1969 年 Usher 等提出胎儿生长的标准定义应基于正常范围平均值的±2 标准差,与第 10 百分位数相比,此定义将 SGA 儿限定在 3%,后一种定义更有临床意义,因为这部分婴儿中预后最差的是出生体重低于第 3 百分位数。国外报道宫内生长受限儿的发生率为全部活产的 4.5%~10.0%,上海新华医院资料小样儿的发生率为 3.1%。

一、病因

胎儿生长受限的病因迄今尚未完全阐明。本病约有 40％发生于正常妊娠，30％～40％发生于母体有各种妊娠并发症或合并症者，10％由于多胎妊娠，10％由于胎儿感染或畸形。下列各因素可能与胎儿生长受限的发生有关。

(一)孕妇因素

1.妊娠并发症和合并症

妊娠期高血压疾病、慢性肾炎、糖尿病血管病变的孕妇由于子宫胎盘灌注不够易引起胎儿生长受限。自身免疫性疾病、发绀型心脏病、严重遗传型贫血等均引起 FGR。

2.遗传因素

胎儿出生体重差异，40％来自父母的遗传基因，又以母亲的影响较大，如孕妇身高、孕前体重、妊娠时年龄及孕产次等。

3.营养不良

孕妇偏食，妊娠剧吐，以及摄入蛋白质、维生素、微量元素和热量不足的，容易产生小样儿，胎儿出生体重与母体血糖水平呈正相关。

4.烟、酒和某些药物的影响

吸烟、喝酒、麻醉剂及相关药品均与 FGR 相关。某些降压药由于降低动脉压，降低子宫胎盘的血流量，也影响胎儿宫内生长。

(二)胎儿因素

1.染色体异常

21、18 或 13-三体综合征、Turner 综合征、猫叫综合征常伴发 FGR。超声没有发现明显畸形的 FGR 胎儿中，近 20％可发现核型异常，当生长受限和胎儿畸形同时存在时，染色体异常的概率明显增加。21-三体综合征胎儿生长受限一般是轻度的，18-三体综合征胎儿常有明显的生长受限。

2.胎儿畸形

胎儿畸形如先天性成骨不全和各类软骨营养障碍等可伴发 FGR，严重畸形的婴儿有 1/4 伴随生长受限，畸形越严重，婴儿越可能是小于胎龄儿。许多遗传性综合征也与 FGR 有关。

3.胎儿感染

在胎儿生长受限病例中，多达 10％的人发生病毒、细菌、原虫和螺旋体感染。宫内感染如风疹病毒、巨细胞病毒、弓形虫、梅毒螺旋体等均可引起 FGR。

4.多胎

与正常单胎相比，双胎或更多胎妊娠更容易发生其中一个或多个胎儿生长受限。

(三)胎盘因素

胎盘结构和功能异常是发生 FGR 的病因，在 FGR 中孕 36 周后胎盘增长缓慢、胎盘绒毛膜面积和毛细血管面积均减少。慢性部分胎盘早剥、广泛性梗死或绒毛膜血管瘤均可造成胎儿生长受限。脐带帆状附着也可导致胎儿生长受限。

二、分类和临床表现

(一)内因性均称型 FGR

内因性均称型 FGR 少见,属于早发性胎儿生长受限,在受孕时或在胚胎早期,不良因素即发生作用,使胎儿生长、发育严重受限。其原因包括染色体异常、病毒感染、接触放射性物质及其他有毒物质。因胎儿在体重、头围和身长三方面均受限,头围与腹围均小,故称均称型。

特点:①体重、身长、头径相称,但均小于该孕龄正常值。②外表无营养不良表现,器官分化或成熟度与孕龄相符,但各器官的细胞数量均减少,脑重量轻,神经元功能不全和髓鞘形成迟缓。③胎盘体积重量小,但组织结构无异常,胎儿无缺氧表现。④胎儿出生缺陷发生率高,围生儿病死率高,预后不良。产后新生儿多有脑神经发育障碍,伴小儿智力障碍。

(二)外因性不匀称型 FGR

外因性不匀称型 FGR 常见,属于继发性生长发育不良,胚胎发育早期正常,至妊娠中晚期受到有害因素的影响,常见于妊娠期高血压疾病、慢性高血压、糖尿病、过期妊娠,导致胎盘功能不全。

特点:①新生儿外表呈营养不良或过熟儿状态,发育不匀称,身长、头径与孕龄相符而体重偏低。②胎儿常有宫内慢性缺氧及代谢障碍,各器官细胞数量正常,但细胞体积缩小,以肝脏为著。③胎盘体积正常,但功能下降,伴有缺血缺氧的病理改变,常有梗死、钙化、胎膜黄染等。④新生儿在出生以后躯体发育正常,易发生低血糖。

(三)外因性均称型 FGR

为上述两型的混合型,其病因有母儿双方的因素,常因营养不良、缺乏叶酸、氨基酸等微量元素,或有害药物的影响所致。有害因素在整个妊娠期间均产生影响。

特点:①新生儿身长、体重、头径均小于该孕龄正常值,外表有营养不良表现。②各器官细胞数目减少,导致器官体积均缩小,肝脾严重受累,脑细胞数也明显减少。③胎盘小,外观正常。胎儿少有宫内缺氧,但存在代谢不良。④新生儿的生长与智力发育常受到影响。

三、诊断

(一)产前检查

准确判断孕龄,详细询问孕产史及有无高血压、慢性肾病、严重贫血等疾病史,有无接触有毒有害物质及不良嗜好,判断是否存在导致 FGR 的高危因素。

(二)宫高及体重的测量

根据宫高推测胎儿的大小和增长速度,确定末次月经和孕周后,产前检查测量子宫底高度,在孕 28 周后如连续 2 次宫底高度小于正常的第 10 百分位数时,则有 FGR 的可能。另外从孕 13 周起体重平均每周增加 350 g 直至足月,孕 28 周后如孕妇体重连续 3 周未增加,要注意是否有胎儿生长受限。

(三)定期 B 超监测

(1)头臀径:是孕早期胎儿生长发育的敏感指标。

(2)双顶径:对疑有胎儿生长受限者,应系统测量胎头双顶径,每 2 周 1 次观察胎头双顶径增长情况。正常胎儿在孕 36 周前其双顶径增长较快,如胎头双顶径每 2 周增长<2 mm,则为胎儿生长受限,若增长>4 mm,则可排除胎儿生长受限。

（3）腹围：胎儿腹围的测量是估计胎儿大小最可靠的指标。妊娠 36 周前腹围值小于头围值，36 周时相等，以后腹围大于头围，计算腹围/头围，若比值小于同孕周第 10 百分位，有 FGR 可能。

（四）多普勒测速

与胎儿生长受限密切相关的多普勒异常特征是脐动脉、子宫动脉舒张末期血流消失或反流、胎儿静脉导管反流等，说明脐血管阻力增加。

（五）出生后诊断

（1）出生体重：胎儿出生后测量其出生体重，参照出生孕周，若低于该孕周应有的体重的第 10 百分位数，即可做出诊断。

（2）胎龄估计：对出生体重＜2 500 g 的新生儿进行胎龄判断非常重要。由于约 15% 的孕妇没有正确的月经史加上妊娠早期的阴道流血与月经混淆，FGR 儿与早产儿的鉴别就很重要。外表观察对胎龄估计较为重要，对于胎龄未明的低体重儿可从神态、皮肤耳壳、乳腺跖纹、外生殖器等方面加以鉴定是 FGR 儿还是早产儿。临床上往往可以发现一些低体重儿肢体无水肿躯体缺毳毛，但耳壳软而不成形，乳房结节和大阴唇发育差的矛盾现象，则提示为早产 FGR 儿的可能。

四、治疗

（一）一般处理

（1）卧床休息：左侧卧位可使肾血流量和肾功能恢复正常，从而改善子宫胎盘的供血。

（2）吸氧：胎盘交换功能障碍是导致 FGR 的原因之一，吸氧能够改善胎儿的内环境。

（3）补充营养物质：FGR 的病因众多，其中包括母血中营养物质利用度的降低，或胎盘物质交换受到影响，所以 FGR 治疗的理论基础有补充治疗，包括增加营养物质糖类和蛋白质的供应。治疗越早效果越好，＜孕 32 周开始治疗效果好，孕 36 周后治疗效果差。

（4）积极治疗引起 FGR 的高危因素：对于妊娠期高血压病、慢性肾炎可以用抗高血压药物、肝素治疗。

（5）口服小剂量阿司匹林：抑制血栓素 A_2 合成，提高前列环素与血栓素 A_2 比值，扩张血管，改善子宫胎盘血供，但不改变围产儿死亡率。

（6）钙通道阻滞剂：扩张血管，改善子宫动脉血流，在吸烟者中可增加胎儿体重，对非吸烟者尚无证据。

（二）产科处理

适时分娩：胎儿确定为 FGR 后，决定分娩时间较困难，必须在胎儿死亡的危险和早产的危害之间权衡利弊。

（1）近足月：足月或近足月的 FGR，应积极终止妊娠，可取得较好的胎儿预后。孕龄达到或超过 34 周时，如果有明显羊水过少应考虑终止妊娠。胎心率正常者可经阴道分娩，但这些胎儿与适于胎龄儿相比，多数不能耐受产程与宫缩，故应采取剖宫产。如果 FGR 的诊断尚未确立，应期待处理，加强胎儿监护，等待胎肺成熟后终止妊娠。

（2）孕 34 周前：确诊 FGR 时如果羊水量及胎儿监护正常继续观察，每周 B 超检查 1 次，如果胎儿正常并继续长大时，可继续妊娠等待胎儿成熟，否则考虑终止妊娠。须考虑终止妊娠时，酌行羊膜腔穿刺，测定羊水中 L/S 比值、肌酐等，了解胎儿成熟度，有助于临床处理决定。为促使胎儿肺表面活性物质产生，可用地塞米松 5 mg 肌内注射，每 8 小时 1 次或 10 mg 肌内注射 2 次/天，共 2 天。

(三)新生儿处理

FGR 儿存在缺氧容易发生胎粪吸入,故应即时处理新生儿,清理声带下的呼吸道吸出胎粪,并做好新生儿复苏抢救。及早喂养糖水以防止低血糖,并注意低血钙、防止感染及纠正红细胞增多症等并发症。

五、预后

FGR 近期和远期并发症发生均较高。

(1)FGR 儿出生后的个体生长发育很难预测,一般对称性或全身性 FGR 在出生后生长发育缓慢,相反,不对称型 FGR 儿出生后生长发育可以很快赶上。

(2)FGR 儿的神经系统及智力发育也不能准确预测,1992 年 Low 等在 9～11 年长期随访研究,发现有一半的 FGR 存在学习问题,有报道 FGR 儿易发生脑瘫。

(3)FGR 儿成年后高血压、糖尿病和冠心病等心血管和代谢性疾病发病率较高。

(4)再次妊娠 FGR 的发生率 有过 FGR 的妇女,再发生 FGR 的危险性增加。有 FGR 史及持续存在内科合并症的妇女,更易发生 FGR。

(张琰茹)

第十三章 妊娠合并症

第一节 妊娠合并哮喘

哮喘是一种比较常见的肺部疾病,多数患者发作是短暂的,持续几分钟至几小时,严重时可持续几天或几周,称之为哮喘持续状态,因急性发作而致死者罕见。孕期哮喘发生率为1%~4%,哮喘持续状态约0.2%。

一、病因及发病机制

炎症近年来被认为是导致支气管哮喘的基本原因。支气管哮喘的诱发因素较多而且复杂。传统上,哮喘分外源性和内源性两大组。

外源性又称过敏性,在儿童中常见,89%随疾病一起生长,常有哮喘家族史,过敏性哮喘伴有特异性湿疹、鼻炎、荨麻疹及对皮内注射空气传播的抗原产生阳性风团和潮红反应,50%~60%患者血清中IgE水平升高,并对吸入特异性抗原的支气管激发试验呈阳性反应。常见的抗原刺激物包括粉尘、花粉、动物皮屑。

内源性或特异性哮喘,绝大多数成人期发作的哮喘无家族史或过敏史,皮肤试验阴性,IgE水平正常或偏低。大多数因对感染、污染、运动、冷空气、情绪压力或不明原因的物质起反应而出现症状。

还有些患者不能明确分类,而作为混合组,带有两种哮喘的特点。

发病机制:尚不清楚,哮喘的特点是可恢复性的气道梗阻;包括支气管平滑肌收缩、黏液分泌增加、黏膜水肿、气管和支气管发炎及对刺激物的敏感性增加。支气管哮喘患者往往有气管和支气管的非特异高反应性。急性发作时纤维支气管镜检查发现红斑、水肿的气管,支气管。黏膜活检证实有嗜酸性粒细胞、中性粒细胞、淋巴细胞、棘突状细胞和巨噬细胞浸润。炎性介质释放导致平滑肌收缩,上皮细胞完整性破坏,血管舒张,形成水肿,黏液分泌增多。

二、病理改变

其病理过程包括大量炎细胞浸润、分泌物增多,呼吸道水肿,支气管平滑肌增生,以及基底膜增厚。

三、哮喘和妊娠的相互影响

妊娠对哮喘的影响:妊娠对哮喘无特殊影响,但正常妊娠时呼吸系统的生理改变可使得妊娠期哮喘患者对缺氧更敏感。疾病轻微的患者孕期可无变化,有 1/3 的人孕期可能会恶化。严重哮喘的妇女,孕期会发生恶化。有 10% 的患者分娩过程中会加重。剖宫产和阴道产相比,剖宫产对孕妇更不利。

哮喘对妊娠的影响:严重哮喘时因缺氧会导致早产、低出生体重儿、先兆子痫和围生儿死亡。母亲病死率与哮喘持续状态有关,当哮喘需要呼吸机辅助呼吸时,病死率高达 40% 以上。

四、临床表现

主要症状是发作性呼吸困难或胸闷,临床上表现不一,从轻微的喘息到严重的支气管收缩,引起呼吸衰竭,严重低氧血症和死亡。检查患者可发现弥漫性的哮鸣音,呼吸期较重。哮喘症状常于夜间或清晨加重。

五、诊断和鉴别诊断

(一)诊断

根据病史、临床症状、体格检查及实验室结果可做出诊断。如有胸闷或咳嗽或反复发作呼吸困难、喘息、夜间或清晨加重,其发作与接触或吸入某些刺激物、变应原或运动有关,经检查排除其他原因引起上述症状的人应考虑为哮喘。诱发试验孕期不常做,如果患者有内科诊断过哮喘史,她通常被作为哮喘者。

(二)鉴别诊断

应与下列疾病鉴别。

1.左心衰竭喘息

左心衰竭喘息常在夜间加重,应与支气管哮喘鉴别。但心力衰竭患者往往有高血压、心悸等病史和症状;咳粉红色泡沫状痰;双肺可闻及细小啰音,心电图或胸部 X 线检查有助于诊断。

2.上呼吸道梗阻

上呼吸道梗阻也可造成呼吸困难,应与支气管哮喘鉴别。

3.慢性支气管炎

根据支气管哮喘的临床表现可与慢性支气管炎鉴别。

六、治疗

由于哮喘的患者复杂,病情轻重不一,以及个体对药物的反应差异,因而治疗方案和效果也不相同。孕期哮喘的处理分以下四个方面。

(一)母儿监测

1.孕妇监测

应与内科医师密切配合,20%～30% 的中度或重度患者,应定期监测肺功能,根据肺功能情况进行治疗。

2.胎儿监测

胎儿监测包括准确核对孕周、超声检查、胎心监护或生物物理监测。对可疑宫内生长受限、中重度疾病患者、哮喘恶化和胎动减少的患者及时做胎心监护,了解胎儿宫内情况。

(二)环境监测

清除哮喘诱因有助于减轻患者症状,最有用的方法之一是将枕头和床垫用不透气的塑料布罩上,以控制室内尘螨。花粉和粉尘高发季节使用空调,不要吸烟或留在吸烟人群中。避免接触宠物包括猫、狗、鸟和啮齿类动物,因为它们能使哮喘加重。

(三)药物治疗

1.β受体激动剂

吸入β受体激动剂是强有力的支气管扩张药,用于治疗急性和慢性哮喘。常用药物有特普他林、沙丁胺醇和二羟苯基异丙氨基乙醇(支气管扩张药)。不良反应包括:过敏、心律不齐、难以解释的支气管收缩。

2.可的松

用药途径有口服片剂、雾化吸入和静脉点滴输入。喷雾吸入可获得较高的支气管局部作用浓度,疗效好,全身不良反应低。孕期常用的可的松吸入剂为倍他米松。

3.氨茶碱

氨茶碱孕期可使用,维持血清水平在 $5\sim12$ mg/mL,高剂量可引起母亲和新生儿紧张、心动过速、呕吐,未发现胎儿畸形。

4.抗胆碱类药物

抗胆碱类药物用于哮喘急性发作。

关于药物治疗时母乳喂养的问题:口服可的松、雾化的可的松、β受体激动剂、色甘酸钠、茶碱和异丙托溴铵,乳汁中含有少量,不会引起明显的不良反应,可以哺乳。

(四)教育患者

教育可以帮助患者获得控制疾病的动力、技能和信心。指导中、重度哮喘患者一天二次测量和记录呼气流量峰值,测得自己的平均值。使用这些测量值来指导治疗。

(五)产程和分娩期处理

分娩期有 10% 的人哮喘会发作。因此,分娩及产后应继续服用控制哮喘的药物。孕期长期口服泼尼松或几种短效全身使用的可的松患者,产后 24 小时应给予 100 mg 的氢化可的松,每 8 小时一次,以防肾上腺功能不足。

哮喘孕妇需要引产者,可选用催产素,不用 $PGF_{2\alpha}$,因它是支气管收缩剂。死胎或治疗性流产时用 PGE_2 促宫颈成熟未发现支气管痉挛的报道。早产者可用 β 受体激动剂、硫酸镁或硝苯地平,如果患者已用 β 受体激动剂治疗哮喘,应避免使用另一种 β 受体激动剂。

非皮质素抗炎药如吲哚美辛可加重哮喘,属相对禁忌药物。产后出血者可使用催产素帮助子宫收缩。避免使用麦角新碱和 15-甲基 $PGF_{2\alpha}$(卡孕栓,欣母沛)。止痛药吗啡和哌替啶应避免使用。硬膜外麻醉对患者较安全,如果需要全身麻醉,可用氯胺酮,它是支气管扩张剂,也可用低浓度的卤化的麻醉剂。

脱敏或免疫治疗虽受欢迎,但有报道孕期免疫治疗可致患者子宫收缩,导致流产。普遍认为孕期不应该进行免疫治疗,但孕前已开始的免疫治疗可继续维持原量。

(朱明威)

第二节　妊娠合并肺炎

　　肺炎是指肺组织的急性炎症,种类很多。常见的有大叶性肺炎、支气管肺炎和原发性非典型肺炎。妊娠合并肺炎并不常见,发生率在0.44‰~8.47‰之间,20世纪30—70年代间,其发生率逐年下降,20世纪80年代起妊娠合并肺炎的发生率又有上升趋势。原因可能与近年来人类免疫缺陷病毒(HIV)感染增加、吸毒、免疫抑制剂的大量应用及患慢性呼吸系统疾病人数增加有关。肺炎可发生在孕期任何时间,病情较非孕期妇女严重,病死率在抗生素广泛应用之前,接近30%,现降至4%,重症肺部感染、菌血症、脓胸的发生率亦有所下降,但对病毒性肺炎,母亲的发生率和病死率无明显降低。

一、细菌性肺炎

(一)病因及发病机制

　　孕期合并肺炎,致病微生物与非孕时无明显不同,常见病原体有肺炎链球菌、溶血性链球菌、流感嗜血杆菌和支原体。孕期由于胸部解剖学的改变及免疫学方面的变化,易发生上呼吸道感染及支气管炎,顺行而导致肺部感染。

(二)病理改变

　　肺炎链球菌可引起大叶性肺炎、支气管肺炎,其典型病理改变包括:充血水肿期、红色肝变期、灰色肝变期、黄色肝变期和溶解消散期。由于抗生素的使用,这种典型的病理分期已不常见。

(三)临床表现

1.症状和体征

　　细菌性肺炎典型的症状和体征:突然畏寒、寒战、发热、胸痛、呼吸困难、咳脓痰或铁锈色痰。病侧呼吸运动减弱,叩诊浊音,触及震颤,听诊病变部位有支气管呼吸音,语音增强,可闻及干、湿啰音及胸膜摩擦音,水泡音和捻发音,常有胸膜渗出。

2.实验室检查

　　白细胞总数升高,中性粒细胞增多,并有核左移或细胞内见中毒颗粒。痰标本涂片可发现革兰氏染色阳性、带荚膜的双球菌。血培养20%~30%的患者可以阳性。

3.X线检查

　　有典型的改变。

(四)诊断和鉴别诊断

1.诊断

　　根据典型症状和体征,结合X线检查,可作出初步诊断,结合病原菌检测,确诊并不困难。临床表现不典型,病原菌检测是确诊的主要依据。需注意的是孕妇症状和体征在开始时不明显,因此当有明显上呼吸道症状超过2周时应考虑胸部X片检查。

2.鉴别诊断

　　应与其他类型肺炎相区别如非典型肺炎、支原体肺炎、病毒性肺炎等。

（五）治疗

1.抗感染治疗

（1）轻症：青霉素 80 万单位肌内注射，1 天 2 次。青霉素过敏者用红霉素 0.25 g 口服，一日 4 次；或先锋霉素Ⅳ号 0.5 g 口服，一日 3 次；或阿奇霉素治疗，第一天口服 500 mg，以后每天 250 mg，连续 4 天。

（2）重症：青霉素 400 万单位静脉点滴，一日 2 次；或头孢唑林钠（先锋霉素Ⅴ）2.0 g 静脉点滴，一日 3 次。或头孢曲松 2 g 静脉点滴，一日一次，并加红霉素 0.5 g 静脉点滴，6 小时一次。

2.对症治疗

吸氧；监测动脉血气；纠正酸碱平衡、水电解质紊乱；营养支持治疗；镇静退热；化痰止咳。

3.产科处理

严密观察胎心、胎动及宫缩情况，如果治疗及时，无明显产科并发症出现则无需引产。肺炎病情不重时若出现早产情况可以保胎治疗；若病情较重则不必保胎，任其自然分娩。临产后可持续给氧，阴道分娩为宜，第二产程时应避免产妇屏气用力，可以助产，产后继续维持肺功能，应用抗生素至病情恢复。

（六）预防

对孕妇有呼吸道症状者，应仔细询问病史，特别是既往有无呼吸系统疾病史、吸毒、吸烟。注意纠正贫血，检查 HIV。

二、病毒性肺炎

（一）病因及发病机制

流感病毒性肺炎可造成孕妇死亡，应引起重视。病毒来源于急性流感患者的呼吸道分泌物，大多数情况下是通过咳嗽和喷嚏形成的飞沫传入呼吸道所传播，亦可因接触而传播，如通过手与手，甚至污染物引起。流感病毒进入上呼吸道在纤毛柱状上皮细胞内进行复制，借神经氨酸酶作用释放至黏液中，又侵入其他细胞引起感染蔓延，导致上皮细胞变性坏死、脱落。病损一般局限在上呼吸道，少数播散至下呼吸道引起支气管、细支气管和肺泡等部位上皮细胞坏死、脱落、黏膜下层出血、水肿及炎症细胞浸润。病毒性肺炎可造成孕妇死亡，应引起重视。

（二）病理改变

病毒最初累及纤毛柱状上皮细胞，也可累及其他呼吸道细胞，包括肺泡细胞、黏液腺细胞及巨噬细胞，被感染的纤毛上皮细胞出现退行性变包括颗粒形成、空泡形成、细胞肿胀和核固缩，继而坏死和崩解，细胞碎片聚集在气道内，阻塞小气道，出现呼吸道黏膜肿胀，肺泡间隔有显著炎性细胞浸润和水肿，肺泡毛细血管内也可发现伴坏死和出血的纤维蛋白血栓，沿肺泡和肺泡管可见到嗜酸性透明膜。

（三）临床表现

1.症状

病初与单纯性流感相似，常表现为畏寒、发热、头痛、肌痛及关节疼痛，伴有咳嗽，痰少但可带血，咽痛等呼吸道症状。1～2 天后病情加重，出现持续发热，伴咳嗽、呼吸困难、咯血、发绀。流感潜伏期为 1～3 天，流感病毒肺炎常发生于急性流感尚未消退时，无合并症者通常 3 天可恢复，超过 5 天应考虑有合并症的可能。

2.体征

呼吸急促,重者可见鼻翼煽动和肋间肌、肋骨下凹陷。病情严重时,双肺可闻及弥散性水泡音及哮鸣音,偶尔迅速进展,发生心肺衰竭。病程可持续 3～5 周。有的可合并继发性细菌性或混合性肺炎。

3.实验室检查

白细胞计数和中性粒细胞正常或减少。后期白细胞计数可略升高,当白细胞数高于 $15 \times 10^9 /L$,常提示有继发细菌感染。动脉血气分析显示明显的低氧血症。

4.X 线检查

X 线检查表现双肺散在絮状阴影或双肺斑点状或小片阴影。

(四)诊断和鉴别诊断

流感流行期间,诊断并不困难,结合患者的症状、体征和 X 线检查,可以作出诊断。确诊有赖于咽拭子病毒分离或血中病毒抗体滴度增加。

鉴别诊断:支原体肺炎、细菌性肺炎、支气管哮喘等。

(五)治疗

(1)抗病毒治疗:口服金刚烷胺,早期使用能防止甲型流感病毒进入细胞。预防感染时必须在发病前给药,治疗患者必须在发病的最初 1～2 天给药,才能减轻症状,缩短病程。剂量:50～100 mg,1 天 2 次,疗程 5～7 天。

(2)吸氧。

(3)抗生素治疗,同细菌性肺炎。

(4)对症治疗,卧床休息,多饮水。

(5)产科处理同细菌性肺炎。

(六)预防

(1)接种疫苗。

(2)药物预防:盐酸金刚烷胺对预防甲型流感病毒相关的疾病有效率为 70%～100%,主要用于未接种疫苗的高危者,或由于流感病毒抗原变异而使既往接种的疫苗相对失效的患者。

（朱明威）

第三节　妊娠期高血压

妊娠期高血压是妊娠期特有的疾病,包括妊娠高血压、子痫前期、子痫、慢性高血压并发子痫前期及慢性高血压。其中妊娠高血压、子痫前期和子痫以往统称为妊娠高血压综合征、妊娠中毒征、妊娠尿毒症等。我国发病率为 9.4%,国外报道 7%～12%。本病以妊娠20 周后高血压、蛋白尿、水肿为特征,并伴有全身多脏器的损害;严重患者可出现抽搐、昏迷、脑出血、心力衰竭、胎盘早剥和弥漫性血管内凝血,甚至死亡。该病严重影响母婴健康,是孕产妇和围生儿发病及死亡的主要原因之一。

一、病因和发病机制

至今尚未完全阐明。国内外大部分的研究集中在子痫前期-子痫的病因和发病机制。目前认为子痫前期-子痫的发病起源于胎盘病理生理改变,进一步导致全身血管内皮细胞损伤,后者引起子痫前期的一系列临床症状。子痫前期-子痫的发病机制可能与遗传易感性、免疫适应不良、胎盘缺血和氧化应激反应有关。

(一)遗传易感性学说

子痫前期的遗传易感性学说是基于临床流行病学调查的结果:①子痫前期患者的母亲、女儿、姐妹,甚至祖母和孙女患病的风险升高,而具有相似生活环境的非血缘女性亲属(如妯娌等)的风险无明显改变。②子痫前期妊娠出生的女儿将来发生子痫前期的风险高于正常血压时出生的姐妹。③具有相同遗传物质的单卵双胎女性都发生子痫前期的概率远远高于双卵双胎女性;当然,并不是所有的单卵双胎女性在妊娠时都出现相同的子痫前期,提示胎儿的基因型或环境因素也在子痫前期易感性中发挥作用。④来自胎儿或父系的遗传物质亦可导致子痫前期,如胎儿染色体异常,或父系原因所致的完全性葡萄胎等均与子痫前期明显相关。⑤多次妊娠妇女在更换性伴侣后,特别是性伴侣的母亲曾患子痫前期,该妇女再次发生子痫前期的可能性显著增加。

虽然子痫前期的遗传易感性学说得到普遍接受,但是,其遗传方式尚未定论。有人认为子痫前期是女性单基因常染色体隐形遗传或显性基因的不完全外显;胎儿的基因型也可能发挥十分重要的作用。也有人提出更加复杂的多基因遗传模式:母亲多个的基因,胎儿基因(父源性),以及环境因素之间的相互作用的结果;某些基因同时作用于母体和胎儿,同时受到环境因素的调节。在这种观点的支持下,人们通过基因组的方法筛查到一些与子痫前期发生有关的基因位点,但目前尚不足以充分解释疾病的发生,有待进一步研究。

(二)免疫适应不良学说

子痫前期被认为可能是母体的免疫系统对滋养层父系来源的抗原异常反应的结果。子痫前期的免疫适应不良学说的流行病学证据主要有以下几方面:①在第一次正常妊娠后,子痫前期的风险明显下降。②改变性伴侣后,这种多次妊娠的效应消失。③流产和输血具有预防子痫前期的作用。④通过供卵或捐精的妊娠易发生子痫前期。

该学说的免疫学证据包括:①子痫前期患者体内的抗血管内皮细胞抗体、免疫复合物和补体增加。②补体和免疫复合物沉积在子宫螺旋动脉、胎盘、肝脏、肾脏和皮肤。③TH1∶TH2比值失衡。④T细胞受体CD3抑制能力减低。⑤炎性细胞因子增加等。子痫前期患者普遍发生免疫异常,但尚不能确定这些异常改变间因果关系。蜕膜的免疫活性细胞释放某些介质作用于血管内皮细胞,有关介质包括:弹性蛋白酶、α-组织坏死因子、白细胞介素。这些介质在子痫前期孕妇血液和羊水中的浓度明显升高,并且对血管内皮细胞起作用。

(三)胎盘缺血学说

在正常妊娠过程,胎盘滋养细胞侵入子宫蜕膜有2个时期:第一时期为妊娠早期的受精卵种植过程;第二时期为在妊娠早中期(14～16周)。合体滋养细胞侵入子宫螺旋动脉,重铸血管,使螺旋动脉总的横截面积比非孕期增加4～6倍,胎盘的血流量增加。在子痫前期-子痫患者中,第二时期的滋养细胞侵入和螺旋动脉重铸不足,螺旋动脉总横截面积仅为正常妊娠的40%,胎盘灌注不足,处于相对缺氧状态。

目前至少有两种理论解释胎盘缺血后导致血管内皮细胞损伤的过程。一种理论认为子痫前期患者的合体滋养层微绒毛膜的退化可导致血管内皮细胞损伤,并抑制其增生。另一种理论则强调胎盘缺血后氧化应激反应增强使血管内皮细胞发生损伤。当灌注器官的血流量减少,但血氧浓度正常时,局部的氧化应激反应可形成活性氧(如超氧自由基)。如果孕妇存在脂代谢异常,高半胱氨酸血症,或抗氧化剂缺乏时,降低胎盘的血流量使局部缺氧,进一步导致血管内皮细胞损伤和引起子痫前期的临床表现。

(四)氧化应激学说

妊娠使能量的需求增加,导致整个妊娠期孕妇血液中的极低密度脂蛋白浓度升高。在子痫前期患者发病前(妊娠5~20周),孕妇血浆中的游离脂肪酸浓度就开始升高,血浆清蛋白的保护作用减弱,使脂肪以三酰甘油的形式集聚在血管内皮细胞上。根据氧化应激学说,缺氧胎盘的局部氧化应激反应转移到孕妇全身的体循环系统,导致全身血管内皮细胞的氧化应激能力损伤。氧化应激反应产生的不稳定的活性氧沉积于血管内皮下,产生相对稳定的脂质过氧化物,这些物质进一步损伤血管内皮细胞的结构和功能。虽然在正常妊娠中也存在脂质过氧化物增加,但可以通过同步增加的抗氧化作用抵消,氧化-抗氧化作用仍维持平衡;在子痫前期的患者中,抗氧化作用相对减弱,氧化作用占优势,导致血管内皮细胞损伤。

以上四种学说都是从某个侧面反映了子痫前期-子痫的发病过程,这种分类不是排他的,事实上是相互作用的。目前似乎没有一个遗传基因能够准确地反映子痫前期-子痫的易感性,而是一组基因决定了母体的易感性,这组基因可能表现为其他三个发病机制中某些关键物质的遗传信息发生改变。子痫前期-子痫患者的免疫反应异常和螺旋动脉狭窄是胎盘发生病变的基础,进一步导致器官微环境的氧化应激反应。

二、高危因素

流行病学调查发现如下高危因素:初产妇、孕妇年龄<18岁或>40岁、多胎妊娠、妊娠期高血压病史及家族史、慢性高血压、慢性肾炎、抗磷脂综合征、糖尿病、血管紧张素基因 T_{235} 阳性、营养不良及低社会经济状况均与子痫前期-子痫发病风险增加密切相关。

三、病理生理变化

全身小动脉痉挛是子痫前期-子痫的基本病变。由于小动脉痉挛,外周阻力增大,血管内皮细胞损伤,通透性增加,体液及蛋白渗漏,表现为血压升高、水肿、蛋白尿及血液浓缩。脑、心、肺、肝、肾等重要脏器严重缺血可导致心、肝及肾功能衰竭,肺水肿及脑水肿,甚至抽搐、昏迷;胎盘梗死,出血而发生胎盘早剥、及胎盘功能减退,危及母儿安全;血小板、纤维素沉积于血管内皮,激活凝血过程,消耗凝血因子,导致 DIC。

四、重要脏器的病理生理变化

(一)脑

脑血管痉挛,通透性增加,导致脑水肿、充血、缺血、血栓形成及出血等症状。轻度患者可出现头痛、眼花、恶心呕吐等;严重者发生视力下降、甚至视盲,感觉迟钝、混乱,个别患者可出现昏迷,甚至发生脑疝。

(二)肾脏

肾血管痉挛,肾血流量和肾小球滤过率均下降。病理表现为肾小球扩张、血管内皮细胞肿胀、纤维素沉积于血管内皮细胞下或肾小球间质;严重者肾皮质坏死,肾功能损伤将不可逆转。蛋白尿的多少标志着肾功能损害程度;进一步出现低蛋白血症,血浆肌酐、尿素氮、尿酸浓度升高,少尿等;少数可致肾功能衰竭。

(三)肝脏

子痫前期可出现肝脏缺血、水肿,肝功能异常。表现为肝脏轻度肿大,血浆中各种转氨酶和碱性磷酸酶升高,以及轻度黄疸。严重者门静脉周围坏死,肝包膜下血肿形成,亦可发生肝破裂,危及母儿生命,临床表现为持续右上腹疼痛。

(四)心血管

血管痉挛,血压升高,外周阻力增加,心肌收缩力和射血阻力(即心脏后负荷)增加,心排血量明显减少,心血管系统处于低排高阻状态。血管内皮细胞损伤,血管通透性增加,血管内液进入细胞间质,导致心肌缺血、间质水肿、心肌点状出血或坏死。肺血管痉挛,肺动脉高压,易发生肺水肿,严重时导致心力衰竭。

(五)血液

(1)容量:子痫前期-子痫患者的血液浓缩,血容量相对不足,表现为红细胞比容升高。主要原因:①血管痉挛收缩,血压升高,血管壁两侧的压力梯度增加。②血管内皮细胞损伤,血管壁渗透性增加。③由于大量的蛋白尿导致低蛋白血症,血浆的胶体渗透压降低。当红细胞比容下降时多合并贫血或红细胞受损或溶血。

(2)凝血:子痫前期-子痫患者存在广泛的血管内皮细胞损伤,启动外源性或内源性的凝血机制,表现为凝血因子缺乏或变异所致的高凝血状态。严重者可出现微血管病性溶血,并伴有红细胞破坏的表现,即碎片状溶血,其特征为溶血、破裂红细胞、球形红细胞、网状红细胞增多及血红蛋白尿。血小板减少(<$100×10^9$/L)、肝酶升高、溶血,反映了疾病严重损害了凝血功能。

(六)子宫胎盘血流灌注

绒毛浅着床及血管痉挛导致胎盘灌流量下降;胎盘螺旋动脉呈急性的粥样硬化,血管内皮细胞脂肪变性,管壁坏死,管腔狭窄,易发生不同程度的胎盘梗死;胎盘血管破裂,可导致胎盘早剥。胎盘功能下降可导致胎儿生长受限、胎儿窘迫、羊水过少,严重者可致死胎。

五、临床表现

典型临床表现为妊娠 20 周后出现高血压、水肿、蛋白尿。视病变程度不同,轻者可无症状或有轻度头晕,血压轻度升高,伴水肿或轻微蛋白尿;重者出现头痛、眼花、恶心、呕吐、持续性右上腹疼痛等,血压明显升高,蛋白尿增多,水肿明显;甚至昏迷、抽搐。

六、诊断及分类

根据病史、临床表现、体征及辅助检查即可作出诊断,同时应注意有无并发症及凝血机制障碍。

(一)病史

有本病的高危因素及上述临床表现,特别应询问有无头痛、视力改变、上腹不适等。

(二)高血压

至少出现两次以上血压升高,≥12.0~18.7 kPa(90/140 mmHg)、其间隔时间≥6 小时才能确诊。血压较基础血压升高 2.0~4.0 kPa(15/30 mmHg),但<12.0~18.7 kPa(90/140 mmHg),不作

为诊断依据,须密切观察。

(三)尿蛋白

由于在 24 小时内尿蛋白的浓度波动很大,单次尿样检查可能导致误差。应留取 24 小时尿作定量检查;也可取中段尿测定,避免阴道分泌物污染尿液,造成误诊。

(四)水肿

一般为凹陷性水肿,自踝部开始,逐渐向上延伸,经休息后不缓解。水肿局限于膝以下为"＋",延及大腿为"＋＋",延及外阴及腹壁为"＋＋＋",全身水肿或伴有腹水为"＋＋＋＋"。同时应注意体重异常增加,若孕妇体重每周突然增加 0.5 kg 以上,或每月增加 2.7 kg 以上,表明有隐形水肿存在。

(五)辅助检查

(1)血液检查:包括全血细胞计数、血红蛋白含量、血细胞比容、血黏度、凝血功能,根据病情轻重可多次检查。

(2)肝肾功能测定:肝细胞功能受损可致 ALT、AST 升高。患者可出现清蛋白缺乏为主的低蛋白血症,白/球蛋白比值倒置。肾功能受损时,血清肌酐、尿素氮、尿酸升高,肌酐升高与病情严重程度相平行。尿酸在慢性高血压患者中升高不明显,因此可用于本病与慢性高血压的鉴别诊断。重度子痫前期与子痫应测定电解质与二氧化碳结合力,以便及早发现并纠正酸中毒。

(3)尿液检查:应测尿比重、尿常规。尿比重≥1.020 提示尿液浓缩,尿蛋白(＋)时尿蛋白含量约300 mg/24 h;当尿蛋白(＋＋＋)时尿蛋白含量 5 g/24 h。尿蛋白检查在严重妊娠期高血压疾病患者应每 2 天一次或每天检查。

(4)眼底检查:通过眼底检查可以直接观察到视网膜小动脉的痉挛程度,是子痫前期-子痫严重程度的重要参考指标。子痫前期患者可见视网膜动静脉比值 1∶2 以上、视盘水肿、絮状渗出或出血,严重时可发生视网膜剥离。患者可出现视力模糊或视盲。

(5)损伤性血流动力学监测:当子痫前期-子痫患者伴有严重的心脏病、肾脏疾病、难以控制的高血压、肺水肿及不能解释的少尿时,可以监测孕妇的中心静脉压或肺毛细血管楔压。

(6)其他:心电图、超声心动图可了解心功能,疑有脑出血可行 CT 或 MRI 检查。同时常规检查胎盘功能、胎儿宫内安危状态及胎儿成熟度检查。

妊娠高血压疾病分为 5 类:妊娠期高血压、子痫前期、子痫、慢性高血压病并发子痫前期和妊娠合并原发性高血压。

七、处理

妊娠期高血压疾病治疗的基本原则是镇静、解痉、降压、利尿,适时终止妊娠。病情程度不同,治疗原则略有不同:①妊娠期高血压一般采用休息、镇静、对症等处理后,病情可得到控制,若血压升高,可予以降压治疗。②子痫前期除了一般处理,还要进行解痉、降压等治疗,必要时终止妊娠。③子痫需要及时控制抽搐的发作,防治并发症,经短时间控制病情后及时终止妊娠。④妊娠合并慢性高血压以降血压为主。

(一)一般处理

(1)休息:对于轻度的妊娠高血压可住院也可在家治疗,但子痫前期患者建议住院治疗。保证充足的睡眠,取左侧卧位,每天休息不少于 10 小时。左侧卧位可减轻子宫对腹主动脉、下腔静脉的压迫,使回心血量增加,改善子宫胎盘的血供。左侧卧位 24 小时可使舒张压降低 1.3 kPa

(10 mmHg)。

(2)密切监护母儿状态:应询问孕妇是否出现头痛、视力改变、上腹不适等症状。每天测体重及血压,每天或隔天复查尿蛋白。定期监测血压、胎儿发育状况和胎盘功能。

(3)间断吸氧:可增加血氧含量,改善全身主要脏器和胎盘的氧供。

(4)饮食:应包括充足的蛋白质、热量,不限盐和液体,但对于全身水肿者应适当限制盐的摄入。

(二)镇静

轻度患者一般不需要药物治疗,对于精神紧张、焦虑或睡眠欠佳者可给予镇静剂。对于重度的子痫前期或子痫患者,需要应用较强的镇静剂,防治子痫发作。

(1)地西泮:具有较强的镇静、抗惊厥、肌肉松弛作用,对胎儿及新生儿的影响较小。用法:2.5～5 mg 口服,每天 3 次,或 10 mg 肌内注射或静脉缓慢注射(>2 分钟)。

(2)冬眠药物:冬眠药物可广泛抑制神经系统,有助于解痉降压,控制子痫抽搐。用法:①哌替啶100 mg,氯丙嗪 50 mg,异丙嗪 50 mg 加入 10%葡萄糖 500 mL 内缓慢静脉滴注。②紧急情况下,可将三种药物的 1/3 量加入 25%葡萄糖液 20 mL 缓慢静脉推注(>5 分钟),剩余 2/3 量加入 10%葡萄糖 250 mL 静脉滴注。由于氯丙嗪可使血压急骤下降,导致肾及子宫胎盘血供减少、胎儿缺氧,且对母儿肝脏有一定的损害作用,现仅应用于硫酸镁治疗效果不佳者。

(3)其他镇静药物:苯巴比妥、异戊巴比妥、吗啡等具有较好的抗惊厥、抗抽搐作用,可用于子痫发作时控制抽搐及产后预防或控制子痫发作。由于该药可致胎儿呼吸抑制,分娩 6 小时前慎用。

(三)解痉

治疗子痫前期和子痫的主要方法,可以解除全身小动脉痉挛,缓解临床症状,控制和预防子痫的发作。首选药物为硫酸镁,其作用机制:①抑制运动神经末梢与肌肉接头处钙离子和乙酰胆碱的释放,阻断神经肌肉接头间的信息传导,使骨骼肌松弛;②降低中枢神经系统兴奋性及脑细胞的耗氧量,降低血压,抑制抽搐发生;③降低机体对血管紧张素Ⅱ的反应;④刺激血管内皮细胞合成前列环素,抑制内皮素合成,从而缓解血管痉挛状态;⑤解除子宫胎盘血管痉挛,改善母儿间血氧交换及围生儿预后。

用药方案:静脉给药结合肌内注射。①静脉给药:首次负荷剂量 25%硫酸镁 10 mL 加于 10%葡萄糖液 20 mL 中,缓慢静脉注入,5～10 分钟推完;继之 25%硫酸镁 60 mL 加入 5%葡萄糖液 500 mL 静脉滴注,滴速为 1～2 g/h。②根据血压情况,决定是否加用肌内注射,用法为 25%硫酸镁 20 mL 加 2%利多卡因 2 mL,臀肌深部注射,每天 1～2 次。每天总量为 25～30 g。用药过程中可监测血清镁离子浓度。

毒性反应:正常孕妇血清镁离子浓度为 0.75～1 mmol/L,治疗有效浓度为 1.7～3 mmol/L,若血清镁离子浓度>3 mmol/L 即可发生镁中毒。首先表现为膝反射减弱或消失,继之出现全身肌张力减退、呼吸困难、复视、语言不清,严重者可出现呼吸肌麻痹,甚至呼吸、心跳停止,危及生命。

注意事项:用药前及用药过程中应注意以下事项。定时检查膝反射是否减弱或消失;呼吸不少于 16 次/分;尿量每小时不少于 25 mL 或每 24 小时不少于 600 mL;硫酸镁治疗时需备钙剂,一旦出现中毒反应,立即静脉注射 10%葡萄糖酸钙 10 mL,因钙离子与镁离子可竞争神经细胞上的受体,从而阻断镁离子的作用。肾功能不全时应减量或停用;有条件时监测血镁浓度。

（四）降压

目的为延长孕周或改变围生期结局。对于收缩压≥21.3 kPa(160 mmHg)，或舒张压≥14.7 kPa(110 mmHg)或平均动脉压≥18.7 kPa(140 mmHg)者，以及原发性高血压妊娠前已用降血压药者，须应用降压药物。降压药物选择原则：对胎儿无毒副作用，不影响心每搏输出量、肾血流量及子宫胎盘灌注量，不致血压急剧下降或下降过低。

(1)肼苯哒嗪为妊娠期高血压疾病的首选药物。主要作用于血管舒缩中枢或直接作用于小动脉平滑肌，可降低血管紧张度，扩张周围血管而降低血压，并可增加心排血量，有益于脑、肾、子宫胎盘的血流灌注。降压作用快、舒张压下降较显著。用法：每15～20分钟给药5～10 mg，直至出现满意反应，即舒张压控制在12.0～13.3 kPa(90～100 mmHg)；或10～20 mg，每天2～3次口服；或40 mg加入5%葡萄糖液500 mL内静脉滴注。不良反应为头痛、心率加快、潮热等。有心脏病或心力衰竭者，不宜应用此药。

(2)拉贝洛尔为α、β肾上腺素受体阻断剂，降低血压但不影响肾及胎盘血流量，并可对抗血小板凝集，促进胎儿肺成熟。该药显效快，不引起血压过低或反射性心动过速。静脉滴注剂量为50～100 mg加入5%葡萄糖液中静脉滴注，5天为1个疗程，血压稳定后改口服；每次100 mg，每天2～3次，2～3天后根据需要加量，常用维持量为200～400 mg，每天2次，饭后服用。总剂量<2400 mg/d。不良反应为头皮刺痛及呕吐。

(3)硝苯地平：钙通道阻滞剂，可解除外周血管痉挛，使全身血管扩张，血压下降，由于其降压作用迅速，目前不主张舌下含化。用法：10 mg口服，每天3次，24小时总量<60 mg。其不良反应为心悸、头痛，与硫酸镁有协同作用。

(4)尼莫地平：亦为钙通道阻滞剂，其优点在于可选择性的扩张脑血管。用法：20～60 mg口服，每天2～3次；或20～40 mg加入5%葡萄糖液250 mL中静脉滴注，每天1次，每天总量<360 mg，不良反应为头痛、恶心、心悸及颜面潮红。

(5)甲基多巴：可兴奋血管运动中枢的α受体，抑制外周交感神经而降低血压，妊娠期使用效果较好。用法：250 mg口服，每天3次。其不良反应为嗜睡、便秘、口干、心动过缓。

(6)硝普纳：强有力的速效血管扩张剂，扩张周围血管使血压下降。由于药物能迅速通过胎盘进入胎儿体内，并保持较高浓度，其代谢产物(氰化物)对胎儿有毒性作用，不宜在妊娠期使用。产后血压过高，其他降压药效果不佳时，方考虑使用。用法：50 mg加于5%葡萄糖液1 000 mL内，缓慢静脉滴注。用药不宜>72小时。用药期间应严密监测血压及心率。

(7)肾素血管紧张素类药物：可导致胎儿生长受限、胎儿畸形、新生儿呼吸窘迫综合征、新生儿早发性高血压，妊娠期应禁用。

（五）扩容

一般不主张应用扩容剂，仅用于严重的低蛋白血症、贫血。可选用人血清蛋白、血浆和全血。

（六）利尿药物

一般不主张应用，仅用于全身性水肿、急性心力衰竭、肺水肿、或血容量过多且伴有潜在性肺水肿者。常用利尿剂有呋噻米、甘露醇等。

（七）适时终止妊娠

终止妊娠是治疗妊娠期高血压疾病的有效措施。

1.终止妊娠的指征

(1)重度子痫前期患者经积极治疗24～48小时仍无明显好转者。

（2）重度子痫前期患者孕周已超过 34 周。

（3）重度子痫前期患者孕龄不足 34 周，但胎盘功能减退，胎儿已成熟。

（4）重度子痫前期患者，孕龄不足 34 周，胎盘功能减退，胎儿尚未成熟者，可用地塞米松促胎肺成熟后终止妊娠。⑤子痫控制后 2 小时可考虑终止妊娠。

2.终止妊娠的方式

（1）引产适用于病情控制后，宫颈条件成熟者。先行人工破膜，羊水清亮者，可给予缩宫素静脉滴注引产。第一产程应密切观察产程进展状况，保持产妇安静和充分休息。第二产程应以会阴后侧切开术、胎头吸引或低位产钳助产缩短第二产程。第三产程应预防产后出血。产程中应加强母儿安危状况和血压监测，一旦出现头昏、眼花、恶心、呕吐等症状，病情加重，立即以剖宫产结束分娩。

（2）剖宫产适用于有产科指征者，宫颈条件不成熟，不能在短时间内经阴道分娩，引产失败，胎盘功能明显减退，或已有胎儿窘迫征象者。产后子痫多发生于产后 24 小时内，最晚可在产后 10 天发生，故产后应积极处理，防止产后子痫的发生。

（八）子痫的处理

子痫是妊娠期高血压疾病最严重的阶段，是妊娠期高血压疾病所致母儿死亡的最主要原因，应积极处理。子痫处理原则为控制抽搐，纠正缺氧和酸中毒，控制血压，抽搐控制后终止妊娠。

（1）控制抽搐：①25％硫酸镁 10 mL 加于 25％葡萄糖液 20 mL 静脉推注（＞5 分钟），继之用以 2 g/h 静脉滴注，维持血药浓度，同时应用有效镇静药物如地西泮，控制抽搐。②20％甘露醇 250 mL 快速静脉滴注，降低颅内压。

（2）血压过高时给予降压药。

（3）纠正缺氧和酸中毒：间断面罩吸氧，根据二氧化碳结合力及尿素氮值给予适量的 4％碳酸氢钠纠正酸中毒。

（4）终止妊娠：抽搐控制 2 小时后可考虑终止妊娠。

（5）护理：保持环境安静，避免声光刺激，吸氧，防止口舌咬伤，防止窒息，防止坠地受伤，密切观察体温、脉搏、呼吸、血压、神志、尿量（应保留导尿管监测）等。

（6）密切观察病情变化，及早发现心力衰竭、脑出血、肺水肿、HELLP 综合征、肾功能衰竭、DIC 等并发症，并积极处理。

（九）慢性高血压的处理

1.降压治疗指征

收缩压在 20.0～24.0 kPa(150～180 mmHg)或舒张压＞13.3 kPa(100 mmHg)；或伴有高血压导致的器官损伤的表现。血压≥14.7～24.0 kPa(110/180 mmHg)时，需要静脉降压治疗，首选药物为肼苯哒嗪和拉贝洛尔。

2.胎儿监护

超声检查，动态监测胎儿的生长发育。NST 或胎儿生物物理监护，在妊娠 28 周开始每周一次；妊娠 32 周以后每周两次。

3.终止妊娠

对于轻度、没有并发症的慢性高血压病，可足月自然分娩；若慢性高血压病并发子痫前期，或伴其他的妊娠并发症（如胎儿生长受限、上胎死胎史等），应提前终止妊娠。

（朱明威）

第四节　妊娠合并心脏病

妊娠合并心脏病是产科领域内的高危并发症之一,研究显示,妊娠合并心脏病占所有妊娠的1%～3%,占总死亡产妇人数的10%～15%。近15年来,随着广谱抗生素的应用对链球菌感染的有效治疗,以往发病率较高的风湿性心脏病呈逐年下降趋势。此外,由于心血管病诊断水平的发展与心脏外科手术的提高,先天性心脏病女性生存至生育年龄且妊娠者逐渐增多。其他心脏病,如各类心律失常、妊娠期高血压疾病性心脏病,先兆子痫前期,围生期心肌病,肺动脉高压心力衰竭等发生率显著增加,反映了产科工作者对心脏病认识水平的提高。

一、病理生理

(一)妊娠期血流动力学变化

(1)血容量增加:妊娠期血容量增加是妊娠期最主要的血流动力学改变。非孕期时血容量3250 mL,孕6周开始血容量逐渐增加,至孕32～34周达高峰,平均增加35%～45%。

(2)心排血量变化:由于妊娠期的血流动力学变化,在孕期心排血量持续增加,平均较孕前增加30%～50%,每次心搏出量增加80 mL,盆腔血流到下腔静脉的血流增加,妊娠子宫压迫下腔静脉使血回流受阻,心排血量下降。母体承担逐渐增加,从14周开始孕期心率每分钟增加10～15次。心搏出量增加在孕32～34周达高峰,平均增加30%,以侧卧位最为明显。

(3)血压变化:下肢静脉压可因增大的子宫压迫而升高。仰卧位时压迫更明显,下肢静脉回流受阻,回心血量减少,可引起仰卧低血压综合征,心排血量减少1.2 L/min。

(二)分娩期及产褥期血流动力学变化

(1)分娩期又增加了相当于强体力劳动的宫缩影响,能量及氧耗均增加,更加重心脏负荷。第一产程时,子宫收缩对子宫血窦的挤压,回心血量增加,每次宫缩时有300～500 mL血液进入中心循环,使心排血量增加约20%,平均动脉压增高约10%。第二产程时除子宫收缩外,腹肌和骨骼肌都参加活动,周围循环阻力更增,当用力屏气时,肺循环压力增高,另一方面腹压加大时,使内脏血液涌向心脏,因此第二产程中,心脏负担更加重,心排血量较孕期增加60%,患有心脏病的产妇易在此阶段发生心力衰竭。第三产程胎儿娩出后子宫缩小,血窦关闭,胎盘循环停止。存在于子宫血窦内的大量血液突然进入血循环中,使回心血急剧涌向心脏,易引起心力衰竭;另一方面,由于腹内压骤减,大量血液都淤滞于内脏血管床,回心血严重减少,造成周围循环衰竭。

(2)产褥期:产后24～48小时之内,潴留在组织内的大量液体回到体循环,又使血容量增加,再次加重心脏负担。此阶段亦是心脏病产妇易发生心力衰竭的危险时期。

(三)心脏功能改变

妊娠期间血流动力学的改变使心脏负担加重,心肌代偿性肥大以保证足够的心排血量,当心脏病存在时,由于心脏的代偿能力差,容易引起心功能不全。心率增快主要是由于心室舒张期缩短。心率过快时,心肌耗氧量增加,而心室舒张期过短,心室充盈不足,心排血量减少。心肌过度肥厚,不仅增加氧耗量,亦减弱心肌收缩力和减少心排血量,引起体循环不足而出现左心衰。左心衰又导致肺循环瘀血,肺动脉高压,出现右心衰,体循环不足时,循环血液重新分布,肾脏血液减少最明显,其次为四肢及腹腔器官,而心脏血流减少不明显。右心衰时,引起全身静脉瘀血,出现颈静脉怒张、肝大、肝区压痛、下垂部位甚至全身水肿。另外,左心衰引起左心房扩张,尤其在有心瓣膜病变如二尖瓣狭窄时更为明显,可出现房扑、房颤等心律不齐,心律不齐可加重肺瘀血并促使左心房内附壁血栓形成,血栓脱落可引起脑、肾等重要器官的栓塞。

二、妊娠合并心脏病的诊断

(一)正常妊娠与妊娠合并心脏病的体征鉴别

1.正常妊娠

出现下肢水肿、过度活动后可有轻度心悸、气短,心浊音界轻度扩大,肺动脉瓣区、心尖区及锁骨下区可闻及收缩期杂音,第一心音亢进,第二心音分裂(妊娠晚期),不要误诊为心脏病。

2.妊娠合并心脏病者

(1)严重的进行性的呼吸困难,甚至为端坐呼吸,夜间阵发性呼吸困难。

(2)咯血。

(3)劳力性晕厥。

(4)发绀和杵状指。

(5)舒张期杂音。

(6)收缩期杂音Ⅲ度以上,粗糙而时限较长。

(7)严重的心律失常。

(8)局限性或弥漫性心界扩大。

(9)出现肺动脉高压征象。

(二)妊娠期早期心力衰竭的诊断

孕妇早期心力衰竭的症状:①轻微活动即感胸闷,气急和心悸,休息也不能恢复。②休息时心率>110次/分,呼吸>20次/分。③夜间睡眠中胸闷、气短憋醒无心外原因可解释。④肺底出现小水泡音,咳嗽后仍存在。⑤辅助检查:心电图异常,心脏超声见房室充盈改变。应考虑为早期心力衰竭。

三、妊娠合并心脏病的围生期监护

(一)妊娠前

心脏病多在妊娠前已发现。根据妊娠前全面的心脏病诊断结果,拟定一个周密的妊娠计划。

(1)妊娠前检查评估,是否可以妊娠及妊娠前准备:心脏病史搜集,12导联心电图,基础运动耐力和功能检测(如有必要则行运动耐力检测),基础超声心动图(瓣膜病变的病因和血流动力学检测,肺动脉压力检测,心室功能检测),基础运动耐力和功能检测(如有必要则行运动耐力检测),心脏血流动力学的稳定性,生育要求前的有效避孕,妊娠前对瓣膜修复和置换术的考虑,降低胎儿负影响的辅助药物治疗。

(2)遗传咨询:通过家族史、超声检查及染色体分析等综合来预测先心病遗传的概率。一般,单纯的、无明显血流动力影响(如房间隔缺损之类)的先心病遗传性低,而像马方综合征遗传率高达50%,艾森曼格综合征遗传率高达27.7%,对于这类患者应建议避免妊娠或进行产前诊断。

(3)心脏病越复杂、越严重,并发症比例越高,胎儿早产率及病死率也越高;母体及新生儿的病死率及发病率与心功能分级密切相关。建议下列心脏病变不宜妊娠:①肺动脉高压。②未经手术治疗的严重主动脉狭窄。③严重心室功能损害(射血分数<20%)。④伴主动脉根部扩张的马方综合征。

(二)妊娠期

(1)妊娠期风险评估及处理:病史采集和体检频繁认真执行,至少每3月一次;必要的无妊娠禁忌药物的选择变更;出现新症状加强产前检查频率;功能级别的改变;症状体征变化后的系列超声心动图;必要时行药物治疗、卧床休息及吸氧等措施控制症状;必要时选择合适时机行瓣膜成形术;心功能Ⅲ或Ⅳ级无法控制时行瓣膜修复或置换术。

(2)心力衰竭早期防治:扩血管(畅通血循环)、利尿(排水)、加强心脏功能(加泵)。治疗或中断发病原因及诱因。减轻心脏负荷:①纠正心律失常,尤其是快速心律失常。②减轻心脏(阻力)负荷,应用血管扩张剂或间接扩张血管药,解除心内与血管梗阻使循环路径畅通。③减轻心脏前(容量)负荷,使用利尿剂和扩血管药物,解除瓣膜反流或心内、血管分流。改善心功能:用强心苷类或其他心肌正性药物,若有心脏压塞应纠正。支持疗法与对症处理。治疗决策选择:了解心力衰竭的病因和诱发因素;了解发病机制,例如心脏前负荷加重,抑或后负荷加重,还是前后两者均加重;掌握心脏的基本病理特点及对泵功能的估计。

(3)血管扩张药物的应用:急性心力衰竭时,由于交感因子或体内诸多加压因子代偿性增高,几乎所有的患者肺小动脉及周围小血管均处于收缩或痉挛状态,使左、右心室阻碍,负荷加重,从而导致或加重心力衰竭。治疗中应用血管扩张剂或间接扩张血管药已成了首选。不论利尿或加泵(心脏正性药物),必须畅通循环通路。使用血管扩张药,畅通循环后,利尿或加泵才能达到治疗目的。对气促、胸闷、发绀等,可选用血管扩张剂或间接血管扩张药。如子痫前期、充血性心肌病引起的心力衰竭则应用血管扩张剂。扩张剂有不同类型,应用血管扩张剂或间接扩血管药物注意事项:①因不可逆转的梗阻引起的肺瘀血如重度二尖瓣狭窄所致的咯血,用血管扩张剂有时可加重咯血,且能使体循环有效血流量更降低,应慎用或不用。②血浆渗透压过低者,应用血管扩张剂,可使血管内液外溢于组织间隙或浆膜腔内,加重水肿,应适当提高血浆渗透压后,使用血管扩张剂,才能获得满意效果。③血管扩张剂,特别是容量血管扩张药,可使回心血量减少,暂时缓解或改善心力衰竭症状。但反复使用后,使血容量增加,而加重心力衰竭,因此血管扩张剂,利尿剂应适当应用。

(4)手术治疗:妊娠期血流动力学的改变使心脏储备能力下降,影响心脏手术后的恢复,加之术中用药及体外循环对胎儿的影响,一般不主张在妊娠期手术,尽可能在幼年、妊娠前或延至分娩后再行心脏手术。有统计称,妊娠期行开放式心脏手术可增加5%产妇病死率及33%围生期病死率,故妊娠期行心脏手术更应从安全出发。在一些极少见的情况下需行急诊手术,如主动脉壁夹层形成,由于心脏病诊断或治疗时引起的急性心脏压塞等。

妊娠期行心脏手术应同时考虑孕妇的心功能情况及胎龄两大关键因素。①孕前:心脏手术尽可能在怀孕前进行,从而降低孕产妇风险和胎死宫内的可能。②早孕至孕12周:孕期内心脏手术应尽量避免在孕12周内进行。因为此时手术既容易引起流产,又有胎儿畸形发生率高的危险。若此时心脏功能不堪妊娠重负时,宜先行人工流产终止妊娠,待非孕时进行纠正手术,心功能改善后再妊娠。③孕12周以上至胎儿基本成熟:对于此阶段孕妇,应充分尊重其知情同意权。有强烈生育要求的孕妇可以施行心脏手术,术后保胎至胎儿成熟分娩。如果患者无强烈生育要求,鉴于孕妇生理及全身血流动力学的改变对于心脏手术和术后治疗可能产生负面影响,建议在心脏手术前施行引产术或剖宫产术。④胎儿发育基本成熟后:可先行剖宫产术,根据产妇手术后情况再考虑行心脏手术,也可以再行剖宫产术的同时施行心脏手术。

(三)分娩期

分娩期处理方式原则:精湛的麻醉技术辅助快速阴道分娩;左侧卧位;有产科指征时行剖宫产;必要时行有创性检测,如左心室功能失代偿的产妇、心功能Ⅲ～Ⅳ级、重度二尖瓣狭窄、重度主动脉瓣狭窄和肺动脉高压的产妇等应做有创血流动力学监测以防肺水肿发生;药物治疗改善心脏负荷状况;肺水肿的治疗。

在分娩方式的选择上应综合评估病情,积极阴道试产,放宽剖宫产指征。第一产程安慰镇静产妇,密切监测指标;第二产程避免屏气增压,助产缩短产程;第三产程腹部砂袋加压,计量出血,慎重补液。

(四)产褥期

产后2～3天是发生心力衰竭的危险期。预防措施:产妇充分休息,医师密切监护心内科医师协同诊治,严重者延长监护期。应用广谱抗生素预防感染,直至产后1周无感染征象时停药。产后出血危险很大,尤其是妊娠期间需要抗凝治疗者,在产后又存在胎盘剥离面、切口出血问题,需密切监护出血量和按摩维持子宫有力收缩,如果需要可用止血药、血制品或血浆。心功能Ⅲ级以上者不宜哺乳;不宜再妊娠者,产后1周行绝育术。

(朱明威)

第五节　妊娠合并病毒性肝炎

病毒性肝炎是孕妇并发的最常见的肝脏疾病,妊娠期感染可严重地危害孕妇及胎儿,病原发病率为非妊娠期妇女的6～9倍,急性重型肝炎发生率为非孕期妇女的65.5倍。常见的病原体有甲型(HAV)、乙型(HBV)、丙型(HCV)、丁型(HDV)、戊型(HEV)等肝炎病毒。近年来还提出己型(HFV)、庚型病毒性肝炎(HGV),以及输血传播病毒(TTV)感染等。这些病毒在一定条件下都可造成严重肝功能损害甚至肝功能衰竭。对病毒性肝炎孕妇的孕期保健及阻止肝炎病毒的母儿传播已成为围生医学研究的重要课题。

一、病因和分类

(一)甲型病毒性肝炎(viral hepatitis A)

甲型病毒性肝炎由甲型肝炎病毒(HAV)引起,HAV是一种直径27～28 nm、20面立体对称的微小核糖核酸病毒,病毒表面无包膜,外层为壳蛋白,内部含有单链RNA。病毒基因组由7478个核苷酸组成,分子量为2.25×10^8。病毒耐酸、耐碱、耐热、耐寒能力强,经高热100 ℃、5分钟、紫外线照射1小时、1:400,37 ℃甲醛浸泡72小时等均可灭活。

甲型肝炎主要经粪-口直接传播,病毒存在于受感染的人或动物的肝细胞质、血清、胆汁和粪便中。在甲型肝炎流行地区,绝大多数成人血清中都有甲肝病毒,因此,婴儿在出生后6个月内,由于血清中有来自母体的抗-HAV而不易感染甲型肝炎。

(二)乙型病毒性肝炎(viral hepatitis B)

乙型病毒性肝炎由乙型肝炎病毒(HBV)引起,孕妇中HBsAg的携带率为5%～10%。妊娠合并乙型肝炎的发病率为 0.025％～1.6％,70.3％产科肝病是乙型肝炎,乙型肝炎表面抗原携带孕妇的胎儿宫内感染率为 5％～15％。

乙型肝炎病毒又称 Dane 颗粒,因系 Prince 在澳大利亚发现,也称澳大利亚抗原。乙型肝炎病毒是一种直径 42 nm、双层结构的嗜肝 DNA 病毒,由外壳蛋白和核心成分组成。外壳蛋白含有表面抗原(HBsAg)和前 S 基因的产物;核心部分主要包括核心抗原(HBcAg)、e 抗原(HBeAg)、DNA 及 DNA 多聚酶,是乙型肝炎病毒复制部分。

乙型肝炎的传播途径主要有血液传播、唾液传播和母婴垂直传播等。人群中 40％～50％的慢性HBsAg携带者是由母婴传播造成的。母婴垂直传播的主要方式:宫内感染、产时传播和产后传播。

(三)丙型病毒性肝炎(viral hepatitis C)

丙型病毒性肝炎由丙型肝炎病毒(HCV)引起,HCV 与乙肝病毒的流行病学相似,感染者半数以上发展成为慢性,可能是肝硬化和肝癌的原因。

HCV 经血液和血液制品传播是我国丙型肝炎的主要传播途径,据国外报道,90％以上的输血后肝炎是丙型肝炎,吸毒、性混乱、肾透析和医源性接触都是高危人群,除此之外,仍有 40％～50％的 HCV 感染无明显的血液及血液制品暴露史,其中母婴传播是研究的热点。

(四)丁型病毒性肝炎(viral hepatitis D)

丁型病毒又称 δ 病毒,是一种缺陷的嗜肝 RNA 病毒。病毒直径 38 nm,含 1678 个核苷酸。HDV 需依赖 HBV 才能复制,常与 HBV 同时感染或在 HBV 携带情况下重叠发生,导致病情加重或慢性化。国内各地的检出率为 1.73％～25.66％。

HDV 主要经输血和血制品、注射和性传播,也存在母婴垂直传播,研究发现,HBV 标志物阴性,HDV 阳性母亲的新生儿也可能有 HDV 感染。

(五)戊型病毒性肝炎(viral hepatitis E)

戊型病毒性肝炎又称流行性或肠道传播的非甲非乙型肝炎。戊型肝炎病毒(HEV)直径23～37 nm,病毒基因组为正链单股 RNA。

戊肝主要通过粪-口途径传播,输血可能也是一种潜在的传播途径,目前尚未见母婴垂直传播的报道。

(六)其他病毒性肝炎

除以上所列各种病毒性肝炎外,还有 10％～20％的肝炎患者病原不清,这些肝炎主要有己型病毒性肝炎、庚型病毒性肝炎、单纯疱疹病毒性肝炎和巨细胞病毒性肝炎等。己型病毒性肝炎病情和慢性化程度均不如输血后肝炎严重,目前缺少特异性诊断方法。庚型病毒性肝炎主要通过输血等肠道外途径传播,也可能经母婴和性传播,有待进一步证实。单纯疱疹病毒性肝炎和巨细胞病毒性肝炎文献报道少见。

二、病毒性肝炎对妊娠的影响

(一)对母体的影响

妊娠早期发生病毒性肝炎可使妊娠反应如厌食、恶心、呕吐等症状加重。妊娠晚期由于肝病使醛固酮灭活能力下降,较易发生妊娠高血压综合征,发生率可达 30％。分娩时,由于肝功能受损,凝血因子合成功能减退,易发生产后出血。如为重症肝炎,极易并发 DIC,导致孕产妇死亡。HCV 感染较少增加产科并发症的危险,戊型肝炎暴发流行时,孕妇感染后,可导致流产、死胎、产后出血。妊娠后期易发展为重症肝炎、肝功能衰竭,病死率可达 30%。

妊娠合并病毒性肝炎孕产妇病死率各地报道不同,上海地区为 1.7%～8.1%,武汉地区为 18.3%,欧洲仅 1.8%,北非则高达 50%。

(二)对胎儿的影响

目前尚无 HAV 致畸的报道。

妊娠早期患病毒性肝炎,胎儿畸形率约增高 2 倍。患乙型肝炎和慢性无症状 HBV 携带者的孕妇,均可能导致胎儿畸形、流产、死胎、死产,新生儿窒息率、病死率明显增加,也可能使新生儿成为 HBV 携带者,部分导致慢性肝炎、肝硬化和肝癌。妊娠晚期合并病毒性肝炎时,早产率和围生儿病死率亦明显增高。

(三)母婴传播

1.甲型肝炎

无宫内传播的可能性,分娩时由于吸入羊水可引起新生儿感染及新生儿监护室甲型肝炎的暴发流行。

2.乙型肝炎

乙型肝炎母婴传播可分为宫内感染、产时传播、产后传播。

(1)宫内感染主要是子宫内经胎盘传播,是母婴传播中重要的途径。脐血 HBV 抗原标志物阳性则表示可能有宫内感染。Sharma 等报道单纯 HBsAg 阳性的孕妇胎儿受感染率为 50%～60%;合并 HBeAg 阳性和抗 HBc 阳性孕妇宫内感染率可达 88%～90%。

HBV 经胎盘感染胎儿的机制可能有:①HBV 使胎盘屏障受损或通透性改变,通过细胞与细胞间的传递方式实现的母血 HBV 经蜕膜毛细血管内皮细胞和蜕膜细胞及绒毛间隙直接感染绒毛滋养层细胞,然后进一步感染绒毛间质细胞,最终感染绒毛毛细血管内皮细胞而造成胎儿宫内感染的发生。②HBV 先感染并复制于胎盘组织。③HBV 患者精子中存在 HBV DNA,提示 HBV 有可能通过生殖细胞垂直传播,父系传播不容忽视。

(2)产时传播是 HBV 母婴传播的主要途径,约占 50%。其机制可能是分娩时胎儿通过产道吞咽或接触了含有 HBV 的母血、羊水和阴道分泌物,也有学者认为分娩过程中,胎盘绒毛血管破裂,少量血渗透入胎儿血中,引起产时传播。

(3)产后传播主要与接触母亲唾液、汗液和乳汁有关。HBV 可侵犯淋巴细胞和精细胞等,而早期母乳中有大量淋巴细胞,所以不能排除 HBV DNA 在母乳中整合和复制成 HBV 的可能。当新生儿消化道任何一处黏膜因炎症发生水肿、渗出,导致通透性增加或黏膜直接受损时,母乳中该物质就可能通过毛细血管网进入血液循环而引起乙肝感染。研究发现,当 HBsAg 阳性母亲唾液中 HBsAg 也阳性时,其婴儿的感染率为 22%。母血中乙肝三项阳性者和 HBeAg 及抗-HBc 阳性者因其初乳中 HBV DNA 的阳性率为 100%,故不宜哺乳;血中 HBsAg 及 HBeAg、HBsAg 及抗-HBc 和 HBeAg 阳性其初乳中排毒率达 75% 以上,所以应谨慎哺乳。如果初乳中单纯抗-HBs 和/或抗-HBe 阳性者,因其排毒率为零,可以哺乳。

3.丙型肝炎

有关 HCV 母婴传播的感染率各家报道不一(0～100%),可能与母体血中 HCV RNA 水平不同、研究方法不同、婴儿追踪观察的时间不同等有关。研究证实,孕妇的抗 HCV 可通过胎盘到达婴儿体内,母婴感染的传播可发生于产前妊娠期,即 HCV 感染子宫内胎儿,并定位于胎儿肝脏。白钢钻等研究发现,抗 HCV 或 HCV RNA 任意一项阳性孕妇所分娩的新生儿 HCV 感染率极高,有输血史和丙型肝炎病史者,发生宫内传播的危险性更大。HCV 可能通过宫内感染、分娩过程中感染,也可于产后母乳喂养的过程中感染。

4.其他类型的肝炎

HDV 存在母婴传播,其传播机制可能是经宫内感染,也有可能类似某些 RNA 病毒经生殖细胞传播。目前尚未见 HEV 母婴传播的报道。庚型病毒性肝炎可经母婴传播和性传播,其途径可能是分娩过程或产后哺乳。

三、妊娠对病毒性肝炎的影响

肝脏代谢在妊娠期有别于非妊娠期,一旦受到肝炎病毒侵袭,其损害就较为严重,原因:①妊娠期新陈代谢旺盛,胎儿的呼吸排泄等功能均需母体完成;②肝脏是性激素代谢及灭活的主要场所,孕期内分泌变化所产生的大量性激素需在肝内代谢和灭活,加重肝脏的负担;③妊娠期机体所需热量较非妊娠期高 20%,铁、钙、各种维生素和蛋白质需求量大大增加,若孕妇原有营养不良,则肝功能减退,加重病情;④妊娠期高血压疾病可引起小血管痉挛,使肝、肾血流减少,而肾功能损害,代谢产物排泄受阻,可进一步加重肝损害,若合并肝炎,易致肝细胞大量坏死,诱发重症肝炎;⑤由于妊娠期的生理变化和分娩、手术创伤、麻醉影响、上行感染等因素,不可避免地对已经不健康的肝脏造成再损伤,使孕妇患肝炎较普通人更易发生严重变化;⑥为了适应妊娠的需要,循环系统血液再分配使孕期的肝脏处于相对缺血状态,使原本不健康的肝脏更加雪上加霜甚至不堪重负。所以,肝炎产妇更易加重肝损害,甚至诱发重症肝炎。国内外的资料显示,约 8%的妊娠肝炎患者发展为重症肝炎,大大高于非孕人群乙型肝炎诱发重症肝炎的发生率(1%~5%)。

四、临床表现

甲型肝炎临床表现均为急性,好发于秋冬季,潜伏期为 2~6 周。前期症状可有发热、厌油、食欲下降、恶心呕吐、乏力、腹胀和肝区疼痛等,一般于 3 周内好转。此后出现黄疸、皮肤瘙痒、肝脏肿大,持续 2~6 周或更长。多数病例症状轻且无黄疸。

乙型肝炎分急性乙型肝炎、慢性乙型肝炎、重症肝炎和 HBsAg 病毒携带者。潜伏期一般为 1~6 个月。

急性期妊娠合并乙肝的临床表现出现不能用妊娠反应或其他原因解释的消化道症状,与甲肝类似,但起病更隐匿,前驱症状可能有急性免疫复合物样表现,如皮疹、关节痛等,黄疸出现后症状可缓解。乙型肝炎病程长,5%左右的患者转为慢性。极少数患者起病急,伴高热、寒战、黄疸等,如病情进行性加重,演变为重症肝炎则黄疸迅速加深,出现肝性脑病症状,凝血机制障碍,危及生命。妊娠时更易发生重症肝炎,尤其是妊娠晚期多见。

其他类型的肝炎临床表现与乙型肝炎类似,症状或轻或重。丙型肝炎的潜伏期为 2~26 周,输血引起者为 2~16 周。丁型肝炎的潜伏期为 4~20 周,多与乙型肝炎同时感染或重叠感染。戊型肝炎与甲肝症状相似,暴发流行时,易感染孕妇,妊娠后期发展为重症肝炎,导致肝功能衰竭,病死率可达 30%。有学者报道散发性戊型肝炎合并妊娠,起病急,症状轻,临床预后较好,不必因此终止妊娠。

五、诊断

妊娠合并病毒性肝炎的前驱症状与妊娠反应类似,容易被忽视,诊断需要根据病史、症状、体征和实验室检查等综合分析。

(一)病史

要详细了解患者是否有与肝炎患者密切接触史,是否接受输血、血液制品、凝血因子等治疗,是否有吸毒史。

(二)症状和体征

近期内有无其他原因解释的消化道症状、低热、肝区疼痛、不明原因的黄疸。体格检查肝脏肿大、压痛,部分患者可有脾大。重症肝炎出现高热、烦躁、谵妄等症状,黄疸迅速加深,伴有肝性脑病,可危及生命。查体肝浊音界明显减小,有腹水形成。

(三)实验室检查

1.周围血象

急性期白细胞多减低,淋巴细胞相对增多,异常淋巴细胞不超过10%。急性重型肝炎白细胞总数及中性粒细胞百分比均可显著增多。合并弥漫性血管内凝血时,血小板急骤减少,血涂片中可发现形态异常的红细胞。

2.肝功能检查

(1)血清酶活力测定:血清丙氨酸氨基转移酶(ALT),即谷丙转氨酶(GPT)及血清羧门冬氨酸氨基转移酶(AST),即谷草转氨酶(GOT)是临床上常用的检测指标。肝细胞有损害时,ALT增高,为急性肝炎早期诊断的敏感指标之一,其值可高于正常十倍至数十倍,一般于3~4周下降至正常。若ALT持续数月不降,可能发展为慢性肝炎。急性重型肝炎ALT轻度升高,但血清胆红素明显上升,为酶胆分离现象,提示有大量肝细胞坏死。当肝细胞损害时AST亦增高,急性肝炎升高显著,慢性肝炎及肝硬化中等升高。急性黄疸出现后很快下降,持续时间不超过3周,乙肝则持续较长。AST/ALT的比值对判断肝细胞损伤有较重要意义。急性重型肝炎时AST/ALT<1,提示肝细胞有严重坏死。

(2)胆色素代谢功能测定:各类型黄疸时血清胆红素增高,正常时<17 μmol/L,重型肝炎、淤胆型肝炎均明显增高>170 μmol/L,以直接胆红素为主,黄疸消退时胆红素降低。急性肝炎时尿胆红素先于黄疸出现阳性,在黄疸消失前转阴。尿胆原在黄疸前期增加,黄疸出现后因肝内胆红素排出受阻,尿胆原则上减少。

(3)慢性肝炎时白/球比例倒置或丙种球蛋白增高。麝香草酚浊度及絮状试验,锌浊度试验反映肝实质病变,重症肝炎时氨基酸酶谱中支链氨基酸/芳香族氨基酸克分子比值降至1.0~1.5。病毒性肝炎合并胆汁淤积时碱性磷酸酶(AKP)及胆固醇测定明显升高。有肝细胞再生时甲胎球蛋白(AFP)增高。

3.病原学检查

对临床诊断、治疗、预后及预防等方面有重要意义。最常用且敏感的为酶联免疫法(EIA)及放射免疫法(RIA)检测抗原和抗体。

(1)甲型肝炎:急性期抗-HAV IgM阳性,抗HAVIgG阳性表示既往感染。一般发病第1周抗-HAV IgM阳性,1~2个月后抗体滴度下降,3~6个月后消失。感染者粪便免疫电镜可检出HAV颗粒。

(2)乙型肝炎有多种抗原抗体系统。临床常用有乙型肝炎表面抗原 HBsAg、e 抗原 HBeAg 和核心抗原 HBcAg 及其抗体系统。HBsAg 阳性是乙型肝炎的特异性标志,急性期其滴度随病情恢复而下降,慢性及无症状携带者 HBsAg 可长期阳性。HBeAg 阳性表示 HBV 复制,这类患者临床有传染性,抗 HBe 出现则表示 HBV 复制停止。HBcAg 阳性也表示 HBV 复制,慢性 HBV 感染者,抗 HbcAg 可持续阳性。有条件者测前 S_1、前 S_2 和抗前 S_1、抗前 S_2,对早期诊断乙型肝炎和判断转归有重要意义。

(3)丙型肝炎:抗-HCV 阳性出现于感染后期,即使抗体阳性也无法说明现症感染还是既往感染,需结合临床。判断困难时可用反转录聚合酶链反应(RT-PCR)检测 HCVRNA。

(4)丁型肝炎:血清抗-HD 或抗-HD IgM 阳性,或 HDAg 阳性,一般出现在肝炎潜伏期后期和急性期早期;亦可测 HDV RNA,均为 HDV 感染的标志。

(5)戊型肝炎:急性期血清抗-HEV IgM 阳性;或发病早期抗-HEV 阴性,恢复期转为阳性。患者粪便内免疫电镜可检出 HEV 颗粒。

4.其他检测方法

B 超诊断对判断肝硬化、胆管异常、肝内外占位性病变有参考价值;肝活检对确定弥漫性肝病变及区别慢性肝炎临床类型有重要意义。

六、鉴别诊断

(一)妊娠剧吐引起的肝损害

妊娠剧吐多发生在妊娠早期,由于反复呕吐,可造成脱水、尿少、酸碱失衡、电解质失调、消瘦和黄疸等。实验室检查血胆红素和转氨酶轻度升高、尿酮体阳性。与病毒性肝炎相比,妊娠剧吐引起的黄疸较轻,经过治疗如补足液体、纠正电解质紊乱和酸中毒后,症状迅速好转。

(二)妊娠高血压综合征引起的肝损害

重度妊高征子痫和先兆子痫常合并肝功能损害,恶心、呕吐、肝区疼痛等临床症状与病毒性肝炎相似。但妊高征症状典型,除有高血压、水肿、蛋白尿和肾损害及眼底小动脉痉挛外,还可有头痛、头晕、视物模糊与典型子痫抽搐等,部分患者转氨酶升高,但妊娠结束后可迅速恢复。如合并 HELLP 综合征,应伴有溶血、肝酶升高及血小板减少。妊娠期肝炎合并妊高征时,两者易混淆,可检测肝炎病毒抗原抗体帮助鉴别诊断。

(三)妊娠期急性脂肪肝

妊娠期急性脂肪肝临床罕见,多发生于妊娠 28～40 周,妊娠高血压综合征、双胎等多见。起病急,以忽然剧烈、持续的呕吐开始,有时伴上腹疼痛及黄疸。1～2 周后,病情迅速恶化,出现弥漫性血管内凝血、肾衰竭、低血糖、代谢性酸中毒、肝性脑病、休克等。其主要病理变化为肝小叶弥漫性脂肪变性,但无肝细胞广泛坏死,可与病毒性肝炎鉴别。实验室检查转氨酶轻度升高,血清尿酸、尿素氮增高,直接胆红素明显升高,尿胆红素阴性。B 超为典型的脂肪肝表现,肝区内弥漫的密度增高区,呈雪花状,强弱不均;CT 为肝实质呈均匀一致的密度减低。

(四)妊娠期肝内胆汁淤积综合征

妊娠期肝内胆汁淤积综合征又称妊娠期特发性黄疸、妊娠瘙痒症等,是发生于妊娠中、晚期,以瘙痒和黄疸为特征的疾病。其临床特点为先有皮肤瘙痒,进行性加重,黄疸一般为轻度。分娩后 1～3 天黄疸消退,症状缓解。患者一般情况好,无病毒性肝炎的前驱症状。实验室检查转氨酶正常或轻度升高,血胆红素轻度增加。肝组织活检无明显的实质性肝损害。

(五)药物性肝炎

妊娠期易引起肝损害的药物主要有氯丙嗪、异烟肼、利福平、对氨基水杨酸钠、呋喃妥因、磺胺类、四环素、红霉素、地西泮和巴比妥类药物等。酒精中毒、氟烷、氯仿等吸入也可能引起药物性肝炎。有时起病急,轻度黄疸和转氨酶升高,可伴有皮疹、皮肤瘙痒、蛋白尿、关节痛和嗜酸性粒细胞增多等,停药后可自行消失。诊断时应详细询问病史,尤其是用药史。妊娠期禁用四环素,因其可引起肝脏急性脂肪变,出现恶心呕吐、黄疸、肌肉酸痛、肝肾功能衰竭,并可致死胎、早产等。

七、治疗

原则上与非孕期病毒性肝炎治疗相同,目前尚缺乏特效治疗,治疗应以中西医药结合为主,对没有肯定疗效的药物,应慎重使用,尽量少用药物,以防增加肝脏负担。

(一)一般处理

急性期应充分卧床休息,减轻肝脏负担,以利于肝细胞的修复。黄疸消退症状开始减轻后,逐渐增加活动。合理安排饮食,以高糖、高蛋白和高维生素"三高饮食"为主,对有胆汁淤积或肝性脑病者应限制脂肪和蛋白质。禁用可能造成肝功能损害的药物。

(二)保肝治疗

保肝治疗以对症治疗和辅助恢复肝功能为原则。给予大量的维生素和葡萄糖,口服维生素以维生素 C、复合维生素 B 或酵母为主。如黄疸较重、凝血酶原时间延长或有出血倾向,可给予维生素 K;黄疸持续时间较长者还应增加维生素 A。病情较重、食欲较差或有呕吐不能进食者,可以静脉滴注葡萄糖、维生素 C。三磷酸腺苷(ATP)、辅酶 A 和细胞色素等可促进肝细胞的代谢,新鲜血、血浆和人体清蛋白等可改善凝血功能,纠正低蛋白血症起到保肝作用。另外,一些药物如肝乐、肝宁、肌苷等也有保肝作用。

(三)免疫调节药物

免疫调节药物糖皮质激素目前仅用于急性重型肝炎、淤胆型肝炎及慢性活动性肝炎。常用药物为泼尼松、泼尼松龙及氟美松(地塞米松)。疗程不宜过长,急性者1~2周;慢性肝炎疗程较长,用药过程中应注意防止并发感染或骨质疏松等,停药时需逐渐减量。转移因子、左旋咪唑、白细胞介素-2(IL-2)、干扰素及干扰素诱导剂等免疫促进剂,效果均不肯定。

(四)抗病毒制剂

近年国外应用白细胞干扰素或基因重组 α,β 或 γ 干扰素或阿糖腺苷或单磷酸阿糖腺苷、无环鸟苷或去氧无环鸟苷,单独或与干扰素合用,可使血清 HBV-DNA 及 HBeAg 缓慢下降,同时肝内 DNA 形成及 HBeAg 减少,病毒停止复制,肝功渐趋正常。

(五)中医治疗

根据症状辨证施治,以疏肝理气、清热解毒、健脾利湿、活血化淤的重要治疗为主。黄疸型肝炎需清热、佐以利湿者,可用茵陈蒿汤加味。需利湿佐以清热者可用茵陈五苓散加减。如慢性肝炎、胆汁淤积型肝炎后期等,应以温阳去寒,健脾利湿,用茵陈术附汤。如急性、亚急性重型肝炎应以清热解毒,凉血养阴为主,用犀角地黄汤加味等。另外,联苯双酯、强力宁、香菇多糖等中成药也有改善肝细胞功能的作用。

(六)产科处理

1.妊娠期

早期妊娠合并急性甲型肝炎,因 HAV 无致畸依据,也没有宫内传播的可能性,如病程短、预后好,则原则上可继续妊娠,但有些学者考虑到提高母婴体质,建议人工流产终止妊娠。合并乙型肝炎者,尤其是慢性活动性肝炎,妊娠可使肝脏负担加重,应积极治疗,病情好转后行人工流产。中晚期妊娠合并肝炎则不主张终止妊娠,因终止妊娠时创伤、出血等可加重肝脏负担,使病情恶化,可加强孕期监护,防止妊娠高血压综合征。对个别重症患者,经各种保守治疗无效,病情继续发展时,可考虑终止妊娠。

2.分娩期及产褥期

重点是防治出血和感染。可于妊娠近预产期前一周,每天肌内注射维生素 K 20～40 mg,临产后再加用 20 mg 静脉注射。产前应配好新鲜血,做好抢救休克及新生儿窒息的准备,如可经阴分娩,应尽量缩短第二产程,必要时可行产钳或胎头吸引助产。产后要防止胎盘剥离面严重出血,及时使用宫缩剂,必要时给予补液和输血。产时应留脐血做肝功能及抗原的测定。如有产科指征需要行剖宫产时,要做好输血准备。选用大剂量静脉滴注对肝脏影响小的广谱抗生素如氨苄西林、三代头孢类抗生素等防止感染,以免病情恶化。产褥期应密切检测肝功变化,给予相应的治疗。

3.新生儿的处理

新生儿出生后应隔离 4 周,产妇为甲型肝炎传染期的新生儿,可于出生时及出生后 1 周内各接受 1 次丙种球蛋白注射。急性期禁止哺乳。乙肝等存在垂直传播的肝炎不宜哺乳。

(七)急性重型肝炎的治疗

(1)限制蛋白质,尤其是动物蛋白摄入,每天蛋白质摄入量限制在 0.5 g/(kg·d) 以下。给予大量葡萄糖和适量 B 族维生素、维生素 C、维生素 K、维生素 D、维生素 E 及 ATP、辅酶 A 等。口服新霉素、庆大霉素、头孢菌素类抗生素或甲硝唑抑制肠道内细菌,盐水清洁灌肠和食醋保留灌肠清除肠道内积存的蛋白质或血液,减少氨的吸收。

(2)促进肝细胞再生,保护肝脏。①人血清蛋白或血浆:有助于肝细胞再生,提高血浆胶体渗透压,减轻腹水和脑水肿,清蛋白还可结合胆红素,减轻黄疸。每次 5～10 g,每周 2～3 次。输新鲜血浆可补充调理素、补体及多种凝血因子,增强抗感染能力,可与清蛋白交替,每天或隔天 1 次。②胰高血糖素-胰岛素疗法:有防止肝细胞坏死,促进肝细胞再生,改善高氨血症和调整氨基酸代谢失衡的作用。用法:胰高血糖素 1～2 mg 加胰岛素 6～12 个单位,溶于 5% 或 10% 葡萄糖溶液 250～500 mL 中静脉滴注,2～3 周为 1 个疗程。③其他:近年国内有些医院用新鲜制备的人胎肝细胞悬液治疗重症肝炎,有一定效果。选用精氨酸或天门冬氨酸钾镁,可促进肝细胞再生,控制高胆红素血症。剂量 400 mL 的天门冬氨酸钾镁溶液,加入葡萄糖液中静脉滴注,每天 1～2 次。

(3)控制脑水肿、降低颅内压、治疗肝性脑病:糖皮质激素应用可降低颅内压,改善脑水肿。用 20% 甘露醇或 25% 山梨醇静脉滴注,脱水效果好。应用以支链氨基酸为主要成分的复合氨基酸液可防止肝性脑病,提供肝细胞的营养素。如 6 氨基酸-520 250 mL 与等量 10% 葡萄糖液,内加 L-乙酰谷氨酰胺 500 mg,缓慢滴注,5～7 天为 1 个疗程,主要用于急性重型肝炎肝性脑病。14 氨基酸-800 500 mL 每天应用可预防肝性脑病。左旋多巴可通过血脑屏障,进入脑组织内衍化为多巴胺,提供正常的神经传递介质,改善神经细胞的功能,促进意识障碍的恢复。可用左旋多巴 100 mg 加多巴脱羧酶抑制剂卡比多巴 20 mg,静脉滴注,每天 1～2 次。

(4)出血及 DIC 的治疗:出血常因多种凝血因子合成减少,或 DIC 凝血因子消耗过多所致。可输新鲜血液、血浆;给予维生素 K_1、凝血酶复合因子注射。一旦发生 DIC,应用肝素要慎重,用量一般为 25 mg 静脉点滴,根据患者病情及凝血功能再调整剂量,使用过程应加强凝血时间监测,以防肝素过量出血加剧。临产期间及产后 12 小时内不宜应用肝素,以免发生致命的创面出血。有消化道出血时可对症服云南白药或西咪替丁(甲氰咪胍)、洛赛克等。

(5)改善微循环,防止肾衰竭:可用肝素、654-2 等,能明显改善微循环,减轻肝细胞损伤。川芎嗪注射液有抑制血小板聚集、扩张小血管及增强纤维蛋白溶解等作用;双嘧达莫可抑制血小板聚集及抑制免疫复合物形成的作用;低分子右旋糖酐可改善微循环。

八、预防

病毒性肝炎尚无特异性治疗方法,除乙肝外其他型肝炎也尚无有效主动免疫制剂,故采取以切断传播途径为主的综合防治措施极为重要。

(一)加强宣教和围生期保健

急性期患者应隔离治疗。应特别重视防止医源性传播及医院内感染,产房应将 HBsAg 阳性者床位、产房、产床及器械等严格分开;肝炎流行区孕妇应加强营养,增加抵抗力预防肝炎的发生。对最近接触过甲型肝炎的孕妇应给予丙种球蛋白。患肝炎妇女应于肝炎痊愈后半年、最好 2 年后怀孕。HBsAg 及 HBeAg 阳性孕妇分娩时应严格实行消毒隔离制度,缩短产程、防止胎儿窘迫、羊水吸入及软产道裂伤。

(二)免疫预防

甲型肝炎灭毒活疫苗可对 1 岁以上的儿童或成人预防接种,如注射过丙种球蛋白,应于 8 周后再注射。

乙型肝炎免疫球蛋白(HBIG)是高效价的抗 HBV 免疫球蛋白,可使母亲或新生儿获得被动免疫,是预防乙肝感染有效的措施。产前 3 个月每月给 HBsAg 携带孕妇肌内注射 HBIG,可使其新生儿的官内感染明显减少,随访无不良反应。新生儿注射时间最好在生后 24 小时以内,一般不超过 48 小时。注射次数多效果好,可每月注射一次,共 2～3 次,剂量每次 0.5 mL/kg,或每次 1～2 mL。意外暴露者应急注射一般为 1～2 mL。最后 1 次同时开始注射乙肝疫苗。乙肝疫苗有血源疫苗及基因重组疫苗两种。基因重组疫苗免疫原性优于血源性疫苗。两种疫苗的安全性、免疫原性、保护性及产生抗体持久性相似。疫苗的免疫对象以 HBV 携带者、已暴露于 HBV 的易感者及其新生儿为主,保护率可达 80%。对 HBsAg 及 HBeAg 均阳性母亲的新生儿联合使用 HBIG 可提高保护率达 95%。全程免疫后抗体生成不好者可再加强免疫一次。HCV DNA 疫苗的研制尚停留在动物实验基础上,但可用来源安全可靠的丙种球蛋白对抗-HCV 阳性母亲的婴儿在 1 岁前进行被动免疫。丁、戊等型肝炎尚无疫苗。

(朱明威)

第六节　妊娠合并肝硬化

肝硬化是慢性弥漫性进行性肝脏疾病,病理变化主要为广泛肝细胞变性坏死、结节性增生、结缔组织纤维化及组织结构紊乱,肝内血液循环异常。妊娠合并肝硬化少见,患者年龄一般在 23~42 岁。文献报道妊娠合并肝硬化是分娩总数的 0.02%。

一、肝硬化对妊娠及分娩的影响

病毒性肝炎、慢性酒精中毒、血吸虫病、药物或化学中毒等是肝硬化的常见病因。代偿性肝硬化妊娠结局良好,失代偿性肝硬化可引起代谢障碍,对妊娠及胎儿均有不良影响,文献报道肝硬化患者流产率为 8.0%~13.7%,早产率为 15%~20%,围生儿病死率为 17.9%~18.2%,均较正常妊娠增加。在存活的婴儿中,未见先天性肝硬化报道,但低体重儿和胎儿窘迫发生率增高。

妊娠合并肝硬化使妊娠高血压综合征的发病率增高,文献报道可达 81.8%。可能与肝硬化患者肾素-血管紧张素-醛固酮系统活力增加、低蛋白血症、雌激素代谢障碍和缺氧有关,可使病情进一步恶化。肝硬化合并腹水、低蛋白、子宫肌纤维水肿等,临产后易导致宫缩乏力,产程停滞。由于凝血机制障碍、凝血因子缺乏可引起产后出血。而肝硬化患者贫血、低蛋白等使机体免疫力下降,易发生产后感染。孕产妇合并肝硬化死亡原因主要有消化道出血、产后出血和肝性脑病。文献报道产妇病死率可达 10.34%。

二、妊娠对肝硬化的影响

妊娠是否对肝硬化有影响,学者们意见不一。部分学者认为,妊娠对肝硬化无不良影响,肝脏代偿功能好者,可正常妊娠分娩。但是大多数观点则认为妊娠加重肝脏负担,更易产生腹水,使肝硬化的病情恶化。另外,肝硬化患者多伴有食道或胃底静脉曲张,妊娠期血容量增加,门静脉系统过度充盈,妊娠子宫增大,腹内压增高,可加重食道静脉扩张,加之分娩期第二产程孕妇用力屏气等因素,均可使食道、胃底静脉曲张破裂,发生大出血,危及生命。

三、诊断与鉴别诊断

(一)病史

肝硬化患者多有慢性 HBV、HCV、HDV/HBV 感染,尤其是有过活动性肝损害、慢性酒精中毒,每天摄入酒精 80 g 或以上、营养不良、血吸虫感染和长期服用对肝功能有损害的药物等病史。

(二)症状

肝功能代偿期,一般无症状或仅有消化不良的症状,如乏力、腹胀和食欲减退等。肝功能代偿期症状明显,腹胀和食欲减退加重,肝病面容,可出现消瘦、腹痛、贫血和牙龈出血、皮肤紫癜、胃肠道出血等倾向。出现肝性脑病、继发感染、门静脉血栓形成、肝肾综合征等并发症时可出现相应症状。

(三)体征

肝功能代偿期体征可不明显,常见为肝脏轻度肿大,患者可有肝掌和蜘蛛痣,少数伴有脾脏肿大。失代偿期患者除上述表现外,查体可见贫血、水肿、腹壁静脉曲张、肝脏肿大或缩小,质地坚硬、脾脏肿大、腹水等。

(四)辅助检查

1.实验室检查

合并贫血,血红蛋白可有不同程度的降低;脾功能亢进时,血小板和白细胞计数可降低。尿胆元和尿胆红素可增加。肝功能损害的表现主要为蛋白代谢异常,血清清蛋白浓度降低,球蛋白浓度升高,凝血酶原时间延长。ALT 或 AST 正常或升高,两者和胆红素代谢一般仅用于评价疾病的活动性。肝纤维化标志物血清Ⅲ型前胶原肽、单胺氧化酶、脯氨酰羟化酶等均高于正常。

2.超声和内镜检查

早期超声下可见肝脏略增大,以尾叶增大明显,肝表面呈结节状或细齿状,肝实质呈大小不等结节状地图样光点回声分布,伴条索样或网状回声增强。脾大,合并腹水。晚期肝脏缩小,肝表面不平。B超还可用于诊断门脉高压,检查可发现脾静脉和肠系膜上静脉之和大于门脉主干内径,或门脉及其属支内径随呼吸运动变化幅度减弱或消失。此外,B超可用于排除肝外门脉高压症。胃镜检查可直接观察胃底静脉曲张程度,判断出血原因和部位。

3.食道钡餐 X 线检查

食道钡餐 X 线检查可显示食道静脉曲张和胃底静脉曲张的典型征象,但 X 线对胎儿有影响,孕期应用应慎重。

4.病原学和肝组织检查

应常规行 HBV、HCV 病原标志物检测,慢性抗 HBe 阳性者,应行 PCR HBV DNA 检测。肝穿刺或组织检查对肝硬化有确诊价值,同时可了解肝硬化的组织类型和肝细胞损害程度。

(五)鉴别诊断

肝脏肿大者应与慢性肝炎、原发性肝癌、华支睾血吸虫病等鉴别。出现腹水者应与结核性腹膜炎、缩窄性心包炎、营养不良性水肿、慢性肾炎等鉴别。对胆汁性肝硬化应区别是肝内或肝外梗阻。此外,出现并发症时应与消化性溃疡出血、尿毒症糖尿病酮症酸中毒等相鉴别。

四、治疗

(一)加强营养及休息,减轻肝脏负荷

负荷包括体力负荷、营养负荷、钠水负荷和心理负荷。肝硬化处于代偿期或无症状时,可承受一般的体力劳动,以不疲劳为度。失代偿期,应以休息为主,可减少肝脏的负荷,使肝细胞有机会修复和再生。给予高维生素、适量蛋白、碳水化合物和低盐、低脂肪饮食,过分限制脂肪会影响食欲,并且影响脂溶性维生素吸收给予适量脂肪,适当食用糖,可在肝内转变为肝糖原,促使肝细胞新生,增加肝细胞对毒素的抵抗力。患者肝性脑病时,蛋白摄入量应降低,甚至暂时不给蛋白质。

(二)保肝治疗

可给予促肝细胞生长因子、多种维生素、肌苷、活血化淤的中药、丹参注射液、当归注射液等药物促进肝细胞再生,抑制肝纤维化,疏通肝脏微循环。

（三）并发症的治疗

1.腹水

妊娠合并肝硬化患者大多伴有腹水,应卧床休息,限制水钠,钠盐摄入以每天 10～20 mg 为宜。给予利尿剂利尿,可单用安体舒通或与呋塞米(速尿)联合使用,利尿时应防止水、电解质失调。严重的低蛋白血症应补充清蛋白、血浆或新鲜血,同时可适当给予促蛋白合成药物如 14 氨基酸-800 等。并发细菌性腹膜炎时,应使用广谱抗生素。

2.食管静脉曲张破裂出血的预防和治疗

应避免胃内容物反流,饭后不要立即仰卧。食物应细软,药片研碎后服用。适时给予制酸剂或利尿剂,可减轻食管静脉曲张淤血的程度。如发生食管静脉曲张破裂,应与内外科医师联合积极治疗,保守治疗无效时可行门腔静脉分流术。

（四）肝性脑病和肝肾综合征

给予支链氨基酸,调整支链氨基酸与芳香比例、药物降血氨、减少肠道内氨等毒性物质、胎肝细胞悬液输注等综合治疗,必要时可肝移植和肾透析治疗。

（五）产科处理

1.孕期处理

妊娠早期时,若有肝功能不全、凝血酶原时间延长或食管静脉曲张的孕妇,应尽早行人工流产术,术后应严格避孕。妊娠中晚期时,若肝功能稳定,无子女者可继续妊娠,定期产前检查,预防合并症(子痫前期、贫血等)。如果出现食管静脉曲张破裂出血,保守治疗无效,患者又迫切希望继续妊娠者,可行门腔静脉分流术,手术一般宜在孕 4～5 个月时进行。妊娠晚期合并肝硬化,代偿功能好者,应尽量经阴道分娩,如有食道静脉曲张破裂史,应行剖宫产为宜。

2.分娩期处理

代偿功能好,无并发症、无产科难产情况者,大多可经阴道分娩。尽量缩短第一产程,保持孕妇安静,密切观察产程,积极处理。第二产程,应避免增加腹压,可用产钳或胎头吸引器助产。同时应做好输血、补充凝血因子等治疗准备。第三产程应使用宫缩剂,促进子宫收缩,减少出血。

（朱明威）

第七节　妊娠合并糖尿病

妊娠合并糖尿病包括 2 种情况:一种妊娠前已有糖尿病的患者妊娠,称为糖尿病合并妊娠;另一种为妊娠后首次发现或发病的糖尿病,又称妊娠期糖尿病。糖尿病孕妇中 80% 以上为妊娠期糖尿病。妊娠期糖尿病的发生率因种族和地区差异较大,近些年有发病率增高趋势。大多数妊娠期糖尿病患者产后糖代谢异常能恢复正常,但将来患糖尿病的机会增加。孕妇糖尿病的临床经过复杂,对母儿均有较大危害,应引起重视。

一、妊娠对糖尿病的影响

妊娠后,母体糖代谢的主要变化是葡萄糖需要量增加、胰岛素抵抗和分泌相对不足。妊娠期糖代谢的复杂变化使无糖尿病者发生妊娠糖尿病、隐性糖尿病呈显性或原有糖尿病的患者病情加重。

(一)葡萄糖需要量增加

胎儿能量的主要来源是通过胎盘从母体获取葡萄糖;妊娠时母体适应性改变,如雌、孕激素增加母体对葡萄糖的利用、肾血流量及肾小球滤过率增加,而肾小管对糖的再吸收率不能相应增加,都可使孕妇空腹血糖比非孕时偏低。在妊娠早期,由于妊娠反应、进食减少,严重者甚至导致饥饿性酮症酸中毒、或低血糖昏迷等。

(二)胰岛素抵抗和分泌相对不足

胎盘合成的胎盘生乳素、雌激素、孕激素、胎盘胰岛素酶及母体肾上腺皮质激素都具有拮抗胰岛素的功能,使孕妇体内组织对胰岛素的敏感性下降。妊娠期胰腺功能亢进,特别表现为胰腺β细胞功能亢进,增加胰岛素分泌,维持体内糖代谢。这种作用随孕期进展而增加。应用胰岛素治疗的孕妇如果未及时调整胰岛素用量,部分患者可能会出现血糖异常。产后随胎盘排出体外,胎盘所分泌的抗胰岛素物质迅速消失,胰岛素用量应立即减少。

二、糖尿病对妊娠的影响

取决于血糖量、血糖控制情况、糖尿病的严重程度及有无并发症。

(一)对孕妇的影响

(1)孕早期自然流产发生率增加,达15%～30%。多见于血糖未及时控制的患者。高血糖可使胚胎发育异常甚至死亡,所以糖尿病妇女宜在血糖控制正常后再怀孕。

(2)易并发妊娠期高血压疾病,为正常妇女的3～5倍。糖尿病患者可导致血管广泛病变,使小血管内皮细胞增厚及管腔变窄,组织供血不足。尤其糖尿病并发肾病变时,妊娠期高血压病的发生率高达50%以上。糖尿病一旦并发妊娠期高血压,病情极复杂,临床较难控制,对母儿极为不利。

(3)糖尿病患者抵抗力下降,易合并感染,以泌尿系统感染最常见。

(4)羊水过多的发生率较非糖尿病孕妇多10倍。其发生与胎儿畸形无关,原因不明,可能与胎儿高血糖,高渗性利尿致胎尿排出增多有关。

(5)因巨大儿发生率明显增高,难产、产道损伤、手术产的概率高。产程长易发生产后出血。

(6)易发生糖尿病酮症酸中毒。由于妊娠期复杂的代谢变化,加之高血糖及胰岛素相对或绝对不足,代谢紊乱进一步发展到脂肪分解加速,血清酮体急剧升高。在孕早期血糖下降,胰岛素未及时减量也可引起饥饿性酮症。酮酸堆积导致代谢性酸中毒。糖尿病酮症酸中毒对母儿危害较大,不仅是糖尿病孕产妇死亡的主要原因,酮症酸中毒发生在孕早期还有致畸作用,发生在妊娠中晚期易导致胎儿窘迫及胎死宫内。

(二)对胎儿的影响

(1)巨大胎儿发生率高达25%～40%。由于孕妇血糖高,通过胎盘转运,而胰岛素不能通过胎盘,使胎儿长期处于高血糖状态,刺激胎儿胰岛β细胞增生,产生大量胰岛素,活化氨基酸转移系统,促进蛋白、脂肪合成和抑制脂解作用,使胎儿巨大。

(2)胎儿宫内生长受限发生率为21%。见于严重糖尿病伴有血管病变时,如肾脏、视网膜血管病变。

(3)早产发生率为10%～25%。早产的原因有羊水过多、妊娠期高血压、胎儿窘迫及其他严重并发症,常需提前终止妊娠。

（4）胎儿畸形率为 6％～8％，高于非糖尿病孕妇。主要原因是孕妇代谢紊乱，尤其是高血糖与胎儿畸形有关。其他因素有酮症、低血糖、缺氧及糖尿病治疗药物等。

（三）对新生儿的影响

1.新生儿呼吸窘迫综合征发生率增加

孕妇高血糖持续经胎盘到达胎儿体内，刺激胎儿胰岛素分泌增加，形成高胰岛素血症。后者具有拮抗糖皮质激素促进肺泡Ⅱ型细胞表面活性物质合成及释放的作用，使胎儿肺表面活性物质产生及分泌减少，胎儿肺成熟延迟。

2.新生儿低血糖

新生儿脱离母体高血糖环境后，高胰岛素血症仍存在，若不及时补充糖，易发生低血糖，严重时危及新生儿生命。

3.低钙血症和低镁血症

正常新生儿血钙为 2～2.5 mmol/L，出生后 72 小时血钙＜1.75 mmol/L 为低钙血症。出生后 24～72 小时血钙水平最低。糖尿病母亲的新生儿低钙血症的发生率为 10％～15％。一部分新生儿还同时合并低镁血症（正常新生儿血镁为 0.6～0.8 mmol/L，生后 72 小时血镁＜0.48 mmol/L 为低镁血症）。

4.其他

高胆红素血症、红细胞增多症等的发生率均较正常妊娠的新生儿高。

三、诊断

孕前糖尿病已经确诊或有典型的糖尿病三多一少症状的孕妇，于孕期较易确诊。但妊娠糖尿病孕妇常无明显症状，有时空腹血糖可能正常，容易漏诊、延误治疗。

（一）妊娠糖尿病的筛查及诊断

1.病史及临床表现

凡有糖尿病家族史（尤其是直系亲属）、孕前体重≥90 kg、胎儿出生体重≥4 000 g、孕妇曾有多囊卵巢综合征、不明原因流产、死胎、巨大儿或畸形儿分娩史，本次妊娠胎儿偏大或羊水过多者应警惕患糖尿病。因妊娠糖尿病患者通常无症状，而糖尿病对母儿危害较大，故所有孕 24～28 周的孕妇均应做糖筛查试验。

2.糖筛查试验

随意口服 50 g 葡萄糖，1 小时后测静脉血糖值。血糖值≥7.8 mmol/L 为糖筛查异常。应进一步行口服葡萄糖耐量试验（OGTT），明确妊娠糖尿病的诊断。

3.OGTT

目前国外采用 75 mg 或 100 mg 的 OGTT，我国多采用 75 mg。孕期用的诊断标准尚未统一，国内较多医院多借鉴国外的诊断标准：空腹 12 小时后，口服葡萄糖 75 mg，测空腹血糖及服糖后 1 小时、2 小时、3 小时 4 个点血糖。正常值分别为 5.6、10.3、8.6、6.7 mmol/L，其中有 2 项或 2 项以上超过正常值，可诊断为妊娠糖尿病。

（二）糖尿病合并妊娠的诊断

妊娠前糖尿病已确诊者孕期诊断容易。若孕前从未做过血糖检查，但孕前或孕早期有多饮、多食、多尿，孕期体重不增或下降，甚至出现酮症酸中毒，孕期糖筛查及 OGTT 异常，可考虑糖尿病合并妊娠。

四、处理

维持血糖正常范围,减少母儿并发症,降低围生儿病死率。

(一)妊娠期处理

妊娠期处理包括血糖控制及母儿安危监护。

1.血糖控制

由于妊娠后母体糖代谢的特殊变化,故妊娠期糖尿病患者的血糖控制方法与非孕期不完全相同。

(1)饮食治疗:75%~80%的妊娠糖尿病患者仅需要控制饮食量与种类即能维持血糖在正常范围。根据体重计算每天需要的热量:体重为标准体重80%~120%患者需 30 kcal/(kg·d),120%~150%标准体重的为 24 kcal/(kg·d),>150%的为 12~15 kcal/(kg·d)。热量分配:①碳水化合物占40%,蛋白质20%,脂肪40%。②早餐摄入 10%的热卡,午餐和晚餐各30%,点心为 30%。

糖尿病合并妊娠:体重≤标准体重 10%者需 36~40 kcal/(kg·d),标准体重者 30 kcal/(kg·d),120%~150%标准体重者 24 kcal/(kg·d),>150%标准体重者 12~18 kcal/(kg·d)。热量分配:①糖类 40%~50%,蛋白质20%,脂肪30%~40%。②早餐摄入 10%的热量,午餐和晚餐各30%,点心(3 次)为 30%。

(2)胰岛素治疗:妊娠期血糖控制标准为空腹 3.3~5.6 mmol/L,餐后 2 小时 4.4~6.7 mmol,夜间 4.4~6.7 mmol/L,三餐前 3.3~5.8 mmol/L。

一般饮食调整 1~2 周后,在孕妇不感到饥饿的情况下,测定孕妇 24 小时的血糖及相应的尿酮体。如果夜间血糖≥6.7 mmol/L,餐前血糖≥5.8 mmol/L 或者餐后 2 小时血糖≥6.7 mmol/L 应及时加用胰岛素治疗;以超过正常的血糖值计算,每 2 g 葡萄糖需 1 U 胰岛素估计,力求控制血糖达上述水平。

孕早期由于早孕反应,可产生低血糖,胰岛素有时需减量。随孕周增加,体内抗胰岛素物质产生增加,胰岛素用量应不断增加,可比非孕期增加 50%~100%甚至更高。胰岛素用量高峰时间在孕 32~33 周,一部分患者孕晚期胰岛素用量减少。产程中孕妇血糖波动很大,由于体力消耗大,进食少,易发生低血糖;同时由于疼痛及精神紧张可导致血糖过高,从而引起胎儿耗氧增加、宫内窘迫及出生后低血糖等。因此产程中停用所有皮下注射胰岛素,每 1~2 小时监测一次血糖,依据血糖水平维持小剂量胰岛素静脉滴注。产褥期随着胎盘排出,体内抗胰岛素物质急骤减少,胰岛素所需量明显下降。胰岛素用量应减少至产前的 1/3~1/2,并根据产后空腹血糖调整用量。多在产后 1~2 周胰岛素用量逐渐恢复至孕前水平。

糖尿病合并酮症酸中毒时,主张小剂量胰岛素持续静脉滴注,血糖>13.9 mmol/L 应将胰岛素加入生理盐水,每小时 5 U 静脉滴注;血糖≤13.9 mmol/L,开始用 5%葡萄糖盐水加入胰岛素,酮体转阴后可改为皮下注射。

2.孕妇监护

除注意一般情况外,一些辅助检查有利于孕妇安危的判断,如血、尿糖及酮体测定,眼底检查,肾功能、糖化血红蛋白等测定。

3.胎儿监护

孕早、中期采用 B 超或血清甲胎蛋白测定了解胎儿是否畸形。孕 32 周起可采用 NST

（2 次/周）、脐动脉血流测定及胎动计数等判断胎儿宫内安危。

（二）产时处理

产时处理包括分娩时机选择及分娩方式的决定。

1.分娩时机

原则上在加强母儿监护、控制血糖的同时，尽量在 38 周后分娩。有下列情况应提前终止妊娠：糖尿病血糖控制不满意，伴血管病变，合并重度子痫前期，严重感染，胎儿宫内生长受限，胎儿窘迫等。胎肺尚未成熟者静脉应用地塞米松促胎肺成熟需慎重，因后者可干扰糖代谢。可行羊膜腔穿刺，了解胎肺成熟情况并同时注入地塞米松 10 mg 促进胎儿肺成熟，必要时每 3～5 天可重复一次。

2.分娩方式

妊娠合并糖尿病本身不是剖宫产指征。有巨大儿、胎盘功能不良、胎位异常或其他产科指征者，应行剖宫产。糖尿病并发血管病变等，多需提前终止妊娠，并常需剖宫产。术前 3 小时停用胰岛素。连续硬膜外麻醉和局部浸润麻醉对糖代谢影响小。乙醚麻醉可加重高血糖，应慎用。

阴道分娩时，产程中应密切监测宫缩、胎心变化，避免产程延长，应在 12 小时内结束分娩，产程＞16 小时易发生酮症酸中毒。产程中血糖不低于 5.6 mmol/L(100 mg/dL)以防发生低血糖，也可按每 4 g 糖加 1 U 胰岛素比例给予补液。

（三）新生儿处理

新生儿出生时应留脐血检查血糖。无论体重大小均按早产儿处理。注意保温、吸氧，提早喂糖水，早开奶。新生儿娩出后 30 分钟开始定时滴服 25% 葡萄糖液。注意防止低血糖、低血钙、高胆红素血症及 NRDS 发生。

（田晓艳）

第八节　妊娠合并甲状腺功能亢进症

甲状腺功能亢进症（简称甲亢）是一种常见的内分泌疾病，是甲状腺激素分泌过多所致。甲亢妇女常因月经紊乱、减少或闭经，生育力低。但轻度甲亢及经过治疗后的甲亢妇女，受孕能力一般不受影响，妊娠期甲亢其发生率约为 0.2%，其中以 Graves 病为常见占 90%～95%，该病是一种自身免疫性疾病，患者体内存在甲状腺细胞 TSH 受体的特异性自身抗体，称为 TSH 受体抗体(TRAb)，也称为 TSH 结合抑制性免疫球蛋白(TRII)。其有两种类型，即 TSH 受体刺激性抗体(TSAb)和 TSH 受体刺激阻断性抗体(TSBAb)。TSAb 与 TSH 受体结合，致甲状腺细胞增生和甲状腺激素合成、分泌增加。95% 未经治疗的 Graves 病患者 TSAb 阳性，母体的 TSAb 也可以通过胎盘，导致胎儿或新生儿发生甲亢。

一、妊娠对甲亢的影响

TSH 和 HCG 具有共同的 α 亚基，其 β 亚基和受体有某些相似。早孕期高水平的 HCG 具有"溢出"效用，能刺激 TSH 受体，抑制 TSH 分泌和增加 T_4 产生。另外，雌激素增加可促使肝脏合成甲状腺素结合球蛋白(TBG)增多且降解缓慢，在孕 2 周开始出现，孕 20 周时达到峰浓度，使血浆中总结合状态甲状腺素（TT_4），总三碘甲状腺原氨酸（TT_3）轻微升高，但游离状态甲状腺素（FT_3、FT_4）含量保持相对稳定。妊娠晚期，游离 T_4 降低（低于非孕期水平），外周 T_4 向 T_3 转换增加，这可能是为分娩的耗能做准备。

因此，患者在早孕期症状通常加重，中晚孕期随着体内 TBG 增加，孕妇症状有不同程度的缓解。但严重甲亢患者合并妊娠，由于妊娠加重心脏的负担，而加重了甲亢患者原有的心脏病变，个别患者因分娩、手术、产后出血、感染可使病情加重，甚至诱发甲亢危象（也称甲状腺危象），临床上表现出甲亢症状突然加重，高热体温达 39 ℃ 以上，大汗，心率加快达 140 次以上，烦躁不安、谵妄，呕吐、腹泻，非特异的腹痛，严重患者可出现心律失常、心力衰竭、休克、昏迷等精神症状。如果患者有甲状腺肿大、突眼和甲亢史，易诊断甲状腺危象。

二、甲亢对母儿的影响

甲亢对母儿的影响与孕期病情控制程度有关，甲亢病情控制不理想者流产、早产、FGR 发生率及围生儿病死率增高。妊娠期高血压、子痫前期、心力衰竭、产时子宫收缩乏力、产后感染等并发症的发生率也升高。

胎儿甲状腺的发育在孕 5 周时开始形成，孕 10 周开始有功能，但孕 12 周时才开始有独立功能。胎儿甲状腺有更高浓聚碘的能力，所以，孕期不能接受放射性碘或应用放射性物质治疗。胎儿 T_4 在孕早期较低，孕 20 周后逐渐升高，T_3 一直到孕晚期才出现，水平较低，T_3 在孕晚期出现可促进胎儿神经系统的发育。胎儿的下丘脑-垂体-甲状腺轴调节是自主性的，但可受母体甲状腺疾病的影响。妊娠期因胎盘屏障，甲亢患者仅有少量 T_4 能透过胎盘，而 TSH 和 T_3 不能通过。由于 Graves 病相关的免疫球蛋白能通过胎盘，导致胎儿和新生儿发生甲亢，这些抗体在 20 周就会对胎儿甲状腺产生影响。抗体滴度高和病情控制不满意的孕妇其胎儿发生甲亢的危险性更高。研究表明，胎儿甲亢发生率为 1%～17%，宫内诊断率低。当胎儿出现持续的心动过快（>160 次/分）、甲状腺肿或生长受限时应想到胎儿甲亢，产前超声可以确诊。胎儿甲亢可导致早产（90%）、胎儿颅骨早闭、眼球突出、心力衰竭、肝脾大、血小板减少、甲状腺肿（颈部受压和羊水过多）和胎儿生长受限。分娩时由于颈部处于过度伸展位置，易难产或出现呼吸道不通畅。其他新生儿表现包括：黄疸、喂养困难、体重增加不良和易激惹，病死率高达 25%。新生儿期的甲亢常是暂时的，只持续 2～3 个月，若出生时母体正在用药物治疗，则症状可持续至出生后 2 周。随着胎儿循环中母体抗甲状腺药物的清除，其作用也会消失，而甲状腺刺激性抗体的清除更缓慢。

所有抗甲状腺药物均能透过胎盘，达胎儿体内，孕期抗甲状腺药物服用过量，或母体疾病控制过于严格，可引起胎儿甲状腺功能低下，但很少出现胎儿甲状腺肿。新生儿甲低常在出生后 5 天内自行缓解。所以孕妇患有甲亢时，胎儿出生后应密切进行甲状腺功能监测。

三、诊断

正常妊娠期由于母体甲状腺形态和功能的变化，在许多方面类似于甲亢的临床表现，例如心动过速、心排血量增加、甲状腺增大、多汗、怕热、食欲亢进等在妊娠和甲亢中都常见，故使妊娠合并甲亢诊断有一定困难。多数患者妊娠前有甲亢病史或者在产前检查时发现有甲亢的症状和体征包括不明原因心动过速，睡眠状态下脉率增快，甲状腺肿大、突眼、体重不升甚至下降，无力和烦躁时，应进一步做甲状腺的功能测定以明确诊断。

早孕期诊断甲亢比较困难,在甲状腺功能检查结果提示甲亢时应注意排除妊娠剧吐和滋养叶细胞疾病。当症状持续超过妊娠 10～20 周,或在妊娠前已出现,或检测到甲状腺刺激性抗体时,则提示甲亢。游离 T_4 或 T_3 的水平升高,伴有 TSH 水平降低能确诊甲亢。

四、治疗

(一)妊娠前

甲亢可表现有月经异常,常见为月经稀发和经量少,但即使很严重的甲亢妇女也有排卵。因甲亢病情未经控制时对母儿有一系列严重影响,所以甲亢患者孕前应积极治疗,病情未经控制应采取避孕措施,如果患者正在接受抗甲状腺药物治疗,血清 T_4 和 T_3 达到正常范围,停药或应用最小剂量,可以怀孕,妊娠前 3 个月最好保持甲状腺功能在正常范围。行放射性碘治疗者建议在最后一次治疗 4 个月以后再怀孕。

(二)孕期处理

1.一般处理

甲亢孕妇应在高危门诊定期产前检查,注意监测孕妇甲状腺病情变化及胎儿宫内生长情况。注意休息,避免体力劳动,及时发现孕期并发症如妊娠期高血压、子痫前期和 FGR 等。每月进行一次甲状腺功能化验,以便及时调整药量,监测全血细胞计数和肝功能,定期 B 超检查,注意胎儿生长情况及有无胎儿甲状腺肿大等。

2.抗甲状腺药物治疗

抗甲状腺药物治疗是甲亢患者妊娠期最佳治疗方案。治疗目的是维持甲状腺功能正常的状态,使 T_4 水平维持于孕期正常值高限,药物剂量在最小维持量,胎儿发生甲低的可能性降至最小。Graves 病的患者因孕期处于相对免疫抑制状态使体内抗体水平降低,病情在早孕期一过性加重后会缓解,约有 30% 患者在孕期的最后几周可以停用所有药物。

孕期首选治疗甲亢药物是丙硫氧嘧啶(PTU)。在抗甲状腺药物中该药透过胎盘较慢而且量较少,不但可阻断甲状腺激素合成,且阻断甲状腺素(T_4)在周围组织中转化成三碘甲状腺原氨酸(T_3),使血清 T_3 水平迅速下降。常用剂量:初治剂量 PTU 300 mg/d,甲亢控制后,可逐渐减量,至控制甲亢之最小有效量。PTU 用量每天保持在 50～150 mg/d 对胎儿是安全的。

甲巯咪唑(MMU):阻断甲状腺激素合成,较有效的抗甲状腺药物,该药在体内不与血浆蛋白结合,更易透过胎盘,而且有引起胎儿头皮发育不全的报道,除了用药方便外,未发现 MMU 有优于 PTU 之处,一般仅用于不能耐受 PTU 者。

上述两种药物均属于硫胺类,不良反应基本相同,长时间应用均会引起白细胞尤其粒细胞减少,肝炎,药疹和荨麻疹,恶心、呕吐、腹泻等。若出现中性粒细胞减少,则必须停药,也不能再次应用硫胺类药物。用药期间应定期检查肝功,白细胞及分类。

如果患者有心悸、心动过速和震颤等自主神经症状,可以用普萘洛尔 20～40 mg,1 天 3 次达一个月,至丙硫氧嘧啶长期起效时停药。应避免长期应用,以免发生 FGR。

3.手术治疗

如果患者对药物治疗不敏感或者不耐受则可选择外科手术。

因妊娠期甲状腺血供丰富,手术比孕前复杂,术后孕妇易合并甲减、甲状旁腺功能减退和喉返神经损伤,并且手术易引起流产和早产,在妊娠期手术和麻醉的病死率和病率较平时高,因此外科手术仅适于标准内科治疗失败,或伴有喘鸣、呼吸困难、吞咽困难的明显甲状腺肿,或甲状腺癌。手术后应每天补充甲状腺素片,不应等待孕妇出现甲低时再处理,以防流产及早产。

4.产科处理

妊娠合并甲亢,药物控制良好者,产程和分娩不会有太大风险。但病情控制不满意或未用药者,产程和分娩有诱发甲状腺危象的可能。如果合并甲亢性心脏病、高血压、妊娠期高血压疾病等严重合并症时,应考虑终止妊娠。妊娠晚期要密切监测胎儿宫内情况及胎盘功能,积极防治早产、子痫前期。

由于引产、临产、分娩和剖宫产等可引起甲亢患者症状恶化,故应事先做好准备,包括服用PTU、备碘剂,引产及分娩术中适当应用镇静剂,以防诱发甲亢危象。尽量争取阴道分娩,但应缩短产程以免患者过度疲劳。

产褥期处理:分娩后,妊娠的免疫抑制作用解除,甲亢有复发倾向,产后宜加大抗甲状腺药物剂量,对于已停药的产妇,建议产后复查甲状腺功能,必要时用药。虽抗甲状腺药物会通过乳汁,但丙硫氧嘧啶在乳汁中含量极低,仅为产妇服用量的 0.07%,一般不影响婴儿甲状腺功能,故产后服 PTU 者仍可继续哺乳。由于 MMU 乳汁浓度较高不适于哺乳期应用。哺乳期避免使用放射性碘制剂,一旦应用需停止哺乳,并需依据治疗剂量将母儿分开一段时间。

5.新生儿监护

监测脐带血、母乳喂养儿的甲状腺功能,服用抗甲状腺药物的孕妇,应注意新生儿甲状腺功能低下。如果晚孕期(28 周)检测母体 TSH 受体抗体滴度高,则应该检测新生儿(生后第 3～4 天和 7～10 天)甲状腺功能(TSH 和游离 T_4)。

6.甲亢危象的治疗

甲亢危象一旦发生孕妇病死率极高,其诊断主要靠临床表现综合判断,临床高度疑似本症及有危象前兆者即应在 ICU 按甲亢危象处理。

(1)针对诱因治疗,如有感染者,大剂量抗生素积极抗感染等。

(2)抑制甲状腺激素合成:首选 PTU 600 mg 口服或经胃管注入,以后给予 250 mg 每 6 小时口服,待症状缓解后减至一般治疗剂量。

(3)抑制甲状腺素释放:服 PTU 1 小时后再加用复方碘口服溶液 5 滴、每 8 小时一次,或碘化钠 1.0 g 加入 10%葡萄糖盐水溶液中静脉滴注 24 小时,以后视病情逐渐减量,一般使用 3～7 天。如果对碘剂过敏,可改用碳酸锂 0.5～1.5 g/d,分 3 次口服,连用数日。

(4)抗交感神经药物的应用:普萘洛尔 20～40 mg,每 6～8 小时 1 次,该类药物虽不能降低BMI 但能减慢心律和减轻交感神经兴奋作用,故常应用。

(5)肾上腺皮质激素的应用:氢化可的松 50～100 mg 静脉滴注,每 6～8 小时一次。或静脉滴注地塞米松 10～30 mg/d,病情好转后逐渐停用,甲状危象有高热和虚脱时,更为适用。

(6)在上述常规治疗效果不满意时,可选用腹膜透析、血液透析或血浆置换等措施迅速降低血浆甲状腺激素浓度。

(7)降温:物理降温,避免用乙酰水杨酸类药物。

(8)其他支持疗法:吸氧,纠正电解质紊乱及酸中毒,维持血容量,控制血糖。积极解痉及镇静治疗以防子痫发生。甲亢危象控制后应及时终止妊娠。

(田晓艳)

第九节　妊娠合并甲状腺功能减退症

甲状腺功能减退症简称甲减,是由各种原因导致的低甲状腺激素血症或甲状腺激素抵抗而引起的全身性低代谢综合征。

一、病因

根据病变发生的部位分为以下三种类型。

(一)原发性甲减

由于甲状腺腺体本身病变引起的甲减,占全部甲减的 95% 以上,且 90% 以上原发性甲减是由自身免疫、甲状腺手术和甲亢 [131] I 治疗所致。自身免疫原因:桥本甲状腺炎、萎缩性甲状腺炎、产后甲状腺炎等。

(二)中枢性甲减

由下丘脑和垂体病变引起的促甲状腺激素释放激素(TRH)或促甲状腺激素(TSH)产生和分泌减少所致,垂体外照射、垂体大腺瘤、颅咽管瘤及产后大出血是其较常见原因。

(三)甲状腺激素抵抗综合征

由于甲状腺激素在外周组织实现生物效应障碍引起的综合征。

二、妊娠对甲减的影响

妊娠期使甲状腺处于应激状态,迫使其分泌足量的甲状腺素,以满足正常妊娠的需要,可以使非孕期甲状腺功能正常的孕妇处于代偿状态,或出现亚临床甚至明显的甲状腺功能减退症。妊娠妇女中约 2.5% 患有甲减。

三、对孕妇及围生儿的影响

子痫前期、胎盘早剥、胎儿窘迫、心力衰竭发生率增加,除容易并发流产、早产外,低出生体重儿,胎死宫内发生也增加。尚有文献报道母亲甲减的儿童,先天性缺陷与智力发育迟缓的发生率高,但是严重甲减的孕妇经过合理孕期治疗也能分娩出正常的后代。若孕妇甲减系孕期接受碘治疗所致,对胎儿的危害大建议行人工流产术。

四、临床表现

妊娠期甲减的症状及体征主要有全身疲乏、困倦、记忆力减退、食欲缺乏、声音嘶哑、便秘、语言徐缓和精神活动迟钝等慢性症状。水肿主要在面部特别是眼眶周围的肿胀,眼睑肿胀并下垂,面部表情呆滞,头发稀疏、皮肤干燥、出汗少、低体温,下肢黏液性水肿,不可凹陷性。严重者出现心脏扩大、心包积液、心动过缓,腱反射迟钝等。先天性甲减开始治疗较晚的患者,身材矮小。桥本病患者甲状腺肿大,质地偏韧,表面光滑或呈结节状。

五、诊断

(1)甲减为慢性进行性过程,并无突然显著的临床表现,因此容易延误诊断。当有上述病因及临床表现时,应及时进行甲状腺功能和 TSH 检查。血清甲状腺素测定有助于甲减的诊断,血清 TT_3、TT_4FT_3、FT_4 均降低,而 TSH 增高≥10 $\mu IU/mL$ 有力支持原发性甲减的诊断。继发性甲减中 TSH 减低。

（2）在缺碘地区检查 24 小时尿碘排出量,帮助确诊。

（3）抗甲状腺抗体:桥本病患者血清中抗甲状腺抗体升高。

（4）促甲状腺激素兴奋试验:可鉴别原发性或继发性甲状腺功能减退。原发性甲减和继发性甲减的鉴别有其重要性,因为垂体性或继发性甲减按原发性甲减单用甲状腺激素治疗时,易导致肾上腺皮质危象而死亡。

六、治疗

（一）产前咨询

甲减患者应先接受甲状腺素补充治疗后再妊娠为宜。孕早期停用甲状腺素片治疗会导致早产,孕前及孕早期应对患者进行用药指导,孕期每月作甲状腺功能及 TSH 检查,保持正常甲状腺功能状态。缺碘地区适当孕期补碘,防止胎儿甲减。

（二）妊娠期

甲减患者应在妊娠期给以足够的甲状腺激素作替代治疗,但具体需要的药物剂量存在个体差异。多数认为孕前服用维持剂量的甲状腺素孕期极少需要再加量。但游学者研究认为孕期甲状腺素需要量应增加。

1.甲状腺片

每天 20 mg,以后每 1～2 周,根据甲状腺素降低程度及 TSH 升高情况决定甲状腺片用量,待到达正常代谢的高值维持治疗,一般维持量较非妊娠者稍高,为 30～100 mg/d。

2.T_4 和 T_3 的混合制剂

T_4 和 T_3 的剂量按 4：1 的比例,这种制剂符合正常甲状腺激素分泌。

3.肾上腺皮质激素

对垂体性甲减的孕妇在补给甲状腺片前数天,应先服用替代量的肾上腺皮质激素。

除上述治疗外,孕期加强营养指导,以防 FGR 的发生。孕晚期加强胎儿监测,防止胎儿窘迫的发生。注意产后出血并预防产后感染。

新生儿出生后应查甲状腺功能和 TSH 水平,孕妇患有桥本病新生儿尚应查抗甲状腺抗体。T_4 及 TSH 的测定是目前筛选检查甲减的主要方法,当呈现 T_4 降低、TSH 升高时,则可确诊为新生儿甲减。确诊后需用甲状腺激素治疗 6～12 个月。

（田晓艳）

第十节　妊娠合并缺铁性贫血

缺铁性贫血是指体内可用来制备血红蛋白的储存铁不足,红细胞生成障碍所发生的小细胞低色素性贫血,是铁缺乏的晚期表现。由于妊娠期妇女的生理改变,66％的孕妇可发生缺铁性贫血,占妊娠期贫血的 95％。铁是人体最重要的微量元素之一,是构成血红蛋白必需的原料。人体血红蛋白铁约占机体总铁量的 70%,剩余的 30%以铁蛋白及含铁血黄素的形式储存在肝、脾、骨髓等组织,称储存铁,当铁供应不足时,储存铁可供造血需要,所以铁缺乏早期无贫血表现。当铁缺乏加重,储存铁耗竭时,才表现出贫血症状和体征,故缺铁性贫血是缺铁的晚期表现。

体内许多含铁酶和铁依赖酶控制着体内重要代谢过程,因此,铁与组织呼吸、氧化磷酸化、胶原合成、卟啉代谢、淋巴细胞及粒细胞功能、神经递质的合成与分解、躯体及神经组织的发育都有关系。铁缺乏时因酶活性下降导致一系列非血液学的改变,如上皮细胞退变、萎缩、小肠黏膜变薄致吸收功能减退、神经功能紊乱、抗感染能力降低等。

一、病因

(一)铁的需要量增加

由于胎儿生长发育需要铁 250～350 mg,妊娠期增加的血容量需要铁 650～750 mg,故整个孕期共需增加铁 1 000 mg 左右。

(二)孕妇对铁摄取不足或吸收不良

孕妇每天至少需要摄入铁 4 mg。按正常饮食计算,每天饮食中含铁 10～15 mg,而吸收率仅为 10%,远不能满足妊娠期的需要。即使是在妊娠后半期,铁的最大吸收率达 40%,仍不能满足需要,若不给予铁剂补充,容易耗尽体内的储存铁而造成贫血。

(三)不良饮食习惯

蔬菜摄入量少、长期偏食和饮浓茶不但使铁的摄入减少,而且吸收也不足。

(四)其他

既往月经过多、多产或分娩过于频密等使铁的丢失过多,早孕反应重使得铁的摄入不足。

二、发病机制

孕妇缺铁使体内长期处于铁的负平衡,机体便动用储备铁,继之使血清铁、血铁蛋白逐渐下降到最低点。当体内的铁耗尽,发生红细胞内缺铁时,便会导致红细胞生成障碍。

三、贫血对妊娠的影响

慢性或轻度贫血机体能逐渐适应而无不适,对妊娠和分娩影响不大。中度以上的贫血由于组织对缺氧的代偿可出现心率加快,心排血量增加,继续发展则心脏代偿增大,心肌缺血,当血红蛋白<50 g/L时易发生贫血性心脏病。贫血的孕妇由于子宫胎盘缺血极易合并妊娠高血压疾病;由于抵抗力降低易导致感染的发生;缺血的子宫易引起宫缩不良而导致产程延长和产后出血;因氧储备不足,对出血的耐受性差,即使产后出血不多也容易引起休克而危及生命;对产科手术的麻醉耐受性差,容易发生麻醉意外。

贫血孕妇氧储备不足可影响胎儿的生长发育和胎儿的储备能力,故胎儿生长受限、低出生体重儿、胎儿窘迫、新生儿窒息的发生率升高。

铁通过胎盘单方向源源不断运输给胎儿,轻、中度的贫血对胎儿没有影响,但严重缺铁性贫血的孕妇没有足够的铁供给胎儿,胎儿出生后同样表现为小细胞低色素性贫血。

四、诊断依据

(一)病史

既往有月经过多、钩虫病等慢性失血的病史;长期偏食、胃肠功能紊乱、营养不良;合并肝肾疾病和慢性感染。经铁剂治疗有效对诊断有重要的辅助价值。

(二)临床表现

缓慢起病,轻者常无明显症状。随着贫血的出现皮肤黏膜逐渐苍白,以唇、甲床最明显,也可出现头发枯黄、倦怠乏力、不爱活动或烦躁、注意力不集中、记忆力减退。重者表现为口腔炎、舌乳头萎缩、反甲、心悸、气短、头昏、耳鸣、腹泻、食欲缺乏、少数有异食癖等,严重的可见水肿、心脏扩大或心力衰竭。

(三)实验室检查

这是诊断缺铁性贫血的重要依据。

1.外周血象

外周血象表现为小细胞低色素性贫血,血红蛋白<100 g/L,网积红细胞正常或略高,轻度患者白细胞及血小板计数均在正常范围,严重时三系均降低。红细胞平均体积(MCV)<80 fL,红细胞平均血红蛋白量(MCH)<27 pg,红细胞平均血红蛋白浓度(MCHC)$<30\%$。

2.血清铁和总铁结合力

当孕妇血清铁<8.95 μmol/L(50 μg/dL),总铁结合力>64.44 μmol/L(360 μg/dL)时,有助于缺铁性贫血的诊断。

3.血清铁蛋白

血清铁蛋白是反映体内铁储备的主要指标,血清铁蛋白<14 μg/L(<20 μg/L 为贮铁减少,<12 μg/L为贮铁耗尽)可作为缺铁的依据。

4.骨髓象

红系造血呈轻度或中度活跃,以中晚幼红细胞增生为主,骨髓铁染色可见细胞内外铁均减少,尤以细胞外铁减少更有诊断意义。

五、治疗

(一)补充铁剂

主要方法是口服铁剂,常用硫酸亚铁片剂 $0.2\sim0.3$ g,每天 3 次,饭后服用,以减少对胃肠道的刺激。琥珀酸亚铁 $0.2\sim0.4$ g,每天 3 次,其含铁量高,且吸收好,生物利用度高,不良反应小。同时服用维生素C可保护铁不被氧化,促进铁吸收。

注射铁剂的应用指征:①口服铁剂消化道反应严重。②原有胃肠道疾病或妊娠剧吐。③贫血严重。④妊娠中、晚期需要快速补铁。

注射用铁剂有右旋糖酐铁及山梨醇枸橼酸铁两种剂型。

(1)右旋糖酐铁:首剂 $20\sim50$ mg,深部肌内注射,如无反应,次日起每天或隔 $2\sim3$ 天注射 100 mg。右旋糖酐铁也可供静脉注射,由于反应多而严重,一般不主张,初用者使用前需作皮内过敏试验。总剂量为每提高 1g 血红蛋白需右旋糖酐铁 300 mg,也可按以下方法计算:右旋糖酐铁总剂量(mg)$=300\times$(正常血红蛋白克数$-$患者血红蛋白克数)$+500$ mg(补充部分贮存铁)。

(2)山梨醇铁剂:有吸收快、局部反应小的特点,115 mg/(kg·次),肌内注射。每升高 1 g 血红蛋白需山梨醇铁 200～250 mg,总剂量可参考上述公式。

(二)输血

缺铁性贫血一般不需输血,仅适用于严重病例和症状明显者,当血红蛋白＜60 g/L,接近预产期或短期内需分娩者应少量多次输注浓缩红细胞悬液,每次输 1 单位,输注时必须掌握速度避免加重心脏负担或诱发急性左心衰竭,对有心功能不全者更应注意。

(三)产科处理

1.临产后应配血

临产后应配血以防出血多时能及时输血。

2.预防产后出血

严密监测产程,第一产程避免时间过长,第二产程尽可能缩短,必要时予以助产;胎儿前肩娩出后,药物促进子宫收缩,促进第三产程;产后尽快仔细检查和缝合损伤的软产道,减少产后出血量。

3.预防感染

产程中严格无菌操作,产后应用广谱抗生素。

六、预防

为满足孕期对铁需要量的增加,鼓励孕妇多进食含铁丰富的食物,如牛肉、动物内脏、苹果、大枣、荔枝、香蕉、黑木耳、香菇、黑豆、芝麻等;纠正偏食的习惯;妊娠中期后应常规补铁;积极纠正胃肠功能紊乱及其他易引起缺铁性贫血的并发症。

(马丽娜)

第十一节　妊娠合并再生障碍性贫血

再生障碍性贫血是一组不同病因引起的机体造血功能衰竭综合征,以骨髓造血红髓容量减少和外周血全血细胞减少为特征。患者临床表现为贫血、出血和感染,但发病缓急、病情轻重又不全相同。妊娠合并再生障碍性贫血是孕期少见的并发症,其发生率为 0.029%～0.080%,孕产妇多死于出血或败血症,是一种严重的妊娠并发症。临床上,全血细胞减少的患者应考虑再生障碍性贫血的可能,进一步行骨髓穿刺和骨髓活检进行确诊。

一、临床表现和诊断

典型病例一般诊断不难,但不典型病例,如早期病例临床表现和实验室检查特征尚不明显或再生障碍性贫血合并或叠加其他临床病症,则诊断也可有一定困难。

再生障碍性贫血诊断需要详细询问病史、全面仔细的体格检查及必要的辅助检查。病史中强调对于职业史、化学、放射性物质接触史的询问,发病前 6 个月内应用的药物应详细记录。

临床表现为进行性贫血、出血和易感染倾向,如全血细胞减少,查体无肝大、脾大、淋巴结肿大,均应考虑再生障碍性贫血的可能。

血液学检查对于本病诊断的意义毋庸置疑。外周血检查应进行全血细胞计数,包括网织红细胞计数。骨髓检查应包括骨髓涂片和骨髓活检,是诊断本病最重要的依据。

骨髓检查的特征:造血细胞面积减少,骨髓增生减低,骨髓液可见多数脂肪滴,非造血细胞易见。骨髓小粒空虚,典型者仅见非造血细胞形成的小粒支架。有时骨髓涂片可呈增生活跃,骨髓活检也可见不同程度的造血残留,这些局部残留的红系、粒系细胞成熟阶段较为一致。临床怀疑再生障碍性贫血而骨髓检查不典型者,应多部位多次穿刺和活检。

肝功能、病毒学、血清叶酸、维生素 B_{12}、自身抗体、流式细胞检测阵发性睡眠性血红蛋白尿症及外周血和骨髓细胞遗传学检测有助于进一步确定诊断再生障碍性贫血,排除其他临床和实验室表现相似疾病。

人体骨髓造血代偿潜能很大,红髓总量轻度减少常不引起明显的外周血细胞减少。再生障碍性贫血全血细胞减少的过程发生缓慢而进行性加重的,当造血干细胞和/或祖细胞数量明显减少,以致不能生成足够数量的血细胞时,外周血细胞才逐渐低于正常,终至全血细胞减少。

早期患者症状轻微,仅有苍白、乏力,甚至无任何症状,实验室检查外周血细胞减少尚不明显或仅一系、两系血细胞减少。髂骨穿刺常可呈造血活跃骨髓象,但仔细分析多能发现造血衰竭的征象,另外,多部位穿刺常可发现骨髓增生减低的部位。当患者出现下列情况时,应考虑再生障碍性贫血:①外周血细胞呈进行性、顽固性减少,各系列血细胞减少较为平行。②外周血细胞形态正常,网织红细胞计数减少,中性粒细胞减少,淋巴细胞比例增高。③骨髓中红系细胞主要为凝固核晚幼红细胞。④骨髓巨核细胞数量明显减少或缺如。⑤骨髓小粒空虚,主要为非造血细胞。⑥骨髓活检可见造血细胞增生低下、巨核细胞减少或缺如。⑦骨髓细胞体外 CFU-GM、CFU-E、BFU-E 集落产率减低或无生长。对于仍难以诊断者,随访3~6个月,复查血常规、骨髓象,以明确诊断。

少数再生障碍性贫血患者开始仅表现为血小板减少、紫癜和月经过多,贫血、感染症状不明显,骨髓巨核细胞明显减少,而粒、红两系尚无明显减少。病情可较长时期稳定,以后才逐渐出现白细胞减少、贫血,成为典型再生障碍性贫血。这类患者与原发性血小板减少性紫癜的重要鉴别点是骨髓巨核细胞减少甚至缺如,而不是明显增多。

晚期典型再生障碍性贫血的诊断须符合以下 3 点中至少两点:①血红蛋白 $<100\ g/L$。②血小板 $<50\times10^9/L$。③中性粒细胞 $<1.5\times10^9/L$。

二、临床分型

诊断再生障碍性贫血后应进一步确定其临床分型。

(一)根据血象和骨髓分型

1.重型再生障碍性贫血

(1)骨髓细胞增生程度小于正常的 25%,如小于正常的 50%,则造血细胞应 $<30\%$。

(2)符合以下 3 项中至少两项:①中性粒细胞 $<0.5\times10^9/L$。②血小板 $<20\times10^9/L$。③网织红细胞 $<20\times10^9/L$。

2.极重型再生障碍性贫血

(1)符合重型再生障碍性贫血标准。

(2)中性粒细胞 $<0.2\times10^9/L$。

3.非重型再生障碍性贫血

(1)不符合重型再生障碍性贫血。

(2)极重型再生障碍性贫血。

(二)根据临床表现分型

1.急性再生障碍性贫血

发病急,贫血进行性加重,常伴严重感染和内脏出血。

2.慢性再生障碍性贫血

发病缓慢,贫血、出血和感染均较轻。

三、妊娠与再生障碍性贫血

妊娠不是再障的原因,妊娠合并再障是巧合,由于妊娠期血流动力学的改变,常使再障患者在孕期、分娩时及产后病情加重,出血和感染的危险增加。约 1/3 的女性在妊娠期发病,妊娠终止后病情改善或缓解,再次妊娠时复发,提示本病可能是一种免疫性疾病,又称妊娠特发性再生障碍性贫血。

再生障碍性贫血的孕妇发生妊娠期高血压疾病的概率增高。由于血小板数量减少和质的异常,以及血管脆性及通透性增加,可引起鼻、胃肠道黏膜等出血,产后出血发生率增高。红细胞减少引起贫血,易发生贫血性心脏病,甚至造成心力衰竭,贫血是再障的主要症状,当血红蛋白达 $40\sim80$ g/L 时孕妇病死率的相对危险度为 1.35(非妊娠期重度贫血病死率的相对危险度为 3.51)。粒细胞、单核细胞及丙种球蛋白减少、淋巴组织萎缩,使孕妇防御功能低下,易引起感染。

重型再障患者的妊娠率为 $3\%\sim6\%$,经过免疫抑制药治疗的再障患者,仍可获得成功的妊娠,妊娠期当血小板极低或合并有阵发性睡眠性血红蛋白尿时可发生严重并发症,其主要的死因有颅内出血、心力衰竭及严重的呼吸道、泌尿系统感染或败血症。

对胎儿的影响:血红蛋白>60 g/L 对胎儿影响不大。分娩后能存活的新生儿,一般血常规正常,极少发生再障。血红蛋白≤60 g/L 者对胎儿不利,可致胎儿在宫内慢性缺氧而导致流产、早产、胎儿生长受限及低出生体重儿,甚至发生胎死宫内及死产。

四、治疗

再生障碍性贫血明确诊断后其治疗应由产科和血液科的医师共同管理。

(一)非重型再生障碍性贫血治疗

非重型再生障碍性贫血没有理想的治疗方案,可自发缓解、较长时间病情稳定,部分进展为重型再生障碍性贫血。妊娠期发现及诊断者可以继续妊娠,孕期以观察为主,只有疾病进展才考虑治疗,否则均在妊娠结束或病情发展才开始治疗。

(二)重型再生障碍性贫血治疗

再障患者妊娠后对母儿均存在极大的威胁,因此,再障患者在病情未缓解之前应该避孕。

1.妊娠期

(1)治疗性人工流产:若在妊娠早期,需要使用肾上腺皮质激素,且再障病情较重者,应做好输血准备的同时行人工流产。妊娠中、晚期患者,因终止妊娠有较大危险,预防和治疗血细胞减少相关的并发症,加强支持治疗,在严密监护下继续妊娠直至足月分娩。

(2)支持疗法:注意休息,左侧卧位,加强营养,间断吸氧,少量、间断、多次输入新鲜血,提高全血细胞或根据缺少的血液成分间断成分输血。

(3)糖皮质激素:血小板很低,有明显出血倾向时免疫抑制药的使用起到暂时止血的作用,使用量泼尼松 10～20 mg,每天 3 次口服。

(4)雄激素有刺激红细胞生成的作用,50～100 mg/d 肌内注射或司坦唑醇 6～12 mg/d 口服。应用大剂量雄激素,可能有肝毒性反应或对女胎有影响,应用时应慎重考虑。

(5)输血治疗。输血指征:①Hb<60 g/L 或有心功能代偿不全时输浓缩红细胞,使红细胞容积维持在 0.20 左右,血红蛋白升至 80 g/L 以上。②在急性感染时,可以输入粒细胞。③血小板<10×10⁹/L 或发热时血小板<20×10⁹/L,有出血倾向时予预防性输注血小板。

(6)感染的预防和治疗:不主张预防性应用抗生素,但发生感染时,应选用对胎儿影响小强有力广谱的抗生素。在白细胞极低的情况下,应做好保护性隔离防治感染的工作,能入住空气层流设备的房间更合适,口腔清洁护理、病房限制探视、空气消毒、分娩的无菌操作等预防措施非常重要。

2.分娩期

(1)分娩前尽量改善血象,实行计划分娩,减少分娩的并发症。

(2)无产科剖宫产指征时,尽量行阴道分娩,减少手术产。阴道分娩避免产程延长,因第二产程腹压增加可造成孕妇颅内出血或其他重要脏器出血,故应缩短第二产程。

(3)分娩过程严格无菌操作,胎儿娩出后预防性应用宫缩药,分娩操作后认真检查和缝合伤口,避免产道血肿,减少产后出血。

(4)手术指征应放宽,有指征手术时,根据血小板数量选择适宜麻醉,术后必要时可于腹壁下放置引流条。术中一旦出现子宫不可控制的出血时,可考虑行子宫切除术,子宫切除的指征也应放宽。

(5)产后继续支持疗法,预防产后出血,预防性应用广谱抗生素,预防感染。

可输入抗胸腺细胞球蛋白或应用环孢霉素免疫抑制药。

(三)异基因造血干细胞移植和免疫抑制治疗

这是重型再生障碍性贫血的目标治疗,能提高存活率、远期疗效和生存质量,适用于产后或妊娠终止后,病情仍不能缓解者。

年龄<30 岁、无特殊禁忌证、有 HLA 相合同胞供者首选造血干细胞移植治疗;无 HLA 相合同胞供者或年龄>40 岁者则首选免疫抑制治疗,同时启动 HLA 相合无关供者筛选;年龄30～40 岁者,一线治疗采用造血干细胞移植或免疫抑制治疗患者获益大致相同。

造血干细胞移植治疗重型再生障碍性贫血重建造血快、完全治疗反应率高、复发少、患者生活质量高。影响重型再生障碍性贫血骨髓移植疗效的主要原因为移植排斥和急慢性移植物抗宿主病。

免疫抑制药治疗(IST)的标准方案为抗胸腺球蛋白(ATG)＋环孢素 A(CsA),IST 短期疗效与骨髓移植相当,且不受年龄和 HLA 相合供者限制,更适用于多数患者,为无条件骨髓移植者的治疗首选。

（孙　平）

第十四章　正常分娩与产时处理

第一节　分娩动因

人类分娩发动的原因仍不清楚。目前认为人类分娩的发动是一种自分泌因子/旁分泌因子及子宫内组织分子信号相互作用的结果,使得子宫由静止状态成为活动状态,其过程牵涉复杂的生化和分子机制。

一、妊娠子宫的功能状态

妊娠期子宫可处于四种功能状态。

(一)静止期

在一系列抑制因子作用下,子宫肌组织在妊娠期 95% 的时间内处于功能静止状态。这些抑制因子包括孕激素、前列环素(PGI_2)、松弛素、一氧化氮(NO)、甲状旁腺素相关肽(PTH-rP)、降钙素相关基因肽、促肾上腺素释放激素(CRH)、血管活性肠肽及人胎盘催乳激素等,它们以不同方式增加细胞内的 cAMP 水平,继而减少细胞内钙离子水平并降低肌球蛋白轻链激酶(MLCK,肌纤维收缩所需激酶)的活性,从而降低子宫肌细胞的收缩性。实验证实胎膜可以产生抑制因子,通过旁分泌作用维持子宫静止状态。

(二)激活期

子宫收缩相关蛋白(CAP)基因表达上调,CAP 包括缩宫素受体、前列腺素受体、细胞膜离子通道相关蛋白及细胞间隙连接的重要组成元素结合素-43(connexin-43)等。细胞间隙连接的形成是保证子宫肌细胞协调一致收缩的重要前提。

(三)刺激期

子宫对宫缩剂的反应性增高,在缩宫素、前列腺素(主要为 PGE_2 和 $PGF_{2\alpha}$)的作用下产生协调规律的收缩,娩出胎儿。

(四)子宫复旧期

这一时期缩宫素发挥主要作用。分娩发动主要是指子宫组织由静止状态向激活状态的转化。

二、妊娠子宫转向激活状态的生理变化

(一)子宫肌细胞间隙连接增加

间隙连接(gap junction,GJ)是细胞间的一种跨膜通道,可允许分子量<1 000 的分子通过,如钙离子。间隙连接可使肌细胞兴奋同步化,协调肌细胞的收缩活动,增强子宫收缩力,并可增加肌细胞对缩宫素的敏感性。妊娠早、中期细胞间隙连接数量少,且体积小;妊娠晚期子宫肌细胞具有逐渐丰富的间隙连接,并持续增加至整个分娩过程。间隙连接的表达、降解及其多孔结构由激素调节,黄体酮是间隙连接形成的强大抑制剂,妊娠期主要通过黄体酮抑制间隙连接的机制维持了子宫肌的静止状态。

(二)子宫肌细胞内钙离子浓度增加

子宫肌细胞的收缩需要肌动蛋白、磷酸化的肌浆球蛋白和能量的供应。子宫收缩本质上是电位控制的,当动作电位传导至子宫肌细胞时,肌细胞发生去极化,胞膜上电位依赖的钙离子通道开放,细胞外钙离子内流入细胞内,降低静息电位,活化肌原纤维,进而诱发细胞收缩。故细胞内的钙离子浓度增加是肌细胞收缩不可缺少的。

三、妊娠子宫功能状态变化的调节因素

(一)母体内分泌调节

1.前列腺素类

长期以来认为前列腺素在人类及其他哺乳动物分娩发动中起了重要的作用。在妊娠任一阶段引产、催产或药物流产均可应用前列腺素发动子宫收缩;相反,给予前列腺素生物合成抑制剂可延迟分娩及延长引产的时间。临产前,蜕膜及羊膜含有大量前列腺素前身物质花生四烯酸、前列腺素合成酶及磷脂酶 A_2,促进释放游离花生四烯酸并合成前列腺素。PGF_2 和 TXA_2 引起平滑肌收缩,如血管收缩和子宫收缩。PGE_2、PGD_2 和 PGI_2 引起血管平滑肌松弛和血管扩张。PGE_2 在高浓度时可抑制腺苷酸环化酶或激活了磷脂酶 C,增加子宫肌细胞内钙离子浓度,引起子宫收缩。子宫肌细胞内含有丰富的前列腺素受体,对前列腺素敏感性增加。前列腺素能促进肌细胞间隙连接蛋白合成,改变膜通透性,使细胞内 Ca^{2+} 增加,促进子宫收缩,启动分娩。

2.缩宫素

足月孕妇用缩宫素成功引产已有很长历史,但缩宫素参与分娩发动的机制仍不完全清楚。缩宫素结合到子宫肌上的缩宫素受体,激活磷脂酶 C,从膜磷脂释放出三磷酸肌醇和二酯酰甘油,升高细胞内钙的水平,使子宫收缩;缩宫素能促进肌细胞间隙连接蛋白的合成;此外,足月时缩宫素刺激子宫内前列腺素生物合成,通过前列腺素驱动子宫收缩。

3.雌激素和孕激素

人类在妊娠期处于高雌激素状态。妊娠末期,孕妇体内雌激可增加间隙连接蛋白和宫缩素受体合成;促进钙离子向细胞内转移;激活蜕膜产生大量细胞因子,刺激蜕膜及羊膜合成与释放前列腺素,促进宫缩及宫颈软化成熟。雌激素通过上述机制促进子宫功能状态转变。而在大多数哺乳动物,维持妊娠期子宫相对静止状态需要孕酮。孕酮可抑制子宫肌间隙连接蛋白的形成。早在 20 世纪 50 年代就有学者提出,分娩时母体血浆内出现孕酮撤退。现在认为分娩前雌/孕激素比值明显增高,或受体水平的孕酮作用下降可能与分娩发动有关。

4.内皮素

内皮素是子宫平滑肌的强诱导剂,子宫平滑肌内有内皮素受体。妊娠晚期在雌激素作用下,兔和鼠的子宫肌内皮素受体表达增加,但在人类中尚未肯定。孕末期,羊膜、胎膜、蜕膜及子宫平滑肌含有大量内皮素,能提高肌细胞内 Ca^{2+} 浓度,前列腺素合成,诱发宫缩;内皮素还能加强有效地降低引起收缩所需的缩宫素阈度。

5.血小板激活因子(platelet-activiting factor,PAF)

PAF 是一种强效的子宫收缩物质和产生前列腺素的刺激剂。随着临产发动,羊膜中 PAF浓度增高。黄体酮可增高子宫组织中的 PAF 乙酰水解酶,而雌激素及炎症细胞因子可降低此酶水平,这些研究提示宫内感染炎症过程使 PAF 增高,促进了子宫收缩。

(二)胎儿内分泌调节

研究显示,人类分娩信号也来源于胎儿。随着胎儿成熟,胎儿丘脑-垂体-肾上腺轴的功能逐渐建立,在促肾上腺皮质激素(ACTH)的作用下,胎儿肾上腺分泌的皮质醇和脱氢表雄酮(DHEA)增加,刺激胎盘的 17-α 水解酶减少孕激素的产生,并增加雌激素的生成,从而使雌激素/孕激素的比值增加;激活蜕膜产生大量细胞因子,如 IL-1、IL-6、IL-8、GCSF、TNF-α、TGF-β及 EGF 等;还能通过加强前列腺素的合成和分泌,刺激子宫颈成熟和子宫收缩。孕激素生成减少而雌激素生成增加也促进子宫平滑肌缩宫素受体和间隙连接的形成;同时还可促进钙离子向细胞内转移,加强子宫肌的收缩,促使分娩发动。

(三)母-胎免疫耐受失衡

从免疫学角度看,胎儿对母体而言是同种异体移植物,母体却对胎儿产生特异性的免疫耐受使妊娠得以维持。对母-胎免疫耐受机制有大量研究,提出的学说:①主要组织相容性复合物MHC-Ⅰ抗原缺乏;②特异的 HLA-G 抗原(human leukocyte antigen G)表达;③Fas/FasL 配体系统的作用;④封闭抗体的作用;⑤Th_1/Th_2 改变等。

一旦以上因素改变,引起母-胎间免疫耐受破坏,可导致母体对胎儿的排斥反应。研究发现,母体对胎儿的免疫反应是流产发生的主要原因之一。因此足月分娩中可能存在同样的机制,即由于母胎间免疫耐受的解除,母体启动分娩,将胎儿排出。

四、机械性理论

尽管内分泌系统的变化及分子的相互作用在分娩发动中占有极其重要的地位,无可否认,其最终是通过影响子宫收缩来达到促使胎儿娩出的目的。故有人认为:随着妊娠的进展,子宫的容积不断增加,且胎儿的增长速度渐渐超过子宫的增大速度使得子宫内压不断增强;此外,在妊娠晚期,胎儿先露部分可以压迫到子宫的下段和宫颈。上述两部分因素使得子宫肌壁和蜕膜明显受压,肌壁上的机械感受器受刺激(尤其是压迫子宫下段和宫颈),这种机械性扩张通过交感神经传递至下丘脑,使得神经垂体释放缩宫素,引起子宫收缩。羊水过多、双胎妊娠容易发生早产是这一理论的佐证。但机械因素并不是分娩发动的始动因素。

(孙　平)

第二节 决定分娩的因素

决定分娩的要素有四,即产力、产道、胎儿及精神因素。产力为分娩的动力,但受产道、胎儿及精神因素制约。产力可因产道及胎儿的异常而异常,或转为异常;产力也可受到产妇精神因素的直接影响,比如:产程开始后,由于胎位异常,宫缩表现持续微弱,或开始良好继而出现乏力;在产妇对分娩有较大的顾虑时,可能从分娩发动之初宫缩就表现为不规律或持续在微弱状态。骨盆大小、形状和胎儿大小、胎方位正常时,彼此不产生不良影响;但如果胎儿过大、某些胎儿畸形或胎位异常,或骨盆径线小于正常或骨盆畸形,则即便产力正常,仍可能导致难产。

一、产力

产力是分娩过程中将胎儿及其附属物逼出子宫的力量,包括宫缩(子宫收缩力)、腹压(腹壁肌肉即膈肌收缩力)和肛提肌收缩力。

(一)子宫收缩力

子宫收缩力是临产后的主要产力,贯穿于整个分娩过程中。临产后的宫缩能迫使宫颈管短缩直至消失,宫口扩张,胎先露部下降、胎儿和胎盘胎膜娩出。

临产后的正常宫缩具有以下特点:

1.节律性

节律性宫缩是临产的重要标志之一。正常宫缩是子宫体部不随意的、有节律的阵发性收缩。每次阵缩总是由弱渐强(进行期),维持一定时间(极期),随后由强渐弱(退行期),直至消失进入间歇期(图14-1),间歇期子宫肌肉松弛。阵缩如此反复出现,贯穿分娩全过程。

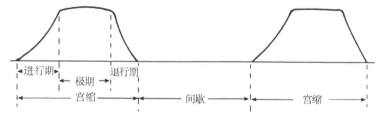

图 14-1 临产后正常节律性宫缩示意图

临产开始时,宫缩持续30秒,间歇期约5~6分钟。随着产程进展,宫缩持续时间逐渐增长,间歇期逐渐缩短。当宫口开全之后,宫缩持续时间可长达60秒,间歇期可缩短至1~2分钟,宫缩强度也随产程进展逐渐增加,子宫腔内压力于临产初期约升高至3.3~4.0 kPa(25~30 mmHg),于第一产程末可增至5.3~8.0 kPa(40~60 mmHg),于第二产程可高达16.0~20.0 kPa(100~150 mmHg),而间歇期宫腔压力仅为0.8~1.6 kPa(6~12 mmHg)。宫缩时子宫肌壁血管及胎盘受压,致使子宫血流量减少,但于子宫间歇期血流量又恢复到原来水平,胎盘绒毛间隙的血流量重新充盈,这对胎儿十分有利。

2.对称性和极性

正常宫缩起自两侧子宫角部,以微波形式迅速向子宫底中线集中,左右对称,此为宫缩的对称性;然后以每秒约 2 cm 的速度向子宫下段扩散,约 15 秒可均匀协调地遍及整个子宫,此为宫缩的极性(图 14-2)。

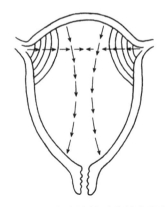

图 14-2　子宫收缩的对称性和极性

宫缩以宫底部最强、最持久,向下则逐渐减弱,子宫底部收缩力的强度几乎是子宫下段的两倍。这一子宫源性控制机制的基础是子宫肌中的起步细胞的去极化。

3.缩复作用

子宫体部的肌肉在宫缩时,肌纤维缩短、变宽,收缩之后,肌纤维虽又重新松弛,但不能完全恢复原状而是有一定的程度缩短,这种现象称为缩复作用或肌肉短滞。缩复作用的结果,使子宫体变短、变厚,使宫腔容积逐渐缩小,迫使胎先露不断下降,而子宫下段逐渐被拉长、扩张,并将子宫向外上方牵拉,颈管逐渐消失,展平。

(二)腹肌及膈肌收缩力(腹压)

腹肌及膈肌收缩力是第二产程时娩出胎儿的重要辅助力量。当宫口开全后,胎先露部已下降至阴道。每当宫缩时前羊水囊或胎先露部压迫盆底组织及直肠,反射性地引起排便感,产妇主动屏气,腹肌和膈肌收缩使腹压升高,促使胎儿娩出。腹压必须在第二产程尤其第二产程末期宫缩时运用最有效,过早用腹压不但无效,反而易使产妇疲劳和宫颈水肿,致使产程延长。在第三产程胎盘剥离后,腹压还可以促使胎盘娩出。

(三)肛提肌收缩力

在分娩过程中,肛提肌收缩力可促使胎先露内旋转。当胎头枕部露于耻骨弓下缘时,由于宫缩向下的产力和肛提肌收缩产生的阻力,两者的合力使胎头仰伸和胎儿娩出。

二、产道

产道是胎儿娩出的通道,分骨产道和软产道两部分。

(一)骨产道

骨产道是指真骨盆,其后壁为骶、尾骨,两侧为坐骨、坐骨棘、坐骨切迹及其韧带,前壁为耻骨联合。骨产道的大小、形状与分娩关系密切。骨盆的大小与形态对分娩有直接影响。因此对于分娩预测首先了解骨盆情况是否异常。

(1)骨盆各平面及其径线。

(2)骨盆轴。

(3)产轴。

（4）骨盆倾斜度。

（5）骨盆类型：有时会对分娩过程产生重要影响。目前国际上仍沿用 1933 年考-莫氏分类法。按 X 线摄影的骨盆入口形态，将骨盆分为四种基本类型：女型、扁平型、类人猿型和男型（图 14-3）。但临床所见多为混合型。

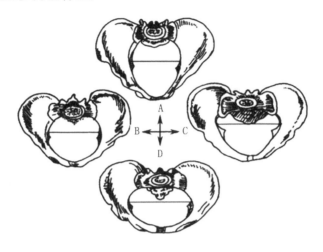

图 14-3　骨盆类型

A.类人猿型骨盆；B.女性型骨盆；C.男性型骨盆；D.扁平骨盆

（二）软产道

软产道是由子宫下段、宫颈、阴道和盆底软组织构成的管道。在分娩过程中需克服软产道的阻力。

1.子宫下段的形成

子宫下段由非孕时长约 1 cm 的子宫峡部形成。妊娠 12 周后，子宫峡部逐渐扩展成为子宫腔的一部分，妊娠末期逐渐被拉长形成子宫下段。临产后进一步拉长达 7～10 cm，肌层变薄成为软产道的一部分。由于肌纤维的缩复作用，子宫上段的肌壁越来越厚，下段的肌壁被牵拉越来越薄，由于子宫上下段肌壁的厚、薄不同，在子宫内面两者之交界处有一环形隆起，称为生理性缩复环（图 14-4）。

2.宫颈的变化

（1）宫颈管消失：临产前的宫颈管长约 2 cm，初产妇较经产妇稍长。临产后由于宫缩的牵拉及胎先露部支撑前羊水囊呈楔形下压，致使宫颈管逐渐变短直至消失，成为子宫下段的一部分。初产妇宫颈管消失于宫颈口扩张之前，经产妇因其宫颈管较松软，则两者多同时进行。

（2）宫口扩张：临产前，初产妇的宫颈外口仅容一指尖，经产妇则能容纳一指。临产后宫口扩张主要是宫缩及缩复向上牵拉的结果。此外前羊水囊的楔形下压也有助于宫颈口的扩张。胎膜多在宫口近开全时自然破裂，破膜后胎先露部直接压迫宫颈，扩张宫口的作用更明显。随着产程的进展，宫口开全（10 cm）时，妊娠足月的胎头方能娩出（图 14-5）。

3.骨盆底、阴道及会阴的变化

在分娩过程中，前羊水囊和胎先露部逐渐将阴道撑开，破膜后先露部下降直接压迫骨盆底，软产道下段形成一个向前弯的长筒，前壁短后壁长，阴道外口开向前上方，阴道黏膜皱襞展平使腔道加宽。肛提肌向下及向两侧扩展,肌束分开,肌纤维拉长,使 5 cm 厚的会阴体变成 2～4 mm薄的组织,以利胎儿通过。阴道及骨盆底的结缔组织和肌纤维,于妊娠晚期增生肥大,血管变粗,血流丰富。于分娩时,会阴体虽然承受一定的压力,若保护不当,也容易造成裂伤。

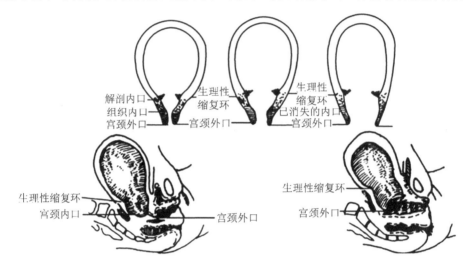

图 14-4　生理性缩复环

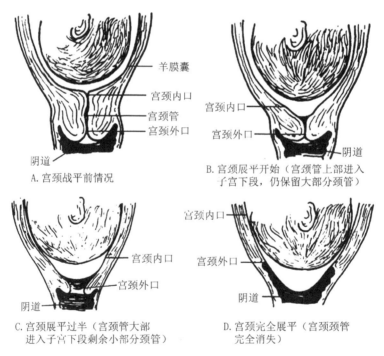

A.宫颈战平前情况

B.宫颈展平开始（宫颈管上部进入子宫下段,仍保留大部分颈管）

C.宫颈展平过半（宫颈管大部进入子宫下段剩余小部分颈管）

D.宫颈完全展平（宫颈颈管完全消失）

图 14-5　宫颈下段形成和宫口扩张

三、胎儿

足月胎儿在分娩过程必须为适应产道表现出一系列动作,使之能顺利通过产道这一特殊的圆柱形通道:骨盆入口呈横椭圆形,而在中骨盆及骨盆出口则呈前后椭圆形。在分娩过程中,胎头是最重要的因素,只要头能顺利通过产道,一般分娩可以顺利完成,除非胎儿发育过大,则肩或躯干的娩出可能困难。

(一)胎头

为胎儿最难娩出的部分,受压后缩小程度小。胎儿头颅由三个主要部分组成:颜面、颅底及颅顶。颅底由两块颞骨、蝶骨及筛骨所组成。颅顶骨由左右额骨、左右顶骨及枕骨所组成。这些骨缝之间由膜相连接,故骨与骨之间有一定活动余地甚至少许重叠,从而使胎头具有一定适应产道的可塑性,有利于胎头娩出。

胎头颅缝及囟门名称如下(图 14-6)。①额缝:居于左右额骨之间的骨缝。②矢状缝:左右顶骨之间的骨缝,前后走向,将颅顶分为左右两半,前后端分别连接前、后囟门。通过前囟与额缝连接,通过后囟与人字缝连接。③冠状缝:为顶骨与额骨之间的骨缝,横行,在前囟左右两侧。④人字缝:位于左右顶骨与枕骨之间,自后囟向左右延伸。⑤前囟:位于胎儿颅顶前部,为矢状缝、额缝及冠状缝会合之处,呈菱形,2 cm×3 cm 大。临产时可用于确定胎儿枕骨在骨盆中的位置。分娩后可持续开放 18 个月之久才完全骨化,以利脑的发育。⑥后囟:为矢状缝与人字缝连接之处,呈三角形,远较前囟小,产后 8~12 周内骨化。

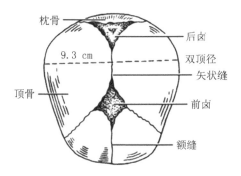

图 14-6　胎头颅缝及囟门

胎儿头颅顶可分为以下各部。①前头:亦称额部,为颅顶前部。②前囟:菱形。③顶部:为前后囟线以上部分。④后囟:三角形。⑤枕部:在后囟下方,枕骨所在地。⑥下颌:胎儿下颌骨。

胎头主要径线(图 14-7):径线命名以解剖部位起止点为度。在分娩过程,胎儿头颅受压,径线长短随之发生变化。

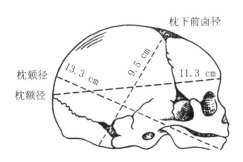

图 14-7　胎头主要径线

1.胎头双顶径(biparietal diameter,BPD)

胎头双顶径为双侧顶骨隆起间径,为胎儿头颅最宽径线,妊娠足月平均为 9.3 cm。

2.枕下前囟径

枕骨粗隆下至前囟中点的长度。当胎头俯屈,颏抵胸前时,胎头以枕下前囟径在产道前进,为头颅前后最小径线,妊娠足月平均9.5 cm。

3.枕额径

枕骨粗隆至鼻根部的距离。在胎头高直位时儿头以此径线在产道中前进,平均11.3 cm,较枕下前囟径长。

4.枕颏径

枕骨粗隆至下颌骨中点间径。颜面后位时,胎头以此径前进,平均为13.3 cm,远较枕下前囟径长,足月胎儿不可能在此种位置下自然分娩。

5.颏下前囟径

胎儿下颌骨中点至前囟中点,颜面前位以此径线在产道通过,平均为10 cm。故颜面前位一般能自阴道分娩。

(二)胎姿势

胎姿势指胎儿各部在子宫内所取之姿势。在正常羊水量时,胎儿头略前屈,背略向前弯、下颌抵胸骨。上下肢屈曲于胸腹前,脐带位于四肢之间。在妊娠期间,如果子宫畸形、产妇腹壁过度松弛或胎儿颈前侧有肿物,胎头可有不同程度仰伸,从而无法以枕下前囟径通过产道而导致头位难产。

(三)胎产式

胎产式指胎儿纵轴与产妇纵轴的关系,可分为纵产式、斜产式与横产式三种。横产式或斜产式为胎儿纵轴与产妇纵轴垂直或交叉,产妇腹部呈横椭圆形,胎头胎臀各在腹部一侧。纵产式为胎儿纵轴与产妇纵轴平行,可以是头先露或臀先露(图14-8)。

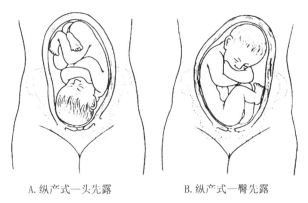

A.纵产式—头先露   B.纵产式—臀先露

图 14-8　头先露或臀先露

(四)胎先露及先露部

胎先露指胎儿最先进入骨盆的部分,最先进入骨盆的部分称为先露部。先露部有三种即头、臀、肩。纵轴位为头先露或臀先露,横轴位或斜轴位为肩先露。如果胎头与胎手同时进入骨盆称为复合先露(图14-9)。

1.头先露

头先露占足月妊娠分娩的96%。由于胎头俯屈和仰伸程度不同,可有四种先露部,即枕先露、前囟先露、额先露及面先露。

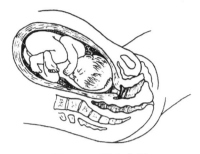

图 14-9　复合先露

（1）枕先露：最常见的胎先露部，此时胎头呈俯屈状，胎头以最小径（枕下前囟径）及其周径通过产道（图 14-10）。

（2）前囟先露：胎头部分俯屈，胎头矢状缝与骨盆入口前后径一致，前囟近耻骨或骶骨（高直位）（图 14-11）。分娩多受阻。

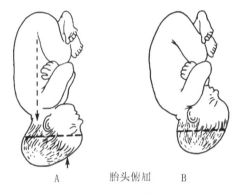

A　　胎头俯屈　　B

图 14-10　枕先露

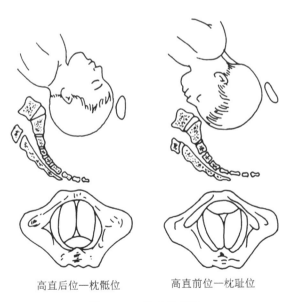

高直后位—枕骶位　　　　高直前位—枕耻位

图 14-11　胎头高直位

（3）额先露：胎头略仰伸，足月活胎不可能以额先露经阴道分娩。多数人认为，前顶与额先露为分娩过程中一个过渡表现,不能认为是一种肯定的先露,当分娩进展时,胎头俯屈就形成顶先露,仰伸即为面先露。但实际上确有前顶先露与额部先露存在,故还应作为胎先露的一种(图 14-12)。

(4)面先露:胎头极度仰伸,以下为颏及面为先露部(图 14-13)。

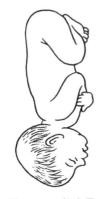
图 14-12　额先露

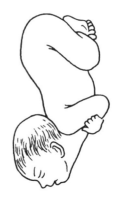
图 14-13　面先露

2.臀先露

臀先露为胎儿臀部先露(图 14-14)。由于先露部不同,可分为单臀先露、完全臀先露及不完全臀先露数种。

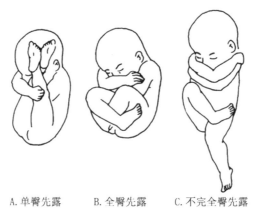

A.单臀先露　　　B.全臀先露　　　C.不完全臀先露
图 14-14　臀先露

(1)单臀先露:髋关节屈,膝关节伸,先露部只为臀部。

(2)完全臀先露:髋关节及膝关节皆屈,以至胎儿大腿位于胎儿腹部,小腿肚贴于大腿背侧,阴道检查时可触及臀部及双足。

(3)不完全臀先露包括足先露和膝先露。足先露为臀先露髋关节伸,一个膝关节或两个膝关节伸,形成单足或双足先露。膝先露为髋关节伸膝关节屈曲。

3.肩先露

胎儿横向,肩为先露部。临产一段时间后往往一只手先脱出,有时也可以是胎儿背、胎儿腹部或躯干侧壁被迫逼出。

(五)胎位或胎方位

胎位为先露部的指示点在产妇骨盆的位置,亦即在骨盆的四相位——左前、右前、左后、右后。枕先露的代表骨为枕骨(occipital,缩写为 O);臀先露的代表骨为骶骨(sacrum,缩写为 S);面先露时为下颏骨(mentum,缩写为 M);肩先露时为肩胛骨(scapula,缩写为 Sc)。

胎位的写法由三方面来表明:①指示点在骨盆的左侧(left,缩写为 L)或右侧(right,缩写为 R),简写为左或右。②指示点的名称,枕先露为"枕",即"O";臀先露为"骶",即"S";面先露为"颏",即"M";肩先露为"肩",即"Sc";额位即高直位很少见,无特殊代表骨,只写额位及高直位便可。③指示点在骨盆之前、后或横。

如枕先露,枕骨在骨盆左侧,朝前,则胎位为左枕前(LOA),为最常见之胎位。如枕骨位于骨盆左侧边(横),则名为左枕横(LOT),表示胎头枕骨位于骨盆左侧,既不向前也不向后。肩先露时肩胛骨只有左右(亦即胎头所在之侧)或上、下和前、后定位:左肩前、右肩前、左肩后和右肩后。肩先露以肩胛骨朝上或朝后来定胎位。朝前后较易确定,朝上下不如左右易表达,左右又以胎头所在部位易于确定。如左肩前表示胎头在骨盆左侧,(肩胛骨在上),肩(背)朝前。左肩后,胎头在骨盆左侧(肩胛骨在下),肩(背)朝后。

各胎位缩写如下。

(1)枕先露可有六种胎位:左枕前(LOA)(图 14-15)、左枕横(LOT)、左枕后(LOP)、右枕前(ROA)、右枕横(ROT)、右枕后(ROP)(图 14-15)。

(2)臀先露也有六种胎位:左骶前(LSA)、左骶横(LST)、左骶后(LSP)(图 14-15)、右骶前(RSA)、右骶横(RST)、右骶后(RSP)。

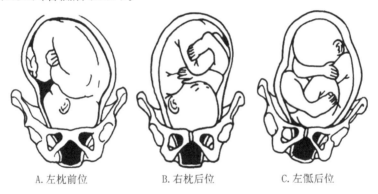

A.左枕前位　　　　　　　B.右枕后位　　　　　　　C.左骶后位

图 14-15　左枕前位、右枕后位、左骶后位

(3)面先露也有六种胎位:左颏前(LMA)、左颏横(LMT)、左颏后(LMP)、右颏前(RMA)、右颏横(RMT)、右颏后(RMP)。

(4)肩先露也有四种胎位:左肩前(LScA)、左肩后(LScP)、右肩前(RScA)、右肩后(RScP)。

枕、骶、肩胛位置与胎儿背在同一方向,其前位,背亦朝前;颏与胎儿腹在同一方向,其前位,胎背向后。

(六)各种胎先露及胎位发生率

近足月或者已达足月妊娠时,枕先露占 95%,臀先露 3.5%,面先露 0.5%,肩先露 0.5%。有的报道臀先露在 3%～8%,目前我国初产妇比例很大,经产妇,尤其是多产妇很少,所以横产发生率很少。在枕先露中,2/3 枕骨在左侧,1/3 在右侧。臀位在中期妊娠及晚期妊娠的早期比数远较 3%～4%为高,尤其是经产妇。但其中约 1/3 的初产妇和 2/3 经产妇在近足月时常自然转成头位。

胎头虽然较臀体积大,但臀部及屈曲于躯干前的四肢的总体积显然大于胎头。由于子宫腔似梨形,上部宽大、下部狭小,故为适应子宫的形状,足月胎儿头先露发生比例远高于臀先露。在妊娠 32 周前,羊水量相对较多,胎体受子宫形态的束缚较小,因而臀位率相对较高些,以后羊水量相对减少,胎儿为适应宫腔形状而取头先露。若胎儿脑积水,臀产比例也较高,表明宽大的宫体部较适合容纳较大的胎头。某些子宫畸形,如双子宫、残角子宫中发育好的子宫,宫体部有纵隔形成者,也容易产生臀先露。经产妇反复为臀产者应想到子宫有某种畸形的可能。

(七)胎先露及胎方位的诊断

有四种方法:腹部检查、阴道检查、听诊及超声影像检查。

1.腹部检查

腹部检查为胎先露及胎方位的基本检查方法,简单易行,在大部分产妇可获得正确诊断,但对少见的异常头先露,往往不易确诊。

2.阴道检查

临产前此法不易查清胎先露及胎方位,所以有可能不能确诊;临产后,宫颈扩张,先露部大多已衔接,始能对先露部有较明确了解。阴道检查应在消毒情况下进行,以中、食指查先露部是头、是臀、还是肩部。如为枕先露,宫颈有较大扩张时,可触及骨缝、囟门以明确胎位(颜面位等异常头先露特点及臀位特点在有关难产节中介绍)。宫颈扩张程度越大,胎位检查越清楚。检查胎方位最好先查出矢状缝走向,手指左右横扫,上下触摸可查出一较长骨缝。矢状缝横置则为枕右或枕左横位,如为斜置或前后置,则为枕前位或后位。如前囟在骨盆前部很易摸到,表示枕骨在骨盆后位。前囟在骨盆左前方,为枕右后位;前囟在骨盆右前方为枕左后位。前囟如果在骨盆后面,阴道检查不易触及,尤其胎头下降胎头俯屈必然较重,后囟较小,用手不易查清。胎头受挤压严重时,骨片重叠,骨缝、囟门也不易触清。另一可靠确定胎方位方法为用手触摸胎儿耳郭,耳郭方向指向枕部,这只有在宫颈口完全扩张时方能实行。

阴道检查时还应了解先露部衔接程度。胎头衔接程度在正常情况下随产程进展而加深。胎头下降程度为判断是否能经阴道分娩的重要指标。胎头下降速度在第一产程比较缓慢,而在第二产程胎头继续下降,速度快于第一产程。一般胎头下降程度是以坐骨棘平面来描述。胎儿头颅骨质部平坐骨棘平面时称为"0"位,高于坐骨棘水平时称为"—"位,如高 1 cm,则标为"—1"直到"—3",再高则表示胎头双顶径尚未进入骨盆入口平面,因为骨盆入口平面至坐骨棘平面约为 5 cm,胎头双顶径至胎头顶部约为 3 cm,所以胎头最低骨质部如在坐骨棘平面以上 3 cm,显然胎头双顶径最多是平骨盆入口平面。胎头最低骨质部通过了坐骨棘平面,胎头位置称为"+"位,低于坐骨棘平面 1 cm 称为"+1""+3"时,胎头最低点已接近骨盆出口,即在阴道下部,因为坐骨棘平面距离骨盆出口亦约为 5 cm(图 14-16)。在正常女性骨盆坐骨棘并不突出于骨盆侧壁,需经反复检查取得经验方能较准确定位。故可考虑另一较简单而大体可了解胎头衔接程度的方法,即用手指经阴道测胎头骨质最低部距阴道处女膜环的距离。如距离为 5 cm 则表示胎头在坐骨棘水平,低于此为正值,高于此为负值。

3.听诊

胎心音位置本身并非诊断胎方位的可靠依据,但可加强触诊的准确性。在枕先露和臀先露,躯干微前屈,胎背较贴近于子宫壁,利于胎心音传导,故在胎儿背部所接触之宫壁处胎心音最强。在颜面位,胎背反屈。胎儿胸部较贴近宫壁,故胎心音在胎儿胸壁侧听诊较清晰。

在枕前位,胎心音一般位于脐与髂前上棘连接中点。枕后位胎心音在侧腹处较明显,有时在小肢体侧听得也清楚。臀位则在脐周围。横位胎心音在枕前位的稍外侧。

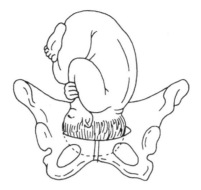

图 14-16　胎头衔接程度图

4.超声检查

在腹壁厚、腹壁紧张及羊水过多的情况下,腹部检查等查不清胎先露及胎方位时,超声扫描检查可清楚检查出胎头、躯干、四肢等的部位和图像及胎心情况,不但有助于胎先露、胎方位的诊断,也有助于胎儿畸形及大小的诊断。

(八)临产胎儿应激变化

胎头受压情况下,阵缩时给予胎头的压力增高,尤其是破膜之后,在第二产程宫腔内压力可高达 26.7 kPa(200 mmHg)。颅内压为 5.3~7.3 kPa(40~55 mmHg)时,胎心率就可减慢,其原因系中枢神经缺氧,反射性刺激迷走神经之故。有时胎头受压而无胎心率变慢乃系胎膜未破,胎头逐渐受压而在耐受阈之内,这种阵发性改变对胎儿无损。

四、精神心理因素

随着医学模式的改变,人们已经开始关注社会及心理因素对分娩过程的影响。亲朋好友间关于分娩的负面传闻、电影中的恐惧场面使相当数量的初产妇进入临产后精神处于高度紧张,甚至焦虑恐惧状态。研究表明,产妇在分娩过程中普遍焦虑和恐惧倾向导致去甲肾上腺素减少,可使宫缩减弱而对疼痛的敏感性增加,强烈的宫缩有加重产妇的焦虑,从而造成恶性循环导致产妇体力消耗过大,产程延长。抑郁情绪与活跃期、第二产程延长及产后出血有一定的相关性。所以在分娩过程中产妇的精神心理状态可明显的影响产程进展,应予以足够的重视。

(孙　平)

第三节　枕先露的分娩机制

分娩机制是指胎先露为适应骨盆各平面的不同形态,进行一系列转动,以最小径线通过产道的全过程。以枕左前的分娩机制为例详加说明。胎头的一连串转动可分解如下七个动作,即衔接、下降、俯屈、内旋转、仰伸、复位及外旋转、胎儿娩出(图 14-17)。

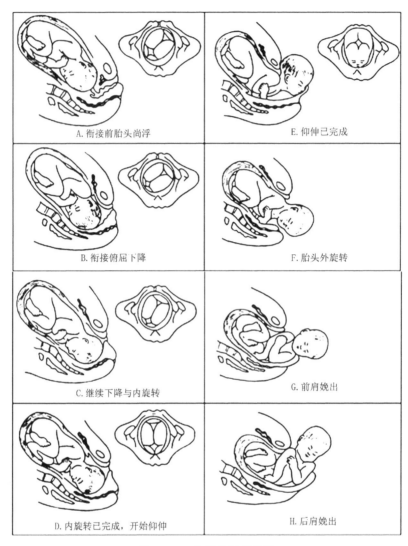

A. 衔接前胎头尚浮

E. 仰伸已完成

B. 衔接俯屈下降

F. 胎头外旋转

C. 继续下降与内旋转

G. 前肩娩出

D. 内旋转已完成，开始仰伸

H. 后肩娩出

图 14-17 分娩机制示意图

一、衔接

胎头双顶径进入骨盆入口平面，胎头颅骨最低点达到或接近坐骨棘水平，称为衔接。初产妇胎头衔接可发生于预产期前 1~2 周，若初产妇分娩开始而胎头仍未衔接，应警惕有无头盆不称。经产妇多在临产后胎头衔接。

胎头呈半俯屈状态进入骨盆入口，以枕额径衔接，由于枕额径大于骨盆入口前后径，胎头矢状缝坐落在骨盆入口右斜径上，胎头枕骨在骨盆左前方。

二、下降

胎头沿骨盆轴前进的动作称为下降。下降贯穿于整个分娩过程，与俯屈、内旋转、仰伸、复位及外旋转等动作相伴随。下降动作呈间歇性，促进胎头下降的 4 个因素：①宫缩时通过羊水传导的压力，由胎轴传到胎头；②宫缩时子宫底直接压迫胎臀，压力传至胎头；③胎体由弯曲而伸直、伸长,有利于压力向下传递,促使胎头下降;④腹肌收缩,使腹腔压力增加,经子宫传至胎儿。初产妇胎头下降因宫颈口扩张缓慢和盆底软组织阻力大而较经产妇慢。临床上将胎头下降的程度,作为判断产程进展的重要标志之一。

三、俯屈

胎头下降遇到阻力时(骨盆不同平面的不同径线、扩张中的宫颈、骨盆壁和骨盆底),处于半俯屈状态的胎头借杠杆作用进一步俯屈,使下颏紧贴胸部,并使衔接时的枕额径(11.3 cm)变为枕下前囟径(9.5 cm),以胎头最小径线适应产道,有利于胎头继续下降。

四、内旋转

当胎头到达中骨盆时,胎头为适应骨盆纵轴而旋转,使其矢状缝与中骨盆前后径相一致,此过程称为内旋转。因中骨盆前后径大于横径,枕先露时,胎头枕部位置最低,到达骨盆底,肛提肌收缩将胎头枕部推向阻力小、空间较宽的前方,枕左前的胎头向中线旋转45°,后囟转至耻骨弓下方,使胎头最小径线与骨盆的最大径线相一致,于第一产程末胎头完成内旋转动作。

五、仰伸

胎头完成旋转后,胎头下降达阴道外口时,宫缩和腹压继续迫使胎头下降,而肛提肌收缩力又将胎头向前推进,两者的共同作用(合力)使胎头沿产轴向前向上,胎头枕骨下部达耻骨联合下缘时,以耻骨弓为支点使胎头逐渐仰伸,胎头的顶、额、鼻、口、颏相继娩出。当胎头仰伸时,胎儿双肩径沿左斜径进入骨盆入口。

六、复位及外旋转

胎头娩出时,胎儿双肩径沿骨盆入口左斜径下降。胎儿娩出后,为使胎头与胎肩恢复正常关系,胎头枕部向原方向(向左旋转)45°,称为复位。胎肩在骨盆腔内继续下降,前(右)肩向前向中线旋转45°使胎儿双肩径转成与出口前后径一致的方向,胎头枕部需在外继续向左旋转45°,以保持胎头与胎肩的垂直关系,称为外旋转。

七、胎儿娩出

胎儿完成外旋转后,胎儿前(右)肩在耻骨弓下先娩出,随即胎体侧屈,后(左)肩也由会阴前缘娩出,胎儿双肩娩出后,胎体及胎儿下肢随之顺利娩出,至此胎儿娩出的全过程完成。

(孙　平)

第四节　先兆临产及临产的诊断

当孕妇出现先兆临产时,应及时送至医院,不能因可能为假临产致使时间耽误而错过接产时机;而如果错误地诊断临产,则可能导致不适当的干涉而加强产程,造成孕妇及新生儿损害。

一、先兆临产

分娩发动之前,出现的一些预示孕妇不久将临产的症状称先兆临产。

(一)假临产

孕妇在分娩发动前,由于子宫肌层敏感性增强,常出现不规律宫缩。假临产的特点:①宫缩持续时间短且不恒定,间歇时间长且不规律,宫缩强度不增加;②常在夜间出现而于清晨消失;③宫缩时只能引起下腹部轻微胀痛;④宫颈管不缩短,宫口扩张不明显;⑤给予镇静药物能抑制宫缩。

(二)胎儿下降感

胎儿下降感又称为轻松感、释重感。由于胎先露部下降进入骨盆入口,使宫底位置下降,孕妇感觉上腹部受压感消失,进食量增多,呼吸轻快。

(三)见红

在临产前24~48小时内,由于成熟的子宫下段及宫颈不能承受宫腔内压力而被迫扩张,使宫颈内口附着的胎膜与该处的子宫壁分离,毛细血管破裂而少量出血,与宫颈管内的黏液相混合并排出,称为见红,是分娩即将开始的比较可靠征象。若阴道流血超过平时月经量,则不应视为见红,应考虑是否有异常情况出现如前置胎盘及胎盘早剥等。

(四)阴道分泌物增多

分娩前3周左右,孕妇因体内雌激素水平升高,盆腔充血加剧,子宫颈腺体分泌增加,使阴道排出物增多,一般为水样,易与破水相混淆。

二、临产的诊断

临产开始的重要标志为有规律且逐渐增强的子宫收缩,持续时间30秒或30秒以上,间歇5~6分钟,同时伴随进行性宫颈管消失、宫口扩张和胎先露部下降。用镇静药物不能抑制宫缩。

应连续观察宫缩,每次观察时间不能太短,至少要观察3~5次宫缩。既要严密观察宫缩的频率,持续时间及强度。同时要在无菌条件下行阴道检查,了解宫颈的软度、长度、位置、扩张情况及先露部的位置。国际上常用BISHOP评分法判断宫颈成熟度(表14-1),估计试产的成功率,满分为13分,>9分均成功,7~9分的成功率为80%,4~6分成功率为50%,≤3分均失败。

表14-1　Bishop宫颈成熟度评分法

指标	分数			
	0	1	2	3
宫口开大(cm)	0	1~2	3~4	≥5
宫颈管消退(%)(未消退为2~3 cm)	0~30	40~50	60~70	≥80
先露位置(坐骨棘水平=0)	−3	−2	−1~0	+1~+2
宫颈硬度	硬	中	软	
宫口位置	朝后	居中	朝前	

(孙　平)

第五节　正常产程和分娩的处理

分娩全过程是从开始出现规律宫缩到胎儿、胎盘娩出为止,称分娩总产程,整个产程分为以下几种。

第一产程(宫颈扩张期):从间歇5～6分钟的规律宫缩开始,到宫颈口开全(10 cm)。初产妇宫颈较紧,宫口扩张较慢,需11～12小时,经产妇宫颈较松,宫口扩张较快,需6～8小时。

第二产程(胎儿娩出期):从宫口开全到胎儿娩出。初产妇约需1～2小时,经产妇一般数分钟即可完成,但也有长达1小时者,但不超过1小时。

第三产程(胎盘娩出期):从胎儿娩出后到胎盘娩出,需5～15分钟,不超过30分钟。

一、第一产程及其处理

(一)临床表现

第一产程的产科变化主要为规律宫缩、宫口扩张、胎头下降及胎膜破裂。

1.规律宫缩

第一产程开始,出现伴有疼痛的子宫收缩,习称"阵痛"。开始时宫缩持续时间较短(20～30秒)且弱,间歇期较长(5～6分钟)。随着产程的进展,持续时间渐长(50～60秒)且强度增加,间歇渐短(2～3分钟)。当宫口近开全时,宫缩持续时间可达1分钟以上,间歇期仅1分钟或稍长。

2.宫口扩张

宫口扩张是临产后规律宫缩的结果。在此期间宫颈管变软、变短、消失,宫颈展平和逐渐扩大。宫口扩张分两期:潜伏期及活跃期。潜伏期是从临产后规律宫缩开始,至宫口扩张到3 cm。此期宫颈扩张速度较慢,平均2～3小时扩张1 cm,需8小时,超过16小时为潜伏期延长。活跃期是指从宫口扩张3 cm至宫口开全。此期宫颈扩张速度显著加快,约需4小时,超过8小时为活跃期延长。活跃期又分为加速期、最大加速期和减速期(图14-18)。加速期是指宫颈扩张3～4 cm,约需1.5小时;最大加速期是指宫口扩张4～9 cm,约需2小时,在产程图上宫口扩张曲线呈直线倾斜上升;减速期是指宫口扩张9～10 cm,约需30分钟。宫口开全后,宫口边缘消失,与子宫下段及阴道形成产道。

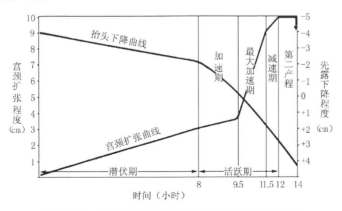

图14-18　宫颈扩张与胎先露下降曲线分期的关系

3.胎头下降

胎头能否顺利下降,是决定能否经阴道分娩的重要观察项目。胎头下降程度以胎头颅骨最低点与坐骨棘平面的关系标明;胎头颅骨最低点平坐骨棘平面时,以"0"表示;在坐骨棘平面上1 cm时,以"−1"表示;在坐骨棘平面下 1 cm 时,以"＋1"表示,余依此类推(图 14-19)。一般初产妇在临产前胎头已经入盆,而经产妇临产后胎头才衔接。随着产程的进展,先露部也随之下降。胎头于潜伏期下降不明显,于活跃期下降加快,平均每小时下降 0.86 cm。

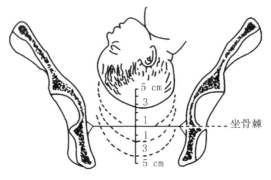

图 14-19　胎头高低的判定

4.胎膜破裂

胎膜破裂简称破膜,胎儿先露部衔接后,将羊水分隔成前、后两部分,在胎先露部前面的羊水,称前羊水,约 100 mL,其形成的囊称前羊水囊。宫缩时前羊水囊楔入宫颈管内,有助于扩张宫口。随着宫缩继续增强,羊膜腔内压力更高,当压力增加到一定程度时胎膜自然破裂。胎膜多在宫口近开全时破裂。

(二)产程观察及处理

入院后首先了解和记录孕妇的病史,全身及产科情况,初步得出是否可以阴道试产或需进行某些处理;外阴部应剃除阴毛,并用肥皂水和温开水清洗;对初产妇及有难产史的经产妇应行骨盆外测量;有妊娠合并症者应给予相应的治疗等。在整个分娩过程中,既要观察产程的变化,也要观察母儿的安危。及时发现异常,尽早处理。

1.子宫收缩

产程中必须连续定时观察并记录宫缩规律性、持续时间、间歇时间及强度。

(1)触诊法:助产人员将手掌放于产妇腹壁上直接检查,宫缩时宫体部隆起变硬,间歇期松弛变软。并记录下宫缩持续时间、强度、规律性及间歇期时间。每次至少观察 3～5 次宫缩,每隔1～2 小时观察一次。

(2)电子胎心监护仪:可客观反映宫缩情况,分为外监护和内监护两种类型。①外监护:临床最常用,适用于第一产程任何阶段。将宫缩压力探头固定在产妇腹壁宫体近宫底部,每隔 1～2 小时连续描记 30 分钟或通过显示屏连续观察。外监护容易受运动、体位改变、呼吸和咳嗽的影响,过于肥胖的孕妇不适用。外监护可以准确地记录宫缩曲线,测到宫缩频率和每次宫缩持续的时间,但所记录的宫缩强度不完全代表真正的宫内压力。②内监护:适用于胎膜已破,宫口扩张 1 cm 及以上。将充满生理盐水的塑料导管通过宫颈口越过胎头置入羊膜腔内,外端连接压力探头记录宫缩产生的压力,测定宫腔静止压力及宫缩时压力变化。内监护可以准确测量宫缩频率、持续时间及真正的宫内压力。但宫内操作复杂,有造成感染的可能,故临床上较少应用。

良好的宫缩应是间隔逐渐缩短,持续时间逐渐延长,同时伴有宫颈相应的扩张。国外建议用Montevideo 单位(MU)来评估有效宫缩。其计算方法是:计数 10 分钟内每次宫缩峰值压力(mmHg)减去基础宫内压力(mmHg)后的压力差之和;或取宫缩产生的平均压力(mmHg)乘以宫缩频率(10 分钟内宫缩次数)。该法同时兼顾了宫缩频率及宫缩产生的宫内压力,使宫缩强度的监测有了量化标准。如产程开始时宫缩强度一般为 80～100 MU,相当于 10 分钟内有 2～3 次宫缩,每次宫缩平均宫内压力约为 5.3 kPa(40 mmHg);至活跃期正常产程平均宫缩强度可达 200～250 MU,相当于 10 分钟内有 4～5 次宫缩,平均宫内压力则在 6.7 kPa(50 mmHg);至第二产程在腹肌收缩的协同下,宫缩强度可进一步升到 300～400 MU,仍以平均宫缩频率 5 次计算,平均宫内压力可达 8.0～10.7 kPa(60～80 mmHg);而从活跃期至第二产程每次宫缩持续时间相应增加不明显,宫缩强度主要以宫内压力及宫缩频率增加为主,用此方法评估宫缩不仅使产妇个体间的比较有了可比性,也使同一个体在产程不同阶段的变化有了更合理的判定标准。活跃期后当宫缩强度＜180 MU 时,可诊断为宫缩乏力。

2.宫口扩张及胎头下降

描记宫口扩张曲线及胎头下降曲线,是产程图中重要的两项内容,是产程进展的重要标志和指导产程处理的主要依据。可通过肛门检查或阴道检查的方法测得。在国内一般采用肛门检查的方法,当肛门检查有疑问时可消毒外阴做阴道检查。但在国外皆用阴道检查来了解产程进展情况。

(1)肛门检查(简称肛查)。①方法:产妇取仰卧位,两腿屈曲分开,检查前用消毒纸遮盖阴道口避免粪便污染阴道。检查者站于产妇右侧,以戴指套的右手示指蘸取润滑剂后,轻轻置于直肠内,拇指伸直,其余各指屈曲以利示指深入。示指向后触及尾骨尖端,了解尾骨活动度,再触摸两侧坐骨棘是否突出并确定胎头高低,然后用指端掌侧探查宫口,摸清其四周边缘,估计宫颈管消退情况和宫口扩张厘米数。未破膜者在胎头前方可触到有弹性的前羊水囊;已破膜者能直接触到胎头,若无胎头水肿,还能扪清颅缝及囟门位置,确定胎方位。②时间与次数:适时在宫缩时进行,潜伏期每 2～4 小时查一次;活跃期每 1～2 小时查一次。同时也要根据宫缩情况和产妇的临床表现,适当的增减检查的次数。过频的肛门检查可增加产褥感染的机会。研究提示,肛门检查次数≥10 次的产妇,其阴道细菌种数及计数均显著提高,且肛门检查与阴道细菌变化密切相关,即细菌种数及其计数随肛门检查次数的增加而增加。而检查次数过少在产程进展十分迅速时则可能失去准备接生的时间,这在经产妇尤其应注意。③检查内容:宫颈软硬度、位置、厚薄及宫颈扩张程度;是否破膜;骶尾关节活动度,坐骨棘是否突出,坐骨切迹宽度,骶棘韧带的弹性、韧度及盆底组织的厚度;确定胎先露、胎方位及胎头下降程度。

(2)阴道检查。①适应证:于肛查胎先露、宫口扩张及胎头下降程度不清时;疑有脐带先露或脱垂;疑有生殖道畸形;轻度头盆不称经阴道试产 4～6 小时产程进展缓慢者。对产前出血者应慎重,须严格无菌操作,并在检查前做好输液、输血的准备。②方法:产妇排空膀胱后,取截石位,消毒外阴和阴道。检查者戴好口罩,消毒双手,戴无菌手套,铺无菌巾后用左(右)手拇指和示指将阴唇分开,右(左)手示指、中指蘸消毒润滑剂,轻轻插入产妇阴道,注意防止手指触及肛门及大阴唇外侧。因反复阴道检查可增加感染机会,故每次检查应尽量检查清楚,避免反复插入阴道。③内容:测量骨盆对角径、坐骨棘间径、骶骨弧度、耻骨弓和坐骨切迹情况等;胎方位及先露下降程度;宫口扩张程度,软硬度及有无水肿情况;阴道伸展度,有无畸形;会阴厚薄和伸展度等,以决定其分娩方式。

肛查对于了解骨盆腔内的情况比阴道检查更清楚,但肛门检查对宫口、胎先露、胎方位、骨盆入口等情况的了解不及阴道检查直接明了。每次肛查或阴道检查所得的宫颈扩张大小及先露高度的情况均应做详细记录,并绘于产程图上。用红色"○"表示宫颈扩张程度,蓝色"×"表示先露下降水平,每次检查后用红线连接"○",用蓝线连接"×",绘成两条曲线。产程图横坐标标示时间,以小时为单位,纵坐标标示宫颈扩张及先露下降程度,以厘米为单位。正常情况下宫口开大与胎头下降是并行的,但胎头下降略为滞后。宫口开大的最大加速期是胎头下降的加速期,而胎头下降的最大加速期是在第二产程。对大多数产妇,尤其是初产妇,在宫口开全时胎头应达坐骨棘平面以下。但应指出,有相当一部分产妇胎头下降与宫口开大并不平行。因此,在宫口近开全时,胎头未下降到坐骨棘水平并不意味着不能经阴道分娩。有些产妇在破膜以后胎头才迅速下降,在经产妇尤为常见。1972 年 Philpott 介绍了在产程图上增加警戒线和处理线,其原理是根据活跃期宫颈扩张率不得<1 cm 进行产程估算,如果产妇入院时宫颈扩张为 1 cm,按宫颈扩张率每小时 1 cm 计算,预计 9 小时后宫颈将扩张到 10 cm,因此在产程坐标图上 1 cm 与 10 cm 标志点之处时间相距 9 小时画一斜行连线,作为警戒线,与警戒线相距 4 小时之处再画一条与之平行的斜线作为处理线,两线间为警戒区。临床上实际是以宫颈扩张 3 cm 作为活跃期的起点,因此可以宫颈扩张 3 cm 标志点处取与之相距 4 cm 的坐标 10 cm 的标志点处画一斜行连线,作为警戒线,与警戒线相距 4 小时之处再画一条与之平行的斜线作为处理线(图 14-20)。两线之间为治疗处理时期,宫颈扩张曲线越过警戒线者应进行处理,一般难产因素可纠正者的产程活跃期不超过正常上限,活跃期经过处理仍超过上限时,常提示难产因素不易纠正,需要再行仔细分析,并及时估计能否从阴道分娩。

3.胎膜破裂及羊水观察

胎膜多在宫口近开全或开全时自然破裂,前羊水流出。一旦胎膜破裂,应立即听胎心,并观察羊水性状、颜色和流出量,记录破膜时间。

羊水粪染与胎儿宫内窘迫的关系目前还有争论。对羊水粪染的发生机制大致可归纳为两种观点,即胎儿成熟理论及胎儿宫内窘迫理论。传统认为羊水粪染是胎儿缺血、缺氧的结果。当胎儿缺血、缺氧时,机体为了保证心、脑等重要脏器的血供,体内循环重新分配,消化系统的血供减少,胃肠道蠕动增加,肛门括约肌松弛,胎粪排出。胎儿成熟理论则认为羊水粪染是一种生理现象。随着妊娠周数增加,胎儿迷走神经张力渐强,胃肠道蠕动渐频,胎粪渐多,羊水粪染率渐增加。

羊水粪染的分度:Ⅰ度,羊水淡绿色、稀薄;Ⅱ度,羊水深绿色且较稠或较稀,羊水内含簇状胎粪;Ⅲ度,羊水黄褐色、黏稠状且量少。Ⅰ度羊水粪染一般不伴有胎儿宫内窘迫,Ⅱ～Ⅲ度羊水粪染考虑有胎儿宫内缺氧的存在。对羊水粪染者应作具体分析,既不要过高估计其严重性,也不要掉以轻心,重要的是应结合其他监测结果,明确诊断,及时处理,以降低围生儿的窒息率。在首次发现羊水粪染时,不论其粪染程度如何,均应作电子胎心监护。若 CST 阳性或者 NST 呈反应型而 OCT 又是阳性,提示胎儿宫内缺氧。如能配合胎儿头皮血 pH 测定而 pH<7.2 时,提示胎儿处于失代偿阶段,需要立即结束分娩。如 CST 为阴性、pH 正常,可暂不过早干预分娩,但必须在电子胎心监护下严密观察产程进展,一旦出现 CST 阳性,则应尽快结束分娩。

4.胎心

临产后应特别注意胎心变化,可用听诊法、胎心电子监护或胎儿心电图等方法观察。在观察胎心时,应注意胎心的频率、规律性和宫缩之后胎心率的变化及恢复的速度等。胎心的规律性和宫缩对胎心的影响较胎心率的绝对数更重要。

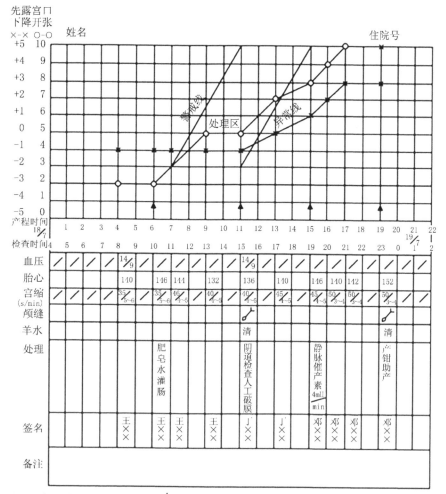

注：↑表示重要处理开始时间，♪表示大小囟与矢状缝位置以示胎方位，×-×表示阴道助产

图 14-20　产程图表

(1)听诊器听取有普通听诊器、木质听诊器和电子胎心听诊器 3 种,现在通常使用电子胎心听诊器。胎心听取应在宫缩间歇时,宫缩时听诊不能听到胎心。潜伏期应每隔 1 小时听胎心一次,活跃期宫缩较频时,应每 15～30 分钟听胎心一次,每次听诊 1 分钟。如遇有胎心异常,应增加听诊的次数。此法能方便获得每分钟胎心率,但不能分辨胎心率变异、瞬间变化及其与宫缩、胎动的关系。

(2)胎心电子监护:多用外监护描记胎心曲线。将测量胎心的探头置于胎心音最响亮的部分,固定于腹壁上;将测量宫压的探头置于产妇腹壁宫体近宫底部,亦固定于腹壁上。观察胎心率变异及其与宫缩、胎动的关系,每次至少记录 20 分钟,有条件者可应用胎儿监护仪连续监测胎心率。此法能较客观地判断胎儿在宫内的状态,如脐带受压、胎头受压、胎儿缺氧或(及)酸中毒等。值得注意的是,在胎头入盆、破膜、阴道检查、肛查及做胎儿内监护安放胎儿头皮电极时,可以发生短时间的早期减速,这是由于胎头受骨盆或宫缩压迫所致。

(3)胎儿心电图:分为直接法和间接法,因直接法需宫口开大到一定程度而且破膜后才能进行,并有增加感染的可能性,故较少采用。目前较多采用非侵入性的间接法,一般用三个电极,两

379

个放在产妇的腹壁上,另一个置于产妇的大腿内侧。在分娩过程中如出现 PR 间期明显缩短、ST 段偏高和 T 波振幅加大,是胎儿缺氧的表现。胎儿发生严重的酸中毒时,则 T 波变形。有研究发现第二产程的胎儿心电图监测与产后胎儿脐动脉血 pH 及血气含量明显相关。

5.胎儿酸血症的监测

胎儿头皮血 pH 与产时异常胎心率的出现,分娩后新生儿脐血 pH 及 Apgar 评分间存在着良好的相关性。因此胎儿头皮血 pH 被认为是判断胎儿是否存在宫内缺氧的最准确方法。胎儿头皮血 pH 正常值为 7.25～7.35。如 pH 为 7.20～7.24 为胎儿酸血症前期,应警惕有胎儿窘迫可能,此时应给孕妇吸氧。pH<7.20 则表示重度酸中毒,是胎儿危险的征兆,应尽快结束分娩。胎儿头皮血血气分析值在正常各产程中的变化见表 14-2。

表 14-2　胎儿头皮血血气分析值在正常各产程中的变化

类别	第一产程早期	第一产程末期	第二产程
pH	7.33±0.03	7.32±0.02	7.29±0.04
PCO_2(mmHg)	44.00±4.05	42.00±5.10	46.30±4.20
PO_2(mmHg)	21.80±2.60	21.30±2.10	17.00±2.00
HCO_3(mmol/L)	20.10±1.20	19.10±2.10	17.00±2.00
BE(mmol/L)	3.90±1.90	4.10±2.50	6.40±1.80

胎儿的 pH 还受母体 pH 水平的影响。产程中母体饥饿、脱水、体力消耗可致代谢性酸中毒,过度通气可致呼吸性碱中毒,均可影响胎儿。为消除母源性酸中毒对胎儿头皮血血气分析的影响,可根据母儿间血气的差异进行判断:

(1)母子间血气 pH 差值(△pH):<0.15 表示胎儿无酸中毒,0.15～0.20 为可疑,>0.20 为胎儿酸中毒。

(2)母子间碱短缺值:2.0～3.0 mEq/L 表示胎儿正常,>3.0 mEq/L 为胎儿酸中毒。

(3)母子间 Hb 5 g/dL 时的碱短缺值:<0 或由正值变为负值表示胎儿酸中毒。

胎儿头皮血 pH 测定是一种创伤性的检查方法,只能得到瞬时变化而不能连续监测,因而限制了它的应用。当电子胎心监护初筛异常时,可考虑行胎儿头皮血气测定,如临床及胎心监护已确定重度胎儿宫内窘迫,应迅速终止妊娠而抢救胎儿,不必再做头皮血气测定。

6.母体情况观察

(1)生命体征:测量产妇的血压、体温、脉搏和呼吸频率并记录。一般第一产程期间宫缩时血压升高0.7～1.3 kPa(5～10 mmHg),间歇期恢复原状。应每隔 4～6 小时测量一次。发现血压升高应增加测量次数。

(2)饮食:鼓励产妇少量多次进食,吃高热量易消化食物,并注意摄入足够水分,以保证充沛的精力和体力。

(3)活动与休息:宫缩不强且未破膜时,产妇可在室内适当活动,有助于产程进展和减轻产痛。待产时产妇的体位应以产妇感到舒适为准。已破膜者应该卧床,如果胎头已衔接,取平卧位即可,如胎头未衔接或臀位、横位时,应取臀高位,以免发生脐带脱垂。如产妇精神过度紧张,宫缩时喊叫不安,应安慰产妇,在宫缩时指导做深呼吸动作,也可用双手轻揉下腹部或腰骶部。产时镇痛可适当的应用哌替啶50～100 mg 及异丙嗪 25 mg,可 3～4 小时肌内注射一次。也可选择连续硬膜外麻醉镇痛。

(4)排尿与排便:应鼓励产妇每2~4小时排尿一次,以免膀胱充盈影响宫缩及胎头下降。因胎头压迫引起排尿困难者,必要时可导尿。初产妇宫口扩张<4 cm,经产妇宫口扩张<2 cm时可行温肥皂水灌肠,既能避免分娩时粪便污染,又能反射作用刺激宫缩加速产程进展。但胎膜早破、阴道流血、胎头未衔接、胎位异常、有剖宫产史、宫缩很强估计1小时内将分娩者或患严重产科并发症、合并症如心脏病等,均不宜灌肠。

二、第二产程及其处理

(一)临床表现

宫口开全后仍未破膜,常影响胎头的下降,应行人工破膜。破膜后宫缩常暂时停止,产妇略感舒适,随后宫缩重现且较前增强,每次持续时间可达1分钟,间歇期仅1~2分钟。当胎头降至骨盆出口压迫盆底组织时,产妇有排便感,不由自主向下屏气。随着产程进展,会阴会渐渐膨隆和变薄,肛门松弛。于宫缩时胎头露于阴道口,且露出部分不断增大;在宫缩间歇期又缩回阴道内,称为胎头拨露。随产程进展,胎头露出部分逐渐增多,宫缩间歇期胎头不再缩回,称为胎头着冠,此时胎头双顶径超过骨盆出口。会阴极度扩张,应注意保护会阴,娩出胎头。随后胎头复位和外旋转,前肩、后肩和胎体相继娩出,后羊水随之涌出。经产妇第二产程短,有时仅需几次宫缩即可完成胎头娩出。胎儿娩出后产妇顿感轻松。

(二)产程的观察和处理

1.密切监护胎心及产程进展

第二产程宫缩频且强,应密切观察子宫收缩有无异常及胎先露的下降情况。警惕病理性缩复环及强直性子宫收缩的出现,同时密切观察胎心的变化,每5~10分钟听胎心一次(或间隔2~3次宫缩听一次胎心),如有胎心异常则增加听胎心的次数,有条件者应使用胎心电子监护。尤其应注意观察胎心与宫缩的关系,若第二产程在胎头娩出前,由于脐带受压或受到牵引,可出现变异减速,除非反复多次出现中、重度变异减速,否则不被认为对胎儿有害。如出现胎心变慢且在宫缩后不恢复和恢复慢,应尽快结束分娩。发现第二产程延长,应及时查找原因,采取相应措施尽快结束分娩,避免胎头长时间受压,引起胎儿窘迫、颅内出血等并发症发生。

2.指导产妇用力

宫口开全后,医护人员应指导产妇正确用力。方法是让产妇双膝屈曲外展,双脚蹬在产床上,双手握住产床的把手。一旦出现宫缩,产妇深吸气屏住,并向上拉把手,使身体向下用力如排便状,以增加腹压。子宫收缩间期时,产妇呼气,全身肌肉放松,安静休息。当宫缩再次出现时再用同样的屏气用力动作,以加速产程的进展。当胎头着冠后,宫缩时不应再令产妇用力,以免胎头娩出过快而使会阴裂伤。

指导产妇正确用力十分重要,若用力不当使产妇消耗体力或造成不应有的软产道裂伤。尤其应注意的是宫口尚未开全,不可过早屏气用力,因当胎头位置低已深入骨盆到达盆底时,也可使产妇产生排便感并不自觉地用力。但此时用力非但不利于加速产程的进展,反而使宫颈被挤压在骨盆和胎头之间,从而使宫颈循环障碍而造成宫颈水肿,影响宫口开大而造成难产。

3.接产准备

初产妇宫口开全,经产妇宫口扩张4 cm且宫缩规律有力时,应将产妇送至产房做好接产准备工作。让产妇仰卧于产床上(或坐于特制的产椅上),两腿屈曲分开,露出外阴部,在臀下放一便盆或塑料布,用消毒纱布球蘸肥皂水擦洗外阴部,顺序是大小阴唇、阴阜、大腿内上1/3、会阴及肛门周围(图14-21)。然后用温开水冲掉肥皂水,为防止冲洗液流入阴道,用消毒干纱布盖住阴道口,最后以0.1%新洁尔灭冲洗或涂以碘附进行消毒,随后取下阴道的纱布球和臀下的便盆或塑料布,铺以消毒巾于臀下。接产者按无菌操作常规洗手后穿手术衣及戴手套,打开产包,铺好消毒巾,准备接产。

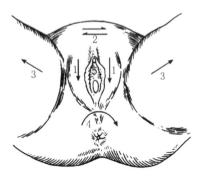

图14-21　外阴消毒顺序

4.接产

(1)接产的要领:产妇必须与接产者充分合作;保护会阴的同时协助胎头俯屈,让胎头以最小的径线(枕下前囟径)在宫缩间歇时缓慢的通过阴道口,这是预防会阴撕裂的关键;控制胎肩娩出速度,胎肩娩出时也要注意保护会阴。

(2)产妇的产位:分娩时产妇的体位可分为仰卧位和坐位两种。

仰卧位分娩:目前国内多数产妇分娩取仰卧位。

其优点:①有利于经阴道助产手术的操作如会阴切开术、胎头吸引术、产钳术等;②对新生儿处理较为便利。

但从分娩的生理来说,并非理想体位。

其缺点:①妊娠子宫压迫下腔静脉,使回心血量减少,产妇可出现仰卧位低血压;②仰卧位使骨盆的可塑性受限,且宫缩的效率较低,从而增加难产的机会;③胎儿的重力失去应有的作用,并导致产程延长;④增加产妇的不安和产痛等。

基于上述原因,仰卧位分娩时继发性宫缩乏力和胎儿窘迫的发生率较坐位分娩高,异常分娩也较多。所以它不是理想的分娩体位。

坐位分娩。其优点:①可提高宫缩效率,缩短产程。由于胎儿的纵轴和产轴一致,故能充分发挥胎儿的重力作用,可使抬头对宫颈的压力增加。②由于子宫胎盘的血供改善,也可使宫缩加强,胎儿窘迫和新生儿窒息的发生率降低。③可减少骨盆的倾斜度,有利于胎头入盆和分娩机制的顺利完成。④X线检查表明,由于仰卧位改坐位时,可使坐骨棘间距平均增加0.76 cm。骨盆出口前后径增加1～2 cm,骨盆出口面积平均增加28%。⑤产妇分娩时感觉较舒适,由于产妇在分娩过程中可以环视周围的一切,并与医护人员保持密切联系,可减轻其紧张和不安的情绪。

其缺点:①分娩时间不宜过长,否则易发生阴部水肿;②坐位分娩时胎头娩出较快,易造成新生儿颅内出血及阴道、会阴裂伤;③接生人员需保护会阴和新生儿处理不便,这也是目前坐位分娩较少采用的主要原因。

自20世纪80年代以来,已对坐式产床做了不少的改进,其基本的构造包括靠背、坐椅、扶手和脚踏板等部分。产床的靠背部分是可调节的,在分娩过程中可根据宫缩的情况和胎头下降的程度适当的调整靠背的角度。在胎头即将娩出时可将靠背放平使产妇改为仰卧位,以便于助产者保护会阴和控制胎头娩出的速度。初产妇宫口开全或近开全,经产妇宫口开大 8 cm 时,在坐式产床上就坐,靠背角度为 60°~80°。在上坐式产床后一小时内分娩最好,时间过长容易引起会阴水肿。

（3）接产步骤（图 14-22）：接产者站在产妇的右侧,当胎头拨露使阴唇后联合紧张时,开始保护会阴。具体方法如下：在会阴部盖上一块消毒巾,接产者右肘支在产床上,右手拇指与其余四指分开,每当宫缩时以手掌大鱼际肌向内上方托住会阴部,同时左手应轻轻下压胎头枕部,协助胎头俯屈,且使胎头缓慢下降。宫缩间歇期,保护会阴的右手应当松弛,以免压迫过久引起会阴部水肿。当胎头枕部在耻骨弓下露出时,左手应按分娩机制协助胎头仰伸。此时若宫缩强,应嘱产妇张口哈气以缓解腹压的作用,让产妇在宫缩间歇期使稍向下屏气,以使胎头缓慢娩出。胎头娩出后,右手仍需保护会阴,不要急于娩出胎肩,而应先以左手自其鼻根向下颌挤压,挤出口、鼻内的黏液和羊水,然后协助胎头复位及外旋转,使胎儿双肩径与骨盆出口前后径相一致。接产者的左手将胎儿颈部向下轻压,使前肩自耻骨弓下先娩出,继之再托胎颈向上,使后肩从会阴前缘缓慢娩出。双肩娩出后,保护会阴的右手方可离开会阴部。最后双手协助胎体和下肢相继以侧位娩出,并记录胎儿娩出时间。

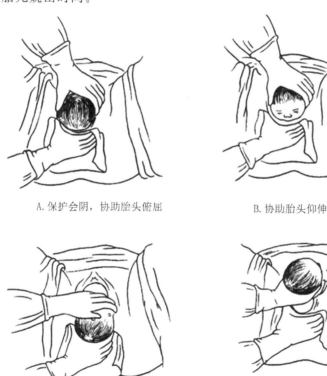

A. 保护会阴，协助胎头俯屈　　　　B. 协助胎头仰伸

C. 助前肩娩出　　　　D. 助后肩娩出

图 14-22　接产步骤

胎儿娩出后 1~2 分钟内断扎脐带。若当胎头娩出时,见脐带绕颈一周且较松时,可用手将脐带顺胎肩推下或从胎头滑下。若脐带绕颈过紧或绕颈两周或两周以上,可先用两把血管钳将脐带一段夹住并从中间剪断,注意勿伤及胎儿颈部,待松弛脐带后协助胎肩娩出（图 14-23）。

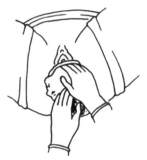

A.将脐带顺肩部推上

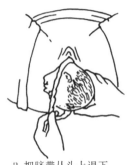
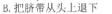
B.把脐带从头上退下

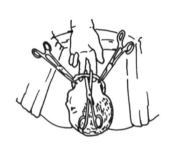
C.用两把血管钳夹住,从中间剪断

图 14-23　脐带绕颈的处理

（4）会阴裂伤的诱因及预防。

1）会阴裂伤的诱因：会阴水肿、会阴过紧缺乏弹力,耻骨弓过低,胎儿过大,胎儿娩出过快等,均易造成会阴撕裂。

2）会阴裂伤的预防：①指导产妇分娩时正确用力,防止胎儿娩出过快。②及时发现会阴、产道的异常,选择合适的分娩方式。如会阴坚韧、水肿或瘢痕形成,估计会造成严重裂伤时,可作较大的会阴切开术或改行剖宫产术。③提高接生操作技术,正确保护会阴。④初产妇行阴道助产前应作会阴切开,切开大小根据胎儿大小及会阴组织的伸展性。助产时术者与助手要密切配合,要求胎头以最小径线通过会阴,且不能分娩过快、过猛。

（5）会阴切开。

1）会阴切开的指征：会阴过紧或胎儿过大,产钳或吸引器助产,估计分娩时会阴撕裂不可避免者,或母儿有病理情况急需结束分娩者。

2）会阴切开的时间：①一般在宫缩时可看到胎头露出外阴口 3～4 cm 时切开,可以防止产后盆底松弛,避免膀胱膨出,直肠膨出及尿失禁；②也有主张胎头着冠时切开,可以减少出血；③决定手术助产时切开。过早的切开不仅无助于胎儿的娩出,反而会导致出血量的增加。

3）会阴切开术包括会阴后-侧切开术和会阴正中切开。常用以下两种术式：①会阴左侧后-侧切开术：阴部神经阻滞及局部浸润麻醉生效后,术者于宫缩时以左手食中两指伸入阴道内撑起左侧阴道壁,右手用钝头剪刀自会阴后联合中线向左侧 45°,在宫缩开始时剪开会阴 4～5 cm。若会阴高度膨隆则需外旁开 60°～70°。若会阴体短则以阴唇后联合上 0.5 cm 处为切口起点。会阴侧切时切开球海绵体肌,会阴深、浅横肌及部分肛提肌,切开后用纱布压迫止血。此法可充分扩大阴道口,适于胎儿较大及辅助难产手术,其缺点为出血多,愈合后瘢痕较大；②会阴正中切开术：局部浸润麻醉后,术者于宫缩时沿会阴后联合正中垂直剪开 2 cm。此法切开球海绵体肌及中心腱,出血少,术后组织肿胀疼痛轻微。但切口有自然延长撕裂肛门括约肌危险,胎儿大或接产技术不熟练者不宜采用。

4）会阴缝合：一般在胎盘娩出后,检查软产道有无裂伤,然后缝合会阴切口。会阴缝合的关键必须彻底止血,重建解剖结构。缝合完毕后亦行肛指检查缝线是否穿过直肠黏膜,如确有缝线穿过黏膜,则应拆除重缝。

三、第三产程及其处理

(一)胎盘剥离的机制

胎儿娩出后,子宫底降至脐平,产妇有轻松感,宫缩暂停数分钟后再次出现。由于子宫腔容积突然明显缩小,而胎盘不能相应的缩小而与子宫壁发生错位而剥离,剥离面出血,形成胎盘后血肿。由于子宫继续收缩,剥离面积继续扩大,直至胎盘完全剥离而娩出。

(二)胎盘剥离的征象

(1)子宫体变硬呈球形,胎盘剥离后降至子宫下段,下段被扩张,子宫体呈狭长形被推向上,宫底升高达脐上。

(2)剥离的胎盘降至子宫下段,使阴道口外露的一段脐带自行延长。

(3)若胎盘从边缘剥离时有少量阴道流血,若胎盘从中间剥离时则无阴道流血。

(4)用手掌尺侧在产妇耻骨联合上方轻压子宫下段时,子宫体上升而外露的脐带不再回缩(图 14-24)。

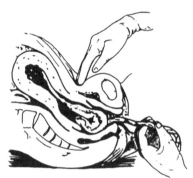

图 14-24　胎盘剥离后在耻骨联合上方压子宫,脐带不再回缩

(三)胎盘娩出方式

胎盘剥离和娩出的方式有两种。

1.胎儿面娩出式

胎儿面娩出式即胎盘以胎儿面娩出。胎盘从中央开始剥离,然后向周围剥离,剥离血液被包于胎膜内。其特点是胎盘先娩出,随后见少量的阴道流血。这种娩出方式多见。

2.母体面娩出式

母体面娩出式即胎盘以母体面娩出。胎盘从边缘开始剥离,血液沿剥离面流出,最后整个胎盘反转娩出。其特点是先有较多的阴道流血随后胎盘娩出,这种方式较少。

(四)第三产程的处理

1.协助胎盘胎膜娩出

正确处理胎盘娩出,可减少产后出血的发生率。为了使胎盘迅速剥离减少出血,可在胎肩娩出后,静脉注射缩宫素 10 U。接产者切忌在胎盘尚未完全剥离之前,用手按揉、下压宫底或牵拉脐带,以免引起胎盘部分剥离出血或拉断脐带,甚至造成子宫内翻。当确认胎盘完全剥离时,于宫缩时以左手握住宫底(拇指置于子宫前壁,其余四指放在子宫后壁)并按压,同时右手轻拉脐带、协助娩出胎盘(图 14-25)。

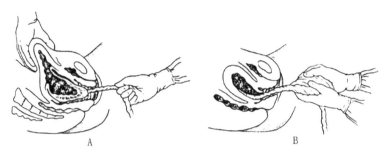

图 14-25　协助胎盘胎膜娩出

当胎盘娩出至阴道口时,接产者用双手捧住胎盘,向一个方向旋转并缓慢向外牵拉,协助胎膜完整剥离娩出。若在胎盘娩出过程中,发现胎膜部分断裂,可用血管钳夹住断裂上端的胎膜,再继续向原方向旋转,直至胎膜完全娩出。胎盘胎膜娩出后,按摩子宫刺激其收缩以减少出血。在按摩子宫的同时注意观察出血量。

2.检查胎盘胎膜

将胎盘铺平,先检查胎盘母体面的胎盘小叶有无缺损,疑有缺损时可用 Küstener 牛乳测试法(从脐静脉注入牛乳,若见牛乳自胎盘母体面溢出,则溢出部位为胎盘小叶缺损部位)。然后将胎盘提起,检查胎膜是否完整。再检查胎盘胎儿面边缘有无血管断裂,以便及时发现副胎盘。副胎盘为另一个小胎盘与正常的胎盘分离,但两者间有血管相连(图 14-26)。若有副胎盘、部分胎盘残留或大块胎膜残留,应无菌操作伸手入宫腔内取出残留组织。若仅有少量胎膜残留,可给予子宫收缩剂待其自然排出。详细记录胎盘娩出时间,方式,以及胎盘大小和重量。胎盘娩出后子宫应呈强直性收缩,硬如球状,阴道出血很少。

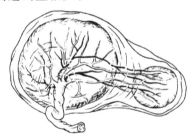

图 14-26　副胎盘

3.检查软产道

胎盘娩出后,应仔细检查软产道(包括会阴、小阴唇内侧、尿道口周围、前庭、阴道和宫颈)有无裂伤。如有裂伤应立即按原来的解剖位置或层次逐层缝合。

4.预防产后出血

正常分娩出血量多不超过 300 mL。对既往有产后出血史或易发生产后出血的产妇(如分娩次数≥5 次的多产妇、多胎妊娠、羊水过多、滞产等),可在胎儿前肩娩出后静脉注射麦角新碱 0.2 mg,或缩宫素 10 IU 加于 25％葡萄糖液 20 mL 内静脉注射,也可在胎儿娩出后立即经胎盘部脐静脉快速注入加入 10 IU 缩宫素的生理盐水 20 mL,均能促使胎盘迅速剥离减少出血。若胎盘尚未完全剥离而阴道出血多时,应行手取胎盘术。若胎儿已娩出 30 分钟,胎盘仍未排出,出血不多时,应排空膀胱,再轻轻按压子宫及静脉注射缩宫素,仍不能使胎盘排出时,再行手取胎盘术。若胎盘娩出后出血多时,可经下腹部直接注入宫体肌壁内或肌内注射麦角新碱 0.2～

0.4 mg,并将缩宫素 20 IU 加于 5% 葡萄糖液 500 mL 内静脉滴注。

　　手取胎盘时若发现宫颈内口较紧者,应肌内注射阿托品 0.5 mg 及哌替啶 100 mg。术者需更换手术衣及手套,外阴再次消毒后,将一手手指并拢呈圆锥状直接伸入宫腔。手掌面向着胎盘母体面,手指并拢以手掌尺侧缘缓慢将胎盘从边缘开始逐渐自子宫壁分离,另一手在腹部压宫底(图 14-27)。待确认胎盘已全部剥离方可取出胎盘,取出后立即肌内注射子宫收缩剂。注意操作必须轻柔,避免暴力强行剥离或用手抓挖宫壁,防止子宫破裂。若找不到疏松的剥离面,不能分离者,可能是植入性胎盘,不应强行剥离。取出的胎盘立即检查是否完整,若有缺损应再次以手伸入宫腔清除残留胎盘及胎膜,应尽量减少进出宫腔次数。必要时可用大刮匙刮宫。

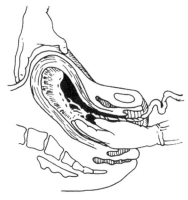

图 14-27　手取胎盘术

5.产后观察

　　分娩结束后应仔细收集并记录产时的出血量。产妇应继续留产房观察 2 小时,注意产妇的一般情况、子宫收缩、子宫底高度、膀胱充盈情况、阴道流血量、会阴及阴道有无血肿等,发现异常情况及时处理。产后 2 小时后,将产妇和新生儿送回病房。

（孙　平）

第十五章 异常分娩

第一节 胎位异常

胎位异常是造成难产的常见因素之一。分娩时枕前位约占90％,而胎位异常约占10％。其中胎头位置异常居多。有因胎头在骨盆内旋转受阻的持续性枕横位、持续性枕后位;有因胎头俯屈不良呈不同程度仰伸的面先露、额先露;还有高直位、前不均倾位等。胎头位置异常总计占6％～7％,胎产式异常的臀先露占3％～4％,肩先露极少见。此外还有复合先露。

一、持续性枕后位或持续性枕横位

在分娩过程中,胎头以枕后位或枕横位衔接,在下降过程中,强有力的子宫收缩(简称宫缩)多能使胎头向前转135°或90°,转成枕前位而自然分娩。如胎头持续不能转向前方,直至分娩后期,仍然位于母体骨盆的后方或侧方,致使发生难产者,称为持续性枕后位(图15-1)或持续性枕横位。

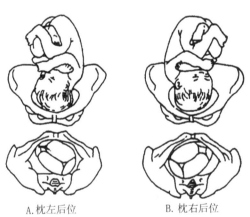

A.枕左后位　　　　　　　　B. 枕右后位

图 15-1　持续性枕后位

(一)原因

1.骨盆狭窄

男型骨盆或类人猿型骨盆,其特点是入口平面前半部较狭窄,后半部较宽大,胎头较容易以枕后位或枕横位衔接,又常伴中骨盆狭窄,影响胎头在中骨盆平面向前旋转,致使成为持续性枕后位或持续性枕横位。

2.胎头俯屈不良

如胎头以枕后位衔接,胎儿脊柱与母体脊柱接近,不利于胎头俯屈,胎头前囟成为胎头下降的最低部位,而最低点又常转向骨盆前方,当前囟转至前方或侧方时,胎头枕部转至后方或侧方,形成持续性枕后位或持续性枕横位。

(二)诊断

1.临床表现

临产后,胎头衔接较晚或俯屈不良,由于枕后位的胎先露部不易紧贴子宫颈(简称宫颈)和子宫下段,常导致宫缩乏力及宫颈扩张较慢;因枕骨持续位于骨盆后方压迫直肠,产妇自觉肛门坠胀及排便感,致使宫口尚未开全时,过早使用腹压,容易导致宫颈前唇水肿和产妇疲劳,影响产程进展,常导致第二产程延长。

2.腹部检查

头位胎背偏向母体的后方或侧方,母体腹部的2/3被胎体占有,肢体占1/3者为枕前位,胎体占1/3而肢体占2/3者为枕后位。

3.阴道(肛门)检查

宫颈部分扩张或开全时,感到盆腔后部空虚,胎头矢状缝位于骨盆斜径上,前囟在骨盆右前方,后囟(枕部)在骨盆左后方为枕左后位,反之为枕右后位;当发现产瘤(胎头水肿)、颅骨重叠、囟门触不清时,需借助胎儿耳郭及耳屏位置及方向判定胎位。如耳郭朝向骨盆后方,则可诊断为枕后位;如耳郭朝向骨盆侧方,则为枕横位。

4.B超检查

根据胎头颜面及枕部的位置,可以准确探清胎头位置以明确诊断。

(三)分娩机制

胎头多以枕横位或枕后位衔接。如在分娩过程中,不能转成枕前位时,可有以下两种分娩机制。

1.枕后位(枕左后、枕右后)

胎头枕部到达中骨盆,向后行45°内旋转,使矢状缝与骨盆前后径一致,胎儿枕部朝向骶骨成枕后位。其分娩方式有两种(图15-2)。

(1)胎头俯屈较好:当胎头继续下降至前囟抵达耻骨弓下时,以前囟为支点,胎头俯屈,使顶部和枕部自会阴前缘娩出,继之胎头仰伸,相继由耻骨联合下娩出额、鼻、口、颏。此种分娩方式为枕后位经阴道分娩最常见的方式。

(2)胎头俯屈不良:当鼻根出现在耻骨联合下缘时,以鼻根为支点,胎头先俯屈,从会阴前缘娩出前囟、顶部及枕部,然后胎头仰伸,使鼻、口、颏部相继由耻骨联合下娩出。因胎头以较大的枕额周径旋转,胎儿娩出困难,多需手术助产。

2.枕横位

部分枕横位于下降过程中无内旋转动作,或枕后位的胎头枕部仅向前旋转45°成为持续性枕横位,多数需徒手将胎头转成枕前位后自然或助产娩出。

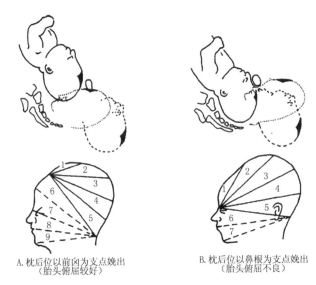

A. 枕后位以前囟为支点娩出
（胎头俯屈较好）

B. 枕后位以鼻根为支点娩出
（胎头俯屈不良）

图 15-2　枕后位分娩机制

(四)对母儿的影响

1.对产妇的影响

常导致继发宫缩乏力,产程延长,常需手术助产;容易发生软产道损伤,增加产后出血及感染的机会;如胎头长时间压迫软产道,可发生缺血、坏死、脱落,形成生殖道瘘。

2.对胎儿的影响

由于第二产程延长和手术助产机会增多,常引起胎儿窘迫和新生儿窒息,使围生儿发病率和死亡率增高。

(五)治疗

1.第一产程

严密观察产程,让产妇朝向胎背侧方向侧卧,以利胎头枕部转向前方。如宫缩欠佳,可静脉滴注缩宫素。宫口开全之前,嘱产妇不要过早屏气用力,以免引起宫颈水肿而阻碍产程进展。如果产程无明显进展或出现胎儿窘迫,需行剖宫产术。

2.第二产程

如第二产程初产妇已近 2 小时,经产妇已近 1 小时,应行阴道检查,再次判断头盆关系,决定分娩方式。当胎头双顶径已达坐骨棘水平面或更低时,可先徒手转胎儿头部,待枕后位或枕横位转成枕前位,使矢状缝与骨盆出口前后径一致,可自然分娩或阴道手术助产(低位产钳或胎头吸引器助产);如转成枕前位有困难时,也可向后转成正枕后位,再以低产钳助产,但以枕后位娩出时,需行较大侧切,以免造成会阴裂伤。如胎头位置较高或怀疑头盆不称,均需行剖宫产术,中位产钳禁止使用。

3.第三产程

因产程延长,易发生宫缩乏力,故胎盘娩出后立即肌内注射子宫收缩药,防止产后出血;有软产道损伤者,应及时修补。新生儿重点监护。手术助产及有软产道裂伤者,产后给予抗生素预防感染。

二、高直位

胎头以不屈不仰姿势衔接于骨盆入口,其矢状缝与骨盆入口前后径一致,称为高直位。高直位是一种特殊的胎头位置异常。胎头的枕骨在母体耻骨联合的后方,称高直前位,又称枕耻位(图 15-3);胎头枕骨位于母体骨盆骶岬前,称高直后位,又称枕骶位(图 15-4)。

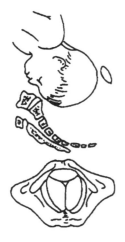

图 15-3 高直前位(枕耻位)

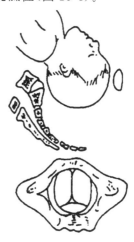

图 15-4 高直后位(枕骶位)

(一)诊断

1.临床表现

临产后胎头不俯屈,胎头进入骨盆入口的径线增大,胎头迟迟不能衔接,胎头下降缓慢或停滞,宫颈扩张也缓慢,致使产程延长。

2.腹部检查

枕耻位时,胎背靠近腹前壁,不易触及胎儿肢体,胎心位置稍高在腹中部听得较清楚;枕骶位时,胎儿小肢体靠近腹前壁,有时在耻骨联合上方,可清楚地触及胎儿下颏。

3.阴道检查

阴道检查发现胎头矢状缝与骨盆前后径一致,前囟在耻骨联合后,后囟在骶骨前,为枕骶位,反之为枕耻位。由于胎头紧嵌于骨盆入口处,妨碍胎头与宫颈的血液循环,阴道检查时常可发现产瘤,其范围与宫颈扩张程度相符合。一般直径为 3~5 cm,产瘤一般在两顶骨之间,因胎头有不同程度的仰伸所致。

(二)分娩机制

1.枕耻位

如胎儿较小、宫缩强,可使胎头俯屈、下降,双顶径达坐骨棘平面以下时,可能经阴道分娩;但胎头俯屈不良而无法入盆时,需行剖宫产。

2.枕骶位

胎背与母体腰骶部贴近,妨碍胎头俯屈及下降,使胎头处于高浮状态,迟迟不能入盆。

(三)治疗

1.枕耻位

可给予试产,加速宫缩,促使胎头俯屈,有望阴道分娩或手术助产,如试产失败,应行剖宫产。

2.枕骶位

一经确诊,应行剖宫产。

三、枕横位中的前不均倾位

头位分娩中,胎头不论采取枕横位、枕后位或枕前位通过产道,均可发生不均倾势(胎头侧屈),枕横位时较多见,枕前位与枕后位时较罕见。而枕横位的胎头(矢状缝与骨盆入口横径一致)如以前顶骨先入盆,则称为前不均倾(图 15-5)。

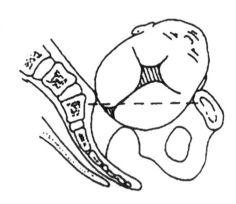

图 15-5　前不均倾位

(一)诊断

1.临床表现

因胎头迟迟不能入盆,宫颈扩张缓慢或停滞,使产程延长,前顶骨紧嵌于耻骨联合后方压迫尿道和宫颈前唇,导致尿潴留,宫颈前唇水肿及胎膜早破。胎头受压过久,可出现产瘤。左枕横时产瘤于右顶骨上;右枕横时产瘤于左顶骨上。

2.腹部检查

前不均倾时胎头不易入盆。临产早期,于耻骨联合上方可扪到前顶部,随产程进展,胎头继续侧屈使胎头与胎肩折叠于骨盆入口处。因胎头折叠于胎肩之后,使胎肩高于耻骨联合平面,于耻骨联合上方只能触到一侧胎肩而触不到胎头。

3.阴道检查

胎头矢状缝在骨盆入口横径上,向后移靠近骶岬,同时前、后囟一起后移,前顶骨紧紧嵌于耻骨联合后方,致使盆腔后半部空虚,而后顶骨大部分嵌在骶岬之上。

(二)分娩机制

以枕横位入盆的胎头侧屈,多数以后顶骨先入盆,滑入骶岬下骶骨凹陷区,前顶骨再滑下去,至耻骨联合成为均倾姿势;少数以前顶骨先入盆。由于耻骨联合后面平直,前顶骨受阻,嵌顿于耻骨联合后面,而后顶骨架在骶岬之上,无法下降入盆。

(三)治疗

一经确诊为前不均倾位,应尽快行剖宫产术。

四、面先露

面先露多于临产后发现。面先露时因胎头极度仰伸,使胎儿枕部与胎背接触。面先露以颏为指示点,有颏左前、颏左横、颏左后、颏右前、颏右横和颏右后 6 种胎位。以颏左前位和颏右后位多见,经产妇多于初产妇。

(一)诊断

1.腹部检查

因胎头极度仰伸入盆受阻,胎体伸直,宫底位置较高。颏左前位时,在母体腹前壁容易扪及胎儿肢体,胎心由胸部传出,故在胎儿肢体侧的下腹部听得清楚。颏右后位时,于耻骨联合上方可触及胎儿枕骨隆突与胎背之间有明显的凹陷,胎心遥远而弱。

2.阴道(肛门)检查

阴道检查可触到高低不平、软硬不均的颜面部,如宫口开大时,可触及胎儿的口、鼻、颧骨及眼眶,并根据颏部所在位置确定其胎位。

(二)分娩机制

见图 15-6。

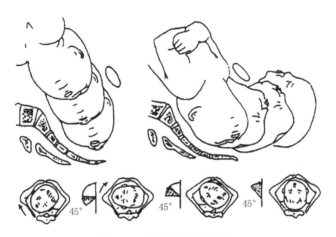

图 15-6 颜面位分娩机制

1.颏左前

胎头以仰伸姿势入盆、下降,胎儿面部达骨盆底时,胎头极度仰伸,颏部为最低点,故转向前方。胎头继续下降并极度仰伸,当颏部自耻骨弓下娩出后,极度仰伸的胎颈前面处于产道的小弯(耻骨联合),胎头俯屈时,胎头后部能够适应产道的大弯(骶骨凹),使口、鼻、眼、额、前囟及枕部自会阴前缘相继娩出,但产程明显延长。

2.颏右后

胎儿面部达骨盆底后,有可能经内旋转 135°以颏左前位娩出(图 15-7A)。如因内旋转受阻,成为持续性颏右后位,胎颈极度伸展,不能适应产道的大弯,足月活胎不能经阴道娩出(图 15-7B)。

(三)对母儿的影响

1.对产妇的影响

颏左前时因胎儿面部不能紧贴子宫下段及宫颈,常引起宫缩乏力,致使产程延长,颜面部骨质不能变形,易发生会阴裂伤。颏右后位时可发生梗阻性难产,如不及时发现、准确处理,可导致子宫破裂,危及产妇生命。

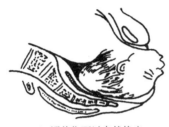
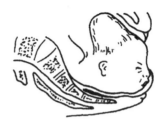

A. 颏前位可以自然娩出　　　　　B. 持续性颏后位不能自然娩出

图 15-7　颏前位及颏后位分娩示意图

2.对胎儿和新生儿的影响

胎儿面部受压变形、颜面皮肤发绀、肿胀,尤以口唇为著,影响吸吮,严重时会发生会厌水肿,影响呼吸和吞咽。新生儿常于出生后保持仰伸姿势达数天。

(四)治疗

1.颏左前位

颏左前位如无头盆不称,产力良好,经产妇有可能自然分娩或行产钳助娩;初产妇有头盆不称或出现胎儿窘迫征象时,应行剖宫产。

2.颏右后位

颏右后位应行剖宫产术。如胎儿畸形,无论颏左前位或颏右后位,均应在宫口开全后,全麻下行穿颅术结束分娩,术后常规检查软产道,如有裂伤,应及时缝合。

五、臀先露

臀先露是最常见的异常胎位,占妊娠足月分娩的 3%～4%。因胎头比胎臀大,且分娩时后出胎头无法变形,往往娩出困难;加之脐带脱垂较常见,使围生儿死亡率增高,为枕先露的 3～8 倍。臀先露以骶骨为指示点,有骶左前、骶左横、骶左后、骶右前、骶右横和骶右后 6 种胎位。

(一)原因

妊娠 30 周以前,臀先露较多见,妊娠 30 周以后,多能自然转成头先露。持续为臀先露原因尚不十分明确,可能的因素有以下几种。

1.胎儿在子宫腔(简称宫腔)内活动范围过大

羊水过多、经产妇腹壁松弛及早产儿羊水相对偏多,胎儿在宫腔内自由活动形成臀先露。

2.胎儿在宫腔内活动范围受限

子宫畸形(如单角子宫、双角子宫等)、胎儿畸形(如脑积水等)、双胎、羊水过少、脐带缠绕致脐带相对过短等均易发生臀先露。

3.胎头衔接受阻

狭窄骨盆、前置胎盘、肿瘤阻塞盆腔等,也易发生臀先露。

(二)临床分类

根据胎儿两下肢的姿势分为以下几种。

1.单臀先露或腿直臀先露

胎儿双髋关节屈曲,双膝关节直伸。以臀部为先露,最多见。

2.完全臀先露或混合臀先露

胎儿双髋关节及膝关节均屈曲,有如盘膝坐,以臀部和双足为先露,较多见。

3.不完全臀先露

胎儿以一足或双足、一膝或双膝,或一足一膝为先露,膝先露是暂时的,随产程进展或破水后发展为足先露,较少见。

(三)诊断

1.临床表现

孕妇常感肋下有圆而硬的胎头,由于胎臀不能紧贴子宫下段及宫颈,常导致宫缩乏力,宫颈扩张缓慢,致使产程延长。

2.腹部检查

子宫呈纵椭圆形,胎体纵轴与母体纵轴一致,在宫底部可触到圆而硬、按压有浮球感的胎头;而在耻骨联合上方可触到不规则、软且宽的胎臀,胎心在脐左(或右)上方听得最清楚。

3.阴道(肛门)检查

在肛门检查不满意时,阴道检查可扪及软而不规则的胎臀或触到胎足、胎膝,同时了解宫颈扩张程度及有无脐带脱垂发生。如胎膜已破,可直接触到胎臀、外生殖器及肛门,如触到胎足时,应与胎手相鉴别(图15-8)。

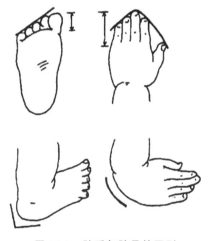

图 15-8　胎手与胎足的区别

4.B超检查

B超能准确探清臀先露类型与胎儿大小、胎头姿势等。

(四)分娩机制

在胎体各部位中,胎头最大,胎肩小于胎头,胎臀最小。头先露时,胎头一经娩出,身体其他部分随即娩出,而臀先露时则不同,较小而软的胎臀先娩出,最大的胎头则最后娩出。为适合产道的条件,胎臀、胎肩、胎头需按一定机制适应产道条件方能娩出,故需要掌握胎臀、胎肩及胎头三部分的分娩机制,以骶右前为例加以阐述。

1.胎臀娩出

临产后,胎臀以粗隆间径衔接于骨盆入口右斜径上,骶骨位于右前方,胎臀继续下降,前髋下降稍快,故位置较低,抵达骨盆底遭到阻力后,前髋向母体右侧行45°内旋转,使前髋位于耻骨联合后方,此时粗隆间径与母体骨盆出口前后径一致。胎臀继续下降,胎体侧屈以适应产道弯曲度,后髋先从会阴前缘娩出,随即胎体稍伸直,使前髋从耻骨弓下娩出,继之双腿、双足娩出,当胎臀及两下肢娩出后,胎体行外旋转,使胎背转向前方或右前方。

2.胎肩娩出

当胎体行外旋转的同时,胎儿双肩径衔接于骨盆入口右斜径或横径上,并沿此径线逐渐下降,当双肩达骨盆底时,前肩向右旋转45°转至耻骨弓下,使双肩径与骨盆中、出口前后径一致。同时胎体侧屈使后肩及后上肢从会阴前缘娩出。继之前肩及前上肢从耻骨弓下娩出。

3.胎头娩出

当胎肩通过会阴时,胎头矢状缝衔接于骨盆入口左斜径或横径上,并沿此径线逐渐下降,同时胎头俯屈,当枕骨达骨盆底时,胎头向母体左前方旋转45°,使枕骨朝向耻骨联合。胎头继续下降,当枕骨下凹到达耻骨弓下缘时,以此处为支点,胎头继续俯屈,使颏、面及额部相继自会阴前缘娩出,随后枕部自耻骨弓下娩出。

（五）对母儿的影响

1.对产妇的影响

胎臀不规则,不能紧贴子宫下段及宫颈,容易发生胎膜早破或继发性宫缩乏力,增加产褥感染与产后出血的风险,如宫口未全强行牵拉,容易造成宫颈撕裂,甚至延及子宫下段。

2.对胎儿和新生儿的影响

胎臀高低不平,对前羊膜囊施压不均匀,常致胎膜早破、脐带脱垂,造成胎儿窘迫甚至胎死宫内。由于娩出胎头困难,可发生新生儿窒息、臂丛神经损伤及颅内出血等。

（六）治疗

1.妊娠期

妊娠30周前,臀先露多能自行转成头位,如妊娠30周后仍为臀先露,应注意寻找形成臀位的原因。

2.分娩期

分娩期应根据产妇年龄、胎次、骨盆大小、胎儿大小、臀先露类型,以及有无并发症,于临产初期作出正确判断,决定分娩方式。

(1)择期剖宫产的指征:狭窄骨盆、软产道异常、胎儿体重＞3 500 g、胎头仰伸、胎儿窘迫、高龄初产、有难产史、不完全臀先露等。

(2)决定阴道分娩的处理:可根据不同的产程分别处理。

第一产程:产妇应侧卧,不宜过多走动,少做肛门检查,不灌肠,尽量避免胎膜破裂。一旦破裂,立即听胎心。如胎心变慢或变快,立即做肛门检查,必要时做阴道检查,了解有无脐带脱垂。如脐带脱垂、胎心好、宫口未开全,为抢救胎儿,需立即行剖宫产术。如无脐带脱垂,可严密观察胎心及产程进展。如出现宫缩乏力,应设法加强宫缩,当宫口开大4～5 cm时,胎足即可经宫口娩出阴道。为了使宫颈和阴道充分扩张,消毒外阴之后,使用"堵"外阴方法。即当宫缩时,用消毒巾以手掌堵住阴道口让胎臀下降,避免胎足先下降,待宫口及阴道充分扩张后才让胎臀娩出。此法有利于后出胎头的顺利娩出。在堵的过程中,应每隔10～15分钟听胎心1次,并注意宫口是否开全。宫口已开全再堵易引起胎儿窘迫或子宫破裂。宫口近开全时,要做好接生和抢救新生儿窒息的准备。

第二产程:接生前,应导尿,排空膀胱。初产妇应做会阴侧切术。可有三种分娩方式:①自然分娩。胎儿自然娩出,不做任何牵拉,极少见,仅见于经产妇、胎儿小、产力好、产道正常者。②臀助产术。当胎臀自然娩出至脐部后,胎肩及后出胎头由接生者协助娩出。脐部娩出后,胎头娩出最长不能超过8分钟。③臀牵引术。胎儿全部由接生者牵引娩出。此种手术对胎儿损伤大,不宜采用。

第三产程:产程延长,易并发子宫乏力性出血。胎盘娩出后,应静脉推注或肌内注射缩宫素防止产后出血。手术助产分娩于产后常规检查软产道,如有损伤,应及时缝合,并给予抗生素预防感染。

六、肩先露

胎体纵轴和母体纵轴相垂直为横产式,胎体横卧于骨盆入口之上,先露部为肩,称为肩先露。肩先露占妊娠足月分娩总数的 0.1%～0.25%,是对母儿最不利的胎位。除死胎和早产儿肢体可折叠娩出外,足月活胎不可能经阴道娩出。如不及时处理,容易造成子宫破裂,威胁母儿生命。根据胎头在母体左/右侧和胎儿肩胛朝向母体前/后方,分为肩左前、肩右前、肩左后和肩右后4种胎位。

(一)原因
肩先露与臀先露发生原因类似,初产妇肩先露首先必须排除狭窄骨盆和头盆不称。

(二)诊断
1.临床表现

先露部胎肩不能紧贴子宫下段及宫颈,缺乏直接刺激,容易发生宫缩乏力,胎肩对宫颈压力不均匀,容易发生胎膜早破,破膜后羊水迅速外流,胎儿上肢或脐带容易脱出,导致胎儿窘迫,甚至胎死宫内。随着宫缩不断加强,胎肩及胸廓一部分被挤入盆腔内,胎体折叠弯曲,胎颈被拉长,上肢脱出于阴道口外,胎头和胎臀仍被阻于骨盆入口上方,形成嵌顿性或忽略性肩先露(图 15-9)。

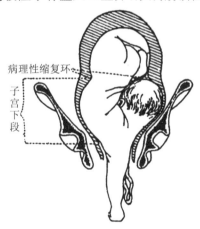

图 15-9　忽略性肩先露

宫缩继续加强,子宫上段越来越厚,子宫下段被动扩张越来越薄。由于子宫上、下段肌壁厚薄相差悬殊,形成环状凹陷,并随宫缩逐渐升高,甚至可达脐上,形成病理性缩复环,是子宫破裂的先兆。如不及时处理,将发生子宫破裂。

2.腹部检查

子宫呈横椭圆形,子宫底高度低于妊娠周数,子宫横径宽,宫底部及耻骨联合上方较空虚,在母体腹部一侧可触到胎头,另一侧可触到胎臀。肩左前时,胎背朝向母体腹壁,触之宽大平坦。胎心于脐周两侧听得最清楚。根据腹部检查多可确定胎位。

3.阴道(肛门)检查

胎膜未破者,因胎先露部浮动于骨盆入口上方,肛门检查不易触及胎先露部;如胎膜已破,宫口已扩张者,阴道检查可触到肩胛骨或肩峰、肋骨及腋窝。腋窝尖端大体为胎儿头端,据此可决定胎头在母体左/右侧,肩胛骨朝向母体前/后方,可决定肩前/后位。例如胎头于母体右侧,肩胛骨朝向后方,则为肩右后位。胎手若已脱出阴道口外,可用握手法鉴别是胎儿左手或右手,因检查者只能与胎儿同侧手相握,例如肩右前位时左手脱出,检查者用左手与胎儿左手相握。以此类推。

4.B超检查

B超检查能准确探清肩先露,并能确定具体胎位。

(三)治疗

1.妊娠期

妊娠后期发现肩先露应及时矫正。可采用胸膝卧位或试行外倒转术转成纵产式(头先露或臀先露)并包扎腹部以固定产式。如矫正失败,应提前入院决定分娩方式。

2.分娩期

根据胎产式、胎儿大小、胎儿是否存活、宫颈扩张程度、胎膜是否破裂、有无并发症等决定分娩方式。

(1)足月、活胎、未临产,择期剖宫产术。

(2)足月、活胎、已临产,无论破膜与否,均应行剖宫产术。

(3)已出现先兆子宫破裂或子宫破裂征象,无论胎儿存活,均应立即剖宫产,术中如发现宫腔感染严重,应将子宫一并切除(子宫次全切除术或子宫全切除术)。

(4)胎儿已死,无先兆子宫破裂征象,如宫口已开全,可在全麻下行断头术或毁胎术。术后应常规检查子宫下段、宫颈及阴道有无裂伤。如有裂伤应及时缝合。注意预防产后出血,并应用抗生素预防感染。

七、复合先露

胎先露部(胎头或胎臀)伴有肢体(上肢或下肢)同时进入骨盆入口称为复合先露。临床以头与手的复合先露最常见,多发生于早产者,发生率为1.43‰～1.60‰。

(一)诊断

当产程进展缓慢时,做阴道检查发现胎先露旁有肢体而明确诊断。常见胎头与胎手同时入盆。应注意与臀先露和肩先露相鉴别。

(二)治疗

(1)无头盆不称,让产妇向脱出的肢体对侧侧卧,肢体常可自然缩回。脱出的肢体与胎头已入盆,待宫口开全后于全麻下上推肢体,将其回纳,然后经腹压使胎头下降,以低位产钳助娩,或行内倒转术助胎儿娩出。

(2)头盆不称或伴有胎儿窘迫征象,应行剖宫产术。

(郭红艳)

第二节 产力异常

产力包括宫缩力、腹肌和膈肌收缩力、肛提肌收缩力,其中以宫缩力为主。在分娩过程中,宫缩的节律性、对称性及极性不正常或强度、频率有改变时,称为宫缩力异常。临床上多因产道或胎儿因素异常造成梗阻性难产,使胎儿通过产道阻力增加,导致继发性产力异常。产力异常分为宫缩乏力和宫缩过强两类。每类又分协调性宫缩和不协调性宫缩(图 15-10)。

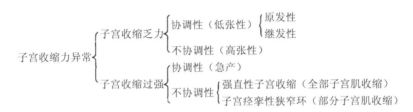

图 15-10 宫缩力异常的分类

一、宫缩乏力

(一)原因
宫缩乏力多由几个因素综合引起。

1.头盆不称或胎位异常

胎先露部下降受阻,不能紧贴子宫下段及宫颈,因此不能引起反射性宫缩,导致继发性宫缩乏力。

2.子宫因素

子宫发育不良、子宫畸形(如双角子宫)、子宫壁过度膨胀(如双胎、巨大胎儿、羊水过多等)、经产妇的子宫肌纤维变性或子宫肌瘤等。

3.精神因素

初产妇尤其是高龄初产妇,精神过度紧张、疲劳均可使大脑皮质功能紊乱,导致宫缩乏力。

4.内分泌失调

临产后,产妇体内的雌激素、缩宫素、前列腺素的敏感性降低,影响子宫肌兴奋阈,致使宫缩乏力。

5.药物影响

产前较长时间应用硫酸镁,临产后不适当地使用吗啡、哌替啶、巴比妥类等镇静药与镇痛药,产程中不适当应用麻醉镇痛等均可使宫缩受到抑制。

(二)临床表现
根据发生时期可分为原发性和继发性两种。原发性宫缩乏力是指产程开始即宫缩乏力,宫口不能如期扩张,胎先露部不能如期下降,产程延长;继发性宫缩乏力是指活跃期即宫口开大3 cm及以后出现宫缩乏力,产程进展缓慢,甚至停滞。宫缩乏力有两种类型,临床表现不同。

1.协调性宫缩乏力(低张性宫缩乏力)

宫缩具有正常的节律性、对称性和极性,但收缩力弱,宫腔压力低(<2.0 kPa),持续时间短,间歇期长且不规律,当宫缩达极限时,子宫体不隆起和变硬,用手指压宫底部肌壁仍可出现凹陷,产程延长或停滞。由于宫腔内压力低,对胎儿影响不大。

2.不协调性宫缩乏力(高张性宫缩乏力)

宫缩的极性倒置,宫缩不是起自两侧子宫角。宫缩的兴奋点来自子宫的一处或多处,节律不协调,宫缩时宫底部收缩不强,而是体部和下段收缩强。宫缩间歇期子宫壁不能完全松弛,表现为不协调性宫缩乏力。这种宫缩不能使宫口扩张和胎先露部下降,属无效宫缩。产妇自觉下腹部持续疼痛,拒按,烦躁不安,产程长,可导致肠胀气、排尿困难、胎儿胎盘循环障碍,常出现胎儿窘迫。检查时,下腹部常有压痛,胎位触不清,胎心不规律,宫口扩张缓慢,胎先露部下降缓慢或停滞。

3.产程曲线异常

宫缩乏力可导致产程曲线异常(图 15-11)。常见以下 4 种。

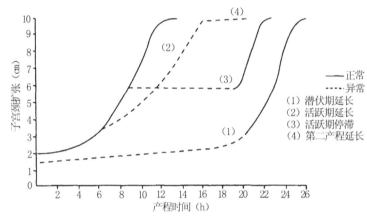

图 15-11 异常的宫颈扩张曲线

(1)潜伏期延长:从临产规律宫缩开始至宫口扩张 4～6 cm 称为潜伏期,初产妇潜伏期约需 8 小时,最大时限为 20 小时。初产妇超过 20 小时、经产妇超 14 小时称为潜伏期延长。

(2)活跃期延长:从宫口扩张 4～6 cm 至宫口开全为活跃期。初产妇活跃期正常约需 4 小时,最大时限为 8 小时,超过 8 小时为活跃期延长。

(3)活跃期停滞:进入活跃期后,宫颈口不再扩张达 2 小时以上,称为活跃期停滞,根据产程中定期阴道(肛门)检查进行诊断。

(4)第二产程延长:第二产程初产妇超过 3 小时,经产妇超过 2 小时尚未分娩,称为第二产程延长。实施硬膜外麻醉镇痛者,可在此基础上延长 1 小时。

以上 4 种异常产程曲线,可以单独存在,也可以合并存在。当总产程超过 24 小时称为滞产。

(三)对母儿影响

1.对产妇的影响

产程延长,产妇休息不好,精神疲惫与体力消耗,可出现疲乏无力、肠胀气、排尿困难等,还可影响宫缩,严重时还可引起脱水、酸中毒。又由于产程延长,膀胱受压在胎头与耻骨联合之间,导致组织缺血、水肿、坏死,形成瘘,如膀胱阴道瘘或尿道阴道瘘。另外,胎膜早破及产程中多次阴道(肛门)检查均可增加感染机会;产后宫缩乏力,易引起产后出血。

2.对胎儿的影响

宫缩乏力影响胎头内旋转,增加手术机会。不协调性宫缩乏力不能使子宫壁完全放松,影响子宫胎盘循环。胎儿在宫内缺氧,胎膜早破,还易造成脐带受压或脱垂,造成胎儿窘迫,甚至胎死宫内。

(四)治疗

1.协调性宫缩乏力

无论是原发性或继发性,一旦出现,首先寻找原因,如判断无头盆不称和胎位异常,估计能经阴道分娩者,考虑采取加强宫缩的措施。

(1)第一产程:消除精神紧张,产妇过度疲劳,可给予地西泮(安定)10 mg缓慢静脉注射或哌替啶100 mg肌内注射或静脉注射,经过一段时间,可使宫缩力转强;对不能进食者,可经静脉输液,10%葡萄糖液500~1 000 mL加维生素C 2 g,伴有酸中毒时可补充5%碳酸氢钠。经过处理,宫缩力仍弱,可选用下列方法加强宫缩。

人工破膜:宫颈口开大3 cm以上,无头盆不称,胎头已衔接者,可行人工破膜。破膜后,胎头紧贴子宫下段及宫颈,引起反射性宫缩,加速产程进展。Bishop提出用宫颈成熟度评分法估计加强宫缩措施的效果。如产妇得分≤3分,加强宫缩均失败,应改用其他方法。4~6分的成功率约为50%,7~9分的成功率约为80%,≥9分均成功。

缩宫素静脉滴注:适用于宫缩乏力、胎心正常、胎位正常、头盆相称者。将缩宫素2.5 U加入生理盐水500 mL内,以8滴/分,即2.5 mU/min开始,根据宫缩强度调整滴速,维持宫缩强度每间隔2~3分钟,持续30~40秒。缩宫素静脉滴注过程应有专人看守,观察宫缩,根据情况及时调整滴速。经过上述处理,如产程仍无进展或出现胎儿窘迫征象,应及时行剖宫产术。

(2)第二产程:第二产程如无头盆不称,出现宫缩乏力时也可加强宫缩,给予缩宫素静脉滴注,促进产程进展。如胎头双顶径已通过坐骨棘平面,可等待自然娩出,或行会阴侧切后行胎头吸引器或低位产钳助产;如胎头尚未衔接或伴有胎儿窘迫征象,应立即行剖宫产术结束分娩。

(3)第三产程:为预防产后出血,当胎儿前肩露出于阴道口时,可给予缩宫素10 U静脉注射,使宫缩增强,促使胎盘剥离与娩出及子宫血窦关闭。如产程长,破膜时间长,应给予抗生素预防感染。

2.不协调宫缩乏力

处理原则是镇静、调节宫缩、恢复宫缩极性。给予强镇静药哌替啶100 mg肌内注射,使产妇充分休息,醒后多能恢复为协调性宫缩。如未能纠正或已有胎儿窘迫征象,立即行剖宫产术结束分娩。

(五)预防

(1)应对孕妇进行产前教育,解除孕妇思想顾虑和恐惧心理,使孕妇了解妊娠和分娩均为生理过程,分娩过程中医护人员热情耐心、家属陪产均有助于消除产妇的紧张情绪,增强信心,预防精神紧张所致的宫缩乏力。

(2)分娩时鼓励及时进食,必要时静脉补充营养。

(3)避免过多使用镇静药,产程中使用麻醉镇痛应在宫口开全前停止给药,注意及时排空直肠和膀胱。

二、宫缩过强

(一)协调性宫缩过强

宫缩的节律性、对称性和极性均正常,仅宫缩过强、过频,如产道无阻力,宫颈可在短时间内迅速开全,分娩在短时间内结束,总产程不足 3 小时,称为急产,经产妇多见。

1.对母儿影响

(1)对产妇的影响:宫缩过强过频,产程过快,可致宫颈、阴道及会阴撕裂伤。接生时来不及消毒,可致产褥感染。产后子宫肌纤维缩复不良易发生胎盘滞留或产后出血。

(2)对胎儿和新生儿的影响:宫缩过强影响子宫胎盘的血液循环,易发生胎儿窘迫、新生儿窒息甚至死亡;胎儿娩出过快,胎头在产道内受到的压力突然解除,可致新生儿颅内出血;来不及消毒接生,易致新生儿感染;如坠地可致骨折、外伤。

2.处理

(1)有急产史的产妇:在预产期前 2 周不宜外出远走,以免发生意外,有条件应提前住院待产。

(2)临产后不宜灌肠,提前做好接生和抢救新生儿窒息的准备。胎儿娩出时勿使产妇向下屏气。

(3)产后仔细检查软产道,包括宫颈、阴道、外阴,如有撕裂,及时缝合。

(4)新生儿处理:肌内注射维生素 K_1 每天 2 mg,共 3 天,以预防新生儿颅内出血。

(5)如为未消毒接生,母儿均给予抗生素预防感染,酌情接种破伤风免疫球蛋白。

(二)不协调性宫缩过强

1.强直性宫缩

强直性宫缩多因外界因素造成,如临产后分娩受阻或不适当应用缩宫素,或胎盘早剥血液浸润子宫肌层,均可引起宫颈内口以上部分子宫肌层出现强直性痉挛性宫缩。

(1)临床表现:产妇烦躁不安,持续性腹痛,拒按,胎位触不清,胎心听不清,有时还可出现病理性缩复环、血尿等先兆子宫破裂征象。

(2)处理:一旦确诊为强直性宫缩,应及时给予子宫收缩抑制剂,如 25% 硫酸镁 20 mL 加入 5% 葡萄糖液 20 mL 缓慢静脉推注。如为梗阻原因,应立即行剖宫产术结束分娩。

2.子宫痉挛性狭窄环

子宫壁部分肌肉呈痉挛性不协调性收缩所形成的环状狭窄,持续不放松,称为子宫痉挛性狭窄环。多在子宫上、下段交界处,也可在胎体某一狭窄部,以胎颈、胎腰处常见(图 15-12)。

(1)原因:精神紧张、过度疲劳及不适当地应用子宫收缩药或粗暴地进行产科处理。

(2)临床表现:产妇出现持续性腹痛,烦躁不安,宫颈扩张缓慢,胎先露下降停滞。胎心时快时慢,阴道检查可触及狭窄环。子宫痉挛性狭窄环特点是此环不随宫缩上升。

(3)处理:认真寻找原因,及时纠正。禁止阴道内操作,停用缩宫素。如无胎儿窘迫征象,可给予哌替啶 100 mg 肌内注射,一般可消除异常宫缩。当宫缩恢复正常,可行阴道手术助产或等待自然分娩。如经上述处理,狭窄环不缓解,宫口未开全,胎先露部高,或已伴有胎儿窘迫,应立即行剖宫产术。如胎儿已死亡,宫口开全,则可在全麻下经阴道分娩。

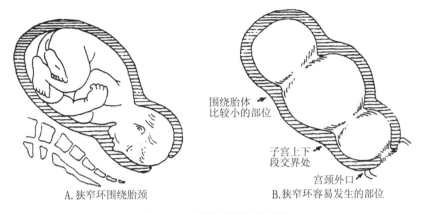

A.狭窄环围绕胎颈

围绕胎体
比较小的部位

子宫上下
段交界处

宫颈外口

B.狭窄环容易发生的部位

图 15-12 子宫痉挛性狭窄环

（郭红艳）

第三节 产道异常

产道包括骨产道（骨盆腔）与软产道（子宫下段、宫颈、阴道、外阴），是胎儿经阴道娩出的通道。产道异常可使胎儿娩出受阻，临床上以骨产道异常多见。

一、骨产道异常

骨盆径线过短或形态异常，致使骨盆腔小于胎先露部可通过的限度，阻碍胎先露部下降，称骨盆狭窄。狭窄骨盆可以为一个径线过短或多个径线同时过短，也可为一个平面狭窄或多个平面同时狭窄。当一个径线狭窄时，要观察同一个平面其他径线的大小，再结合整个骨盆腔大小与形态进行综合分析，作出正确判断。

（一）分类

1.骨盆入口平面狭窄

骨盆入口平面狭窄以扁平骨盆为代表，主要为入口平面前后径过短。狭窄分 3 级：Ⅰ级（临界性），绝大多数可以自然分娩，骶耻外径为 18 cm，真结合径为 10 cm；Ⅱ级（相对性），经试产来决定可否经阴道分娩，骶耻外径为 16.5～17.5 cm，真结合径为 8.5～9.5 cm；Ⅲ级（绝对性），骶耻外径为≤16.0 cm，真结合径为≤8.0 cm，足月胎儿不能经过产道，必须行剖宫产终止妊娠。在临床中常遇到的是前两种，我国妇女常见以下两种类型。

（1）单纯扁平骨盆：骨盆入口前后径缩短而横径正常。骨盆入口呈横扁圆形，骶岬向前下突。

（2）佝偻病性扁平骨盆：骨盆入口呈肾形，前后径明显缩短，骨盆出口横径变宽，骶岬前突，骶骨下段变直向后翘，尾骨呈钩状突向骨盆出口平面。髂骨外展，髂棘间径超过髂嵴间径，耻骨弓角度增大（图 15-13）。

2.中骨盆及骨盆出口平面狭窄

狭窄分 3 级。Ⅰ级（临界性）：坐骨棘间径为 10 cm，坐骨结节间径为 7.5 cm；Ⅱ级（相对性）：

坐骨棘间径为 8.5～9.5 cm,坐骨结节间径为 6.0～7.0 cm;Ⅲ级(绝对性):坐骨棘间径≤8.0 cm,坐骨结节间径≤5.5 cm。我国妇女常见以下两种类型。

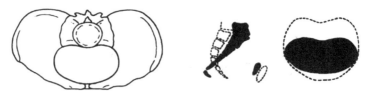

图 15-13　佝偻病性扁平骨盆

(1)漏斗骨盆:骨盆入口各径线值均正常,两侧骨盆壁向内倾斜似漏斗得名。其特点是中骨盆及骨盆出口平面均明显狭窄,使坐骨棘间径、坐骨结节间径均缩短,耻骨弓角度<90°。坐骨结节间径与出口后矢状径之和<15 cm。

(2)横径狭窄骨盆:骨盆各横径径线均缩短,各平面前后径稍长,坐骨切迹宽,测量骶耻外径值正常,但髂棘间径及髂嵴间径均缩短。中骨盆及骨盆出口平面狭窄,产程早期无头盆不称征象,当胎头下降至中骨盆或骨盆出口时,常不能顺利地转成枕前位,形成持续性枕横位或枕后位造成难产。

3.均小骨盆

骨盆外形属女型骨盆,但骨盆各平面均狭窄,每个平面径线较正常值小 2 cm 或更多,称均小骨盆,多见于身材矮小、体形匀称的妇女。

4.畸形骨盆

骨盆失去正常形态称畸形骨盆。

(1)骨软化症骨盆:现已罕见。因缺钙、磷、维生素 D,以及紫外线照射不足,使成人期骨质矿化障碍,被类骨质组织所代替,骨质脱钙、疏松、软化。由于受躯干重力及两股骨向内上方挤压,使骶岬向前,耻骨联合前突,坐骨结节间径明显缩短,骨盆入口平面呈凹三角形(图 15-14)。严重者阴道不能容两指,一般不能经阴道分娩。

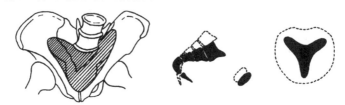

图 15-14　骨软化症骨盆

(2)偏斜型骨盆:骨盆一侧斜径缩短,一侧髂骨翼与髋骨发育不良致骶髂关节固定,以及下肢及髋关节疾病(图 15-15)。

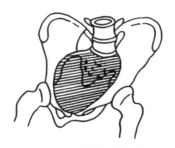

图 15-15　偏斜型骨盆

（二）临床表现

1.骨盆入口平面狭窄的临床表现

（1）胎头衔接受阻：一般情况下初产妇在妊娠末期，即预产期前1～2周或临产前胎头已衔接，即胎头双顶径进入骨盆入口平面，颅骨最低点达坐骨棘水平。若入口狭窄，即使已经临产，胎头仍未入盆，经检查胎头跨耻征阳性。胎位异常，如臀先露、面先露或肩先露的发生率是正常骨盆的3倍。

（2）若已临产，根据骨盆狭窄程度、产力强弱、胎儿大小及胎位情况不同，临床表现也不一样。①骨盆临界性狭窄：若胎位、胎儿大小及产力正常，胎头常以矢状缝在骨盆入口横径衔接，多取后不均倾势，即后顶骨先入盆，后顶骨逐渐进入骶凹处，再使前顶骨入盆，则于骨盆入口横径上成头盆均倾势。临床表现为潜伏期活跃早期延长，活跃后期产程进展顺利。若胎头迟迟不入盆，此时常出现胎膜早破，其发生率为正常骨盆的4～6倍。由于胎膜早破，母儿可发生感染。胎头紧贴宫颈内口容易诱发宫缩，常出现继发性宫缩乏力。②骨盆绝对性狭窄：若产力、胎儿大小及胎位均正常，但胎头仍不能入盆，常发生梗阻性难产，这种情况可出现病理性缩复环，甚至子宫破裂。如胎先露部嵌入骨盆入口时间长，血液循环障碍，组织坏死，可形成泌尿生殖道瘘。在强大的宫缩压力下，胎头颅骨重叠，可出现颅骨骨折及颅内出血。

2.中骨盆平面狭窄的临床表现

（1）胎头能正常衔接：潜伏期及活跃早期进展顺利，当胎头下降达中骨盆时，由于内旋转受阻，胎头双顶径被阻于中骨盆狭窄部位之上，常出现持续性枕横位或枕后位，同时出现继发性宫缩乏力，活跃后期及第二产程延长甚至第二产程停滞。

（2）胎头受阻于中骨盆：有一定可塑性的胎头开始变形，颅骨重叠，胎头受压，异常分娩使软组织水肿，产瘤较大，严重时可发生脑组织损伤、颅内出血、胎儿窘迫。若中骨盆狭窄程度严重，宫缩又较强，可发生先兆子宫破裂及子宫破裂。强行阴道助产可导致严重软产道裂伤及新生儿产伤。

（3）骨盆出口平面狭窄的临床表现：骨盆出口平面狭窄与中骨盆平面狭窄常同时存在。若单纯骨盆出口平面狭窄，第一产程进展顺利，胎头达盆底受阻，第二产程停滞，继发性宫缩乏力，胎头双顶径不能通过出口横径，强行阴道助产可导致软产道、骨盆底肌肉及会阴严重损伤，胎儿严重产伤，对母儿危害极大。

（三）诊断

在分娩过程中，骨盆是不变因素，也是估计分娩难易的一个重要因素。狭窄骨盆影响胎位和胎先露部的下降及内旋转，也影响宫缩。在估计分娩难易时，骨盆是首先考虑的一个重要因素。应根据胎儿的大小及骨盆情况尽早作出有无头盆不称的诊断，以决定适当的分娩方式。

1.病史

询问有无佝偻病、脊髓灰质炎、脊柱和髋关节结核及骨盆外伤等病史。对经产妇应详细询问既往分娩史，如有无难产史或新生儿产伤史等。

2.一般检查

测量身高，孕妇身高＜145 cm时，应警惕均小骨盆。观察孕妇体型、步态，有无下肢残疾，有无脊柱及髋关节畸形，米氏菱形窝是否对称。

3.腹部检查

观察腹型，检查有无尖腹及悬垂腹，有无胎位异常等。骨盆入口异常，因头盆不称、胎头不易入盆常导致胎位异常,如臀先露、肩先露。中骨盆狭窄则影响胎先露内旋转而导致持续性枕横位、枕后位等。部分初产妇在预产期前 2 周左右,经产妇于临产后胎头均应入盆。若已临产胎头仍未入盆,应警惕是否存在头盆不称。检查头盆是否相称的具体方法:孕妇排空膀胱后,取仰卧,两腿伸直。检查者用手放在耻骨联合上方,将浮动的胎头向骨盆腔方向推压。若胎头低于耻骨联合,表示胎头可入盆(头盆相称),称胎头跨耻征阴性;若胎头与耻骨联合在同一平面,表示可疑头盆不称,称胎头跨耻征可疑阳性;若胎头高于耻骨联合,表示头盆明显不称,称胎头跨耻征阳性。对出现此类症状的孕妇,应让其取半卧位两腿屈曲,再次检查胎头跨耻征,若转为阴性,提示为骨盆倾斜度异常,而不是头盆不称。

4.骨盆测量

(1)骨盆外测量:骶耻外径<18 cm 为扁平骨盆。坐骨结节间径<8 cm,耻骨弓角度<90°为漏斗骨盆。各径线均小于正常值 2 cm 或以上为均小骨盆。骨盆两侧斜径(以一侧髂前上棘至对侧髂后上棘间的距离)及同侧直径(从髂前上棘至同侧髂后上棘间的距离)相差>1 cm 为偏斜骨盆。

(2)骨盆内测量:对角径<11.5 cm,骶骨岬突出为入口平面狭窄,属扁平骨盆。应检查骶骨前面弧度。坐骨棘间径<10 cm,坐骨切迹宽度<2 横指,为中骨盆平面狭窄。如坐骨结节间径<8 cm,则应测量出口后矢状径及检查骶尾关节活动度,如坐骨结节间径与出口后矢状径之和<15 cm,为骨盆出口平面狭窄。

(四)对母儿影响

1.对产妇的影响

骨盆狭窄影响胎头衔接及内旋转,容易发生胎位异常、胎膜早破、宫缩乏力,导致产程延长或停滞。胎先露压迫软组织过久导致组织水肿、坏死形成生殖道瘘。胎膜早破、肛门检查或阴道检查次数增多及手术助产增加产褥感染机会。剖宫产及产后出血者增多,严重梗阻性难产若不及时处理,可导致子宫破裂。

2.对胎儿及新生儿的影响

头盆不称易发生胎膜早破、脐带脱垂,脐带脱垂可导致胎儿窘迫甚至胎儿死亡。产程延长、胎儿窘迫使新生儿容易发生颅内出血、新生儿窒息等并发症。阴道助产机会增多,易发生新生儿产伤及感染。

(五)分娩时处理

处理原则:根据狭窄骨盆类别和程度、胎儿大小、胎心率、宫缩强弱、宫口扩张程度、胎先露下降情况、破膜与否,结合既往分娩史、年龄、产次、有无妊娠合并症及并发症决定分娩方式。

1.一般处理

在分娩过程中,应使产妇树立信心,消除紧张情绪和恐惧心理。保证能量及水分的摄入,必要时补液。注意监测宫缩、胎心,观察产程进展。

2.骨盆入口平面狭窄的处理

(1)明显头盆不称(绝对性骨盆狭窄):胎头跨耻征阳性者,足月胎儿不能经阴道分娩。应在临产后行剖宫产术结束分娩。

(2)轻度头盆不称(相对性骨盆狭窄):胎头跨耻征可疑阳性,足月活胎估计体重<3 000 g,胎心正常及产力良好,可在严密监护下试产。胎膜未破者可在宫口扩张 3 cm 时行人工破膜,若破膜后宫缩较强,产程进展顺利,多数能经阴道分娩。试产过程中若出现宫缩乏力,可用缩宫素

静脉滴注加强宫缩。试产2～4小时胎头仍迟迟不能入盆,宫口扩张缓慢,或伴有胎儿窘迫征象,应及时行剖宫产术结束分娩。若胎膜已破,为了减少感染,应适当缩短试产时间。

（3）骨盆入口平面狭窄的试产:必须以宫口开大3～4 cm且胎膜已破为试产开始。胎膜未破者在宫口扩张3 cm时可行人工破膜。宫缩较强,多数能经阴道分娩。试产过程中如果出现宫缩乏力,可用缩宫素静脉滴注加强宫缩。若试产2～4小时胎头不能入盆,产程进展缓慢,或伴有胎儿窘迫征象,应及时行剖宫产术。如胎膜已破,应适当缩短试产时间。骨盆入口平面狭窄主要为扁平骨盆的妇女,妊娠末期或临产后胎头矢状缝只能衔接于骨盆入口横径上。胎头侧屈使其两顶骨先后依次入盆,呈不均倾势嵌入骨盆入口,称为头盆均倾不均。前不均倾为前顶骨先嵌入,矢状缝偏后。后不均倾为后顶骨先嵌入,矢状缝偏前（图15-16）。当胎头双顶骨均通过骨盆入口平面时,即可顺利地经阴道分娩。

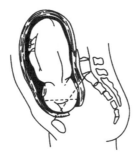

图 15-16　胎头嵌入骨盆姿势——后不均倾

3.中骨盆平面狭窄的处理

在分娩过程中,胎儿在中骨盆平面完成俯屈及内旋转动作。若中骨盆平面狭窄,则胎头俯屈及内旋转受阻,易发生持续性枕横位或持续性枕后位,产妇多表现为活跃期或第二产程延长及停滞、继发性宫缩乏力等。若宫口开全,胎头双顶径达坐骨棘平面或更低,可经阴道徒手旋转胎头为枕前位,待其自然分娩。宫口开全、胎心正常者可经阴道助产分娩。胎头双顶径在坐骨棘水平以上或出现胎儿窘迫征象,应行剖宫产术。

4.骨盆出口平面狭窄的处理

骨盆出口平面是产道的最低部位,应于临产前对胎儿大小、头盆关系作出充分估计,决定能否经阴道分娩,诊断为骨盆出口平面狭窄者,不能进行试产。若发现出口横径狭窄,耻骨弓角度变锐,耻骨弓下三角空隙不能利用,胎先露部后移,利用出口后三角空隙娩出。临床上常用出口横径与出口后矢状径之和来估计出口大小。出口横径与出口后矢状径之和＞15 cm时,多数可经阴道分娩,有时需阴道助产,应做较大的会阴切开。若两者之和＜15 cm时,不应经阴道试产,应行剖宫产术终止妊娠。

5.均小骨盆的处理

胎儿估计不大、胎位正常、头盆相称、宫缩好者,可以试产,通常可通过使胎头变形和极度俯屈,以胎头最小径线通过骨盆腔,可能经阴道分娩。若有明显头盆不称,应尽早行剖宫产术。

6.畸形骨盆的处理

根据畸形骨盆种类、狭窄程度、胎儿大小、产力等综合判断。如果为畸形严重、明显头盆不称者,应及早行剖宫产术。

二、软产道异常

软产道包括子宫下段、宫颈、阴道及骨盆底软组织构成的弯曲管道。软产道异常所致的难产较少见,临床上容易被忽视。在妊娠前或妊娠早期应常规行双合诊检查,了解软产道情况。

(一)外阴异常

1.外阴白色病变

皮肤黏膜慢性营养不良,组织弹性差,分娩时易发生会阴撕裂伤,宜做会阴后一侧切开术。

2.外阴水肿

某些疾病如重度子痫前期、重度贫血、心脏病及慢性肾炎孕妇若有全身水肿,可同时伴有重度外阴水肿,分娩时可妨碍胎先露部下降,导致组织损伤、感染和愈合不良等情况。临产前可用50%硫酸镁液湿热敷会阴,临产后仍有严重水肿者,在外阴严格消毒下进行多点针刺皮肤放液;分娩时行会阴后一侧切开;产后加强会阴局部护理,预防感染,可用50%硫酸镁液湿热敷,配合远红外线照射。

3.会阴坚韧

会阴坚韧尤其多见于35岁以上的高龄初产妇。在第二产程可阻碍胎先露部下降,宜做会阴后一侧切开,以免胎头娩出时造成会阴严重裂伤。

4.外阴瘢痕

瘢痕挛缩使外阴及阴道口狭小,且组织弹性差,影响胎先露部下降。如瘢痕的范围不大,可经阴道分娩,分娩时应做会阴后一侧切开。如瘢痕过大,应行剖宫产术。

(二)阴道异常

1.阴道横隔

阴道横隔多位于阴道上段或中段,较坚韧,常影响胎先露部下降。因在横隔中央或稍偏一侧常有一小孔,常被误认为宫颈外口。在分娩时应仔细检查。

(1)阴道分娩:横隔被撑薄,可在直视下自小孔处将横隔做X形切开。横隔被切开后因胎先露部下降压迫,通常无明显出血,待分娩结束再切除剩余的隔,用可吸收线将残端做间断或连续锁边缝合。

(2)剖宫产:如横隔较高且组织坚厚,阻碍先露部下降,需行剖宫产术结束分娩。

2.阴道纵隔

(1)伴有双子宫、双宫颈时,当一侧子宫内的胎儿下降,纵隔被推向对侧,阴道分娩多无阻碍。

(2)当发生于单宫颈时,有时胎先露部的前方可见纵隔,可自行断裂,阴道分娩无阻碍。纵隔厚时,应于纵隔中间剪断,用可吸收线将残端缝合。

3.阴道狭窄

产伤、药物腐蚀、手术感染可导致阴道瘢痕形成。若阴道狭窄部位位置低、狭窄程度轻,可经阴道分娩。狭窄位置高、狭窄程度重时,宜行剖宫产术。

4.阴道尖锐湿疣

分娩时,为预防新生儿患喉乳头瘤,应行剖宫产术。病灶巨大时可能造成软产道狭窄,影响胎先露下降时,也宜行剖宫产术。

5.阴道壁囊肿肿瘤

(1)阴道壁囊肿较大时,会阻碍胎先露部下降,可行囊肿穿刺,抽出其内容物,待分娩后再选择时机进行处理。

(2)阴道内肿瘤大妨碍分娩,且肿瘤不能经阴道切除时,应行剖宫产术,阴道内肿瘤待产后再行处理。

(三)宫颈异常

1.宫颈外口黏合

宫颈外口黏合多在分娩受阻时发现。宫口为很小的孔,当宫颈管已消失而宫口却不扩张时,一般用手指稍加压力分离,黏合的小孔可扩张,宫口即可在短时间内开全。但有时需行宫颈切开术,使宫口开大。

2.宫颈瘢痕

因孕前曾行宫颈深部电灼术或微波术、宫颈锥切术、宫颈裂伤修补术等所致。虽可于妊娠后软化,但宫缩很强时宫口仍不扩张,应行剖宫产术。

3.宫颈坚韧

宫颈组织缺乏弹性,或精神过度紧张使宫颈挛缩,宫颈不易扩张,多见于高龄初产妇,可于宫颈两侧各注射 0.5% 利多卡因 5~10 mL,也可静脉推注地西泮 10 mg。如宫颈仍不扩张,应行剖宫产术。

4.宫颈水肿

宫颈水肿多见于扁平骨盆、持续性枕后位或滞产,宫口没有开全而过早使用腹压,致使宫颈前唇长时间被压于胎头与耻骨联合之间,血液回流受阻引起水肿,影响宫颈扩张。多见于胎位异常或滞产。

(1)轻度宫颈水肿:①可以抬高产妇臀部。②同宫颈坚韧处理。③宫口近开全时,可用手轻轻上托水肿的宫颈前唇,使宫颈越过胎头,能够经阴道分娩。

(2)严重宫颈水肿:经上述处理无明显效果,宫口扩张<3 cm,伴有胎儿窘迫,应行剖宫产术。

5.宫颈癌

宫颈硬而脆,缺乏伸展性,临产后影响宫口扩张,若经阴道分娩,有发生大出血、裂伤、感染及肿瘤扩散等危险,不应经阴道分娩,应考虑行剖宫产术,术后手术或放射治疗。

6.子宫肌瘤

较小的肌瘤没有阻塞产道时可经阴道分娩,肌瘤待分娩后再行处理。子宫下段及宫颈部位的较大肌瘤可占据盆腔或阻塞于骨盆入口,阻碍胎先露部下降,宜行剖宫产术。

(郭红艳)

第十六章　正常产褥及产褥期疾病

第一节　正常产褥

一、产褥期母体的生理变化

(一)生殖系统

产褥期变化最大的是生殖系统,其中又以子宫的变化最大。

1.子宫复旧

子宫在胎盘娩出后逐渐恢复至未孕前状态的过程,称为子宫复旧,需时 6～8 周。

(1)宫体变化:肌细胞数量无明显变化,但肌细胞长度和体积却明显缩小,其多余的细胞质变性自溶,在溶酶体酶系作用下,转化成氨基酸进入循环系统,由肾脏排出。因此,随着肌纤维的不断缩复,子宫体积不断缩小,于产后 1 周缩小至约妊娠 12 周大小;于产后 10 天,子宫缩小降至骨盆腔内,腹部检查扪不到子宫底;产后 6 周,子宫恢复至非孕期大小。此时子宫重量由分娩结束时的 1 000 g 减少至约 50 g。胎盘娩出时,胎盘附着处蜕膜海绵层随胎盘娩出。胎盘附着表面粗糙,分娩后 2～3 天,蜕膜浅层细胞发生退行性变,坏死脱落,形成恶露的一部分;深层保留的腺体和间质细胞迅速增殖,成为新的子宫内膜。产后第 3 周除胎盘附着部位以外的子宫内膜基本修复,胎盘附着部位的内膜修复约需至产后 6 周。子宫肌层间的血管由于肌层收缩而被压缩变细,最终闭塞形成血栓,后被机化吸收。

(2)子宫下段变化:产后几周内,被动扩张、拉长的子宫下段缩复,恢复至非孕期的子宫峡部。

(3)宫颈变化:胎儿娩出后,宫颈外口如袖口状,产后 2～3 天宫口可容 2 指,产后 1 周,宫口关闭,宫颈管复原。产后 4 周左右子宫颈完全恢复至孕前形态。宫颈左右两侧(3 点及 9 点处)常因分娩时撕裂,愈合后宫颈外口呈"一"字形横裂,称为已产型。

2.阴道、外阴的变化

阴道受胎先露部压迫,在产后最初几天内可出现水肿,阴道壁松软、平坦,弹性较差。阴道黏膜皱襞消失,产后阴道壁水肿逐渐消失,弹性恢复。产后 3 周重新出现阴道黏膜皱襞,产后 6 周尚不能完全恢复至原有的程度。阴道黏膜上皮恢复至正常孕前状态需等到排卵恢复。

阴道分娩后外阴出现水肿,产后数天内消退。处女膜因分娩时撕裂而成为残缺不全的痕迹,呈处女膜痕,是经产的重要标志;阴唇后联合可有轻度裂伤,缝合后 3～5 天能愈合。分娩可造成盆底组织(肌肉和筋膜)扩张过度,弹性减弱,常伴有肌纤维部分撕裂,一般产褥期内可恢复。但分娩次数过多,间隔时间过短,盆底组织松弛,较难完全恢复正常,这也是导致子宫脱垂、阴道壁膨出的重要原因。

(二)乳房

乳房的主要变化是泌乳。分娩后雌、孕激素急剧下降,抑制了催乳素抑制因子的释放,在催乳素作用下,乳房腺细胞开始分泌乳汁。哺乳过程是维持乳汁分泌及排出的最重要条件。婴儿的吸吮刺激可通过抑制下丘脑多巴胺及其他催乳素抑制因子,致使催乳素呈脉冲式释放,促进乳汁分泌。吸吮乳头还可反射性地引起神经垂体释放缩宫素,缩宫素可使乳腺腺泡周围的肌上皮细胞收缩,促进乳汁从腺泡、小乳导管进入输乳导管和乳窦而喷出,进而排出乳汁,此过程又称喷乳反射。乳汁产生的数量与产妇充足营养、足够睡眠、愉悦情绪和健康状况密切相关。产后 7 天内分泌的乳汁,称为初乳,初乳色偏黄是由于含有较多 β-胡萝卜素的缘故。

母乳中含有丰富的营养物质,尤其是初乳中含有丰富抗体和初乳小体即吞噬细胞,可增强新生儿的抵抗力。母乳中还含有丰富蛋白和脂肪,多种免疫物质、矿物质、维生素和酶,对新生儿生长发育有重要作用,是新生儿最佳天然食物。母乳喂养过程是最深的感情交融,可加深母子感情,同时有利于促进子宫复旧,预防产后出血,有利于母亲健康。

(三)循环系统

子宫胎盘循环结束后,大量血液从子宫进入产妇体循环,加之妊娠期潴留在组织中的液体亦进入母体血循环中。产后 72 小时内,产妇血循环量增加 15%～25%,尤其是最初 24 小时,因此产后 72 小时内心脏负担明显加重,应注意预防心衰发生。一般产后 2～6 周,血循环量恢复至孕前水平。

(四)血液系统

产褥早期仍处于高凝状态,有利于胎盘创面迅速形成血栓,减少产后出血量。纤维蛋白原、凝血酶、凝血酶原于产后 2～3 周内降至正常。白细胞计数于产褥早期仍较高,可达 15×10^9～30×10^9/L,中性粒细胞比例增加,淋巴细胞数下降,一般产后 1～2 周内恢复正常。血小板亦逐渐上升恢复正常。产褥早期可继续贫血,一般产后 10 天血红蛋白上升。红细胞沉降率于产后 3～4 周降至正常。

(五)泌尿系统

产褥早期于妊娠期体内滞留的多量水分进入体循环后通过肾脏排出,故产后最初数天的尿量增多。产后第 1 周,一般为多尿期。分娩过程中膀胱尤其是膀胱三角区受压,致使黏膜充血水肿和肌张力减低,对尿液刺激敏感性下降,且由于会阴伤口疼痛等原因,产褥早期易出现一过性尿潴留,尤其是产后最初12小时。肾盂及输尿管生理性扩张,需 4～6 周恢复正常。

(六)消化系统

产褥早期胃肠肌张力及蠕动力仍较低,产妇食欲欠佳,喜进汤食,容易发生便秘。产后 1～2 周内消化功能逐渐恢复正常。

(七)内分泌系统

分娩后,雌、孕激素水平急剧下降,至产后 1 周已降至孕前水平。血清绒毛膜促性腺激素(HCG)产后 2 周内血中已测不出。甲状腺功能于产后 1 周左右恢复正常。肾上腺皮质功能分娩后逐渐下降,约产后 4 天恢复正常。胎盘分泌的胎盘生乳素,一般在产后 6 小时消失,血中不能测出。哺乳产妇垂体催乳素(PRL)于产后数天降至 60 μg/L,吸吮乳汁时此值增高;不哺乳产妇则降至 20 μg/L。产后 6 周卵泡刺激素(FSH)、黄体生成素(LH)逐渐恢复,哺乳妇女其 PRL 值高抑制 FSH 和 LH 的分泌,不哺乳妇女一般产后 6～10 周恢复排卵,月经复潮。哺乳妇女平均在产后 4～6 个月恢复排卵,有的在哺乳阶段一直不来月经,但也有偶发排卵。

(八)免疫系统

在产褥期,机体免疫功能逐渐恢复,NK 细胞和 LAK 细胞活性增加,有利于对疾病的防御。

二、临床表现

(一)生命体征

正常产妇,产后生命体征在正常范围。产后 24 小时内,体温略升高但不超过 38 ℃,可能与产程长导致过度疲劳,产妇失水或恶露积滞等有关。产后 3～4 天可能会出现"泌乳热",乳房充血影响血液和淋巴回流,乳汁不能排出,一般不超过 38 ℃,一般仅持续数小时,最多不超过 24 小时可恢复正常。产后脉搏在正常范围,一般略慢,每分钟 60～70 次,1 周后恢复正常。心率可反映体温和血容量情况,当心率加快时,应注意有无感染和失血。产后呼吸深慢,一般每分钟 14～16 次,是由于产后腹压降低,膈肌下降,由妊娠时的胸式呼吸恢复为胸腹式呼吸所致。血压于产褥初期平稳,若血压下降,需警惕排除产后出血。对有妊娠期高血压疾病者,产后仍应监测血压,预防产后子痫的发生。

(二)子宫复旧和宫缩痛

胎盘娩出后,子宫收缩呈圆形,宫底即刻降为脐下一横指,产后 1 天因宫颈外口上升达坐骨棘水平,致使宫底略上升至脐平,以后每天下降 1～2 cm,产后 10 天降至盆腔内,在耻骨联合上方触不到宫底。产后 6 周,子宫恢复到正常非孕期大小。产后哺乳吸吮乳头反射性引起缩宫素分泌增加,故子宫下降速度较不哺乳者快。产后子宫收缩引起的下腹部阵发性疼痛,称为宫缩痛。经产妇宫缩痛较初产妇明显,哺乳者较不哺乳者明显。宫缩痛多在产后 1～2 天出现,持续 2～3 天自然消失,不需特殊用药。如果宫缩痛比较严重,可试用局部热敷,也可酌情给予镇痛剂。

(三)褥汗

产后一周内,皮肤排泄功能旺盛,通过皮肤排泄孕期潴留的水分,在睡眠时明显,产妇醒来满头大汗,习称"褥汗",不属病态,于产后 1～2 周内自行好转。

(四)乳房

产后 3 天,因乳房过度充盈及乳腺管阻塞,常出现乳房胀痛,多于产后 7 天自然消失。

(五)恶露

产后血液和坏死脱落的子宫蜕膜等组织经阴道排出,称为恶露。根据其颜色及内容物分为血性恶露、浆液性恶露、白色恶露。正常恶露有血腥味,但无异味,一般持续 4～6 周,总量可达 500 mL。若有子宫复旧不全或胎盘、胎膜残留或感染,可使恶露量增多,时间延长,并有臭味。

三、产褥期处理

产褥期母体各系统发生很多变化,如果不能正确处理这些变化,则可能由生理变化转为病理状态。

(一)产后 2 小时

需在产房密切观察产妇,产后 2 小时内极易发生严重并发症,如产后出血、心衰、产后子痫和羊水栓塞等。注意观察生命体征,产后立即测量血压、脉搏、呼吸,以后每半小时测量一次。心脏病、妊娠期高血压疾病产妇更要密切注意心功能变化,此外还应注意子宫收缩及阴道流血情况。若宫缩不佳,可让产妇排尿并按摩子宫使其收缩,压出宫腔积血块,同时注射子宫收缩剂如缩宫素等。产后2小时进行阴道和直肠检查,注意有无阴道壁血肿及会阴切口缝线是否良好。若产后2小时一切正常,可将产妇连同新生儿送回休养室。

(二)产后一周

重点仍是注意观察血压、心率、体温、呼吸,有内科合并症应注意对相应疾病的观察和处理,同时应注意预防晚期产后出血。

(三)营养,饮食,锻炼

产后1小时可进流质饮食或清淡的半流质饮食,以后可进普食。产妇胃肠功能恢复需要一定时间,产后建议少量多餐,以清淡、高蛋白质饮食为宜,同时注意补充水分。不宜进食高蛋白、高脂肪食物,可多吃些新鲜水果和蔬菜等,为了防止便秘也需吃些粗粮。ACOG建议产后慢慢开始恢复锻炼。如无内科或手术并发症,顺产产妇分娩后几天内就能恢复身体锻炼,适度锻炼对身体无明显不良反应,可减少产妇超重和肥胖的发生,有助于其心血管健康,并可锻炼盆底肌,促进恢复。此外,为减轻运动时充盈的乳房造成的不适感,哺乳期妇女应在锻炼前哺乳促乳房排空。

(四)排尿和排便

产后应鼓励产妇尽早自行排尿,产后4小时应鼓励产妇排尿。若排尿困难,可采用温开水冲洗会阴,热敷下腹部刺激膀胱肌收缩;针刺两侧气海、关元、阴陵泉、三阴交等穴位;肌内注射新斯的明1 mg兴奋膀胱逼尿肌,促进排尿。上述处理无效时,可留置导尿1～2天。产妇活动少,肠蠕动减弱,容易发生便秘,应鼓励产妇早日下床活动,多吃水果蔬菜等富含纤维素类食物,以预防便秘。对便秘者可口服适量缓泻剂。

(五)观察子宫复旧及恶露

产后1周内应每天于大致相同时间手测宫底高度,以了解子宫复旧情况。测量前应嘱产妇排尿。每天观察恶露数量、颜色和气味。若子宫复旧不全,恶露增多,红色恶露持续时间长时,应及早给予宫缩剂。若合并感染,恶露有臭味且子宫有压痛,应让产妇取半卧位利于恶露排出,同时给予广谱抗生素控制感染。

(六)会阴处理

保持会阴清洁,外阴水肿者产后24小时内可用95%乙醇湿敷,或用50%硫酸镁湿敷。会阴有缝线者,应观察伤口有无红肿、硬结和渗液等。会阴缝线一般于产后3～5天拆线。若会阴伤口感染,应提前拆线、充分引流或行扩创处理,并定时换药,必要时加用抗生素控制感染。

(七)乳房处理

推荐母乳喂养,指导正确哺乳,产后尽早哺乳,按需哺乳。产妇于产后30分钟内开始哺乳,尽早刺激乳房,建立泌乳反射。母乳喂养的原则是"按需哺乳",哺乳的时间及频率取决于婴儿的需要及乳母感到乳胀的情况。哺乳前,应用温开水擦洗乳头和乳房,母亲应洗双手,全身放松,一手拇指放在乳头上方,四指放在乳头下方,将乳头放于新生儿口中,含住乳头和大部分乳晕。出生几日的新生儿每次喂养2～3分钟,多数新生儿吸吮5～10分钟停止,但有些新生儿吸吮30分钟也属正常。一般吸空一侧乳房后,再吸另一侧乳房。在产褥期如出现乳房胀痛,哺乳前可用热毛巾敷乳房并按摩,促进乳汁畅通,哺乳期间冷敷以减少乳房充血。按摩乳房促乳汁排出,必要时可用吸乳器将乳汁吸出。若出现乳汁不足,指导哺乳方法,按时哺乳并将乳汁吸尽。产妇适当调节饮食,必要时可采用催乳中药和针灸的方法进行处理。若出现乳头皲裂,可用少量乳汁涂于乳头和乳晕上,短暂暴露使乳头干燥,因乳汁既具抑菌作用,又具有促进表皮修复的作用。也可涂 10% 复方苯甲酸酊或抗生素软膏,下次哺乳前将其洗净后再哺乳。每次喂完奶后就将乳头及时拔出,不要让孩子含着乳头睡觉。疼痛严重可用乳头保护罩间接哺乳或用吸入器将乳汁吸出。如果由于医源性因素不能哺乳应尽早回奶。回奶首要的是坚持不哺乳,控制液体摄入量。同时可辅以药物,常用回奶方法可选用如下。

(1)生麦芽 60~90 g,水煎当茶饮,每天 1 剂,连用 3~5 天;已烯雌酚抑制垂体催乳激素的分泌,但必须在产后 24 小时内尽早开始服用,每次 5 mg,每天 3 次,连服 3 天;以后每天 5 mg,再服 3 天;其后每天 2 mg,再服 3 天。或肌内注射苯甲酸雌二醇 4 mg,每天 1 次,连用 3~5 天。

(2)芒硝 250 g,研成粉末分装两纱布袋内,敷于两乳房并包扎,湿硬时更换。

(3)维生素 B_6 200 mg 口服,每天 3 次,共 5~7 天。

(4)对已有大量乳汁分泌,可用溴隐亭 2.5 mg/次,每天 2 次,早晚与食物共服,连用 14 天,但不作为常规推荐使用。

四、产后随访

(1)产妇出院后 3 天、产后 14 天及 28 天由社区医疗保健人员进行家庭访视。医务人员应做到:①了解产妇的饮食起居、睡眠等情况,同时了解产妇心理及情绪,预防产后抑郁症。②对妊娠期有合并症的产妇要随访原发病状态及治疗情况。③检测两侧乳房并了解哺乳情况。④检查子宫复旧及恶露情况。⑤观察会阴伤口或腹部伤口愈合情况。⑥了解新生儿生长、喂养、预防接种情况,并指导哺乳。

(2)产后 42 天应去分娩医院做产后健康检查。①全身检查:血压、心率、血常规、尿常规。②若有内科合并症或产科并发症,需做相应检查。③妇科检查了解子宫复旧情况,观察恶露,并检查乳房。④婴儿全身体格检查。⑤计划生育指导。产褥期内避免性交。于产后 21 天起即应采取有效的避孕措施,避免非意愿妊娠。如产妇未处于严重血栓栓塞疾病急性期,产后可立即使用含孕激素的避孕方法(口服或植入),但产后 6 周内不建议使用复合避孕药。产后应避免使用自然避孕和除了避孕套之外的屏障避孕。用延长哺乳期的方法避孕效果不可靠。

(刘桂英)

第二节 产褥期中暑

中暑是一组在高温环境中发生的急性疾病,它包括热射病、热痉挛及热衰竭三型,其中以热射病最为常见。产妇在高温闷热环境下体内积热不能散发引起中枢性体温调节功能障碍的急性热病,表现为高热、水、电解质紊乱、循环衰竭和神经系统功能损害等而发生中暑表现者为产褥期中暑。

一、病因及发病机制

产后，产妇在妊娠期内积存的大量液体需排出，部分通过尿液，部分通过汗腺排出；在产褥期，体内的代谢旺盛，必然产热，汗的排出及挥发也是一种散热方式，因此，产妇在产后的数天内都有多尿、多汗的表现。夏日里产妇更是大汗淋漓，衣服常为汗液浸湿。所以在产褥期，对产妇的科学调养方式应该是将产妇安置在房间宽大，通风良好的环境中，衣着短而薄，以利汗液的挥发。当外界气温超过 35 ℃时，机体靠汗液蒸发散热。而汗液蒸发需要空气流通才能实现。但旧风俗习惯怕产妇"受风"而要求关门闭窗，妇女在分娩后，即将头部缠上白布，身着长袖、长裤衣服，并全身覆以棉被，门窗紧闭，俗称"避风寒"，以免以后留下风湿疾病，如时值夏日，高温季节，湿度大，而住房狭小，室内气温极高，则产妇体表汗液无由散发，体温急骤升高，体温调节中枢失控，心功能减退，心排血量减少，中心静脉压升高，汗腺功能衰竭，水和电解质紊乱，体温更进一步升高，而成为恶性循环，当体液高达 42 ℃以上时可使蛋白变性，时间一长病变常趋于不可逆性，即使经抢救存活，常留有神经系统的后遗症。

二、临床表现

(一)先驱症状
全身软弱、疲乏、头昏、头痛、恶心、胸闷、心悸、出汗较多。

(二)典型症状
面色潮红、剧烈头痛、恶心、呕吐、胸闷加重、脉搏细数、血压下降。严重者体温继续上升常在 40 ℃以上，有时高达 42 ℃，甚至超越常规体温表的最高水平，继而谵妄、昏迷，抽搐，皮肤温度极高，但干燥无汗。如不及时抢救，数小时即可因呼吸循环衰竭死亡。

(三)诊断
发病时间常在极端高温季节，患者家庭环境及衣着情况均有助于诊断，其高热、谵妄及昏迷、无汗为产褥期中暑的典型表现。本病须与产后子痫、产褥感染作鉴别诊断，而且产褥感染的产妇可以发生产褥中暑，产褥中暑的患者又可以并发产褥感染。

(四)预防及治疗
预防产前宣教时应告诉孕妇，产后的居室宜宽大、通风良好，有一定的降温设备，其衣着宜宽松，气温高时要多饮水，产褥期中暑是完全可以预防的。

三、治疗

产褥期中暑治疗原则是迅速降温、纠正水、电解质与酸碱紊乱、积极防治休克。

(一)先兆及轻症
如有头昏、头痛、口渴、多汗、疲乏、面色潮红、脉率快、出汗多、体温升高至 38 ℃，首先应迅速降温，置患者于室温 25 ℃或以下的房间中，同时采用物理降温，在额部、二侧颈、腋窝、腹股沟、腘窝部有浅表大血管经过处置冰袋，全身可用酒精擦浴、散风，同时注意水和电解质的平衡，适时补液及给予镇静剂。

(二)重症
1.物理降温

体温 40 ℃或以上，出现痉挛、谵妄、昏迷、无汗的患者，为达到迅速降温的目的，可将患者躺在恒温毯上,按摩四肢皮肤、使皮肤血管扩张、加速血液循环以散热,降温过程中以肛表测体温,为肛温已降至 38.5 ℃,即将患者置于室温 25 ℃的房间内,用冰袋置于前面以述的颈、腋窝、腹股沟部继续降温。

2.药物降温

氯丙嗪是首选的良药,它有调节体温中枢、扩张血管、加速散热、松弛肌肉、减少震颤、降低器官的代谢和氧消耗量的功能,防止身体产热过多。剂量为 25～50 mg 加入生理盐水 500 mL 补液中静脉滴注 1～2 小时,用药时需动态观察血压,情况紧急时可将氯丙嗪 25 mg 或异丙嗪 25 mg 溶于 5％生理盐水 100～200 mL 中于 10～20 分钟滴入。若在 2 小时内体温并无下降趋势,可重复用药。降温过程中应加强护理,注意体温、血压、心脏情况,一待肛温降至 38 ℃左右时,应即停止降温。

3.对症治疗

(1)积极纠正水、电解质紊乱,24 小时补液量控制在 2 000～3 000 mL,并注意补充钾、钠盐。

(2)抽搐者可用安定。

(3)血压下降者用升压药物,一般用多巴胺及间羟胺。

(4)疑有脑水肿者,用甘露醇脱水。

(5)有心力衰竭者,可用快速洋地黄类药物,如毛花苷 C。

(6)有急性肾衰竭者,在适度时机用血透。

(7)肾上腺皮质激素有助于治疗脑水肿及肺水肿,并可减轻热辐射对机体的应激和组织反应,但用量不宜过大。

(8)预防感染:患者在产褥期易有产褥感染,同时易并发肺部其他感染,可用抗生素预防。

(8)重症产褥期中暑抢救时间可以长达 1～2 个月或更多,有时需用辅助呼吸,故需有长期抢救的思想准备。

4.预后

有先兆症状及轻症者、预后良好,重症者则有可能死亡,特别是体温达 42 ℃以上伴有昏迷者,存活后亦可能伴有神经系统损害的后遗症。

(刘桂英)

第三节　产后尿潴留

尿潴留是指膀胱积有大量尿液不能排出。产后 6 小时不能自行排尿或排尿甚少,残余尿>100 mL者诊断为产后尿潴留,发生率为 2.3％。高危因素包括初产妇、会阴侧切、第二产程延长、镇痛分娩的使用等,临床上易被忽视。一般鼓励顺产的产妇在产后 4 小时内排尿。而剖宫产术后尿潴留是指膀胱容量 600 mL(超声诊断)且在 30 分钟内不能自行排尿。

一、病因和病理生理

(一)理情况下

产后膀胱与非孕期相比,膀胱内张力的感受敏感度下降,产程中常规补液,分娩期和产后

2 小时大量缩宫素的使用引起抗利尿作用之后就是多尿期,均可导致膀胱很快充盈并过度膨胀,而诱导麻醉短时扰乱膀胱神经中枢,产妇腹壁于妊娠时扩张松弛,产后腹压下降,逼尿肌收缩乏力,致无力排尿,造成充盈失禁和尿潴留。

(二)病理情况

(1)产程延长,胎先露长时间压迫膀胱和尿道,膀胱和尿道黏膜充血、水肿、张力下降,尿道括约肌水肿。

(2)产妇畏惧伤口疼痛不愿排尿,或产后体质虚弱,不习惯在床上排尿,又或者会阴侧切或会阴裂伤导致会阴部创伤性疼痛,以及镇痛分娩均可使支配膀胱的神经功能发生紊乱,反射性引起膀胱括约肌痉挛发生排尿困难。

(3)阿片类药物的使用,抑制脑内和脊髓排尿中枢,抑制排尿反射。

(4)生殖道创伤,尤其是大血肿,使膀胱的神经和肌肉功能受损。

二、对产妇的影响

产后尿潴留不仅影响子宫的收缩,使产后出血的发生率增加,而且长时间的尿潴留会引起泌尿系统的感染,甚至导致膀胱破裂。另外,导尿或留置导尿管可增加泌尿系统 30%～90% 的感染率。

三、分类

按排尿程度,分为完全性和部分性。

(一)完全性

完全性是指患者完全不能自行排尿,尿液完全潴留膀胱。

(二)部分性

部分性是指患者可以自行排尿,但排尿少,排尿后仍有尿意,膀胱内残余尿＞100 mL 者。

四、临床表现

顺产或剖宫产拔出导尿管后 6 小时不能自行排尿或排尿甚少,下腹坠胀不适伴有明显尿意。腹部检查:下腹正中压痛,无反跳痛,耻骨上方可触及边界清晰的囊性包块,叩诊为实音。按压之会阴部坠痛不适,有尿意。常伴有宫底升高,超声或导出尿液可以证实。另外,当有尿潴留存在时,应常规行盆腔检查,排除生殖道创伤并血肿形成的可能。

五、诊断和鉴别诊断

根据产后的病史和典型临床表现,诊断并不困难。主要与产后子宫、卵巢肿瘤相鉴别。

六、治疗

产后尿潴留的治疗包括心理治疗、物理治疗和药物治疗。

(一)心理治疗

鼓励产妇不惧疼痛并协助产妇采用习惯姿势排尿。

(二)物理治疗

(1)诱导排尿,温水冲洗外阴,或便器盛温水,利用蒸汽熏外阴,以及如厕听流水声等诱导排尿。

（2）热敷按摩法，热水袋内盛 60 ℃ 热水，装入布套，置于产妇下腹部热敷并轻按摩 20 分钟。

（3）针刺三阴交等穴位和中药治疗。

（4）膀胱部位红外线理疗。

（三）物治疗

（1）新斯的明：0.25～0.5 mg，肌内注射或足三里穴位注射。

（2）开塞露纳肛法：开塞露 2 个 40 mL 挤入肛门 15～20 分钟，有便意才排泄。

在物理和药物治疗无效时，在严格无菌操作下行导尿术，必要时留置导尿管，注意防止尿路感染。

七、预防

（1）产前孕妇学校宣教，消除妊娠和分娩的恐惧心理。

（2）按产程图指导产程处理，避免产程延长。

（3）产程中鼓励饮食和定时排尿，并督促产妇产后 2 小时内多饮水，量达 1 000～1 500 mL，及早下床活动和自行排尿，伤口疼痛明显者予以止痛治疗。

（4）对于产程延长和阴道助产的产妇应予以重视，及早发现并处理尿潴留。

（刘桂英）

第四节　子宫复旧不全

正常分娩后，由于子宫体肌纤维收缩及缩复作用，肌层内的血管管腔狭窄甚至栓塞，使局部血液供应明显减少，子宫肌细胞因缺血发生自溶而逐渐缩小，胞质减少，因而子宫体积明显缩小，子宫腔内的胎盘剥离面随着子宫的逐渐缩小而相应缩小，加之子宫内膜的再生使剥离面得以修复，子宫通常在产后 5～6 周时恢复到接近非孕时状态，这个过程称为子宫复旧。当上述复旧功能受到阻碍时，即发生子宫复旧不全。

国外有研究表明，晚期产后出血 20% 是胎盘床复旧不良引起。国内学者报道，经阴道分娩者及剖宫产分娩者子宫复旧不全发生率分别为 7.2% 和 11.0%。

一、病因

（1）胎盘、胎膜残留，蜕膜脱落不完全。

（2）子宫内膜炎、子宫肌炎或盆腔感染。

（3）子宫肌瘤，子宫腺肌瘤。

（4）子宫过度后屈或侧屈，恶露排出不畅，致使恶露滞留在宫腔内。

（5）胎盘面积过大（如多胎妊娠、前置胎盘等），胎盘附着位置异常，胎盘附着部位的肌层较薄，子宫收缩力明显减弱。

（6）多产妇因多次分娩使子宫纤维组织相对增多，影响子宫收缩力。

（7）产后尿潴留。

(8)劳累或全身情况不佳等。

二、病理、病理生理

正常妊娠时,子宫内膜螺旋动脉扩张变成低阻力及高传导血管。在早期妊娠,中间型滋养层细胞沿着螺旋动脉游走并进入其中代替内皮。胎盘娩出后其附着处血管即有血栓形成,继而血栓机化,出现玻璃样变,血管上皮增厚,管腔变窄、堵塞。胎盘附着部边缘有内膜向内生长,底蜕膜深层残留腺体和内膜重新生长,子宫内膜修复,此过程需 6~8 周。正常情况下胎盘附着部位的复旧较其他部位子宫内膜的复旧延迟,原因不明。子宫肌层及血管床退化的步骤在胎盘部位可能不完全,可引起延迟出血。免疫细胞化学结果提示,复旧不全的血管缺乏免疫反应和血管内皮,且有连续存在的血管周围及血管内滋养层细胞,提示子宫胎盘动脉的重新内皮化失败可能是胎盘床螺旋动脉复旧不全的病理基础而发生延迟出血。若胎盘附着面感染、复旧不全,可引起血栓脱落,血窦重新开放,导致子宫出血。本病多发生在产后 2 周左右。

三、分类

(1)子宫复旧不全。
(2)胎盘附着部位复旧不全。

四、临床表现

(一)血性恶露、腹痛
血性恶露持续时间延长,从正常的约持续 3 天,延长至 7~10 天,甚至更长。也有少数患者血性恶露量极少,而主要是下腹部出现剧烈疼痛。亦可表现为产后 2 周左右突然大量阴道流血。

(二)妇科检查
阴道及宫颈口有血块堵塞,宫颈软,宫口松弛,子宫较同期正常产褥子宫稍大稍软,呈后倾后屈位,轻压痛。

(三)辅助检查
1.B 超检查
声像图示子宫较正常产褥期子宫大,肌层不均,内膜层厚薄不均。有时伴有宫腔积血或子宫腔内有残留胎盘或胎膜影像,或见到子宫肌壁间肌瘤或子宫腺肌瘤影像。

2.诊断性刮宫术
将刮出组织送病理检查确诊。病理检查示:不见绒毛,只见坏死的蜕膜,可混有纤维索、玻璃样变性的蜕膜细胞、红细胞。

五、诊断

根据上述症状和体征,可诊断子宫复旧不全,确诊主要靠刮宫术病理证实。

六、鉴别诊断

(1)胎盘残留。
(2)剖宫产术后伤口愈合不良。
(3)其他原因所致产褥期出血:①软产道损伤或血肿;②胎盘、胎膜滞留;③不洁分娩史伴发热、恶露多而有臭味、子宫复旧不良、压痛等,应考虑有产褥感染;④子宫黏膜下肌瘤,妇科检查或经B超显示;⑤绒癌出血,发生于产褥期任何阶段,可伴有肺、脑等转移灶的症状及体征,血HCG高值为其特征。

七、治疗

控制出血,予以子宫收缩剂促进子宫收缩,应用广谱抗生素预防感染。综合治疗后出血持续或再次出血者,行诊刮术。

(一)子宫收缩剂

麦角新碱0.2～0.4 mg,每天2次肌内注射;缩宫素10～20 U,每天2次肌内注射;麦角流浸膏2 mL,每天3次口服;益母草颗粒剂2 g,每天3次冲服;生化汤25 mL,每天2～3次口服;产复康冲剂20 g,每天3次冲服。以上各药至少应连续用2～3天。

(二)广谱抗生素预防感染

部分胎盘残留或大部分胎膜残留所致子宫复旧不全时,因常伴有子宫内膜和/或子宫肌层轻度感染,故应先口服头孢氨苄1 g和甲硝唑0.2 g,每天4次口服,连服2天后再行刮宫术,以免发生感染扩散。

(三)刮除残留组织及子宫蜕膜

在开放静脉通道输液、备血及准备手术的条件下,超声引导下刮宫,彻底地刮除残留组织及子宫蜕膜,以达到止血和进行病理检查的双重目的,还应注意排除子宫绒毛膜癌。术后应给予子宫收缩剂促进子宫收缩,并继续应用广谱抗生素1～2天。

(四)切除子宫或子宫动脉栓塞术

若为子宫肌壁间肌瘤致子宫复旧不全,应用子宫收缩剂治疗数天无显著效果,阴道仍持续较多量流血,则应考虑切除子宫或子宫动脉栓塞术。

八、预防

(1)重视妊娠期保健,增强孕妇体质。

(2)正确处理胎盘及胎膜的娩出,仔细检查娩出的胎盘胎膜是否完整,并注意检查胎盘胎儿面边缘有无断裂血管,以便能够及时发现副胎盘,并及时清宫。

(3)鼓励产妇早期下床活动,避免产后尿潴留。

(4)嘱产妇避免长时间仰卧位。若确诊为子宫后倾后屈位,每天应行胸膝卧位2次,每次15～20分钟予以纠正。

(刘桂英)

参 考 文 献

[1] 郝翠云,申妍,王金平,等.精编妇产科常见疾病诊治[M].青岛:中国海洋大学出版社,2021.

[2] 程蔚蔚,黄勇.妇科炎症[M].北京:中国医药科学技术出版社,2020.

[3] 苏翠红.妇产科常见病诊断与治疗要点[M].北京:中国纺织出版社,2021.

[4] 厉建兰.妇科疾病临床实践[M].北京:科学技术文献出版社,2020.

[5] 李庆丰,郑勤田.妇产科常见疾病临床诊疗路径[M].北京:人民卫生出版社,2021.

[6] 马明宁.临床妇科疾病诊疗[M].长春:吉林科学技术出版社,2020.

[7] 李玮.实用妇产科诊疗新进展[M].西安:陕西科学技术出版社,2021.

[8] 夏恩兰,黄胡信.妇科内镜学[M].北京:人民卫生出版社,2020.

[9] 焦杰.临床妇产科诊治[M].长春:吉林科学技术出版社,2019.

[10] 刘萍.现代妇产科疾病诊疗学[M].开封:河南大学出版社,2020.

[11] 常青.助产技能与产科急救[M].郑州:河南科学技术出版社,2020.

[12] 孙会玲.妇产科诊疗技术研究[M].汕头:汕头大学出版社,2019.

[13] 杨秀霞.现代妇产科护理技术与应用[M].汕头:汕头大学出版社,2020.

[14] 陈艳.现代妇产科诊疗[M].北京:中国纺织出版社,2019.

[15] 崔静.妇产科症状鉴别诊断与处理[M].开封:河南大学出版社,2020.

[16] 魏广琴.妇产科疾病诊疗与保健[M].北京:科学技术文献出版社,2020.

[17] 李明梅.临床妇产科疾病诊治与妇女保健[M].汕头:汕头大学出版社,2020.

[18] 王江鱼.妇产科常见病诊断与治疗[M].长春:吉林科学技术出版社,2019.

[19] 胡相娟.妇产科疾病诊断与治疗方案[M].昆明:云南科技出版社,2020.

[20] 贾正玉.妇产科临床常见疾病[M].北京:科学技术文献出版社,2020.

[21] 李境.现代妇产科与生殖疾病诊疗[M].开封:河南大学出版社,2020.

[22] 丁丽.临床妇产科诊疗实践[M].北京:科学技术文献出版社,2020.

[23] 成立红.妇产科疾病临床诊疗进展与实践[M].昆明:云南科技出版社,2020.

[24] 汤继云.临床妇产科疾病诊断与治疗[M].长春:吉林科学技术出版社,2019.

[25] 孔德玲.新编产科临床诊疗精粹[M].长春:吉林科学技术出版社,2020.

[26] 刚香平.妇产科护理精要[M].长春:吉林科学技术出版社,2020.

[27] 赵艳.实用产科疾病诊治[M].北京:科学技术文献出版社,2020.

[28] 张海红.妇产科临床诊疗手册[M].西安:西北大学出版社,2021.

［29］薛振美.现代产科疾病诊疗［M］.哈尔滨:黑龙江科学技术出版社,2020.

［30］刘慧.妇产科疾病临床诊疗新进展［M］.长春:吉林科学技术出版社,2019.

［31］郭历琛.妇产科诊断与治疗［M］.天津:天津科学技术出版社,2020.

［32］李佳琳.妇产科疾病诊治要点［M］.北京:中国纺织出版社,2021.

［33］赵云燕.临床产科疾病诊疗［M］.长春:吉林科学技术出版社,2020.

［34］王玲.妇产科诊疗实践［M］.福州:福建科学技术出版社,2020.

［35］郝晓明.妇产科常见病临床诊断与治疗方案［M］.北京:科学技术文献出版社,2021.

［36］闵爱萍,罗晓,冯欣,等.复发性流产基因缺陷分析及临床意义［J］.中外医学研究,2021,19(27):1-6.

［37］熊秀真.妇产科急腹症的临床治疗措施［J］.医药界,2020(7):130-131.

［38］阮祥燕,谷牧青.多囊卵巢综合征的诊断治疗与管理［J］.中国临床医生杂志,2021,49(1):3-7.

［39］方霞.妇产科临床早产危险因素［J］.中国社区医师,2020,36(26):23-24.

［40］郭芳.慢性盆腔炎妇产科疗效观察［J］.世界最新医学信息文摘,2020(22):131-132.